$ick

SHORE, STEIN, PAPIER

$ick

Shore, Stein, Papier

Mein Leben zwischen
Heroin und Haft

PIPER

Mehr über unsere Autoren und Bücher:
www.piper.de

Zum Schutz der Persönlichkeitsrechte
wurden Namen, Orte und Personen verändert.
Handlungen und Gespräche beruhen auf
wahren Gegebenheiten, sind jedoch aus der
Erinnerung rekonstruiert und erheben nicht
den Anspruch, die alleinige Wahrheit zu sein.

FSC
www.fsc.org
MIX
Papier aus verantwortungsvollen Quellen
FSC® C083411

Originalausgabe
ISBN 978-3-492-06040-0
8. Auflage 2019

Innenabbildungen: Dido Walstra, Nürnberg
Satz: Uhl + Massopust, Aalen
Gesetzt aus der Sirba
Druck und Bindung: CPI books GmbH, Leck
Printed in Germany

Und am Ende bleibt nur eine Geschichte.

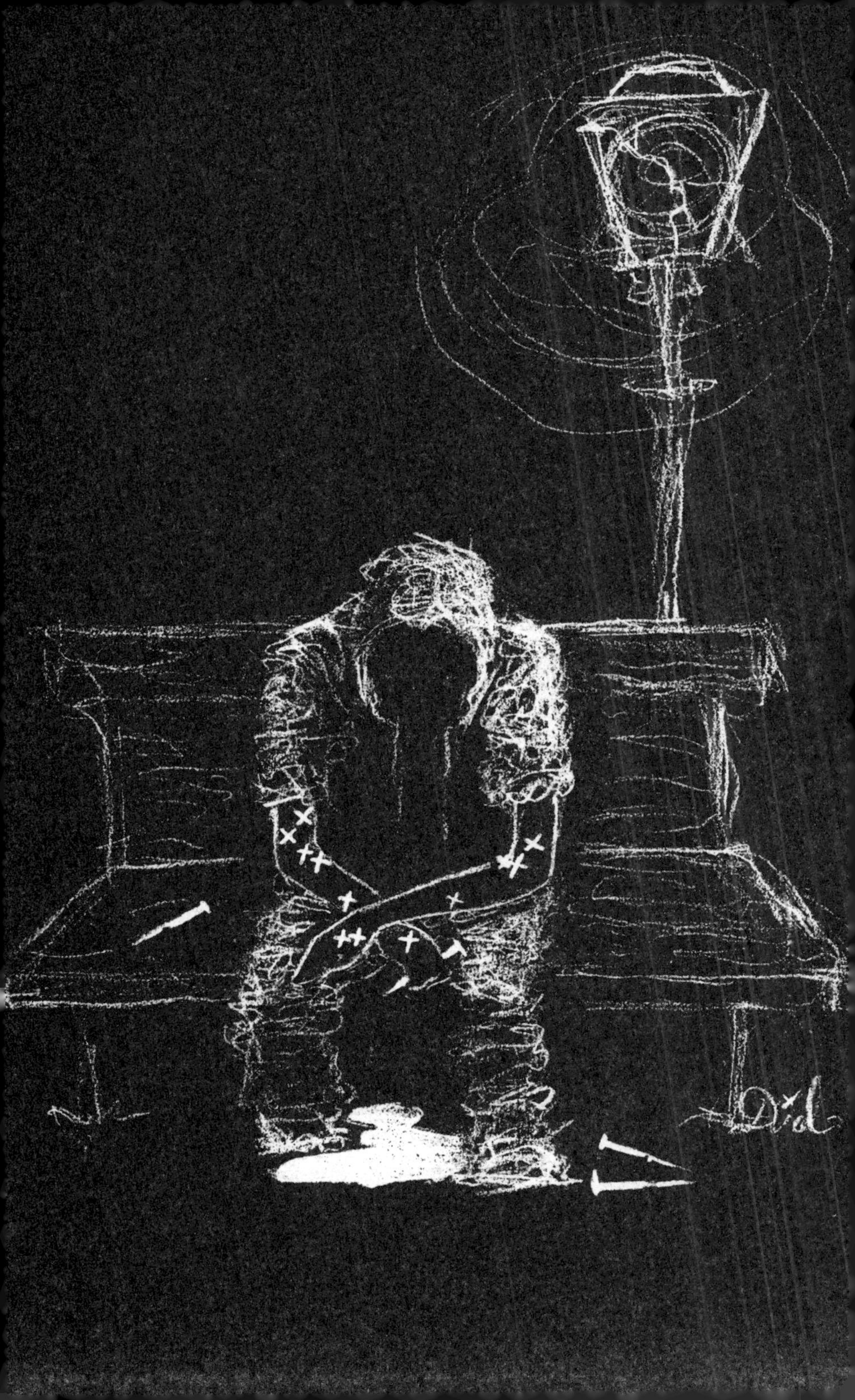

INTRO

Irgendwo in Hannover, früher Morgen, Herbst 1995

Das Blut läuft dünn wie Wasser aus den Einstichstellen an meinen Armen und Handrücken. Immer wieder jage ich mir die Nadel im Schein der Straßenlaterne in den linken und dann in den rechten Arm. Am liebsten würde ich die Nadel an der Halsschlagader ansetzen, aber dazu bin ich auch mit Spiegel nicht mehr in der Lage. Meine Hände zittern und vor meinen Augen verschwimmt alles.

Tränen schießen mir in die Augen. Durch den Nebel in meinem Kopf sehe ich den Sensenmann auf mich zukommen. Jedes Mal, wenn ich mir die Kanüle ins Fleisch bohre, kommt er einen Schritt näher, so nahe, dass ich glaube, ihn berühren zu können, wenn ich die Hand nach ihm ausstrecken würde. Trotzdem höre ich nicht auf, mich mit dem Stahl zu penetrieren.

Auf dem Asphalt zwischen meinen Füßen glänzt eine Blutlache.

Als die Kripo das erste Mal hinter mir vorbeifährt, fingere ich nach der Geldrolle in meiner blutverschmierten, schmutzigen Jeans und lege sie neben mir auf die Bank. Ein schneller Griff in die Socken und knapp zehn Gramm Koka wandern direkt daneben. Ich verstecke beides am Fuß eines Baumes, dann setze ich mich wieder zurück auf die Bank.

Völlig überdosiert und jetzt auch noch mit Bullenstress im Nacken stochere ich in meinen Venen herum. Einen Druck schaffe ich bestimmt noch, bevor sie mich verhaften. Wieder und wieder versuche ich, mir einen Knaller zu setzen. Doch entweder steche ich durch die Vene oder ich rutsche sofort wieder raus. Ich vibriere wie ein Dildo auf Stufe drei. Immer wieder kommen mir die Tränen und verschleiern mir die Optik. Die Jungs von der Staatsgewalt drehen ihre dritte Runde. Vielleicht hab ich noch zwei, drei Minuten, bevor der Bullenfilm losgeht. Eher weniger.

Getroffen! Das Blut schießt in die Pumpe, ich greife um und drück mir die komplette Ladung in die Vene. Der Kokainexpress rast mit einem Höllentempo durch meinen Schädel. Langsam ziehe ich die Nadel aus der Vene und das Blut läuft mir am Unterarm runter, über den zerstochenen Handrücken, sammelt sich an der Spitze meines Zeigefingers, tropft im Sekundentakt auf den Asphalt.

Wenige Augenblicke später stehen zwei Beamte der Kriminalpolizei neben mir. Einer sagt was von »Spritze weglegen« und »Personenkontrolle«. Die Worte kommen von ganz weit weg, wie durch einen langen, dunklen Tunnel, der in meinem betäubten Schädel endet.

Ich stehe auf, schwankend wie ein Volltrunkener. Die Zugfahrt in meinem Kopf ist noch nicht vorbei. Ich krame alles aus meinen Taschen heraus und werfe es auf die Bank.

Einer der Beamten schnappt sich mein Portemonnaie und wühlt darin nach meinen Personalien. Natürlich findet er nichts, außer etwa 200 Mark in kleinen Scheinen und ein paar Zettel mit Telefonnummern und akas statt Namen.

Ich bin müde, völlig ausgelutscht und nur wenige Schritte trennen mich vom Exitus. Also gebe ich meinen richtigen, vollständigen Namen und mein Geburtsdatum an. Ich allein bin nicht mehr in der Lage, aus diesem Teufelskreis auszubrechen.

Seit Tagen schon wusste ich, dass der Tod und ich aufeinander zurannten, aber ich hörte einfach nicht auf, mir den Dreck in die Venen zu jagen. Wie von Sinnen kam ich dieser unglaublichen Gier nach, die das Kokain mit sich bringt, und machte innerhalb von knapp zehn Monaten ein zerschlissenes Nadelkissen aus meinem Körper.

Es liegt ein Haftbefehl gegen mich vor. Einer der beiden Polizisten will mir die Acht anlegen, doch der andere hält ihn davon ab.

»Versuchst du wegzurennen, wenn wir auf die Handschellen verzichten?«, fragt er mich fast väterlich.

Ich schüttele den Kopf und gehe schwankend auf ihr Dienstfahrzeug zu, die beiden Beamten links und rechts an meiner Seite. Ich bedanke mich mechanisch, als sie mir die Wagentür öffnen und lasse mich auf die Rückbank fallen. Ein zweites Mal befreit mich eine Verhaftung aus den Klauen meiner Sucht. Dieses Mal rettet sie mir tatsächlich das Leben.

Als wir am Waterlooplatz bei den Arrestzellen ankommen, fordern die Beamten sofort einen Arzt an. Sie sind ziemlich besorgt wegen meines Zustands, und es dauert nicht lange, bis ein Doktor in dem kleinen Büro auftaucht und mich untersucht. Nach wenigen Minuten bekomme ich eine 6-ml-Dosis Methadon, muss meine Schnürsenkel und meinen Gürtel abgeben und werde in eine der winzigen Zellen gebracht. Ein vielleicht eins fünfzig breiter Raum, etwa drei Meter lang, eine Stahlpritsche mit schwarzem Kunststoffbezug, zwei JVA-Wolldecken darauf und das ist alles. Keine Toilette, kein Waschbecken, nur ein Notfallknopf, eine Ampel, rechts neben der Zellentür. Aber das alles ist mir egal!

Ganze zehn Monate hatte mich die Hure Koka im wilden Galopp durch ihr weißes Wunderland geritten. Jetzt ist der letzte

Kokainexpress schon lange abgefahren. Das Methadon kommt wie eine warme Welle über mich. Ich sacke auf die Pritsche, ziehe mir eine der Decken über und schlafe ein.

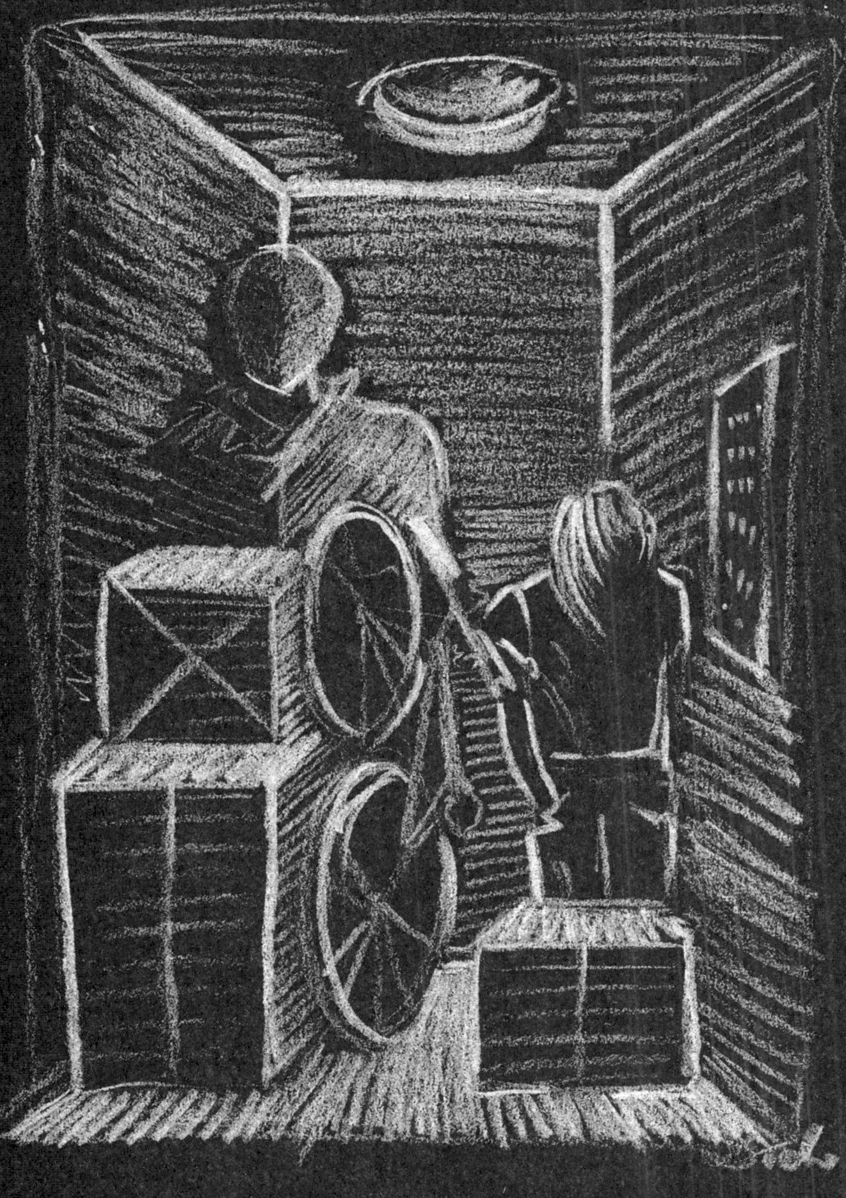

AUS DEM NEST GEFALLEN

Wie alles begann

Sindelfingen, März 1986

»Los, trödel nich so rum. Wir wollen endlich los.« Meine Mutter schob mich ungeduldig vor sich her. Sie war aufgekratzt und nervös. Ihr neuer Freund aus Hannover war seit gut einer Stunde da und nach ein paar Küsschen verstauten sie die größten Möbel sofort in dem Kastenwagen, mit dem der Typ angejuckelt gekommen war. Mama hatte ihn während des Aufenthalts in einer Rehaklinik, wo sie sich wegen ihres Rückens behandeln lassen hatte, kennen und anscheinend auch lieben gelernt. Ich für meinen Teil konnte den Mann vom ersten Moment an nicht leiden.

Widerstrebend folgte ich ihrer Aufforderung und verließ unsere alte Wohnung. Der halbe Hausflur stand noch voll mit Kartons, Koffern, Taschen und ein paar Möbeln. Ein letztes Mal zog meine Mutter die Wohnungstür hinter sich zu. Sie seufzte und rang sich ein trauriges Lächeln ab.

»So, das war's. Alles raus.«

Ich war voll angepisst und zog ein langes Gesicht. Ich wollte hier nicht weg und in scheiß Hannover wohnen. In unserer Hochhaussiedlung fühlte ich mich sehr wohl, hier war ich neun Jahre lang zu Hause gewesen, nachdem meine Mutter kurz nach meinem vierten Geburtstag mit mir hergezogen war. Hier hatte ich doch all meine Freunde, verdammt! Plötzlich musste ich an die coole BMX-Strecke denken, und an das Luftgewehr, mit dem wir so oft die Laternen in der Siedlung kaputt geschossen hatten.

»Jetzt guck nich so grimmig. Wirst schon sehen, es wird dir gefallen. Dein neues Zimmer hat sogar einen eigenen Balkon.«

»Na toll«, antwortete ich genervt. Als ob das jetzt alles gutmachen würde. Was stellte sie sich denn vor? Beleidigt und mit den Händen in der Tasche lehnte ich an der Flurwand, den Kopf tief zwischen die Schultern gezogen und den Blick auf den Laminatboden geheftet.

»Kann ich nicht hier bei Bernd bleiben?« Der Trotz in meiner Stimme beinhaltete eigentlich schon die Antwort auf diese Frage, aber Bernd war schließlich bis gerade eben noch mein Stiefvater gewesen. Warum also sollte ich nicht hier bei ihm bleiben können? Auch wenn er nicht mein Erzeuger und dazu noch Alkoholiker war. Das war auch der Trennungsgrund meiner Mutter, aber ich fand ihn toll. Ich wäre sofort bei ihm geblieben.

Sie aber zog ihr strengstes Gesicht und schüttelte energisch den Kopf. »Das geht nicht. Das Thema hatten wir doch schon. Du kommst schön mit und jetzt beweg dich endlich.« Ihr Ton ließ keinerlei Widerspruch zu und ich ergab mich enttäuscht der Situation. Lustlos und beleidigt schob ich eine meiner Klamottentaschen vor mir durch den Flur, die Hände in den Hosentaschen zu Fäusten geballt.

Was hätte ich jetzt auch noch tun können? Weglaufen und mich verstecken vielleicht? Das wollte ich irgendwie nicht. Heulen, toben und jammern hatte ich als Erstes ausprobiert, hatte aber nichts genutzt. Auch dass ich am vorletzten Abend sturzbetrunken nach Hause gekommen war, änderte nichts an der Tatsache, dass wir nach Hannover umzogen. Jeder Widerstand war zwecklos und stieß wie auf Granit. Ganz egal, was ich sagte oder tat. Mama hatte sich entschieden.

»Los, mach dich mal nützlich und klemm den Keil unter die Fahrstuhltür.« Genervt kickte sie mir einen Türstopper zu, schob schwer atmend einen Karton nach dem anderen durch den Flur und trieb mich weiter an. »Jetzt nimm doch endlich mal die Hände aus den Taschen, die Kartons hüpfen nich von alleine in den Fahrstuhl.«

Sie hatte es wirklich verdammt eilig, hier wegzukommen. Die Trennung war ihr äußerst unangenehm und sie wollte Bernd unter keinen Umständen begegnen. Sie hatten sich alles gesagt.

Die kleine Aufzugkabine war schon fast bis zur Hälfte beladen, als Rick wieder mit dem großen Fahrstuhl im Treppenhaus ankam und uns half, die restlichen Sachen einzuladen. Fertig. Unsere finale Fahrt in diesem Fahrstuhl begann. Ich mit diesem Rick, ein paar Kartons und meinem BMX-Rad in dem großen und meine Mutter in dem kleinen Lift.

Mit glasigen Augen schaute ich mich ein letztes Mal in der blassgrünen Kabine mit der verspiegelten Rückwand um. Rick und ich sprachen kein Wort. Ich hätte heulen können. Grad war ich groß genug, um alleine im Aufzug den Knopf mit der 13 zu erreichen und jetzt mussten wir hier weg? Mit fünf, sechs Jahren war ich selbst auf Zehnspitzen nur bis an den Knopf der achten Etage gekommen. Alle übrigen Stockwerke bis zu unserer Etage musste ich mich dann zu Fuß hochschleppen. Das war immer blöd gewesen. Aber es hatte tierisch Spaß gemacht, von ganz oben aus der fünfzehnten Etage in einem Höllentempo runterzurennen, bis man taumelnd und mit einem üblen Drehwurm im Erdgeschoss oder Keller ankam. Am lustigsten war es, wenn wir mit Hausbewohnern auf einer der unteren Etagen zusammenstießen. Wenn man bereits zehn, zwölf Etagen im Kreis nach unten geflitzt war, fühlte man sich ungefähr so, als hinge man an einem Kettenkarussell. In diesem Zustand auszuweichen oder gar rechtzeitig zu bremsen, klappte oft nur bedingt. Immer wieder hatten die Nachbarn deshalb auf uns geschimpft. Aber trotzdem. Ich wollte hier nicht weg, Mann.

Keine halbe Stunde später rollten wir vom Parkplatz Richtung Autobahnauffahrt. Vor uns erhob sich das Breuningerland, ein riesiges Einkaufszentrum, in dem es Dutzende von Geschäften gab. Meine Mutter hatte da drin mal gearbeitet. Bei Feinkost Böhm, um genau zu sein. Dort gab es die edelsten Leckereien aus aller Welt. Man konnte dort sogar lebende Tiere kaufen. Hummer, blaue Krebse, verschiedenste Fischsorten und allerlei andere komische Meeresbewohner tummelten sich in einem mannshohen Glasbecken bei der Fischtheke. Immer wieder hatte ich mir daran die Nase platt gedrückt.

Natürlich gab es dort auch echten russischen Kaviar und die teuersten, stinkigsten Käsesorten, die man sich nur vorstellen kann. Ebenso extravagant war die Süßigkeitenabteilung, für die meine Mutter zuständig war. Pralinen mit irgendwelchen ekelhaften Füllungen und dunkle Zartbitterschokolade und so was alles. Nicht wirklich was für mich. Und sowieso, ich hatte längst Augen für etwas anderes in Mamas Laden.

Eine Zeit lang musste ich nämlich jeden Mittwochmorgen mit meiner Mutter dorthin und half ihr beim Auffüllen der Regale. In Wirklichkeit brauchte sie meine Hilfe aber gar nicht. Sie wollte mich nur nicht alleine zu Hause lassen. Mittwochs hatte ich immer die ersten beiden Schulstunden frei und Bernd war um diese Zeit natürlich schon längst bei der Arbeit. Also keiner da, der mich im Auge behalten konnte, und so kam ich nicht drum rum und musste mit. Ich hasste es.

Irgendwann begann ich, Flachmänner mit Chantré und Mariacron an der Kasse zu stehlen, wenn ich mich unbeobachtet fühlte, und schleppte den Schnaps mit in die Schule.

Natürlich blieb das damals nicht lange unbemerkt und meine Eltern wurden benachrichtigt. Als dann auch noch rauskam, wo ich den Alkohol herhatte, durfte ich mittwochmorgens wieder zu

Hause bleiben und von dort aus zur Schule fahren. Meine Ersatzstrafe bestand aus zwei Wochen Hausarrest und Fernsehverbot.

Wir bogen auf die Autobahn ab und zwei Wimpernschläge später war der große Einkaufskomplex nur noch ein kleiner brauner Punkt am rechten Rand meines Blickfelds, bis er endgültig verschwand.

Auf der anderen Seite, hinter der grünen Schallschutzmauer, thronte unsere alte Siedlung. Im Schatten der vier fünfzehnstöckigen Hochhäuser, allesamt Werkswohnungen von Daimler-Benz, hatte ich neun glückliche Jahre verbracht. Das angrenzende Waldgebiet war ein Paradies für mich und meine Kumpels gewesen. Mein Hamster Fridolin lag dort seit knapp zwei Jahren begraben.

Rechts vor uns tauchte das Holiday Inn Hotel auf. Dort hatte ich mich immer wieder in den Wellnessbereich geschlichen. Man musste nicht unbedingt Hotelgast sein, um das Schwimmbecken und die Sauna dort nutzen zu können. Man musste es nur bezahlen können oder eben reinhuschen, wenn einer der Gäste das Hotel verließ. Keinen interessierte es, wenn ein Kind ohne Schlüssel im Hotel rumrannte. Im Gegenteil, die meisten hielten einem sogar noch die Tür auf.

Als irgendwann meine Tante Karin aus Frankreich zu Besuch bei uns gewesen war, hatte ich mit ihr den Colaautomaten im Solariumbereich geplündert. Sie ist die Halbschwester meiner Mutter und zwei Jahre jünger als ich. Mit unseren dünnen Ärmchen hatten wir es damals tatsächlich geschafft, die Getränkedosen durch den Ausgabeschacht des Automaten herauszufingern. Eine Büchse nach der anderen, schön langsam, wir wollten ja nicht stecken bleiben. Immer wieder hatten wir unsere Aktion unterbrechen müssen, wenn Hotelgäste vorbeikamen. Egal, wir hörten erst auf, als die Kiste komplett geleert war.

Natürlich konnten wir nicht im Ansatz so viel Limonade trinken, wie wir gestohlen hatten und mit nach Hause nehmen ging natürlich auch nicht. Wie hätten wir das erklären sollen? Zudem sprach Karin nur Französisch, sie würde vermutlich eine völlig andere Geschichte erzählen als ich. Nach kurzem Überlegen ließen wir stattdessen also alle Dosen auf dem leeren Parkplatz der Messehalle nebenan explodieren. Einer von uns schleuderte die vollen Blechbüchsen so hoch er konnte in die Luft und der andere versuchte, sie mit einem Stein abzuwerfen. Auch wenn wir sie so gut wie nie trafen, am Ende explodierten sie trotzdem alle durch den Aufprall auf dem Beton und verspritzten mit einem zischenden Laut den süßen Inhalt.

Wir klebten von oben bis unten und sahen aus wie die Schweine, als wir vom »Schwimmen« nach Hause kamen. Wir fingen uns einen gehörigen Anschiss ein und anschließend ging es ab in die Wanne. Karin und ich krümmten uns damals nur so vor Lachen.

Jetzt regnete es und das wiederkehrende Geräusch der Scheibenwischer holte mich in die Realität zurück. Wir waren unterwegs nach Hannover. Die Stadt meiner Kindheit lag nun endgültig hinter mir.

Goetheplatz 1

Am frühen Abend stiegen wir in Hannover aus dem Kastenwagen. Der Wind peitschte feinen Nieselregen in mein Gesicht. Ich war hundemüde und fühlte mich total beschissen. Die Fahrt war die Hölle gewesen, besonders seit unserem letzten Stopp.

Eigentlich war ich schon ab der Hälfte der Strecke nicht mehr beleidigt, sondern nur noch traurig über den Verlust.

Irgendwann steuerte Rick einen Rastplatz an, weil meine Mutter und ich dringend auf die Toilette mussten. Meine Mutter kletterte sofort hektisch aus dem Wagen und stürmte auf die Toiletten zu, doch mich hielt Rick am Arm zurück.

»Hör mal, deine Mutter liebe ich wirklich, glaub mir. Aber du, du bist nur ein unerwünschtes Mitbringsel.« Er ließ mich wieder los, stieg aus und tat, als wäre nichts gewesen.

Von jetzt auf gleich wurde mir übel. Seine Worte trafen mich wie ein Schlag in die Magengrube. Wieso sagte er mir so etwas?

Was sollte das? Alles in meinem Schädel drehte sich und vor Wut schossen mir die Tränen in die Augen. Ich fühlte mich hilflos, verloren und allein.

Wie in Trance ging ich zur Toilette. Als ich wenig später zurück in den Wagen stieg, war ich vollkommen überfordert von meinen Emotionen und ich zitterte am ganzen Körper. Ich hasste diesen Typen. Und meine Mutter hasste ich gleich mit! Dafür, dass sie ihn anscheinend liebte und mich mit zu ihm nach Hannover schleppte. Meine Welt stand kopf, und ich verstand rein gar nichts mehr. Der Mann war doch das totale Arschloch! Was fand sie bloß an ihm? Ich fühlte mich verraten und war mir sicher, dass sie sowieso zu ihm halten würde. Deshalb behielt ich erst mal für mich, was er gesagt hatte und versuchte, die beiden auszublenden. Ich glotzte frustriert und mit verschränkten Armen in die Dunkelheit. Den Rest der Fahrt habe ich dann kein Wort mehr über die Lippen gebracht.

In dem Moment ertönte die Signalglocke einer Straßenbahn hinter uns und riss mich aus meinen düsteren Gedanken. Ich fuhr herum und schaute den quietschenden Waggons nach.

»Das sind unsere Straßenbahnen von der Üstra. Damit wirst du bestimmt bald öfter fahren.«

Rick schloss die Haustür auf und nickte dabei in die Richtung der Bahn.

Als ob ich mich mit ihm nach der Nummer noch über Züge unterhalten wollte. Idiot! Ich ignorierte ihn und wartete vor der Tür, bis meine Mutter bei uns war.

Die kitschig bunten Lichterketten in der Kioskscheibe links neben dem Eingang spiegelten sich im regennassen Asphalt. Es war laut hier und überall lag Müll auf dem Gehweg. Hannover. Was für ein Drecksloch!

Inzwischen waren wir schon eine gute Woche hier, in Ricks moderner Dreizimmer-Eigentumswohnung. Alle Räume waren schneeweiß gestrichen. Der komplette Boden war mit großen weißen Fliesen ausgelegt und mit den schwarz-weißen Massivholzkommoden aus Sindelfingen wirkte die gesamte Wohnung irgendwie kalt.

Überall stapelten sich Ricks Briefmarkenalben und Hunderte kleiner Kunststoffkästchen mit losen Marken. Wenn der Typ nicht auf der Arbeit war, saß er mit übereinandergeschlagenen Beinen am Esstisch im Wohnzimmer und sortierte diese bescheuerten Papierschnipsel.

Ich hoffte jedes Mal, dass er mich nicht ansprach, wenn wir uns in der Wohnung notgedrungen über den Weg liefen, fühlte mich unwohl, war immer noch frustriert und beleidigt und verkroch mich seit unserer Ankunft fast ausschließlich in meinem neuen Zimmer.

Das nasskalte Wetter und der dunkelgraue Himmel passten perfekt zu meiner Stimmung. Zwar hatte ich wirklich meinen eigenen Balkon und das weiße Ledersofa, das ich als Bett nutzte, war eigentlich auch ganz toll, wie auch der Fernseher und die Stereoanlage, die mir Rick mit seinem widerlichen Grinsen und begleitet vom Jubel meiner Mutter ins Zimmer gestellt hatte. Aber trotzdem. Hier war es scheiße! Am liebsten wäre ich sofort nach Sindelfingen zurück. Zur Not auch zu Fuß.

Ich fühlte mich extrem ungeliebt und unverstanden in dieser Zeit. Dieses Gefühl steigerte sich noch, nachdem ich meiner Mutter am zweiten oder dritten Tag von der Sache mit Rick erzählt hatte. Sie dachte damals wirklich, dass ich sie anlog, nur um ihr meinen Willen aufzuzwingen. Ich war so unglaublich verletzt und gleichzeitig wütend auf sie und zog mich immer mehr zurück. Die konnten mich alle mal.

»Du kannst ab Montag wieder zur Schule gehen, is ganz hier in der Nähe.« Ich war gerade im Begriff, mir ein Brot zu schmieren, als meine Mutter neben mir in der Küche auftauchte und mir das eröffnete.

»Toll. Soll ich mich jetzt darüber freuen oder was?« Giftig schaute ich sie an und mein pampiger Unterton löste direkt den nächsten Streit aus, der auf beiden Seiten in einem heftigen Heulkrampf endete. Wir drehten uns nur noch im Kreis. Keiner von uns würde von seinem Standpunkt abweichen und nachgeben. Und so kam es, wie es kommen musste.

Hauptschule am Hohen Ufer & der Jugo

Meine neue Schule lag unmittelbar am Leineufer. Dort wo auch heute noch jeden Samstag der große Flohmarkt stattfindet, nur einen Steinwurf vom Rotlichtbezirk entfernt.

Rick hatte irgendwann beim Essen erzählt, dass dort Fritz Haarmann, der Vampir von Hannover, vor rund hundert Jahren sein Unwesen getrieben hatte.

Die Presse nannte ihn damals den Totmacher. Er hatte mehr als zwanzig Jungs und junge Männer durch einen Biss in den Hals oder durch Erwürgen getötet. Da Haarmann mit Fleischkonserven und gebrauchter Kleidung handelte, hielt sich damals hartnäckig das Gerücht, er hätte seine Opfer zu Dosenfutter verarbeitet und verkauft.

Als die Polizei im Zuge der Ermittlungen gegen Fritz Haarmann den Wasserspiegel der Leine senkte, fand sie dreihundert Knochen von mindestens zweiundzwanzig verschiedenen Menschen.

1925 wurde Fritz Haarmann in Hannover mit dem Fallbeil hingerichtet.

Das war das einzige Mal gewesen, dass ich Rick wirklich zugehört hatte seit seinem blöden Spruch auf dem Rastplatz. Mit der Geschichte hatte er es tatsächlich geschafft, meine Neugierde auf diese Stadt zu wecken. Zudem fühlte ich mich immer mehr wie ein Gefangener in meinem Zimmer und war ziemlich froh, als die Schule wieder losging.

Als ich mich an meinem ersten Tag in der Hauptschule am Hohen Ufer meinen neuen Klassenkameraden vorstellte, brach die Hälfte von ihnen wegen meines schwäbischen Dialekts direkt in schallendes Gelächter aus. Die ersten dummen Sprüche fielen, kaum dass ich zwei Sätze gesagt hatte.

Die Lehrerin hatte große Mühe, die Klasse wieder in den Griff zu bekommen. Erst die lautstarke Androhung von Nachsitzen brachte halbwegs Ruhe ins Klassenzimmer. Mir schoss das Blut in den Kopf, wie ein reißender Fluss rauschte es mir in den Ohren und ohne ein weiteres Wort setzte ich mich auf meinen Platz.

Mir war kotzübel und ich kam mir vor wie eine Attraktion im Zoo. Alle glotzten mich an. Immer wieder tuschelten meine neuen Mitschüler leise miteinander und blickten verstohlen zu mir rüber, um dann aufs Neue in Gelächter auszubrechen.

Vor Scham wäre ich am liebsten im Erdboden versunken. Ich fühlte mich so unglaublich gedemütigt und provoziert.

Schon am ersten oder zweiten Schultag verwies mich die Lehrerin aus dem Klassenzimmer. Ich war durch die Sticheleien der anderen ausgerastet, hatte meinen Stuhl quer durch den Raum getreten und die halbe Klasse angebrüllt und beleidigt. Die meisten von ihnen zuckten erschrocken zurück, was mir zusätzlichen Aufwind verlieh.

Ich war zwar auch in Sindelfingen schon mal unangenehm im Unterricht aufgefallen, aber das hier war ein neues Level. Erschrocken über mich selbst, aber auch stolz, mich gewehrt zu haben, ließ ich mich von meiner neuen Lehrerin am Arm auf den Gang zerren. Sie entschärfte die angespannte Situation durch meinen Rauswurf, denn drei meiner Klassenkameraden waren sofort aufgesprungen und hatten sich hinter ihren Tischen aufgebaut, um sich notfalls gegen mich zu verteidigen. Ich schäumte vor Wut. Die Jungs grinsten dreckig.

Vor dem Klassenzimmer wies mich die Klassenlehrerin zurecht. Ich musste schlucken, um sie nicht als blöde Kuh zu beschimpfen. Dann ließ sie mich einfach stehen und wieder fühlte ich mich ungerecht behandelt.

Ich war noch keinen Monat auf der neuen Schule, als ich schon das dritte oder vierte Mal aus der Klasse flog und auf dem Gang einen Mitschüler aus meiner Parallelklasse kennenlernte. Er war Jugoslawe. Ein schlaksiger Kerl mit dunklen, fast schwarzen Haaren, sehr blassem Gesicht und einer Nase, die mich stark an eine Streichholzschachtel erinnerte.

Auch er war aus dem Unterricht geflogen und hatte das Spektakel in unserem Klassenzimmer vom Flur aus mitbekommen.

»Alter, was geht denn bei euch ab?« Er kam auf mich zu, grinste und deutete auf die Klassentür, die meine Lehrerin gerade wieder hinter sich zuzog. Er war fast einen Kopf größer als ich und ich zögerte einen kurzen Moment, bevor ich ihm antwortete.

»Ich bin neu hier und die verarschen mich die ganze Zeit«, presste ich genervt hervor.

Als er meinen Dialekt hörte, grinste er gleich noch breiter. Anscheinend fand auch er mich zum Lachen.

Ich drehte mich angepisst weg und verdrückte mich frustriert Richtung Aula. Ich musste raus hier, an die frische Luft, hatte ein flaues Gefühl im Magen und meine Ohren glühten. Ich war verzweifelt und wütend auf die ganze verdammte Welt. Was zum Teufel sollte ich hier?

Ich stand keine zwei Minuten auf dem Hof, als ich hinter mir die Stimme von eben hörte. »Willste ne Kippe?«

Verschämt wischte ich mir die Tränen aus den Augenwinkeln und drehte mich zu ihm um.

Er nickte mir aufmunternd zu und hielt mir eine Schachtel Marlboro mit Feuerzeug unter die Nase. »Was is? Rauchst du nich?«

Wortlos fingerte ich eine der Zigaretten aus der Schachtel und griff nach dem Feuerzeug.

»Nich hier, Mann. Lass mal da rübergehen.« Er ging vorweg und ich folgte ihm wortlos ans Ufer der Leine und zündete mir mit ihm eine an. Meine erste Zigarette seit Sindelfingen.

Ich rauchte schon seit ich zwölf war ab und zu. Gelegentlich hatte ich Bernd in den letzten Monaten vor unserem Umzug ganze Schachteln aus seinen Zigarettenstangen geklaut. Ich wollte damals bei den Älteren im Jugendzentrum cool rüberkommen und verteilte immer ein paar der geklauten Zigaretten und bekam irgendwann im Gegenzug mein erstes Bier von den Jungs.

Obwohl es mir nicht schmeckte, folgten später am Abend einige mehr. Bei einer Nachtwanderung hatte ich mich dann so stark betrunken, dass ich die ganze Rückfahrt über kotzend aus dem Beifahrerfenster hing.

Natürlich machten die Sozialarbeiter Meldung über unser Rauch- und Saufgelage und erteilten mir und ein paar anderen Jungs ein Jahr Hausverbot im Jugendzentrum. Es gab einen riesen Stress, und danach musste ich meine Mutter sogar eine Zeit lang anhauchen, wenn ich zu Hause reinkam. Ich versuchte es mit Hustenbonbons, aber das machte sie nur noch misstrauischer und wütender. Sie fühlte sich natürlich verarscht von mir und immer wieder flogen deswegen und wegen des Rauchens die Fetzen zwischen uns. Aber scheiß drauf! Die konnte mich sowieso gerade mal.

Ich zog den Rauch tief in die Lunge und bekam einen üblen Hustenanfall. Genau wie bei meinen allerersten Rauchversuchen im Wald hinter den Hochhäusern. Der Jugo lachte sich schlapp über mich, während ich versuchte, mich zu beruhigen. Jeder Atemzug schmerzte in der Brust. Das Nikotin hatte mich ziemlich schwindelig gemacht und ich musste mich setzen. Alles fühlte sich wattig und weit weg an. Ein schönes Gefühl, ich mochte es. Direkt noch einen Zug hinterher. Und noch einen.

Leider verkürzten sich die Kreislaufkicks bei jedem Zug und viel zu schnell blieben sie ganz aus. Aber trotzdem, es fühlte sich gut an, zum ersten Mal in dieser Stadt.

Der Jugo war cool. Er hatte etwas sehr Sympathisches an sich. Wir hatten beim Rauchen mehr miteinander gelacht als geredet und schlenderten nun langsam zurück zur Schule. Ich mochte den Jungen, der in seinen komischen Cowboystiefeln vor mir herlief. Er grinste zwar auch jedes Mal aufs Neue blöd, wenn ich redete, aber er lachte mich nicht dafür aus.

Er war selbst noch nicht lange an der Schule und hatte auch so seine Anpassungsschwierigkeiten. Aus der Schule in seinem Wohnbezirk, der Nordstadt, hatte man ihn wegen Vandalismus rausgeworfen und so war er hier in der Stadtmitte gelandet. Er hasste es genauso und war wie ich gegen seinen Willen hier. Ich hatte meinen ersten Verbündeten gefunden und als der Pausengong ertönte, betraten wir gemeinsam den Schulhof.

Spielplatzbande

»Na endlich, Alter! Ich warte schon ne halbe Ewigkeit auf dich.«

Der Jugo saß auf den Stufen der Christuskirche, schnippte mir seine glühende Kippe entgegen und grinste mich frech an, als ich unmittelbar vor ihm eine Vollbremsung mit meinem BMX hinlegte. »Lass uns erst zu mir nach Hause und dann auf den Spieler, die anderen sind bestimmt auch schon da oder kommen gleich noch.«

Ich nickte nur. Heute würde ich seine Freunde und Familie kennenlernen. Er hatte mir in der Schule schon einiges über sie erzählt. Wir überquerten den Engelbosteler Damm und bogen in die Marschnerstraße ein. Nach wenigen Minuten erreichten wir den Spielplatz, von dem ich ebenfalls schon gehört hatte. Ich war ziemlich aufgeregt.

»Hier hängen wir immer rum und da vorne rechts um die Ecke wohne ich.«

Fast stolz präsentierte er mir mit ausgestreckten Armen die alten Klettergerüste und Schaukeln. Der Spielplatz war menschenleer und überall im Sand lagen Kippen rum. Auf der steinernen Tischtennisplatte standen noch die Reste einer zerfallenen Sandburg. »Lass uns später wiederkommen. Ich will kurz nach Hause, bevor mein Alter von der Arbeit kommt.«

Als der Jugo fünf Minuten später die Wohnungstür aufschloss, schlug uns der Duft von frisch gebratenem Fleisch und Zwiebeln entgegen.

»Bin wieder da! Und hab Besuch mitgebracht«, rief er laut in die Wohnung, während wir uns die Schuhe auszogen. Keine zwei Sekunden später war sein kleiner Bruder zur Stelle und glotzte mich neugierig an. Er war etwas pummelig, beinahe blond und die Nervensäge stand ihm deutlich ins Gesicht geschrieben. Seine

Zungenspitze wanderte aufgeregt von links nach rechts über die Oberlippe.

»Was is?«, fauchte der Jugo seinen kleinen Bruder an, baute sich wie ein Boxer vor ihm auf und schlug ihm mit den Fäusten eine Links-Rechts-Kombination auf den Oberarm.

»Aua!« Der Kleine wich einen Schritt zurück, rieb sich kurz die getroffene Stelle, um dann wie ein Bekloppter auf seinen Bruder loszugehen. »Du blöder Wichser, wieso boxt du mich?«

Noch bevor ich meine Schuhe richtig ausgezogen hatte, war eine ausgewachsene Rauferei zwischen den beiden Brüdern im Gange.

Als ihre Mutter um die Ecke kam, zerrte der Große den Kleinen gerade an den Haaren durchs Wohnzimmer und hielt ihn am ausgestreckten Arm auf Distanz. Der Kurze schimpfte wie ein Rohrspatz und ruderte wild mit den Armen, traf seinen Bruder aber trotzdem nicht. Und der lachte sich über seinen kleinen Bruder kaputt. »Lass mich los, du Arsch!«

Klatsch! Mein Kollege zuckte erschrocken zusammen, als die flache Hand seiner Mama ihn im Nacken traf. Der Kleine nutzte die Gelegenheit und trat ihm von hinten in die Beine, rannte dann blitzschnell an uns vorbei und flüchtete ins Kinderzimmer.

Schweigend und mit unterdrücktem Grinsen beobachtete ich die Situation. So wie's aussah, war das hier wohl Standard. Brüder eben.

Es dauerte ein paar Augenblicke, bis sich die Lage wieder entspannt hatte und seine Mama ihn losließ. Sie hatte ihn am Kragen geschnappt, als er Anstalten machte, den Kleinen nach dem Tritt zu verfolgen, und lautstark auf Jugoslawisch mit ihm geschimpft.

»Komm, lass uns direkt wieder abhauen.« Schnaufend und mit frustriertem Gesichtsausdruck schob er sich an mir vorbei in den Flur und zog sich seine Schuhe wieder an. Ich nickte seiner Mutter freundlich zu. Die hatte sich mittlerweile zwischen uns und dem Kinderzimmer postiert, um die beiden Streithähne auseinanderzuhalten. Sie erwiderte meinen Gruß mit einem lauten Seufzer und einem gequälten Lächeln und verschwand dann schimpfend in ihrer Küche.

»Ja, ja, laber nich«, rief der Jugo seiner Mutter zu, dann knallte er die Wohnungstür mit voller Wucht ins Schloss und nahm mit großen Sprüngen die Treppenstufen.

»Was war das denn?«, fragte ich ihn unten angekommen. Das Meckern seiner Mutter über das Zuknallen der Tür hallte im Treppenhaus hinter uns.

»Is immer das Gleiche, Mann. Immer nimmt sie den kleinen Fettsack in Schutz und ich krieg die Schuld für alles.«

An der nächsten Häuserecke kamen uns die beiden italienischen Schwestern entgegen, von denen der Jugo mir schon des Öfteren vorgeschwärmt hatte. Er hatte nicht übertrieben. Die beiden waren wirklich hübsch. Sehr hübsch sogar. Sie waren zierlich, hatten lange dunkelblonde Haare und Augen wie Raubkatzen. Die von Luna waren grüngrau und die Augen ihrer jüngeren Schwester Morena leuchteten blau.

»Hey, is das der Kumpel, von dem du uns erzählt hast?« Die drei begrüßten sich mit einem Küsschen auf die Wange und auch ich wurde ohne Zögern herzlich von den beiden Schwestern gedrückt. Wooh! Ihre Haare dufteten wie ein Meer aus Erdbeeren. Nur einmal war ich einem Mädchen so nah gekommen, aber das lag schon über zwei Jahre zurück und hatte sich völlig anders angefühlt. Mir schoss das Blut in den Kopf und mein Herz klopfte wie wild. Ich zitterte innerlich vor Freude und Aufregung und grinste vermutlich ziemlich dämlich vor mich hin. Schätze, in dem Moment war mein Interesse an Mädchen endgültig geweckt. Vielleicht war Hannover ja doch nicht so scheiße?

An diesem Tag sollte ich auch noch den Julius kennenlernen. Den Spitznamen hatte er dem Wuchs seiner pechschwarzen Haare zu verdanken. Seine Frisur sah aus wie der Helm von Caesar bei Asterix und Obelix. Selbst die dazugehörigen Koteletten wuchsen ihm mit seinen knapp 14 Jahren schon. Er war einer der vier Griechen, die zu der Bande vom Jugo gehörten. Ein lustiger, zappeliger kleiner Kerl, der mich ebenfalls sofort begrüßte, als würde ich schon immer dazugehören. Ich mochte ihn und seine quirlige Art auf Anhieb. Selbst als er meinen schwäbischen Akzent imitierte und sich über meine Röhrenjeans lustig machte, feierte ich ihn.

Als es dunkel wurde, schwang ich mich auf mein BMX und fuhr nach Hause. Die Mädchen hatten sich zuerst verabschiedet. Die beiden Jungs und mich trieb der Hunger etwas später auch nach Hause. Es war ziemlich kühl und ich fror erbärmlich in meinem dünnen Pulli, aber das war mir egal. Ich hatte neue Freunde gefunden und war glücklich und zufrieden. Ich ließ den Nachmittag Revue passieren, während ich wie ein Wahnsinniger in die Pedale trat und jeden Bürgersteig und jeden Huckel mit einem Bunny Hop nahm.

Der Julius hatte sogar was von Haschisch und Eimerrauchen erzählt. Eigentlich hatte er schon heute etwas zum Kiffen mitbringen wollen. Aber aus irgendeinem Grund hatte das leider nicht geklappt. In Sindelfingen im Jugendzentrum, besser gesagt dahinter, hatte ich auch schon zwei, drei Mal an einem Joint gezogen, aber nie etwas gemerkt. Aber so wie es aussah, würde sich das schon sehr bald ändern.

Die erste große Liebe

Inzwischen war ein gutes Jahr ins Land gezogen und ich war zu einem vollwertigen Mitglied meiner neuen Clique herangewachsen. Ich mochte sie alle und sie alle mochten mich.

Die beiden griechischen Brüder, die brutal auf Michael Jackson abfuhren und immer wieder den Moonwalk auf dem Spielplatz aufführten, genauso wie ihren dicken Landsmann, der durch seine Art und Körperfülle stark an einen Bären erinnerte. Ich verbrachte so ziemlich jede freie Minute mit ihnen auf dem Spielplatz in der Nordstadt und ging schon nach kurzer Zeit wie selbstverständlich beim Jugo zu Hause ein und aus. Seine Mutter nötigte mich jedes Mal aufs Neue zum Essen, wenn ich bei ihnen war, und die Prügeleien der beiden Brüdern gehörten mittlerweile zu meinem Alltag. Auch bei den Eltern der anderen war ich ein immer wieder gern gesehener Gast. Ich war endlich in Hannover angekommen. Irgendwie hatte sich ganz von allein alles zum Positiven gewendet und an Sindelfingen verschwendete ich schon seit einer halben Ewigkeit keinen Gedanken mehr. Vielleicht lag es nur daran, dass ich seit meinem zweiten Besuch auf dem Spielplatz kiffte wie ein Tier. Oder aber an dem sicheren Gefühl, dass ich ein paar richtig gute Freunde gefunden hatte. Keine Ahnung. Spielte damals auch keine Rolle.

Obwohl ich drei dicke Eimer geraucht hatte, war ich völlig aufgekratzt, als wir über die Liegewiese im Freibad liefen und die anderen suchten. Nicht weil wir gerade über den Zaun geklettert waren, sondern weil ich hier gleich auf Maria treffen würde, eine temperamentvolle Spanierin mit Zigeunerblut. Sie hatte wunderschönes dunkles, langes Haar mit großen Locken, die sich wie Korkenzieher über ihre zierlichen Schultern legten und ihr hübsches Gesicht umschmeichelten. Ihre Augen sahen aus wie Bernstein im Schatten und für eine 13-Jährige hatte sie eine gewaltige Oberweite.

Wenige Wochen zuvor war sie ein paarmal mit Morena und Luna auf den Spieler gekommen und hatte die Nachmittage dort mit uns verbracht. Immer wieder berührte sie mich wie aus Versehen am Arm, strich mir über Haare oder Rücken, wenn wir nebeneinander auf einem der Klettergerüste saßen und uns unterhielten. Und jedes Mal, wenn das passierte, glühten meine Ohren und ich zog mich automatisch zurück und wich ihrem Blick aus.

Ich hasste es, wenn ich das tat, konnte aber nichts dagegen tun, denn sie gefiel mir von Anfang an sehr gut, aber ich war schüchtern und hatte noch keine Antennen für ihre zärtlichen Signale.

Als sie registrierte, dass ich Idiot nur mit Rückzug auf ihre Annäherungsversuche reagierte, kam sie irgendwann einfach nicht mehr. Selbstverständlich bemerkte ich das, dachte aber nicht weiter darüber nach und hakte die Sache für mich ab.

Tage später steckten mir Luna und Morena dann, dass sich Maria bei ihnen den Frust von der Seele geredet und ihnen gestanden hatte, dass sie total in mich verknallt und wohl sehr traurig darüber war, dass ich es einfach nicht raffte oder gar keinen Bock auf sie hatte. Dem war natürlich nicht so. Wie gesagt, ich war einfach nur verdammt schüchtern. Seit ihrem Geständnis hatten mich die beiden immer wieder belabert und versicherten mir, dass Maria nur auf ein Zeichen von mir wartete. Sie wollte ganz sicher keine Spielchen mit mir spielen und mich auch nicht zurückweisen. Irgendwann überzeugten sie mich und ich versprach ihnen, mich mit Maria zu treffen. Das war vor drei Tagen gewesen.

Es war brütend heiß und die Freibadbesucher drängelten sich dicht an dicht auf ihren Decken und Handtüchern. Die warme Luft roch nach Chlor und Sonnenmilch.

»Hey! Hier sind wir!« Morena hatte uns in der Menge entdeckt und winkte uns mit beiden Armen zu. Fast wären wir an ihnen vorbeigegangen. Das Hasch knallte in Verbindung mit der Hitze ziemlich heftig und durch meinen Schleier sahen die Halbnackten irgendwie alle gleich aus. Sie grinste bis über beide Ohren und drängte mich bestimmt, aber freundlich dazu, mein Badetuch zwischen ihrem und dem von Maria auszubreiten. So schüchtern und bekifft wie ich war, wollte ich mich nämlich erst zu den Jungs legen. Aber das lief nicht.

»Naaa du, wie geht's dir? Schön, dich zu sehen.« Maria saß im Schneidersitz vor mir und lächelte mich an. Sie sah super aus in ihrem weinroten Bikini. Ihre Kurven sprengten fast ihr Oberteil. Wir begrüßten uns mit links, rechts Küsschen auf beide Wangen und drückten uns.

Kokosnussduft zog mir in die Nase und vernebelte mir das Hirn. Ihre samtweiche braune Haut war heiß und glänzte in der Sonne. Wooh! Ich schätze, in genau dieser Sekunde fing sie mich mit ihrem Duft und ihrem Anblick ein. Ich war von jetzt auf gleich verliebt und all meine Ängste verpufften.

Aus dem Augenwinkel nahm ich wahr, wie Luna und Morena

uns beim Turteln beobachteten und sich über den Verkupplungserfolg freuten. Außerdem wurden sie die Jungs für uns los, wenn sie uns mit Wasserbällen oder Kaltwasserbomben bewarfen oder die Frischverliebten sonst irgendwie abnervten.

Maria und mir war das alles völlig egal. Es gab nur noch uns beide, sonst nichts. Wir lagen dicht beieinander auf der Seite, die Köpfe auf den Schultern abgestützt und versanken tief in den Augen des anderen. Immer wieder berührten wir uns wie zufällig und jedes Mal lief mir ein Schauer des Entzückens über den Rücken.

»Lass uns Eis holen.« Sie sprang auf und schaute mich auffordernd an. Ein Tropfen Schweiß lief ihr vom Hals zwischen die Brüste und wanderte langsam weiter über ihren flachen Bauch. Mein Blick verfolgte ihn wie hypnotisiert, bis er in dem Bündchen ihres Bikinihöschens versickerte. »Los, komm.«

Sie musste mich nicht lange bitten. Händchenhaltend schlängelten wir uns durch die Sonnenanbeter auf ihren bunten Handtuchinseln. Vorbei an grölenden, spielenden Kindern, fettbäuchigen Mamas und Papas und Rentnern mit komischen Badeanzügen und Strohhüten.

An den Umkleidekabinen nahm ich meinen ganzen Mut zusammen und zog Maria frech grinsend in eine der Kabinen. Mein Herz raste und sprengte mir fast den Brustkorb. Ich verschloss die Tür hinter uns und drehte mich zu ihr um. Wir zitterten beide vor Aufregung.

Sie kam einen Schritt auf mich zu, nahm mich in die Arme und schmiegte sich ganz fest an mich. Ihr Körper war heiß von der Nachmittagssonne und ihre Haut war weich wie Seide. Auffordernd legte sie den Kopf in den Nacken, leckte sich mit der Zungenspitze über ihre vollen Lippen und schaute mir verträumt in die Augen. Jetzt oder nie!

Ihr Mund schmeckte wie Omas Nachtisch und mir wurden die Knie weich. Aus sanften Küsschen wurden schnell meine ersten wilden Zungenküsse. Das erste Mal lud mich ein Mädchen ein, ihre Brüste zu streicheln und zu küssen, das erste Mal nahm ein

Mädchen mein Ding in die Hand lächelte mich dabei an. Um ein Haar wär alles in die Shorts gegangen.

Ich fühlte mich großartig und hätte die ganze Welt umarmen können, als wir knapp zwei Stunden später mit zerzausten Haaren und geschwollenen Lippen aus der Umkleidekabine torkelten.

»Wo kommt ihr denn her?« Der Jugo und Luna standen schwitzend in der Warteschlange vor dem Kiosk, während der Julius mit Karatefaxen die nervenden Kinder um sie verscheuchte. Alle drei grinsten fragend in unsere Richtung, als wir uns eng umschlungen an den Kindern vorbeidrängelten und uns bei ihnen einreihten.

»Uuuuuund?« Luna zog Maria sofort ein Stück zur Seite, um sich auf den neuesten Stand zu bringen. Die beiden kicherten und ich stellte mich den Jungs.

Patsch! Als Erstes bekam ich vom Jugo einen Fingerspitzenklatscher, der es in sich hatte, auf den fetten Knutschfleck an meinem Hals. Ich schubste ihn weg, doch da sprang mich schon der Julius von der Seite an, umklammerte meinen Oberkörper mit allen vieren wie ein räudiger Köter das Bein seines Herrchens und rieb sich heftig an mir.

»Hast du fein ficki, ficki gemacht, hast du fein gemacht.«

Lachend versuchte ich, ihn abzuschütteln, doch er krallte sich immer fester an mich und tat, als wollte er mir einen Zungenkuss verpassen. Dabei hauchte er immer wieder mit französischem Akzent und seinem dämlichsten Grinsen im Gesicht: »Küss mich, mon chéri.«

Er war total stoned, hatte Augen wie ein Chinese mit Bindehautentzündung und ein übles Pappmaul. Seine Zunge war aschgrau. Er und die Jungs hatten den ganzen Nachmittag Mischung im Akkord gemacht und waren zwischendurch immer wieder im Gebüsch verschwunden, um ein paar Eimer zu rauchen.

»Man, verpiss dich, du Affe!« Immer noch zerrte er an mir rum, warf mir Küsschen zu und ließ mich erst los, als Maria ihm einen deftigen Tritt in den Hintern verpasste.

»Aua! Was trittst du mich, du blöde Kuh?«

Sie machte ein Gesicht, das sagte, du weißt warum und küsste mich.

Es war ein schöner Tag und meine Welt war in Ordnung. Maria schmiegte sich an mich und streichelte mir zärtlich über den Rücken. Wir brauchten jetzt alle ganz dringend Eis und kalte Getränke.

Bevor wir am frühen Abend nach Hause aufbrachen, verzogen sich die Mädchen noch unter die Dusche. Und ich nutzte die Gelegenheit, um mit den Jungs schnell einen durchzuziehen. Maria kiffte nicht und sie fand es auch bei mir nicht toll. Egal.

»Kommste noch mit zu mir?«, fragte mich der Jugo, als wir aus dem Gebüsch zurück zu unserem Platz taumelten und unsere Sachen zusammenpackten. Überall wo wir gelegen hatten, lagen Kippenstummel, Obstreste und leere Verpackungen von Süßigkeiten auf der Wiese herum. Es sah aus wie auf einem Schlachtfeld.

»Nee, ich begleite Maria nach Hause. Sie will mir zeigen, wo sie wohnt. Wir sehen uns morgen. Holste mich ab und wir schwänzen die ersten zwei Stunden?«

Er nickte. »Geht klar. Bin um acht bei dir.«

Wir verabschiedeten uns von dem Rest der Bande und gingen Richtung Umkleide. Morena war die Erste, die uns aus der Dusche entgegenkam.

»Ich freu mich ja so für euch beide«, jauchzte sie, sprang mich an und drückte mir einen dicken Schmatzer auf die Backe. Ich lächelte verlegen und nahm Maria in die Arme, die mit Luna im Schlepptau direkt hinter ihr um die Ecke kam. Ihr Haar duftete wie ein Korb voll reifer Früchte. Wir begleiteten die anderen noch zur S-Bahn-Haltestelle an der Schulenburger Landstraße und trennten uns dann von ihnen.

Wir brauchten eine Ewigkeit für den kurzen Weg zu ihr nach Hause. Immer wieder blieben wir eng umschlungen in irgendwelchen halbdunklen Hauseingängen stehen, knutschten wild rum und befummelten uns kichernd. Eigentlich hätte Maria schon um 19 Uhr zu Hause sein müssen, aber wir konnten verdammt noch mal die Finger nicht voneinander lassen. Der Tag war einfach zu schön, um sich jetzt schon voneinander zu verabschieden.

Mittlerweile war es schon 22 Uhr und bereits drei Mal war Maria im Treppenhaus verschwunden, um nach oben in die Wohnung zu gehen. Doch jedes Mal kehrte sie grinsend wie ein Honigkuchenpferd zu mir zurück, um mir noch einen Abschiedskuss aufzudrücken. Und noch einen. Und noch einen. Und noch einen. Sie konnte sich genauso wenig von mir trennen wie ich mich von ihr. Sie sah so unglaublich niedlich aus in ihrem weißen Top, den zerfransten, kurzen Jeans und ihren Flipflops. Es fiel mir von Mal zu Mal schwerer, sie gehen zu lassen.

Doch ihr Papa und ihr großer Bruder würden jede Sekunde von ihrer Schicht aus der Schleifpapierfabrik am Hainhölzer Bahnhof zurückkommen und die beiden durften unter gar keinen Umständen etwas von ihrem Verhältnis mit mir mitbekommen.

»Scheiße, jetzt muss ich aber wirklich hoch, sonst erwischt Papa mich doch noch.«

Ein letzter atemberaubender Kuss und weg war sie. Ich folgte ihr ein viertes Mal mit meinen Blicken durchs Treppenhaus und dann verschwand sie endgültig in der elterlichen Wohnung.

Blöd, dass ihr Vater so streng war. Ich würde mich beweisen und Geduld haben müssen. Marias 18-jährige Schwester durfte ihren Freund erst seit knapp einem Jahr und nach endlosen Diskussionen mit nach Hause bringen. Und das, obwohl sie zu dem Zeitpunkt schon drei Jahre mit ihm zusammen war. Maria war gerade mal 13. Ihr Vater würde mit absoluter Sicherheit kein Verständnis für unsere junge Liebe aufbringen. Im Gegenteil, sie würde unter Garantie Hausarrest dafür bekommen. Gott sei Dank war ihre Mama da völlig anders und wenn ihr Vater und ihr Bruder nicht zu Hause waren, konnte sie im Grunde machen, was sie wollte. Das musste uns für den Anfang genügen.

Als ich an diesem Abend glücklich und erschöpft in meinem Bett lag, konnte ich sehr lange nicht einschlafen. Meine Lippen brannten noch immer wie Feuer und die Schmetterlinge in meinem Bauch tanzten einen feurigen Flamenco. Genau wie Maria.

Auch sie tanzte Flamenco. Sie hatte mir heute versprochen, irgendwann einmal für mich ganz alleine zu tanzen. Mit leuchtenden Augen hatte sie mir von ihrem traditionellen Kleid vorgeschwärmt, das sie bei den Aufführungen mit ihrer Truppe aus dem spanischen Club immer trug, und mir dabei ein paar ihrer Tanzeinlagen vorgeführt. Sie hatte sich gedreht, geklatscht und gesteppt und dabei mit der Sonne um die Wette gestrahlt. Sie hatte mich verzaubert. Ich war das erste Mal verliebt. Bis über beide Ohren.

Das erste Mal Shore rauchen

Hannover, Frühjahr 1988

Noch immer musste ich mich vor Marias Vater und ihrem Bruder verstecken. Nur wenn die beiden zusammen Spät- oder Nachtschicht hatten, konnte ich sie zu Hause besuchen. Sonst war ihre Wohnung immer noch Sperrzone für mich. Doch ihre Mama hatte sich aus Versehen verplappert und so ahnten sie inzwischen, dass Maria einen Freund hatte, und waren alles andere als begeistert. Wenn ihr Papa gewusst hätte, dass ich schon seit letztem Oktober in seiner Wohnung ein und aus ging und ihre Mama das auch noch erlaubte, er wäre tausendprozentig ausgerastet.

Mama hingegen hatte mich schon lange ins Herz geschlossen und stopfte mich jedes Mal, wenn ich aufkreuzte, mit spanischer Küche voll. Ich liebte die Chorizo, die ihr Mann öfter mal vom spanischen Club in der Nordstadt mitbrachte. Eine pikante Paprikawurst, die einem die Finger und den Mund rot einfärbte. Ihre Tortillas und Meeresfrüchte-Paellas waren der Knaller und wie die Mama vom Jugo war auch sie beleidigt und schimpfte mit mir, wenn man ihrem Wunsch zu essen nicht nachkam. Aber selbst dabei war sie immer herzlich und inzwischen so etwas wie eine zweite Mama für mich geworden.

»Du esse.« Sie lispelte, wenn sie mich in gebrochenem Deutsch zum Essen aufforderte. Dabei vollführte sie ihre typische Hand-zum-Mund-Bewegung. »Du esse.«

Ich nickte nur und folgte ihr. Sie würde sowieso erst Ruhe geben, wenn ich kauend und mit vollen Backen in ihrer Küche saß. Es gab Spiegeleier mit Weißbrot, Chorizo und Manchego. Ein spanischer Hartkäse, in den ich mich hätte reinsetzen können.

Sie musterte mich prüfend, als ich mich ihr gegenüber auf die Eckbank quetschte.

»Qué pasa?«

Maria und ich hatten uns wieder einmal wegen meiner Kifferei in der Wolle gehabt. Unzählige Male hatte ich ihr versprochen, damit aufzuhören. Wir gifteten uns ziemlich heftig an und sie knallte daraufhin lautstark die Türen. Am Ende hatte Maria bitterlich geweint und mich aus ihrem Zimmer geworfen. Wie so häufig in den letzten Wochen. Natürlich hatte Mama das ganze Programm live mitbekommen.

Aber was sollte ich ihr schon sagen? Wir sprachen ja noch nicht einmal dieselbe Sprache. Und selbst wenn. Ich seufzte nur, zuckte mit den Achseln und stocherte lustlos in meinem Essen herum.

Als Maria kurz darauf zu uns in die Küche kam und sofort wieder rumzickte, hatte ich endgültig genug für einen Tag. Noch während sie und ihre Mutter sich auf Spanisch anbrüllten, sprang ich eilig in meine Schuhe, schnappte mir meine Jacke und haute ab, ohne mich zu verabschieden.

Das war vor gut fünf Stunden gewesen. Jetzt war ich im Jugendzentrum Feuerwache. Auf einer Geburtstagsparty von jemandem, den ich nicht mal kannte, und torkelte durch die Räumlichkeiten, völlig bekifft und dazu noch leicht angetrunken. Ich suchte meine Jungs und Mädels. Wir waren vor knapp zwei Stunden alle zusammen angekommen und nun fand ich sie in dem verwinkelten Jugendzentrum nicht wieder. Wo zum Teufel waren die alle abgeblieben?

Scheiß drauf. Ich wollte noch kurz pissen gehen und dann draußen nach ihnen Ausschau halten. Vermutlich hatten sie mich auch schon gesucht und waren dann einfach ohne mich einen durchziehen gegangen. Ich stieß die Tür auf und betrat den Toilettenflur. Drei Mädchen standen vor einem der Waschräume.

»Mach die scheiß Tür auf, Mann!« Sie sahen genervt aus und eine von ihnen hämmerte mit der flachen Hand mehrfach gegen die grüne Holztür.

»Maaann, verpisst euch endlich, ihr blöden Kühe!«

Das war doch die Stimme vom Julius, die da gedämpft aus der Toilette klang. Und dann plötzlich Lunas Stimme. »Geht draußen pissen, ihr Fotzen!«

Ich grinste breit. Die drei Mädels zogen sich entrüstet in den Partyraum zurück. Ich sah ihnen nach, bis die Tür hinter ihnen zugefallen war, dann klopfte ich an.

»Hey, rafft ihr's nich oder was? Ihr sollt abhauen, verdammt!« Diesmal war es definitiv der kleine Pole. Sein osteuropäischer Akzent war unverkennbar.

Ich kannte ihn noch nicht sonderlich gut, er hatte erst im letzten halben Jahr seinen Platz in unserer Clique gefunden, während ich hauptsächlich mit Maria rumgehangen hatte und nur selten mit den Jungs unterwegs gewesen war. Bei diesen Gelegenheiten hatte ich ihn kennengelernt und danach immer wieder mal auf unserem Spielplatz angetroffen. Wir konnten uns von Anfang an gut leiden. Er war ein cooler Typ, noch keine 13 Jahre alt, aber das störte mich genauso wenig wie die anderen. Zumal er nicht jünger aussah als wir und meistens richtig gutes Dope in der Tasche hatte.

»Halt's Maul, Mann. Was macht ihr denn da drinnen?«, antwortete ich lachend durch die Tür.

Keine Reaktion.

Erneut bollerte ich gegen die Tür.

»Lasst mich rein, ihr Spastis!« Ich hörte sie flüstern und dann, wie sich jemand auf der anderen Seite stöhnend an der Klinke hochzog. Die Tür öffnete sich einen Spaltbreit und ich sah in das Gesicht unseres griechischen Bären. Seine Augen waren glasig und Rußspuren zogen sich über seine linke Backe. Er grinste mich total dicht durch den Türspalt an.

»Was geht hier?«, fragte ich und zwängte mich an ihm vorbei in den Waschraum. Dichter, eigenartig riechender Qualm schlug mir entgegen. »Was macht ihr denn da?« Neugierig und verwundert blickte ich von einem zum anderen. Unglaublich, wie breit die alle aussahen. Noch nie zuvor hatte ich meine Leute in so einem Zustand gesehen. Und sie waren alle hier, ohne Ausnahme. Die vier Chaoten von der Souvlaki-Fraktion, natürlich Luna und der Jugo. Genauso wie Morena und unser Nesthäckchen, der Pole. Die gesamte Truppe hatte sich hier versammelt.

Und fast jeder von ihnen hatte einen schmalen Streifen Alufolie in der Hand, darauf ein komischer dunkler Fleck. Er ähnelte dem Splitter einer braunen Bierflasche.

Wenn dieser dann von unten mit dem Feuerzeug erhitzt wurde, floss er über die Folie und Qualm stieg auf. Diesen wiederum zogen sich meine Freunde mit einem aus Alufolie gedrehten Röhrchen tief in ihre Lungen. Obendrauf pressten sie noch einen Zug von ihren Filterzigaretten und hielten so lange wie möglich die Luft an. Was zur Hölle machten die da?

Ich beobachtete den Jugo ganz genau dabei, während er den merkwürdigen Punkt auf der Folie mit seinem Röhrchen verfolgte und sich das Zeug reinzog. Sein Gesicht lief rot an und seine Halsschlagadern schienen fast zu platzen.

»Shore rauchen«, presste er mit angehaltener Luft hervor.

Ich legte den Kopf auf die Seite und starrte ihn fragend an. Dieses seltsame Wort hatte ich noch nie zuvor gehört.

Er schielte mich nur an, atmete schwer aus und sackte mit nach vorn hängenden Schultern in sich zusammen. Das Kinn auf der Brust und das Röhrchen noch im Mund. Gut, dass der Idiot schon saß.

Ich beugte mich zu ihm runter und schnippte ihm mit dem Zeigefinger gegen seine riesige Nase. »Was laberst du da, du Dichtschwein?«

Erschrocken zuckte er zusammen und stieß sich dabei den Hinterkopf an den Fliesen an.

»Du verdammter Wichser! Verpiss dich!«

Amüsiert wich ich einen Schritt zurück und wich seinem Tritt aus.

»Shore, aber wir nennen's meistens Blech rauchen. Oder löten«, lallte Morena in kaum verständlicher Lautstärke und pennte dabei fast weg.

Ich konnte kaum glauben, wie dicht die alle waren. Shore? Was zum Teufel war Shore?! Von diesem Zeug hatte ich noch nie etwas gehört. Allem Anschein nach knallte es wie Sau. Sie alle hatten auffallend glasige Augen, mit winzig kleinen stecknadelkopfartigen Pupillen, wirkten absolut tiefenentspannt. Und obwohl es draußen noch ziemlich kalt war und wir alle in dicken Pullis und Jacken gekommen waren, saßen sie jetzt nur noch in ihren T-Shirts und mit hochgekrempelten Hosenbeinen auf dem kalten Fliesenboden. Der Julius hatte sogar seine Schuhe ausgezogen, weil ihm angeblich so warm war. Das Zeug musste ich definitiv auch probieren.

»Lass mich mal ziehen.« Ich ging vor dem Jugo in die Russenhocke und tippte ihn am Knie an. Aber außer dass er sich irgendwas zusammennuschelte und sich auf sein Shirt sabberte, kam nichts, keine Reaktion. »Hey, wach auf, du Ochse. Und lass mich mal ziehn an dem Ding.« Energisch rüttelte ich ihn, bis er grummelnd den Kopf hob und mich verwirrt ansah. Er verdrehte die Augen hinter den halb geschlossenen Lidern. Er wirkte völlig orientierungslos. Bis er das Stück Folie in seiner Hand erblickte.

Unglaublich langsam fingerte er nach dem Aluröhrchen, das er immer noch in seinem Mund hatte, und setzte, beinahe in Zeitlupe, zum nächsten Zug an und ignorierte mich einfach.

»Willste mich verarschen Alter? Lass mich endlich mal ziehen, du blöder Wichser!«

So langsam kam in mir das Gefühl auf, dass er mir nichts von seinem Stoff abgeben wollte. Und auch die anderen taten so, als ob sie mich nicht gehört hätten.

»Was seid ihr denn für geizige Fotzen? Was is los mit euch? Lasst mich mal ziehen, Mann.« Leicht ärgerlich drehte ich mich im Kreis und sah von einem zum anderen. Was sollte der Scheiß, verdammt? Das war was Neues für mich, denn bisher hatte jeder von ihnen alles mit mir geteilt. Und ich selbstverständlich mit ihnen. Selbst die kleinsten Krümel Dope rauchten wir gemeinschaftlich weg. Und jetzt so was.

»Mach das lieber nicht.« Der Pole war der Erste, der auf mich einging. Er schaute von seiner Folie auf, nahm einen Zug von seiner Kippe. »Das Zeug macht voll abhängig, Alter.«

Mit einem tiefen Stöhnen entließ er den Rauch aus seiner Lunge, nur um direkt wieder an seinem Blech zu ziehen. Was er sagte und was er tat, passte mal so gar nicht zusammen.

»Mensch, laber nich. Ihr raucht das doch auch alle. Los, lass mich mal ziehen.« Mittlerweile war ich total fickrig und ein Nein wollte und konnte ich nicht akzeptieren. Warum auch? Mein kompletter Freundeskreis saß hier und konsumierte dieses merkwürdige braune Zeug. Und ich wollte unter allen Umständen dazugehören. Also blieb ich hartnäckig.

»Is mir scheißegal, Junge, pisst euch mal nich so ein.« Ich hatte zwar gehört, was er gesagt hatte, aber wirklich angekommen war es nicht bei mir. Auch die Warnungen vom Rest der Truppe interessierten mich nicht und so nervte ich sie so lange ab, bis ich sie überredet hatte und sie mich schließlich mitrauchen ließen.

»Das is scheiße, Alter, mach's lieber nicht.« Der Jugo hatte mir sein Röhrchen gereicht, während er das sagte, und erhob sich nun vom Boden.

»Ja, ja, quatsch nich. Gib mal her das Blech.«

Doch er schüttelte nur den Kopf. »Ich mach das für dich, du lässt nur alles verbrennen.«

In freudiger Erwartung stand ich zwischen den beiden Waschbecken und konnte es kaum abwarten, bis der Jugo in die Gänge kam. Er war super dicht und konnte kaum die Augen offen halten. Es dauerte eine gefühlte Ewigkeit, bis er endlich Feuer unter der Folie machte und ich meinen ersten Zug von der Shore nehmen konnte.

»Bääh! Was is das denn?« Es kratzte im Hals und schmeckte ähnlich wie Lakritze.

»Du Trottel! Du musst die Luft anhalten, wenn du gezogen hast. So verschwendest du nur alles.«

Ich hustete und er nahm mir das Röhrchen aus der Hand und machte es mir noch einmal vor. Blech, Kippe, Luft anhalten. Ganz einfach.

Beim zweiten Versuch klappte es besser. Der Jugo trieb die Shore vorsichtig und mit kleiner Flamme über die Folie, während ich den aufsteigenden Qualm tief einsog. Angewidert zog ich an der Zigarette nach und hielt die Luft an. Der Geschmack war ekelhaft und gewöhnungsbedürftig, aber trotzdem fand ich es irgendwie gut. Ich zog ein zweites Mal an der Kippe und presste mir den Rauch so lange in die Atemwege, bis mir leicht schwindelig wurde. Diesmal hatte ich alles richtig gemacht.

»Genau so, Alter. Noch mal?« Wieder hielt er mir das Blech unter die Nase.

»Klar, auf einem Bein kann man doch nich stehen.«

Erneut trieb er den braunen Punkt für mich über die Folie. Einmal hin und wieder zurück.

»Hier.« Der Jugo reichte mir seine Schachtel Marlboro. Ich zündete mir eine davon an und pumpte mir das Nikotin obendrauf. So langsam gefiel mir der Shoregeschmack, aber noch spürte ich keine Wirkung. Also direkt noch einen Zug hinterher.

Nachdem ich drei, vier, vielleicht fünf Mal von dem Blech gezogen hatte, fing es in meinem Kopf plötzlich an zu summen. Meine Ohren glühten auf einmal und von den Füßen aufwärtssteigend erfasste mich eine warme Welle und durchflutete meinen gesamten Körper.

Jetzt wusste ich, warum die anderen halb nackt auf dem kalten Fliesenboden rumlungerten. Wie geil war das denn!? Noch nie zuvor hatte ich mich so frei und unbeschwert gefühlt. Der Stress, den ich vorhin noch mit Maria gehabt hatte, war plötzlich unendlich weit weg und mit einem Schlag völlig unwichtig geworden. Dieses wohlig warme Gefühl drang in all meine Poren vor und meine Beine wurden weich. Mit verdrehten Augen sackte ich zwischen den Waschbecken zusammen und rutschte mit dem

Rücken an der Wand herunter, bis ich auf dem vollgeaschten Boden saß. Ich zog die Knie an, verschränkte meine Arme darüber und vergrub mein Gesicht in den Ärmeln meiner Jacke. Es gab absolut nichts mehr, das mich belastete. Alles war gut!

Shore ist Heroin?

Hannover, Herbst 1988

Seit dem Abend in der Feuerwache war ein gutes halbes Jahr vergangen und die Shore war zu meinem täglichen Begleiter geworden. Ich konnte einfach nicht genug von dem Gefühl bekommen, das dieser Stoff mir verschaffte. Immer wenn ich den Drachen über die Folie jagte und sich dadurch dieser warme Mantel der Erlösung über meine Schultern legte, war ich frei von allen Ängsten und Sorgen, die ich im Unterbewusstsein mit mir herumschleppte. Die Streitigkeiten mit Maria und auch das Gefühl, zu Hause nicht geliebt zu werden, lösten sich jedes Mal und nach nur wenigen Zügen in Rauch auf.

Außerdem pushte die Shore mein Selbstvertrauen und es gab absolut nichts, was ich mir in diesem Zustand nicht zugetraut hätte. Jeder einzelne Turn verwandelte mich in einen Rebellen im Supermankostüm. Mit Stoff war einfach alles gut und nichts unmöglich.

Natürlich hatte ich in den letzten Wochen immer deutlicher wahrgenommen, dass ich nur noch funktionierte, wenn ich konsumierte. Aber ernsthaft Sorgen machte mir das noch nicht. Warum auch? Unser kleiner Pole schleppte bisher immer genug Stoff für uns alle an. Und das umsonst.

Sein älterer Bruder dealte im großen Stil mit dem Zeug und er beklaute ihn regelmäßig. Er stach mit einer Nadel kleine Löcher in die frisch gekauften Kilobeutel und schüttelte sie so lange über einer Zeitung, bis er die gewünschte Menge abgezweigt hatte. Seinem Bruder war das nie aufgefallen, da im Normalfall sowieso ein paar Gramm mehr in den Tüten drin war.

Erst vor Kurzem hatte ich ihm das erste Mal Geld dafür geben müssen. Denn inzwischen war unsere gesamte Bande so hoch dosiert, dass der gezockte Stoff nicht mehr für uns alle reichte und er immer geiziger damit wurde.

So auch heute. Wir hatten uns am frühen Nachmittag auf unserem Spielplatz getroffen und nur mit Mühe und Not quatschte ich ihm eine kleine Portion des braunen Pulvers für 20 Mark ab.

Jetzt hockte ich auf den kalten Stufen der U-Bahn-Station am Kröpcke, Aufgang Opernplatz, und packte meine Utensilien aus. Einen Treppenabsatz unter mir saß bereits jemand und rauchte sein Blech.

Ich hatte den Typ noch nie zuvor gesehen, aber an seinen geschwollenen Handrücken konnte ich sehr deutlich sehen, dass er sich den Stoff normalerweise spritzte. Vermutlich rauchte er nur Blech, weil er keine Vene mehr traf. Aber scheiß mal drauf. Das war sein Problem, nicht meins. Ohne mich weiter um ihn zu kümmern, machte ich mir meine Folie fertig. Dass er sich immer wieder zu mir umdrehte und mich anglotzte, juckte mich nicht.

Er war gut und gern 20 Jahre älter als ich und sein Gesicht war schwer von den Drogen gezeichnet. Seine Klamotten starrten vor Dreck und die Haare hingen ihm verfilzt und zottelig über die schmalen Schultern. Ich weiß noch, dass ich damals dachte: Was für ein versiffter Assi.

Immer wieder schaute er in meine Richtung und sagte dann irgendwann: »Biste nich ein bisschen jung dafür?« Seine Stimme war rau und leise und ich verstand ihn kaum.

»Was?«

Ich hatte eigentlich gar keinen Bock darauf, mich mit diesem kaputten Typ zu unterhalten und dementsprechend abwertend war mein Unterton.

Mit tief liegenden toten Augen schaute er mich an und wiederholte seine Frage. »Biste nich ein bisschen jung für Heroin?«

Was hatte der Wichser da gerade gesagt? Heroin? Mein Ton

schlug augenblicklich von abwertend in aggressiv um. »Mann, laber keine Scheiße, Junge. Ich rauch Shore, kein Heroin!«

Er schüttelte den Kopf, grinste mich dreckig an. »Rauch ich auch. Is aber das Gleiche, mein Freund.«

Ungläubig starrte ich ihn an. Er drehte sich einfach wieder weg und rauchte weiter. Was war das denn jetzt gewesen? Hatte der durchgefeierte Vogel gerade echt gesagt, dass Shore Heroin war? Mein Blick wanderte von dem Blech in meiner Hand zu dem Typen und wieder zurück. Konnte das wirklich sein? War Shore tatsächlich Heroin?

Schlagartig erinnerte ich mich an den Abend im Jugendzentrum und an die Warnungen meiner Freunde, als ich unbedingt mitrauchen wollte. Sie alle hatten damals versucht, mich davon abzuhalten, aber ich Idiot hatte nicht auf sie hören wollen.

Jetzt saß ich hier und musste mir von diesem Vollassi unter die Nase reiben lassen, dass ich ein beschissener Heroin-Junkie war. Wut stieg brodelnd wie in einem Vulkan in mir auf. Nicht weil der Typ mich immer wieder anglotzte und grinsend den Kopf schüttelte. Vermutlich konnte er nicht fassen, wie dämlich ich war. Nein. Hauptsächlich weil mir von einer Sekunde auf die andere klar wurde, was für ein Loser ich war. Ich zitterte innerlich, als die Lawine der Erkenntnis durch meinen Kopf rollte und alle Hoffnung mit sich riss. Ich war ein gottverdammter Heroin-Junkie!

»Du hast das wirklich nich gewusst, wa?« Immer noch amüsiert stand er auf, zerknüllte seine aufgerauchte Folie und warf sie auf die Treppenstufen hinter sich.

Ich hatte große Lust, ihm die Fresse zu polieren. Aber ich zischte ihn nur wütend an.

»Verpiss dich, Alter.« Ich musste mich zusammenreißen, um nicht die Beherrschung zu verlieren.

»Okay, okay, bleib mal geschmeidig, Junge. Bin schon weg.« Er klemmte sich mit einem ekelhaften Grinsen sein Röhrchen hinters Ohr und stieg die Treppe hinab in Richtung U-Bahn-Station, Linie 8.

Voller Hass und mit knirschenden Zähnen sah ich ihm nach,

bis er in der Menschenmenge auf dem Bahnsteig verschwunden war. Was für ein Hurensohn.

Obwohl ich nun wusste, was ich da konsumierte, konnte ich dem Drang weiterzurauchen nicht widerstehen und befeuerte erneut meine Folie. Tief sog ich mir die aufsteigenden Dämpfe in die Lunge und mit jedem Zug verbesserte sich mein Gefühlszustand. Eigentlich hatte ich mir vorgenommen, den Stoff etwas einzuteilen, aber nach dieser abgefuckten Neuigkeit konnte ich nicht anders und lötete alles weg, was ich in der Tasche hatte.

Jetzt war wieder alles gut. Wärme und Gleichgültigkeit durchströmten meinen Körper, als ich eine halbe Stunde später voll breit die U-Bahn-Station verließ und über den Opernplatz schlenderte.

Scheiß drauf! Dann war ich halt ein verfickter Heroin-Junkie. Wen interessierte das schon?

Was jetzt, klauen oder dealen?

Hannover, früher Nachmittag, Juni 1989

Dass der Pole uns nicht mehr mit durchziehen konnte und wir nun Geld für Stoff brauchten, hatte alles extrem verändert. Keiner von uns konnte die Sucht nur mit seinem Taschengeld finanzieren. Also mussten wir uns etwas überlegen.

Für mich war Ladendiebstahl das Naheliegendste. Da ich aber noch ungeübt in dieser Disziplin war, hatten sie mich in den letzten Wochen mehrfach beim Klauen erwischt und so liebäugelte ich immer häufiger mit dem Gedanken, mein Geld als Dealer zu verdienen. So würde ich zwei Fliegen mit einer Klappe schlagen. Erstens hätte ich dadurch immer genügend Shore für meinen Bedarf und zweitens würde ich durch den Verkauf der übrigen Ware wieder ausreichend Bares für neuen Stoff ranschaffen. Ein guter Plan, wie ich damals dachte.

In den letzten drei Tagen war ich durch Hannovers Innenstadt gezogen und hatte geklaut, was das Zeug hielt, um mir das nötige

Startkapital für meine neue Geschäftsidee zu besorgen. Das hatte auch alles sehr gut geklappt. Sogar ohne mir eine neue Anzeige einzufangen.

Heute Morgen hatte ich die ersten Päckchen Heroin für den Verkauf abgepackt und war aufgeregt, aber gut gelaunt auf dem Weg zum Raschplatz. Ich fühlte mich wie ein richtiger Gangster, als ich mit den Bobbels in den Backentaschen durch die Passerelle lief. Die Sonne schien und der Stoff, den mir der kleine Pole zum Verticken besorgt hatte, knallte brutal. Was sollte da noch schiefgehen?

Aber als ich die offene Szene erreichte, wurde mir doch etwas mulmig zumute. Die kaputten Gestalten auf dem Platz waren mindestens zehn Jahre älter als ich. Keiner von den Vögeln sah wirklich vertrauenerweckend, geschweige denn nach Geld aus. Ich hegte erste Zweifel, ob das wirklich eine gute Idee war, und beobachtete das Treiben erst mal aus sicherer Entfernung.

Ich kaufte mir an dem nahe gelegenen Imbiss eine Dose Cola. Von hier aus hatte ich den größten Teil der Szene im Blick.

Die Menge an Päckchen in meinem Mund war ungewohnt für mich und ich musste tierisch aufpassen, dass ich beim Trinken keines davon verschluckte. Immer wieder korrigierte ich mit der Zunge ihre Position und hatte jedes Mal das Gefühl, dass man mir das Gefummel von Weitem ansah. Die Szene befand sich genau vor der Haustür des Raschplatzreviers, und bestimmt beobachtete die Kripo sehr genau, was hier passierte. Irgendwie hatte ich mir das alles leichter vorgestellt. Aber egal. Ich würde das jetzt durchziehen.

Während ich noch herauszufinden versuchte, wer auf dem Platz dealte und wer Kunde war, entdeckte ich leicht abseits zwei Typen, die offensichtlich eine Meinungsverschiedenheit hatten.

Der eine von ihnen war ein Hüne mit schulterlangen blonden Locken und auffallend gut gekleidet. Der Kleinere hingegen sah ziemlich versifft aus und erinnerte mich verdächtig an den Vogel, der mir vor ein paar Monaten gesteckt hatte, dass Shore Heroin war.

Plötzlich packte der Lockenkopf ihn am Kragen. Klatsch! Der Sound der Ohrfeige schallte bis zu mir rüber und die Wucht des Schlages verdrehte dem armen Würstchen den Schädel. Und direkt noch eine Rückhand. Klatsch! Er fing bitterlich an zu weinen, Blut schoss ihm aus der Nase. Panisch versuchte er, sich aus den Fängen seines Angreifers zu winden. Doch der hielt ihn fest im Griff und filzte in aller Seelenruhe seine Taschen. Er hatte nicht den Hauch einer Chance. Immer wieder zog er den armen Vogel ganz nah an sich ran und redete eindringlich auf ihn ein. Schmerz und Angst standen seinem Opfer ins Gesicht geschrieben. Keiner der Umstehenden kümmerte sich weiter um das Szenario. Niemand kam der armen Sau zu Hilfe.

Erst als sich zwei Streifenpolizisten näherten, verpasste er ihm einen Arschtritt, strich sich die Haare mit beiden Händen nach hinten und verschwand lächelnd in Richtung Passerelle. Der andere blieb zurück und wischte sich am ganzen Körper zitternd mit einem Taschentuch das Blut aus dem Gesicht. Was war das denn bitte gewesen?

Leicht verunsichert nippte ich an meiner Cola und sah mich um. War das normal hier? Könnte mir das auch passieren, wenn ich hier meinen Stoff vertickte?

Mit diesen Fragen im Kopf und einem flauen Gefühl im Magen näherte ich mich vorsichtig dem Zentrum der Szene und sprach meinen ersten potenziellen Käufer im Vorbeigehen an.

Meine Stimme war zittrig und leise. »Suchst du was?«

Der Typ sah mich nur kurz an, schüttelte den Kopf und ging wortlos zu einer Dreiergruppe Jungs, die ein paar Meter entfernt von uns rumlungerten.

Hatte mich der Idiot überhaupt verstanden? Ich nahm all meinen Mut zusammen, ging ihm nach und startete noch einen Versuch.

»Braucht ihr Shore?«

Alle vier glotzen mich verdutzt an und es dauerte ein Weilchen, bis einer von ihnen reagierte.

»Du verkaufst Shore?«, fragte er ungläubig.

Ich nickte und versuchte, mir meine Nervosität nicht anmerken zu lassen.

»Ja, braucht ihr was? Ich hab bomben Stoff.«

Ich hatte kaum ausgesprochen, als mich einer von ihnen lachend zur Seite schubste. »Mann, geh nach Hause, Junge. Das is hier nix für dich.«

Ich taumelte zwei Schritte zurück und hätte vor Schreck beinahe eines der Shore-Päckchen verschluckt. Scheiße, Mann!

Noch verunsicherter als zuvor zog ich mich wieder an den Imbiss zurück. Was sollte ich jetzt machen? Anscheinend nahm mich hier keiner ernst. Vielleicht sollte ich den Stoff einfach selbst weglöten und wieder klauen, wenn ich Nachschub bräuchte.

Als ich so meinen Gedanken nachhing, kam der Typ, der vorhin die Ohrfeigen kassiert hatte, auf mich zu und sprach mich leise an. Immer noch klebte getrocknetes Blut an seiner Nase. »Hab gehört, du hast gutes Braunes?«

Ich zögerte kurz, schließlich hatte ich vorhin genau beobachtet, was ihm passiert war. Und vermutlich ging es dabei um Geld. Irgendwie konnte ich mir nicht so richtig vorstellen, dass er den Stoff auch bezahlen konnte.

»Ja, hab ich. Hast du denn Kohle?«

Er nickte und sah sich nervös um. So wie es aussah, hatte er Panik, dass der Blonde gleich wieder um die Ecke kam und ihm beim Stoffkaufen erwischte. Er schlug vor, für den Deal in dem Tunnel zum Busbahnhof zu verschwinden.

»Alles klar, aber ich will zuerst die Knete haben, bevor ich dir was gebe. Einverstanden?«

Wieder nickte er nur und ging vor.

Ich vergewisserte mich, dass uns niemand beobachtete, und folgte ihm langsam.

Als wir weit genug in dem dunklen Gang verschwunden waren, bückte er sich und fingerte drei klein gefaltete Hunderter aus der Zunge seiner Schuhe.

Ich grinste. Deswegen also hatte der Schläger die Kohle nicht gefunden.

»Hier, aber mach ma korrekt für mich, okay?« Hektisch reichte er mir die Scheine rüber und hielt die Hand auf. »Beeil dich, Alter. Keinen Bock, erwischt zu werden.« Nervös tänzelte er vor mir hin und her, während ich ein paar der Päckchen auf meine Hand spuckte und zwei Stück davon für ihn raussuchte.

»Gib mir das Kleine da auch noch.« Er deutete auf mein Rauchpäckchen, das ich separat zwischen den Fingern hielt. Seine Hände starrten vor Schmutz und seine Nägel sahen aus, als hätte er ein Feld umgegraben. In der Euphorie über den ersten Deal meines Lebens gab ich ihm den kleinen Beutel dazu, vielleicht auch, weil er mir ein bisschen leidtat.

Grinsend ließ er die drei Tütchen in seinem Mund verschwinden und machte sich davon. Ich sah ihm nach, wie er die Treppen zum Busbahnhof hochhetzte, steckte mir zufrieden meine erste selbst verdiente Drogenkohle in die Jeanstasche und schlenderte motiviert zurück Richtung Raschplatz. Das hatte ja ganz gut geklappt. Also auf zum nächsten Deal.

Ich war schon fast aus dem Tunnel raus, da packte mich plötzlich jemand von hinten, nahm mich in den Schwitzkasten und zerrte mich zurück in den nur schwer einsehbaren Gang.

Der Typ war mindestens einen Kopf größer als ich und hatte wesentlich mehr Kraft. Sein Würgegriff nahm mir den Atem und nur mit Mühe und Not erreichten meine Fußspitzen den Boden. Was zum Teufel passierte hier gerade?

Im ersten Augenblick dachte ich an Polizei und versuchte sofort, die Päckchen in meinem Mund runterzuschlucken. Doch nur zwei der verbliebenen sechs rutschten den Hals herunter und blieben dort stecken. Die restlichen hingen in meinen Backentaschen fest.

Ich drehte den Kopf und erkannte mit Schrecken den blonden Hünen von vorhin. Noch während er mich wegschleifte, fingerte er mit der freien Hand in meinen Taschen herum und bekam erst meine Springklinge und dann die 300 Mark zu fassen.

»Was haben wir denn da Schönes?«, flüsterte er amüsiert, ließ das Messer aufspringen und hielt es mir an den Hals. Anscheinend waren solche Aktionen für ihn Routine. »Los, spuck die Päckchen aus, du Wichser.«

Er verstärkte seinen Griff, bis ich röchelte, und wiederholte seine Ansage.

»Mach keine Faxen, Junge. Spuck die scheiß Päcken aus, hab ich gesagt.«

Ich hatte nicht die geringste Chance gegen ihn und die Selbstverständlichkeit, mit der er mich würgte, war beängstigend. Ich wollte nur noch, dass er mich losließ, also gab ich nach und rotzte drei der Beutel auf den Asphalt.

»Na also, geht doch.« Er lockerte den Schraubstockgriff um meinen Hals und schubste mich zur Seite.

Heftig nach Luft ringend lehnte ich an der Mauer und beobachtete ihn dabei, wie er grinsend seine Beute aufhob und sie sich zwischen die Finger klemmte. Dann warf er noch schnell einen zufriedenen Blick auf die drei Hunderter, klappte die Klinge ein und steckte beides in seine Hosentasche. Der Typ war definitiv ein Profi, was Abziehen anging, und vermutlich konnte ich mich glücklich schätzen, keine Schläge bezogen zu haben.

Trotz alledem war ich neugierig und fragte ihn immer noch keuchend: »Warum ... ich?«

Er grinste noch breiter und steckte es mir lässig im Weggehen: »Der Assi, dem du gerade was vertickt hast, schuldet mir ne Menge Geld, darum.«

Ungläubig und immer noch nach Atem ringend sah ich ihm nach. Ich brauchte ein paar Minuten, bis ich mich halbwegs beruhigt hatte und zitternd und mit butterweichen Knien aus dem schummrigen Tunnel traute.

Eines wurde mir in diesem Moment klar. Ich war kein Heroindealer. Dieses Geschäft war einfach nichts für mich und so machte ich mich beschämt, frustriert und wütend vom Acker. Dann eben Diebstahl.

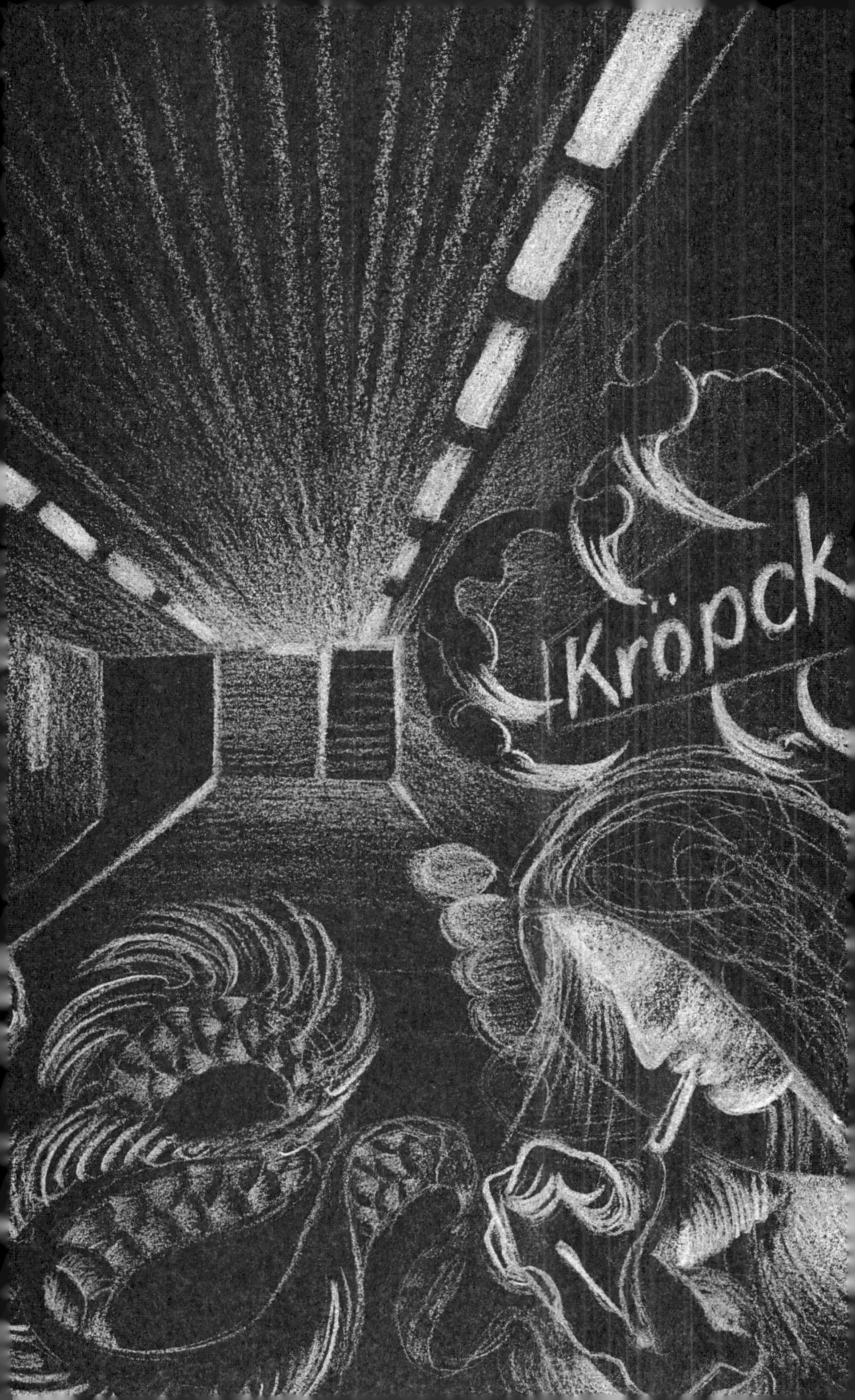
Kröpck

SUCHT UND BESCHAFFUNG

Neue Freunde & Komplizen

In den darauffolgenden Wochen war ich nur noch selten in der Schule gewesen und hatte mich stattdessen lieber in der Stadt rumgetrieben und geklaut. Meine Gier nach dem braunen Zeug zwang mich immer öfter dazu. In dieser Zeit wurde der Bahnsteig von Linie 8 einer meiner Hauptanlaufpunkte. Hier saßen den ganzen Tag die unterschiedlichsten Typen rum, die nonstop Bleche rauchten und mit Stoff dealten. Außerdem vertickte ich hier das Diebesgut und ersparte mir den lästigen Weg zum Raschplatz.

Ich hatte zwei coole Lacoste-Pullover gezogen, einen davon gegen Stoff eingetauscht und tötete meinen Affen. Ich war schon gut angebreitet, als sich ein zierlicher Typ mit einer senkrecht verlaufenden Narbe auf der linken Wange und sein o-beiniger Kumpel neben mich setzten.

»Hast'n Stück Folie für uns?« Er lächelte mich sympathisch an und fingerte zwei Päckchen aus einem zerknüllten Taschentuch, den Rest verbunkerte er hinter den Sitzlehnen.

»Klar, Mann.« Ich legte mein Blech neben mich auf den freien Sitz und zog eine Rolle Alufolie unter meinem Sweatshirt hervor. Ich hatte die beiden schon öfter gesehen. Bei einem früheren Zusammentreffen hatte ich zufällig mitgehört, dass der vernarbte Araber genauer gesagt Ägypter war. Sein Kollege sah typisch norddeutsch aus. In der City waren wir uns hin und wieder beim Klauen über den Weg gelaufen oder hatten zufällig hier unten zusammengesessen und gelötet. Nur miteinander geredet hatten wir bis jetzt noch nie.

»Geiler Pulli. Wo haste den denn gezockt?« Er grinste mich frech an.

»Peek & Cloppenburg. In der Herrenabteilung.« Ich zog noch mal an meinem Blech und hielt ihm das Krokodil unter die Nase. »Willste kaufen? Ich tausch ihn auch gegen Braunes ein.«

Sein Kumpel, der Ägypter nannte ihn Patatas, nahm mir den Pulli aus der Hand und hielt ihn sich vor die Brust, der Pulli war etwas zu klein.

»Nee, lass mal. Hab sowieso mehr als genug Klamotten.«

Das glaubte ich sofort. Die beiden trugen nur das Beste vom Besten. Beide hatten 180er Nikes an den Füßen, Diesel Jeans am Arsch und ihre Oberteile von Joop und Benetton sprachen Bände.

»Wir wollten nach dem Rauchen auch durch die Läden ziehen. Willste mitkommen?«

Was für ne Frage. Klar wollte ich. Ich hatte nicht einen Pfennig Kohle in der Tasche und das kleine Päckchen, das ich eben für den Lacoste-Pulli bekommen hatte, war schon so gut wie aufgeraucht. So oder so. Ich musste definitiv Bares machen, wenn ich später nicht affig nach Hause wollte.

Die Jungs ließen mich wie selbstverständlich von ihrem Stoff mitrauchen und wir verbrachten noch gut und gerne zwei Stunden auf dem Bahnsteig, bevor wir den Untergrund verließen, um die Läden der Stadt zu plündern. Irgendwie hatte ich bei den beiden sofort das Gefühl dazuzugehören, als wären wir schon länger befreundet.

Die anschließende Tour verlief erfolgreich und der Tag verging wie im Flug. Wir hatten großen Spaß dabei und funktionierten super zusammen. Einer lenkte die Verkäufer ab, einer stopfte sich die Taschen voll und der Dritte sicherte von außen den Fluchtweg, falls einer der Angestellten auf die Idee kam, uns zu verfolgen. Alles verlief reibungslos.

Als die Geschäfte am frühen Abend die Rolläden runterließen, hatten wir genug zusammengeklaut und leisteten uns gemeinsam fünf Gramm.

Wir kehrten in die U-Bahn-Station am Kröpcke zurück, Bahnsteig Linie 8. Der Ägypter faltete sofort ein paar Briefchen aus Papier.

»Mach du mal für jeden ein Blech fertig, den Rest teil ich auf und ihr sucht dann aus. Okay?«

Ich kramte die Rolle Alufolie hervor, die ich zwischen den Sitzen versteckt hatte, Patatas rollte sein Röhrchen neu auf und verteilte Kippen. Die Fairness der Jungs begeisterte mich. Keiner beschiss den anderen und riss sich mehr Stoff unter den Nagel, als ihm zustand. Die beiden wurden mir von Stunde zu Stunde sympathischer.

Nur wenige Minuten später hatte jeder sein Päckchen in der Tasche verstaut und unsere Bleche waren großzügig beladen. Schweigend saßen wir nebeneinander und inhalierten den Rauch des braunen Pulvers. Zwei Jungs gesellten sich zu uns. Patatas begrüßte die beiden zuerst.

»Na ihr Wichser, alles klar bei euch?«

Der Ägypter grinste die beiden nur kurz an und rauchte weiter an seinem Blech.

Der eine von ihnen war kräftig gebaut, hatte breite Schultern und ein kantiges, blasses Gesicht. Seine Stimme war laut und dunkel, und er wirkte recht rabiat, gab mir aber ohne Umschweife die Hand und stellte sich und seinen Kumpel vor.

»Ich bin Kosinus, der da is Dekra«, er deutete mit einem Kopfnicken auf den anderen Neuankömmling, setzte sich neben mich und kramte ein fertiges Blech aus seiner Zigarettenschachtel hervor, gierig zog er daran. Die beiden waren den ganzen Nachmittag halbwegs entzügig auf Diebestour gewesen und hatten es nun verdammt eilig, ihren Affen zu töten. Immer wieder schielte ich von dem einen zum anderen.

Dekra war ein typisch deutscher Junge, wie aus dem Katalog. Klare Gesichtszüge, dunkelblonde Haare, blaue Augen, schlank und hochgewachsen. Er war sehr still und hatte was Unnahbares an sich. Das machte ihn auf eine seltsame Art und Weise interessant und die Weiber standen bestimmt Schlange bei ihm.

Die vier kannten sich schon länger und waren offenbar Freunde. Sie erzählten sich ohne Bedenken, wie und wo sie heute geklaut und bei wem sie anschließend ihren Stoff geholt hatten. Immer wieder erwischte ich mich beim Grinsen. Völlig unverfroren quatschten sie vor mir über ihre Brüche und ich schloss sie endgültig ins Herz. Die Jungs und ihre Themen gefielen mir sehr gut. Es verschaffte mir ein unbeschreiblich gutes Gefühl, dass sie mich in ihren Kreis einschlossen. Endlich hatte ich Leute gefunden, die genau das Gleiche brauchten wie ich: Bargeld und Stoff. Zudem störten sie sich keine Sekunde an meinem blutigen Anfängertum. Sie würden mir alles Nötige beibringen. So viel war jetzt schon sicher.

Auf nach Malibu

Hannover, Sommerferien 1989

Inzwischen traf ich mich beinahe täglich mit meinen neuen Freunden in der Innenstadt. Meistens hingen sie an der Rolltreppe am U-Bahn-Eingang Kröpcke vor Peek & Cloppenburg rum. Wenn ich dort keinen von ihnen antraf, erwischte ich sie entweder am Opernplatz oder vor McDonald's.

Eigentlich wollte ich an diesem Abend mit dem Jugo, Morena und ihrer Schwester ins Check In gehen, eine Disco am Opernplatz, aber ich war zu früh dran und schaute mich nach dem Ägypter und den anderen Jungs um.

Es dauerte auch nicht lange, bis ich sie entdeckte. Ich hatte mir gerade einen Cheeseburger geholt und klatschte die Gurke angewidert an die Scheibe vom Schuhladen, als ich Patatas und den Ägypter aufgeregt vor dem Checkers auf und ab wuseln sah. Auch Kosinus und Dekra beobachteten das Treiben vom griechischen Imbiss aus und schlenderten zu mir rüber.

Wie immer belächelten sie als Erstes meine Klamotten und Kosinus konnte sich einen dummen Spruch darüber nicht verkneifen: »Na, Kuhjunge, wo haste denn deinen Esel geparkt?«

Er spielte auf meine Moskito-Boots an, Cowboystiefel mit goldfarbenen aufgesetzten Stahlkappen, die ich zu der Zeit häufig trug. Wir gaben einander die Hand und beide schüttelten amüsiert den Kopf und lachten. Ich hasste diese Sprüche. Denn ich persönlich fand, dass ich schick angezogen war. Ich trug eine beige Bundfaltenhose, ein cremefarbenes Trussardi-Nr.1-T-Shirt und eine passende Strickjacke dazu. Das war das Wochenend-Standard-Outfit in der Nordstadt und die Stiefel waren echt bequem. Sie saßen wie Laufschuhe am Fuß und ich liebte die Dinger. Die Cityboys fanden sie einfach nur lächerlich.

»Mensch, halt's Maul, du Vollidiot«, fuhr ich sie an. »Sagt mir lieber, was bei denen geht.« Ich nickte rüber zu Patatas und dem Ägypter. Sie standen mitten in einem Mob von Checkers-Jungs und gaben ihnen offenbar Anweisungen. Trotz der warmen Temperaturen trugen die beiden dünne schwarze Lederhandschuhe und Halstücher bei sich. Genau wie Dekra und Kosinus. Irgendetwas war hier im Busch.

»Wir gehn heut nach Malibu, mein Freund«, beantwortete Dekra meine Frage und schielte noch mal mitleidsvoll auf meine Boots. »Kannste mit den Dingern überhaupt rennen?«

Ich verstand zwar nicht, worauf er hinauswollte, aber egal.

»Klar, kein Problem. Wieso fragste?«

Doch statt einer Antwort pfiff er einmal laut und winkte Patatas und den Ägypter zu uns rüber. Ich begrüßte die beiden und Dekra blickte sich währenddessen immer wieder verstohlen nach allen Seiten um.

»Und? Wann geht's los? Machen die Bauernopfer mit?« Er rieb sich die Hände vor Aufregung und seine Augen strahlten vor Vorfreude.

Gespannt schaute ich von einem zum anderen. Offenbar ging es hier um Bares. Aber am Samstagabend? Die Geschäfte hatten schon geschlossen. Was zum Teufel ging hier ab?

»Ja, Mann, die Pfosten machen alle mit. In ner Stunde geht's los«, flüsterte Patatas mit einem schnellen Blick auf seine Swatch.

So langsam dämmerte mir, um was es ging. Ich zog den Ägypter beiseite, um mir meine Vermutung bestätigen zu lassen. Und wie ich es mir schon gedacht hatte, planten sie einen Einbruch. Jetzt erfuhr ich auch wo, und was es mit diesem Malibu auf sich hatte.

Die kleine, ziemlich noble Boutique lag in der Knochenhauerstraße in der Altstadt. Sie führte die geilsten Blue-System- und Chevignon-Sachen, und dazu noch Diesel Jeans und Sweatshirts. Zusätzlich führte der Laden eine große Auswahl an Vikings und anderen Baseball-Klamotten.

Ich war sofort Feuer und Flamme und die Jungs erläuterten mir etwas abseits den Plan. Unter keinen Umständen wollte ich meinen ersten Bruch verkacken und verhaftet werden schon gar nicht, ums Verrecken nicht. In den letzten Monaten hatte ich schon genug Anzeigen wegen Diebstahls gesammelt und war nicht sonderlich scharf darauf, mir noch eine wegen Einbruchs einzufangen.

Ungeduldig wartete ich auf das Signal zum Aufbruch, meine Aufregung stieg ins Unermessliche und ich war heilfroh, als der Ägypter vorschlug, vorher noch ein dickes Blech in der U-Bahn-Station rauchen zu gehen. Das würde meine Nervosität etwas drosseln, dachte ich.

Aber weit gefehlt. Mein Herz sprengte mir fast den Brustkorb, als wir gegen 22 Uhr mit rund 25 Jungs im Schlepptau in Richtung Altstadt aufbrachen.

»Alter, nehmen wir die alle mit?«

Patatas und Dekra grinsten nur dreckig und zwinkerten mir zu. »Gehört zum Plan. Es is noch hell und irgendwen müssen die Bullen ja erwischen.«

Das ergab irgendwie Sinn für mich und so dachte ich nicht weiter darüber nach. Außerdem hatten die Jungs den Scheiß ja lange genug geplant und ich vertraute ihnen mittlerweile blind bei unseren Aktionen. Auch wenn Einbruch etwas Neues für mich war.

Wir zogen an der Galeria Horten vorbei und überquerten alle Mann die Schmiedestraße. Auf der anderen Straßenseite hielten wir kurz an und teilten uns auf. Kosinus dirigierte den Mob durch die Schuh- in die Knochenhauerstraße und würde eine Minute später wieder zu uns stoßen.

Dann setzten wir uns in Bewegung. Um weniger aufzufallen schlichen wir fünf lieber durch den Corvinusweg auf den Laden zu und nicht wie die anderen durch die belebte Altstadtgasse.

Auf dem Weg zum Malibu und im Schutz der alten Häuser steckte der Ägypter mir ein Tuch zu.

»Hier, bind dir das vor die Fresse. Kosi gibt dir sein Basecap. Versteck deine Matte, Mann.«

Ich war der Einzige mit langen Haaren. Alle anderen trugen Drei-Millimeter-Frisuren.

»Okay, danke.« Ohne zu zögern warf mir Kosinus seine Mütze zu, band sich ebenfalls ein Tuch vors Gesicht und zog die Handschuhe über. Ich hatte keinen Fingerschutz, aber die Ärmel meiner Strickjacke würden es auch tun. Sekunden später erreichten wir vermummt und startklar die Knochenhauer. Dort mischten wir uns unter den bereitstehenden Checkers-Mob, der schon grölend und unmaskiert vorm Malibu aufmarschiert war. Sie sahen aus wie Hooligans, die auf Randale aus waren. Leicht verängstigt, aber auch neugierig blieben einige Altstadtbesucher stehen und beobachteten das merkwürdige Treiben. Lange würde es bestimmt nicht mehr dauern, bis jemand die Bullen rief.

Immer wieder schaute ich mich nach meinen Jungs um. Die

Checkers um mich herum pushten sich gegenseitig und bewaffneten sich mit Pflastersteinen und Gullideckeln.

Schweiß lief mir den Rücken runter und das Adrenalin klopfte wie verrückt hinter meinen Schläfen. Jeden Augenblick würde es so weit sein. Mein erster Einbruch.

Da flog der erste Pflasterstein durch eines der Schaufenster. Bähms! Mit einem lauten Knall zersplitterte die riesen Scheibe und der Laden war eröffnet. Dann ging alles blitzschnell. Bähms! Klatsch! Bähms! Innerhalb von ein, zwei Sekunden zerschmetterten unzählige Pflastersteine, Gulli- und Kanaldeckel die übrigen zwei Scheiben und das Glas der Eingangstür. Ohrenbetäubendes Scheppern und Klirren zersplitterte die laue Sommerluft. Der Sound war bestimmt bis zum Marstall zu hören. Jetzt würde auf jeden Fall einer der Gaffer die Polizei anrufen.

»Los geht's!« Patatas' Befehlston machte mir Feuer unterm Arsch. Laut Plan hatten wir ab jetzt noch 90 Sekunden Zeit, dann hieß es schleunigst den Adler machen. Scheiß mal auf die anderen Vögel. Hauptsache, wir waren dann weg.

Wie in Trance startete ich durch. Wie eine Dampfwalze schob sich der Mob durch alle Öffnungen gleichzeitig in die Verkaufsräume des kleinen Ladens und plünderte die Regale.

Ich sprang durch einen der freigelegten Fensterrahmen und schnappte mir sofort die Schaufensterpuppe. Sie trug eine lila Vikings-Wildlederjacke, die ich unbedingt haben wollte.

Doch ich stand tierisch unter Strom und rutschte dabei auf den herumliegenden Glassplittern aus, kam wieder hoch und versuchte erneut, die Jacke von der Puppe runterzureißen. Als ich es fast geschafft hatte und die Puppe nur noch mit einem Arm in einem der Ärmel feststeckte, sauste ein Fuß haarscharf an meiner Nase vorbei und traf den Plastiktypen mitten im Gesicht. Bähms! Der Schaufenstermann flog in hohem Bogen durch den Laden und landete mit einem lauten Krachen hinter dem Verkaufstresen. Aus dem Augenwinkel sah ich Kosinus der Puppe mit einem lauten Aufschrei hinterherhechten.

In der Hitze des Gefechts dachte er, ich prügelte mich mit

einem der anderen Jungs um die Jacke und wollte ihm dafür ordentlich einschenken. Das hier war nämlich unser Ding.

Als er seinen Irrtum bemerkte, lachte er laut auf. Derweil hatte ich mir die Beute übergeworfen, las seine Sachen auf und bedankte mich grinsend für seinen Heldenmut.

In diesem Moment hörten wir Dekra.

»Raus hier, schnell!«

Zwei Sekunden später sprangen die Jungs und ich durch die zerborstenen Scheiben, schwer bepackt mit Sweatshirts, Jeanshosen und Jacken. Ich warf einen kurzen Blick zurück in den Laden. Der Verkaufsraum glich einem Kriegsgebiet. Alle Regale waren leer, zum Teil umgekippt und nur noch wenige Kleidungsstücke lagen vereinzelt zwischen den Scherben, Gullideckeln und Pflastersteinen. Ich grinste. Malibu war an diesem Samstagabend komplett ausverkauft.

Wie vorher verabredet, flüchteten wir fünf durch die U-Bahn-Tunnel und verbunkerten unsere Beute in einem der Wartungsräume der Gleisarbeiter. Wir hatten es geschafft. Keiner von uns war erwischt worden und bis auf ein paar Kleinigkeiten hatte sich jeder das geschnappt, was er gewollt hatte. Alles war perfekt gelaufen.

Vollgepumpt mit Adrenalin und zitternd vor Aufregung stürmten wir den Bahnsteig der Linie 8 und rauchten unser Siegerblech. Mit jedem Zug von dem bitteren Stoff fiel die Anspannung von mir ab und gleichzeitig wuchs das Gefühl in mir, ein richtiger Gangster zu sein. Und Scheiße, ja, ich liebte es!

Der ZDF-Drogenreport

Hannover, November 1989

Nach den Sommerferien nahm ich meine Ausbildung zum Chemiefacharbeiter bei Riedel-de Haën in Seelze auf. Rick arbeitete schon seit Ewigkeiten für diese Firma und hatte mir nahegelegt, mich dort zu bewerben. Im Grunde hatte ich gar keinen Bock auf den Mist, aber um unnötigen Diskussionen aus dem Weg zu gehen, gab ich schließlich nach und wurde dort tatsächlich als Lehrling angenommen. Dass ich schwerst heroinabhängig war, hatte niemand bemerkt. Obwohl ich die meiste Zeit auf den Toiletten zubrachte.

Auch vor meiner Freundin, ihrer Mama und Schwester und meiner eigenen Mutter hielt ich die Sache versteckt. Selbst Marias Vater und ihr Bruder, die ich in der Zwischenzeit kennengelernt hatte, ahnten nicht das Geringste.

Durch die Ausbildung blieb nur wenig Zeit, um Geld zu verdienen, und mittlerweile war ich auf zwei bis drei Gramm am Tag dosiert, aber ansonsten lief alles super.

Ich hatte mich mit Mühe und Not durch die Woche gequält und freute mich jetzt auf einen Ausflug ins Check In mit dem Jugo und dem Rest der Bande. Wir hatten uns länger nicht gesehen und heute Nacht war Disco angesagt. Also traf ich mich nach der Arbeit mit den Jungs, Morena und Luna auf unserem Spielplatz. Der Jugo steckte schon in seinen Ausgehklamotten und begleitete mich nach dem kurzen Treffen nach Hause, wo ich meine Klamotten wechseln wollte.

Am frühen Abend betraten wir gemeinsam die Wohnung am Goetheplatz 1. Ein weinerliches Schluchzen und leiser Fernsehsound drangen aus dem Wohnzimmer. Was war denn da los? Neugierig schob ich meinen Kopf durch den Türrahmen.

»Hallo, bin wieder da.«

Meine Mutter hockte wie ein Häufchen Elend mit verheulten roten Augen auf dem Sofa und weinte. Als sie mich bemerkte, starrte sie mich und den Jugo ungläubig an und zeigte mit zitternder Hand auf den Fernseher.

»Du bist heroinabhängig?« Ihre Stimme war leise und brüchig. Rick saß wie immer mit übereinandergeschlagenen Beinen am Esstisch und sortierte seine bescheuerten Briefmarken. Ihn schien das alles nicht zu interessieren.

Das Blut schoss mir in den Kopf und ich würgte den Kloß in meinem Hals herunter.

»Wie kommste denn auf so’n Scheiß?«

Wieder deutete sie mit ausgestrecktem Zeigefinger auf den Fernseher, mit der anderen Hand wischte sie sich die Tränen aus dem Gesicht.

»Diese komischen Alustücke und Röhrchen, die du in deinem Bettkasten liegen hast, jetzt weiß ich, wofür du die benutzt. Du rauchst Heroin!« Der Rotz lief ihr aus der Nase und sie wurde immer hysterischer. Noch hatte ich nicht kapiert, woher sie das so genau wusste und schaltete auf Angriff.

»Was laberst du? Wer sagt das, verdammt?«

Jetzt mischte sich zu allem Überfluss auch noch ihr beschissener Freund von der Seite ein.

»Der ZDF-Drogenreport sagt das.«

Er hielt es nicht mal für nötig, mich dabei anzusehen. Ich hasste diesen Typen und das war meine Chance, ihn einmal richtig anzufahren.

»Wer redet mit dir, du Wichser, sortier deine scheiß Briefmarken und laber nich!«

Meine Mutter sprang vom Sofa auf und schrie mich an. »Wie sprichst du mit uns? Was is denn los mit dir?«

Ihre Tonlage war schrill und tat mir in den Ohren weh. Genervt drehte ich mich weg, zog den Jugo mit in mein Zimmer und brüllte zurück. »Was mit mir los is, willste wissen? Ich bin seit fast zwei Jahren drauf und du hast es bis heute nicht geschnallt, Mann! Also heul hier jetzt nicht rum und tu so, als ob dich das interessieren würde, verdammt! Bin auch gleich wieder weg, dann seid ihr mich los!« Wütend knallte ich die Zimmertür hinter mir zu und riss die Mukke laut auf.

Der Jugo saß nur da und schaute mich mit großen Augen verunsichert an. Die Situation war ihm fast noch unangenehmer als mir.

»Was machen wir jetzt?«

Ich verstand seine Frage nicht und antwortete, immer noch wütend: »Was meinste? Wir gehen ins Check In, so wie’s geplant is. Aber vorher geh ich duschen und dann ziehn wir uns die Rübe zu.« Und genau das taten wir dann auch.

Alles Routine

Hannover, Mai 1990

Nach dem ZDF-Drogenreport ging ich meiner Mutter immer häufiger aus dem Weg. Ich hatte einfach keinen Bock, mich mit ihr wegen meiner Sucht auseinanderzusetzen. Was sollte das ganze Gelaber auch bringen? Jedes Mal wenn das Thema aufkam, stritten wir nur, brüllten uns gegenseitig an und am Ende heulte sie Rotz und Wasser. Also scheiß mal drauf. Ich war auf Heroin. Punkt aus. Wen interessiert's? Sollte meine Mutter doch darunter leiden, sie war schließlich schuld an alldem, hatte sie mich doch gegen meinen Willen in diese verkackte Stadt geschleppt. Jetzt musste sie auch mit den Konsequenzen leben.

In den vergangenen Monaten war ich oft tagelang nicht nach Hause gekommen, hatte mir die Nächte in der City um die Ohren geschlagen und war natürlich auch immer seltener bei meiner Ausbildungsstelle aufgetaucht. Ich verdiente mittlerweile viel mehr Geld mit Einbrüchen und Diebstahl, als mein mickriges Lehrlingsgehalt jemals hergegeben hätte. Inzwischen klatschte ich zwei bis drei Läden in der Woche, meistens gemeinsam mit den Jungs. Aber auch wenn ich alleine unterwegs war, stieg ich ungeniert in Kioske und kleinere Geschäfte ein.

Ich hatte wie ein Schwamm alle Infos über mein neues Handwerk aufgesaugt und mich zu einem gewieften Einbrecher gemausert. Übung macht bekanntlich den Meister, kein Geschäft und keine Tür in Hannover war vor mir sicher. Die Jungs hatten mir schon den Spitznamen »Hebelmaestro« verpasst. Ich liebte diesen Titel und war jedes Mal stolz wie Oskar, wenn sie mich so nannten. Ich hatte eine ganze Menge von den Jungs gelernt und setzte mein Wissen regelmäßig ein. Ich war ein Profi und bekam den Hals nicht voll. Außerdem feierte ich diesen Scheiß.

Heute Nacht war Goertz dran. Zum dritten Mal.

Ich hatte den ganzen Abend mit Kosinus und dem Ägypter rumgehangen, und um 2 Uhr trafen wir uns dann mit Dekra,

Patatas und Silent am Opernplatz. Silent und ich konnten uns nicht ausstehen. Er und Dekras Bruder One-K schoben mir die Schuld dafür zu, dass ihre Freunde auf Shore waren. Völliger Quatsch. Doch irgendwie rafften die beiden das damals nicht, beschimpften mich bei jeder Gelegenheit als Shoreassel und schauten mich an, als wollten sie mich verprügeln. Aber scheiß mal drauf. Heute Nacht ging es einzig und allein ums Geschäft und Silent hielt sich mit seinen Äußerungen zurück.

Am Hintereingang von Schuh Goertz versteckten wir uns bei zwei Müllcontainern und warteten die nächste Polizeistreife ab. Die Wichser fuhren im Schnitt alle 90 Minuten und meist im Schritttempo durch die Fußgängerzone und kontrollierten die Eingänge der Geschäfte. Das war schon lange kein Geheimnis mehr für uns. Dazu kamen noch die Affen von der Wach- und Schließgesellschaft, die mindestens zweimal in der Nacht auftauchten. Doch die machten uns weitaus weniger Sorgen. Ein paar von denen griffen selbst gerne zu. Bei Krebs am Aegi, einem Nobel-Hi-Fi-Laden, hatte ich das mit eigenen Augen gesehen. Einer der Typen hatte sich doch tatsächlich zwei Stereobausteine auf den Gepäckträger seines Fahrrads gepackt und war davongeradelt, anstatt die Bullen zu rufen. Gelegenheit macht eben Diebe.

Als die Rücklichter der Streife um die nächste Ecke verschwunden waren, lief alles wie geschmiert. Zwei von uns hebelten die Glastüren auf, der Rest der Truppe behielt die Zufahrten im Auge. Keine 30 Sekunden später standen wir im Laden, der Eingang war wieder dicht. Los ging's.

Wir schnappten uns die großen Sporttaschen und Rucksäcke aus den Schaufenstern und Regalen und dann ab die Treppe runter in die Sportschuhabteilung und von dort ins Lager. Wir teilten uns auf und suchten im Schein unserer Feuerzeugflammen nach den teuersten Modellen. Karton für Karton zerrten wir aus den deckenhohen Regalen und warfen sie auf den Boden.

»Greift euch alle Nikes und Reeboks ab Größe 40 bis 45, alle anderen liegen lassen, Jungs«, raunte der Ägypter. Er hatte die

Ware schon gestern am Steintor angesagt und wusste, welche Modelle und Größen wir an den Mann bringen konnten.

Wir waren gerade vier, fünf Minuten in Aktion, als die Lagertür sich quietschend öffnete.

Sofort löschten wir unsere Feuerzeuge und verharrten mucksmäuschenstill in der Bewegung. Wer war das, verdammt? Die Bullen? Wieso gaben sie sich nicht zu erkennen? Und warum schalteten sie nicht das Licht an oder erleuchteten die Szene mit ihren Maglites? Die Stille summte wie ein wild gewordener Schwarm Bienen in meinem Schädel.

Plötzlich flüsterte jemand in unmittelbarer Nähe: »Mach mal Feuer an.«

Das waren keine Bullen. Der Typ klang ziemlich jung, unser Alter. Dann ertönte das Ratschen eines Feuersteins. Einmal. Zweimal. Und noch einmal. Beim dritten Versuch entzündete der Funke das Gas und die Flamme erhellte den Raum. Vor uns standen zwei Jungs, die ich flüchtig vom Kröpcke kannte. Verunsichert und leicht geduckt schauten sie sich um.

Die Anspannung löste sich und Kosinus sprang hinter einem der Regale hervor und schrie sie an. »Was wollt ihr blöden Wichser hier!?«

Erschrocken zuckten sie zurück.

Nur einen Atemzug später stand Silent neben Kosi und boxte einen der Typen mit beiden Fäusten hart vor die Brust. »Verpisst euch, ihr Hurensöhne! Wie seid ihr überhaupt hier reingekommen?«

»Wir … wir haben euch zufällig gesehen … und dachten uns … wir könnten auch ein paar neue Schuhe schnappen.«

Völlig verdutzt schauten wir einander im Schein unserer Feuerzeuge an. Wie konnte es sein, dass wir die Kasper nicht bemerkt hatten? Waren wir echt so unaufmerksam gewesen? Aber scheiß mal drauf. Die zwei Vollpfosten waren immer noch besser als die Bullen. Wir erlaubten den Jungs, sich je zwei Paar Schuhe zu krallen und schmissen sie dann raus. Was für eine verrückte Nummer.

Etwa zehn Minuten später verließen wir im Gleichschritt das geplünderte Lager, jeder von uns mit prall gefüllten Taschen und Rucksäcken. Über den Daumen gepeilt hatte jeder von uns 70 bis 80 Paar Schuhe der neuesten Generation geladen. Schwitzend wie die Schweine, aber zufrieden schleppten wir uns stöhnend die Treppe hinauf.

Oben blieben wir wie angewurzelt stehen. Scheinwerfer erleuchteten die gesamte Etage und verzerrte Schatten tanzten hektisch über den Teppich. Das war gar nicht gut. Mein Herz raste. Vor jedem der beiden Eingänge standen zwei Streifenwagen und vier Polizisten. Sie hatten die Fernlichter eingeschaltet und fummelten an der aufgehebelten Tür herum. Uns hatten sie Gott sei Dank noch nicht entdeckt.

»Was machen wir denn jetzt, Jungs?« In Kosis Stimme schwang leichte Panik mit.

Und auch mir war ganz merkwürdig zumute. Normalerweise war ich schon längst weg, wenn die Wichser auftauchten. Was zur Hölle sollten wir jetzt bloß tun? Keiner von uns hatte Bock darauf, die Nacht in Polizeigewahrsam zu verbringen oder in U-Haft zu wandern. Das durfte unter gar keinen Umständen passieren.

Ich konnte keinen klaren Gedanken fassen. Mein Puls raste und hämmerte wie ein wahnsinnig gewordenes Trommeläffchen gegen meine Schläfen. Wie es aussah, war das hier die Endstation. Alles vorbei und im Arsch.

Plötzlich ertönte eine Megafonansage. »Hier spricht die Polizei! Falls noch jemand da drin ist, kommen Sie unverzüglich mit erhobenen Händen raus.«

Ich dachte wirklich, okay das war's. Doch ich hatte nicht mit Silent gerechnet.

»Ich weiß, wie wir hier rauskommen, Jungs. Folgt mir.« Er drückte sich ganz eng und tief geduckt an das Treppengeländer und verschwand um die Ecke auf den nächsten Treppenabsatz. Einer nach dem anderen folgten wir ihm. Vielleicht hatten wir ja doch noch eine Chance. Erwartungsvoll sahen wir Silent an. Was war der Plan? Wortlos öffnete er die Tür zum Damenschuhlager. Der Raum lag an der Außenmauer, ziemlich genau über dem Haupteingang. Er schaute sich kurz um und zeigte dann grinsend auf ein Oberlicht, das man über einen Hebel an der Wand aufkippen konnte. Vorsichtig zog er an dem Griff und öffnete die kleine Luke, dann kletterte er an dem darunter stehenden Holzregal hoch und hakte die Halterung des winzigen Fensters aus. Die dadurch entstandene Öffnung war eng. Vielleicht 40 mal 60 Zentimeter.

Vorsichtig steckte er den Kopf hindurch und sah auf die Einkaufsstraße hinunter. An der Decke des Raumes kreisten die Blaulichter der Streifenwagen.

Was zum Henker hatte der Wahnsinnige vor? Wollte er wirklich da rausklettern? Direkt über den Köpfen der Bullen? Das würde niemals funktionieren.

Aber da schob sich Silent schon vorsichtig und mit den Füßen zuerst durch den schmalen Spalt aus dem Gebäude. Ungläubig sahen wir uns an und lauschten. Nichts. Hatte er es wirklich geschafft, unbemerkt auf dem Sims mit der Leuchtreklame zu gelangen?

Patatas kletterte als Nächster an dem Regal hoch und schaute vorsichtig hinaus.

»Die haben's echt nicht gerafft, Alter«, flüsterte er uns über die Schulter zu und zwängte sich ebenfalls durch die Luke. Er war noch nicht ganz draußen, da folgte ihm schon der Ägypter und verschwand in null Komma nichts nach draußen.

Jetzt mussten nur noch Kosinus und ich raus. Ich atmete mehrfach tief ein und aus. Scheiß drauf. Los geht's!

In der Kühle der Nacht erzitterte mein schweißgetränkter Körper. Mit angehaltenem Atem hing ich an der Fassade und ließ mich auf den Sims fallen. Ich verharrte ein, zwei Sekunden regungslos und schaute dann zu den Jungs rüber, presste den Rücken an die Wand und starrte wie hypnotisiert nach unten. Das alles kam mir vor wie eine Szene aus einem schlechten Film.

Mit kleinen Tippelschritten und im Gänsemarsch schoben wir unsere Ärsche an der Mauer entlang. Ganz langsam und vorsichtig. Zentimeter für Zentimeter. Jetzt bloß keine Geräusche machen. Mir war ganz schlecht vor Aufregung und das Adrenalin pumpte mein Blut in einer solchen Geschwindigkeit durch meine Adern, dass mir fast der Kopf wegflog.

Aus dem Augenwinkel sah ich, wie Kosinus aus der Luke stieg und sich auf den Sims hangelte. Als er sich fallen ließ, schrappten die Knöpfe seiner Diesel-Jeansjacke über das Mauerwerk. Raaatsch! Fuck! Der Sound durchdrang die Stille der Nacht. Wie vom Blitz getroffen zuckten wir zusammen. Drei, vier, fünf Sekunden verharrten wir atemlos und steif wie Wachsfiguren hinter der Leuchtreklame. Doch nichts passierte. Die knapp zwei Minuten bis zur nächsten Gebäudeecke kamen mir vor wie eine Ewigkeit. Ich warf einen letzten Blick hinter mich auf das Blaulicht und Kosinus, bevor ich den anderen folgte. Endlich waren wir raus aus der Gefahrenzone.

Vor mir sah ich die drei Jungs über den Sims flitzen, als ob der Teufel höchstpersönlich hinter ihnen her wäre. Mit meinem dreckigsten Grinsen im Gesicht gab ich Kette und sprintete hinter ihnen her. Kosinus klebte mir wie Kaugummi an den Fersen. An der nächsten Ecke entdeckten wir das Fallrohr einer Regenrinne und kletterten, einer nach dem anderen, daran herunter. Geschafft! Wir waren kreidebleich um die Nase und zitterten am ganzen Körper wie Espenlaub. Lachend fielen wir uns in die Arme und beglückwünschten uns zu der geilen Aktion. Selbst Silent warf seine Vorurteile gegen mich für den Moment über Bord und drückte mich herzlich. Er war unser Held. Ein wahrer Freund und Helfer. Ohne ihn würden wir jetzt sicher in irgendeiner Zelle sitzen und lange Gesichter ziehen.

Als sich alle verabschiedet hatten, blieben nur Kosi und ich in der City zurück. Was sollten wir jetzt tun? Am Steintor entdeckte Kosinus ein altes Klapprad und schwang sich darauf.

»Spring auf. Ich weiß, was wir machen, Alter.«

Als wir auf Höhe der Großen Packhofstraße ankamen, blieben wir stehen und schauten uns grinsend an. Noch immer standen die beiden Streifenwagen mit blinkenden Blaulichtern vor Goertz. Kosi zögerte kurz.

»Wollen wir?«, fragte er.

Ich nickte nur und lachte. »Auf jeden, Alter.«

Langsam rollten wir auf die Bullen zu und blieben wenige Meter neben ihnen stehen. Ein Typ vom Schlüsseldienst öffnete ihnen gerade die Tür.

»Haut ab, Jungs, hier gibt's nix zu sehen für euch.«

Ich hüpfte grinsend vom Gepäckträger.

»Wurd hier gerade eingebrochen oder was?«, fragte ich korktrocken.

Einer der anderen Cops fuhr uns ärgerlich an. »Habt ihr nicht gehört, was mein Kollege gesagt hat? Verzieht euch!«

Wie dämlich die waren. Anstatt uns zu kontrollieren, jagten die uns einfach weg. Am liebsten wär ich zusammengebrochen vor Lachen, aber wir drehten einfach um und verpissten uns ein zweites Mal von unserem Tatort und kamen uns vor wie Superhelden. Wären wir nicht schon entzügig gewesen, wären wir ihnen mit Sicherheit noch weiter auf den Sack gegangen.

»Was machen wir jetzt?«

Der Rotz lief mir schon aus der Nase, meine Augen tränten und meine Muskeln brannten wie Feuer. Die Fluchtaktion aus dem Laden war anstrengend gewesen und hatte meine letzten Reserven gefressen. Der Affe saß mir böse im Nacken und ärgerte mich. Ich musste ihn töten, sonst würde er mir keine Ruhe lassen.

»Wart's ab, wir sind gleich da.«

Zehn Sekunden später rollten wir auf unserer geklauten Klapperkiste am Mövenpick Restaurant vorbei auf den Opernplatz zu. Dort hielten wir und Kosinus zeigte auf ein paar Glasvitrinen gegenüber, die auf dem Gehweg der Georgstraße standen.

»Die da hinten klatschen wir jetzt. Da sind Benetton- und Swatch-Uhren drin.«

Wir wechselten die Straßenseite, sahen uns kurz um und Kosinus zückte seinen Nothammer. Klatsch! Er kloppte die Stahlspitze mit voller Wucht gegen das Sicherheitsglas. Es bekam tausend Risse, fiel aber noch nicht in sich zusammen. Und noch einmal. Klatsch! Die Folie zwischen den Scheiben hielt immer noch stand und so traten wir wie die Bekloppten immer wieder dagegen, bis sie nachgab und wir uns bedienen konnten.

In Windeseile rafften wir die knapp hundert Damen- und Herrenuhren aus der Auslage zusammen, steckten sie uns durch den Kragen in die T-Shirts. Niemand hatte uns gesehen oder gehört.

Als wir genügend Abstand zwischen uns und den Tatort gebracht hatten, band sich jeder von uns fünf Uhren ums Handgelenk. Den Rest der Beute verbunkerten wir in einem Gebüsch hinter dem Opernpark und hetzten dann durch die Passerelle Richtung Bahnhof.

Mein Magen rumorte und durch meinen immer stärker werdenden Affen hatte ich das Gefühl, jeden Moment Dünnschiss zu bekommen. Alles tat mir weh. Und Kosinus erging es offensichtlich kein bisschen besser. Wir brauchten ganz dringend Stoff. Und zwar schnell!

Es dauerte nicht lange, bis wir einen Dealer trafen, der Interesse an unserer Ware hatte. Er tauschte die zehn Wecker gegen seine letzten vier Päckchen Shore.

Gierig killten wir an Ort und Stelle unsere Affen und verabschiedeten uns danach gut angebreitet und glücklich voneinander, gespannt, was die kommenden Nächte noch für uns bereithielten.

Rohypnol 2 mg

Hannover, Oktober 1990

Anfang des Jahres hatte ich Rohypnol für mich entdeckt. Ein starkes Schlafmittel aus der Familie der Benzodiazepine, und zuerst setzte ich sie ausschließlich bei Raubzügen ein. Die Pillen brachten einen so richtig schön in Scheißegal-Stimmung und drückten jegliche Hemmungen und Bedenken weg. Eine halbe, maximal eine ganze Tablette davon war perfekt für Ladendiebstahl. Wenn ich aber mehr davon schluckte, war ich übelst breit und nicht mal mehr in der Lage, mir die Schuhe zuzubinden, geschweige denn vernünftig Geld zu machen.

Völlig überdosiert waren wir vor einiger Zeit in einen Süßigkeitenladen in der Passerelle eingebrochen und mit alle Mann noch während der Aktion eingepennt. Die Putzfrau weckte uns am nächsten Morgen mit total verschmierten Schokogesichtern und lachte sich trotz des Schreckens über uns kaputt.

Ein anderes Mal war ich so dicht von den Dingern, dass ich gute acht Stunden schlafend auf meinem BMX am Raschplatz verbrachte. Bis heute kann ich mir nicht erklären, warum ich mich dabei nicht aufs Maul gelegt hab. Bis ich endlich die passende Dosierung für mich gefunden hatte, wurde ich gut und gerne zehn, zwölf Mal beim Klauen erwischt. Benzos sind trügerisch.

Selbst wenn man davon schon lallt und torkelt wie ein Besoffener, denkt man immer noch, man sei topfit. Voll asozial eigentlich. Aber irgendwie auch geil.

Sogar rauchen konnte man die Dinger. Allein aus diesem Grund interessierte ich mich damals für die Dinger. Man musste sie nur zwischen zwei Münzen zerreiben und sie ganz fein auf einem Stück Folie verteilen. In Verbindung mit Heroin war das der absolute Hammer. Zuerst zog man an seinem Shore-Blech, im Anschluss an der Folie mit den Ruppies und dann an der Kippe. Und plötzlich knallte die Shore um ein Vielfaches stärker als bisher. Bei jedem einzelnen Zug von dieser Kombination fing ich an zu schielen und mein Kopf nickte nach vorne weg. In diesem Zustand, der leider immer nur wenige Sekunden anhielt, war mir alles egal. Absolut nichts mehr belastete mich. Auch nicht der ständige Ärger zu Hause oder die vielen Anzeigen wegen Diebstahls und Schwarzfahren mit der üstra. Auch nicht, dass Maria inzwischen von meiner Mutter wusste, was mit mir los war, und wir uns nur noch in den Haaren hatten, wenn wir uns sahen. Absolut nichts davon hatte Gewicht. Einfach gar nichts. Alles war scheißegal!

So auch heute. Ich hatte es, wie durch ein Wunder, mal wieder geschafft, bei meiner Lehrstelle aufzutauchen und mir schon vor der Frühstückspause drei oder vier dieser Pillen eingeworfen. Obendrauf kippte ich mir eine Mischung aus zwei Fingerbreit Ethanol und O-Saft, um die Dinger richtig anzuheizen und saß völlig benebelt im Unterrichtsraum neben dem kleinen Lehrlabor.

Kurz vor der Mittagspause kam mein Ausbilder auf mich zu und teilte mir mit, dass ich nach Feierabend einen Termin mit ihm und meinem praktischen Ausbilder in der Chefetage hätte. Sie wollten mit mir über meine Fehlzeiten und andere Aussetzer sprechen. Gelangweilt quittierte ich seine Ansage und eierte mit meinen Ausbildungskollegen zur Kantine, wo ich lustlos in meinem Essen herumstocherte und mir dann noch zwei Ruppies einwarf und zwei oder drei mit dem Rest von meinem Shoreblech rauchte. Völlig abgedichtet verließ ich eine halbe Stunde vor Dienstschluss die Toilette und zog mich in der Umkleide um. Endlich Feierabend. Den bevorstehenden Termin beim Chef hatte ich schon längst wieder vergessen.

»So, biste so weit?« Die Stimme kam von ganz weit weg. Wie aus einem langen, dunklen Tunnel. Jemand rüttelte mich kräftig an der Schulter. »Haallooo! Aufwachen!«

Mein Kopf wackelte unkontrolliert hin und her, ich schielte nach oben. Wer nervte mich jetzt schon wieder ab? Der Sabber lief mir aus dem Mundwinkel, keine Ahnung, wo ich mich gerade befand.

»Alter, geh mir nich auf'n Sack, Mann«, lallte ich. Kraftlos und in Zeitlupe versuchte ich, die Hand wegzuschlagen, die an mir rumzerrte. Aber ohne Erfolg. Immer wieder schüttelte mich der Typ und redete ohne Unterbrechung auf mich ein.

»Wach auf! Wir müssen los, wir haben einen Termin, Junge!«

Ich war völlig weggetreten und offenbar, noch während ich mir die Hose angezogen hatte, eingeschlafen.

Einer meiner Socken hing nur halb an meinem Fuß und von dem anderen fehlte jede Spur. Auch mein T-Shirt hatte ich nur zur Hälfte angezogen und wo meine Schuhe abgeblieben waren, entzog sich völlig meiner Kenntnis. Ich schüttelte mich, rieb mir das Gesicht mit beiden Händen und versuchte angestrengt, in die

Realität zurückzufinden, während mir mein Unterbewusstsein immer wieder verzweifelt zurief: »Komm mal klar, Alter!«

Irgendwann schaffte ich es aufzustehen, atmete tief durch, suchte meine Klamotten zusammen und zog mich fertig an. Mein Ausbilder stand kopfschüttelnd neben mir, beobachtete, wie ich mir taumelnd meine Kleidung überstreifte, und sagte kein Wort mehr. Er war offensichtlich wenig begeistert von dem Bild, das ich ihm bot. Egal, was soll's! Auf dem Weg in die Chefetage lichtete sich der Nebel in der klaren, kalten Herbstluft für einen Moment. Was die wohl von mir wollten?

Wie gesagt, Benzos sind trügerisch und ich ging immer noch davon aus, dass meine Zustände hier noch keinem groß aufgefallen waren. Wie dämlich!

Im überheizten Büro des Chefs schlugen die Pillen dann erneut wie eine Granate in meinem Schädel ein. Bähms! Ich setzte mich unaufgefordert hin und registrierte gerade noch, dass nicht nur meine beiden Ausbilder und ihr Vorgesetzter im Raum waren, sondern auch der Freund meiner Mutter. Was zum Teufel wollte der Idiot denn hier? Egal. Scheiß drauf.

Alle vier starrten mich an und eine ganze Zeit lang sagte keiner von ihnen ein Wort. Die Wärme und der bequeme Schwingsessel katapultierten mich augenblicklich ins Traumland und nur mit Mühe und Not hielt ich die Augen offen. Ich dachte an Streichhölzer. Jaaa. Die würden mir jetzt bestimmt helfen. Meine Lider wurden immer schwerer und ich lächelte. Streichhölzer.

»Haallooo! Haben Sie verstanden, was wir Ihnen gerade gesagt haben?«

Leises Gemurmel, wie Gebete in einer Kathedrale, ein unverständlicher Buchstabenwirrwarr.

»Sie brauchen nicht mehr wiederkommen«, hatten sie das gesagt? Ich mobilisierte meine letzten Kräfte, kämpfte gegen die nahende Bewusstlosigkeit an. Doch ohne Erfolg. Klatsch! Wie ein nasser Sack kippte ich vom Stuhl. Und das war das Ende meiner Ausbildung bei Riedel-de Haën. Ich hatte den Job sowieso nie gemocht.

In Ricks Mercedes kam ich wieder zu mir und sabberte mir die Jacke voll, während er mich von der Seite zulaberte. Ich ignorierte ihn und schaute aus dem Fenster, hinaus in den dunkelnden Nachmittagshimmel. Mein Gott, die Pillen waren echt der Knaller.

Gift oder Kugel?

Der Kröpcke, der Opernplatz und das gesamte Bahnhofsviertel waren in dieser Zeit zu meinem festen Wohnsitz geworden. Auch im Rotlichtviertel, am Steintor, fühlte ich mich inzwischen heimisch. Wie selbstverständlich spazierte ich alle paar Tage durch die Laufhäuser und türkischen Clubs und verkaufte den Nutten und anderen zwielichtigen Gestalten meine Ware.

Dass ich mittlerweile auf fast fünf Gramm am Tag dosiert war, juckte mich wenig. Warum auch? Es lief doch alles wie am Schnürchen.

Zudem hatten Patatas und der Ägypter vor ein paar Wochen einen super Deal eingefädelt. Einer der Jungs vom Kröpcke hatte einen älteren Bruder, der als Detektiv arbeitete und dazu bereit war, uns ganz gezielt in den Läden klauen zu lassen, in denen er gerade Dienst hatte. Natürlich nur gegen Provision, versteht sich.

Irgendwann hatte er uns sogar noch einen Arbeitskollegen von sich vorgestellt, der sich auch etwas dazuverdienen wollte. Und damit es sich für die beiden auch lohnte, bekamen wir von ihnen ihre Dienstpläne zugesteckt. Wir sollten genau darüber Bescheid wissen, wann sie wo und wie lange arbeiteten. Die einzige Bedingung, die sie dafür stellten, war: Klaut so viel wie möglich.

Kein Ding. Alles klar.

Die Nummer lohnte sich extrem für uns und wir mussten dadurch nur noch selten nachts los und die Scheiben von irgendwelchen Geschäften einklatschen.

Auch heute hatten wir wieder mal einen fetten Reibach gemacht und einen kompletten Ständer mit gesteppten Chevignon-Jacken geplündert.

Wir waren zu fünft auf Tour gewesen. Drei von uns griffen zu und die anderen zwei sicherten unseren Fluchtweg. Bereit, uns eventuelle Helden vom Hals halten.

Natürlich waren die Dinger elektronisch gesichert gewesen und jede einzelne Jacke hing an ihrem eigenen Kabel. Doch das juckte uns nicht im Geringsten. Als wir sie abrissen und aus dem Laden stürmten, ging ein gewaltiges Piepkonzert los und jeder Hanswurst und Verkäufer glotzte uns an. Doch mit »unseren« Detektiven im Nacken war auch das kein Problem.

Sie taten natürlich so, als ob sie uns verfolgten, und rannten uns über den Kröpcke hinweg hinterher, aber nur, um sich ein paar Ecken weiter von uns auszahlen zu lassen.

Am Ende besaß jeder von uns fünf oder sechs nagelneue Jacken, zum Stückpreis von knapp 1000 Mark. Bomben Ding.

Direkt danach trennten wir uns und innerhalb kürzester Zeit hatte ich meine Beute am Steintor vertickt. Nun schlenderte ich, gut gelaunt und mit genügend Geld in der Tasche, durch die Bahnhofsvorhalle Richtung Raschplatz, als mir der Jugo entgegenkam.

»Hey, alles gut, Alter? Lang nich gesehen, Mann.«

Die Frage, wie's ihm ging, hätte ich mir eigentlich sparen können. Er war blass und der Rotz lief ihm wie Wasser aus der Nase. Seine Pupillen waren stark geweitet und er zitterte am ganzen Körper. Er hielt sich den Bauch und stand leicht nach vorne gebeugt vor mir. So fertig und bedrückt hatte ich ihn nur selten gesehen, es würde nicht mehr lange dauern, bis es ihm oben und unten gleichzeitig rauskäme.

»Mir geht's voll scheiße, Mann, bin voll affig. Hast'n bisschen Gift für mich?«

»Nee, wollt mir aber gerade was holen. Komm mit, dann lad ich dich ein«, sagte ich besorgt.

Ein Lächeln der Erleichterung huschte über sein schmerzverzerrtes Gesicht.

Als ich weiter Richtung Raschplatz gehen wollte, hielt er mich zurück. »Am Platz is keiner mit gutem Stoff, da komm ich gerade her. Sind nur Assis da. Lass uns zum Kröpcke in die U-Bahn-Station, vielleicht haben wir da mehr Glück.«

Ich vertraute ihm und so latschten wir gemeinsam durch den Tunnel der Passerelle in Richtung Kröpcke. Er fühlte sich mehr als beschissen. Immer wieder musste er wegen seiner Magenkrämpfe stehenbleiben und tief durchatmen. In spätestens ein, zwei Stunden würde es mir genauso dreckig gehen. Also los. Wir brauchten geschlagene 20 Minuten für den kurzen Weg.

Als wir endlich bei der Linie 8 ankamen, saßen dort zwar eine Handvoll Jungs rum, aber keiner von ihnen hatte Stoff, den er uns hätte verkaufen können. Sie alle warteten gierig und zum Teil böse affig auf einen der Pusher, die hier unten normalerweise ihre Shore vertickten. Die ganze Bande klapperte und sniefte um die Wette.

Einer der Vögel hatte den Dealer angeblich schon vor über einer halben Stunde angerufen und sich hier mit ihm verabredet. Laut seiner Aussage musste er jeden Augenblick eintreffen, also setzten wir uns hin und warteten mit den anderen auf ihn.

Der Jugo sah zum Kotzen aus. Von Minute zu Minute verschlechterte sich sein Zustand.

Während wir warteten, bereitete ich hibbelig zwei Folien für uns vor und er erzählte mir mit gequältem Gesichtsausdruck von dem Stress, den er zurzeit mit seinem Vater schob. Der Auslöser dafür war natürlich seine Sucht. Und die wollte und konnte sein alter Herr nicht akzeptieren. Seit Monaten drohte er meinem Freund damit, ihn nach Jugoslawien zu schicken, wenn er das mit den Drogen nicht in den Griff bekam. Und das, obwohl dort gerade ein Krieg ausgebrochen war. Doch das schien seinem Vater vollkommen egal zu sein. Vor fünf, sechs Tagen hatte der Jugo sich zu Hause an einem kalten Entzug versucht, aber leider nur zwei Tage durchgehalten und sich dann von seinem letzten Geld wieder Stoff geholt. Seitdem war er aus Angst vor seinem Alten und den angedrohten Konsequenzen nicht mehr zu Hause gewesen.

Tränen kullerten ihm über seine blassen Wangen. Er hatte Angst. Er tat mir so unglaublich leid, doch ich hatte nicht die geringste Ahnung, wie ich ihm helfen, nicht einmal, was ich dazu sagen sollte.

In diesem Moment kam endlich der heiß ersehnte Dealer die Treppe vom Opernplatz-Zugang herunter. Augenblicklich kam Leben in die halb toten Körper am Gleis. Wie auf Kommando stürmte die ganze Meute mit gezückten Scheinen auf ihn zu und belagerte ihn. Ich ergatterte zwei halbe Gramm für den Jugo und mich, bevor der Typ ausverkauft und wieder verschwunden war.

Geknickt saßen wir nebeneinander und rauchten schweigend unsere Bleche. Gierig inhalierten wir den Rauch des braunen Giftes und mit jedem Zug strömte das Leben in seinen gepeinigten Körper zurück. Ganz langsam erholte er sich wieder. Nur eine halbe Stunde später war er ganz der Alte und machte sich sogar lustig über die Drohungen seines Vaters.

»Ach, der kann mich mal. Keine zehn Pferde kriegen mich nach Jugoslawien, Alter. Und der alte Mann schon gar nicht«, versicherte er mir dreckig grinsend, als wir die U-Bahn-Station verließen und über den Kröpcke Richtung Bahnhof spazierten.

Ich hatte ihm angeboten, noch mehr Stoff für uns zu holen und da in der Zwischenzeit kein Dealer mehr am Bahnsteig aufgetaucht war, versuchten wir unser Glück am Raschplatz.

Kaum auf der Szene angekommen, zupfte einer der Kaputten ihn nervös an seinem Jackenärmel und laberte ihn zu. Wir kannten den Typ nur vom Sehen und der Jugo konnte es auf den Tod nicht ausstehen, wenn Fremde an ihm rumfingerten. Schon gar nicht, wenn es irgendwelche versifften Junkies waren.

»Was willst du von mir, du Assi?!«, fuhr er ihn lautstark an und schlug seine Hand weg.

»Alter, dein Vater war gerade hier. Der zeigt überall ein Bild von dir rum und sucht dich.«

Mit einem Schlag veränderte sich sein Gesichtsausdruck von böse in verängstigt.

»Was laberst du da, Alter? Erzähl nich so'n Scheiß, Mann.«

Doch der Typ nickte nur und wiederholte seine Aussage. »Doch Alter, glaub mir. Is keine fünf Minuten her. Der sucht dich hier.«

Ungläubig sahen wir einander an. Konnte das wirklich wahr sein? War sein Vater tatsächlich hier auf der Szene unterwegs? Das roch gewaltig nach Ärger.

»Is wohl besser, wenn wir abhauen, Alter.«

Der Jugo war wie gelähmt und sein Gesicht war vor Schreck noch blasser als sonst. Ich legte ihm den Arm um die Schultern und drängte ihn, den Platz zu verlassen, als ihn die erste Ohrfeige mitten ins Gesicht traf. Klatsch! Wie ein Punchingball schnellte sein Kopf nach hinten.

»Hab ich dich!« Wie aus dem Nichts stand sein Vater vor uns. Der über ein Meter neunzig große Mann kam mir in dem Moment noch größer vor, als er es ohnehin schon war. In seinen dunklen Augen blitzte die blanke Wut. Klatsch! Und direkt die nächste Schelle. Ich sprang einen Schritt zur Seite und duckte mich. Nicht, dass die nächste Granate noch bei mir einschlug. Auf dem Gesicht vom Jugo leuchteten die Handabdrücke seines Vaters und er blutete stark aus Lippe und Nase. Doch das war erst der Anfang. Der Alte war noch lange nicht fertig mit ihm.

Er packte ihn mit seinen riesigen Pranken im Genick und schleifte ihn quer über den Raschplatz, während er ihn unentwegt dabei anbrüllte. »Ich hab's dir gesagt mein Sohn! Morgen sitzt du im Flieger! Mir ist es lieber, du stirbst in unserem Land an einer Kugel, bevor du hier in Deutschland an den Drogen verreckst!«

Der Jugo weinte, schrie, kreischte und strampelte und versuchte verzweifelt, sich aus dem Griff seines Vaters zu befreien, doch ohne Erfolg. Immer wieder bettelte er seinen Vater an, ihn gehen zu lassen.

»Nein, Papa! Ich will da nich hin! Bitte, lass mich los, Papa! Nein! Bitte, Papa, bitte nicht!«

Der Sound ging mir durch Mark und Bein. Ich wusste nicht, wie ich mich verhalten oder was ich tun sollte und stolperte eingeschüchtert und mit gebührendem Abstand hinter den beiden her.

Auch mir schossen die Tränen in die Augen. Er sah so leicht aus in den Händen seines Vaters, wie eine Stoffpuppe. Immer wieder steckte er harte Ohrfeigen ein. Ich traute mich nicht, mich einzumischen oder gar dazwischenzugehen. Der Mann war so in Rage. Ich fühlte mich hilflos. Und ich schämte mich unsagbar dafür, dass ich mich nicht traute, meinem Freund zu helfen.

Die umstehenden Junkies glotzten wie die Affen auf die Erde und taten unbeteiligt. War vermutlich auch gesünder für sie. Keiner von ihnen hätte auch nur die geringste Chance gegen diesen aufgebrachten Berg von einem Mann gehabt.

Also verfolgte ich allein Vater und Sohn durch die Bahnhofshalle bis zum Ernst-August-Denkmal. Dort blieb ich stehen. Verzweifelt schaute ich ihnen nach, bis ich sie in der Menschenmenge aus den Augen verlor. Ich sah meinen Freund nie wieder.

Achtzehn, obdachlos und voll am Arsch

Hannover, Januar 1991

Die Traurigkeit über den Verlust meines Freundes hielt nicht lange an, ich hatte selbst mehr als genug Probleme und so verblasste meine Trauer von Tag zu Tag etwas mehr und nur wenig später dachte ich fast gar nicht mehr an ihn. Außerdem war heute mein 18. Geburtstag, und das sollte doch ein Grund zum Feiern sein und nicht, um Trübsal zu blasen.

Ich hatte mich das ganze Wochenende mit den Jungs in der Stadt rumgetrieben, mit dem Ägypter einen Kiosk in der Nordstadt geklatscht und stieg mit zehn Gramm bestem Gift am Goetheplatz aus der Straßenbahn aus. Es war kurz vor 9 Uhr am Montagmorgen und ich war mir sicher, dass meine Mutter und ihr Freund schon längst arbeiteten.

Dass meine Mutter bereits vor ein paar Tagen in eine Rehakur für ihren Rücken aufgebrochen war, hatte ich überhaupt nicht mitbekommen. Und es wäre mir auch egal gewesen. Ich war hundemüde und wollte nur noch duschen und dann ab ins Bett, bevor es nachmittags wieder zurück in die City ging.

Gähnend stieg ich aus dem engen Fahrstuhl und kramte meine Schlüssel aus der Hosentasche. Häääh? Was war das denn? Wieso passte mein Schlüssel nicht in den Zylinder? Noch ein Versuch.

Das scheiß Ding wollte immer noch nicht hineinpassen. War ich Idiot überhaupt in der richtigen Etage? Ich war ziemlich breit und dazu noch völlig übermüdet, doch, verdammt, ich war hier genau richtig. Leicht genervt versuchte ich es ein drittes, viertes und ein fünftes Mal. Doch egal wie oft ich es probierte, der scheiß Schlüssel wollte einfach nicht ins Schloss passen. Was zum Henker war hier los? Frustriert lehnte ich die Stirn an die Wohnungstür, schloss die Augen. Ganz langsam dämmerte mir, was hier vor sich ging. Hatten die beiden mir nicht in den letzten Wochen immer wieder damit gedroht, mich vor die Tür zu setzen?

Plötzlich hörte ich aus der Wohnung leises Schlurfen. Das war doch das Geräusch, wenn Rick in seinen komischen Latschen über die Fliesen schlich. Der Wichser war zu Hause.

»Mach die scheiß Tür auf, Mann!« Ich ballerte mit der rechten Faust gegen das Holz und fingerte gleichzeitig mit der linken nach der Klingel, doch die gab keinen Mucks von sich. Die hatten doch tatsächlich nicht nur das Schloss ausgewechselt, sondern zur Krönung auch noch die verdammte Klingel abgestellt.

»Wollt ihr mich verarschen oder was!?« Wut stieg in mir auf und ich trat mit zwei Schritten Anlauf gegen die Tür. Das konnte ja jetzt wohl nicht wahr sein, oder? Heute war doch mein 18. Geburtstag. Andere bekamen an diesem Tag das Geld für ihren Führerschein oder gleich ein Auto von ihren Eltern geschenkt. Vielleicht auch nur eine Stereoanlage, einen dicken Fernseher oder sonst irgendwas Schönes. Einfach etwas, worüber man sich freut. Und ich? Ich sollte einen beschissenen Tritt bekommen? Die merken's ja wohl nicht mehr!

Immer wieder schlug ich abwechselnd mit den Fäusten gegen die Tür. Ich wollte erst wieder damit aufhören, wenn er mir die Tür öffnete.

Plötzlich ertönte Ricks Stimme. »Hör sofort auf damit und verlass auf der Stelle das Haus! Oder ich ruf die Polizei!«

»Halt's Maul, du Idiot, und mach mir die scheiß Tür auf! Ich bin müde und will in mein Bett, Mann! Außerdem hab ich heut Geburtstag, du Arsch!«

Stille. Ich legte mein Ohr an die Tür und hörte, wie er sich mir auf der anderen Seite näherte.

»Du wohnst hier nicht mehr. Deine Sachen stehen alle gepackt um die Ecke im Hausflur.« Seine Stimme klang ganz ruhig und sachlich. Wie die eines Nachrichtensprechers.

Ich wollte und konnte es nicht glauben und warf einen Blick auf den Treppenabsatz, der zum Dachboden führte. Aber er hatte die Wahrheit gesagt. Dieser Hurensohn hatte wirklich alles, was ich besaß, eingetütet und vor die Tür geschleppt. Mein gesamtes Hab und Gut stand in Müllsäcken im Hausflur rum.

Ich schäumte über vor Wut und trat mit voller Wucht gegen die Wohnungstür. »Was soll das, du Wichser!? Mach die beschissene Tür auf und lass mich rein!«

Doch er drohte mir nur noch mal mit der Polizei. Vermutlich rief er wirklich gerade die Bullen und so beschloss ich, mich erst mal vom Acker zu machen. »Das war's noch nicht, du Wichser! Ich komm ganz bestimmt wieder und wenn ich dich erwische, klatscht es, Alter! Scheiß auf dich, du verdammte Fotze!« Mit einem Fausthieb betätigte ich den Erdgeschossknopf im Lift.

Die Nummer schlug mir ganz extrem auf den Magen und unten vorm Haus musste ich erst mal tief durchatmen. Vor Aufregung hätte ich am liebsten auf den Gehweg gekotzt.

Die eiskalte Januarluft tat gut und nach wenigen Atemzügen beruhigte sich mein Magen wieder. Was jetzt? Was zum Teufel sollte ich denn jetzt machen? Ich war fix und fertig und bereits nach wenigen Minuten zog mir die Kälte in die Knochen. Verdammte Scheiße, Mann!

Auf dem Weg zur Haltestelle Linie 10 fielen mir die öffentlichen Toiletten direkt um die Ecke ein. Dort würde ich bestimmt unbehelligt ein dickes Frustblech rauchen können. Also los. Im Laufschritt stieß ich die Stahltür des Toilettenhäuschens auf. Warme, rauchgeschwängerte Heizungsluft kam mir entgegen.

Es roch pervers nach Schnaps und Bier und mindestens acht bis zehn verwahrloste Typen saßen oder lagen in ihren Schlafsäcken eingewickelt auf dem gefliesten Boden herum. Das hatte mir zu meinem Glück gerade noch gefehlt. Aber scheiß mal drauf. Ich war zwar nicht entzügig, doch ich hatte das ganz dringende Bedürfnis, meinen Schmerz abzutöten. Wie hatte meine Mutter das nur zulassen können? Ich war doch ihr einziges Kind, verdammt. Frustriert setzte ich mich auf einen Klodeckel, die Tür der Kabine weit geöffnet, und schnitt den Knoten von einem der beiden Fünf-Gramm-Beutel mit meinem Schweizer Messer auf.

»Ey, so was wollen wir hier nicht, Junge. Wir sind keine Junkies«, raunzte einer der Penner. Er saß nur einen Meter entfernt vor mir auf dem Boden und hatte mich genau beobachtet. Die Flasche Doppelkorn in seinen Händen war schon zur Hälfte geleert und er lallte, obwohl es gerade mal kurz vor 10 Uhr vormittags war.

»Was willst du denn, Alter? Guck dich doch mal an. Setz dich einfach irgendwo hin, wo du mich nich sehen kannst, und lass mich verdammt noch mal in Ruhe, du Penner.«

Schwankend kam er auf die Füße und baute sich vor mir auf. Er musste sich dabei am Türrahmen festhalten, um nicht direkt wieder umzukippen und auf seinem Arsch zu landen. Ich sah nur einmal kurz zu ihm hoch und zog mein Programm unbeeindruckt durch.

Ich brannte die Shore auf meinem Blech an und schmolz das braune Pulver. Angewidert von den ersten aufsteigenden Dämpfen drehte ich den Kopf weg. Wenn ich affig war, musste ich ganz oft kotzen, wenn sie mir in die Nase stiegen. Aber auch wenn ich schon genug intus hatte, konnte ich diesen ersten Geruch von den Heroindämpfen nicht ertragen.

Noch immer stand der Typ schwankend vor mir und glotzte mich böse an.

»Mann, geh weg, du Idiot, und lass mich einfach in Ruhe.« Die Wut über meinen Rausschmiss saß tief und dementsprechend aggressiv war mein Ton. Wenn er nicht gleich freiwillig verschwand, würde ich ihn wegtreten.

Glücklicherweise mischte sich einer der anderen Anwesenden ein. »Lass den Jungen doch, er tut uns doch nix. Komm, setz dich wieder hin und gib Ruhe.« Aufmunternd und mit einem Augenzwinkern nickte er mir zu, während er beruhigend auf meinen Widersacher einredete und ihn dann auf die gegenüberliegende Seite des Raums führte. »So, setz dich jetzt hier hin und kümmer dich nich weiter um ihn. Okay?«

Immer noch nörgelnd plumste der andere wie ein Sack Kartoffeln auf die Fliesen und lehnte sich mit dem Rücken an dem rostigen Heizkörper an. Die Flasche Korn immer fest im Griff.

Der andere kam wieder zurück, blieb vor mir stehen und musterte mich.

»Oohhaa.« Laut stöhnend und mit einem breiten, weitestgehend zahnlosen Grinsen setzte er sich an den freigewordenen Platz vor meiner Kabine. »Nimm's ihm nich übel. Alfons is ein Miesepeter, wenn er besoffen is.«

Ich schielte über den Rand meines Blechs. Der Mann sah gar nicht aus wie die Penner, die ich sonst so aus der Stadt kannte. Er hatte langes, zum Zopf geflochtenes Haar, einen gepflegten Vollbart und seine Armeehose und sein Parka waren ziemlich sauber. Ziemlich erstaunlich für jemanden, der auf dem Boden eines öffentlichen Scheißhauses rumhing. Allem Anschein nach war er vollkommen nüchtern.

»Ich bin übrigens Hannes.«

Ich nickte ihm mit einem gequälten Lächeln zu, bot ihm eine von meinen Filterzigaretten als Dankeschön für seine Hilfe an und widmete mich wieder meinem Stoff. Doch er lehnte freundlich ab und kramte stattdessen einen Tabakbeutel aus seinem riesigen Rucksack hervor und drehte sich eine. Dann halt nicht. Wer nicht will, der hat schon.

Ich rauchte mein Blech und lauschte nebenbei den Gesprächen der Jungs. Das meiste davon war nur besoffenes, hirnloses Gelaber. Aber hin und wieder hauten sie auch was Lustiges raus, und nach einer guten Stunde saß ich voll dicht und königlich amüsiert auf der Keramik und bekam das Grinsen gar nicht mehr aus dem

Gesicht. Die Landstreichergeschichten von Hannes waren einfach zu köstlich. Der Typ zog schon seit über zehn Jahren mit seiner gesamten Habe auf dem Rücken kreuz und quer durch Europa und hatte dabei die abgefahrensten Dinge gesehen und erlebt. Selbst zu jedem seiner Töpfe hatte er eine Geschichte. Ebenfalls zu seinem Gasbrenner, seiner Isomatte und seinem Schlafsack. Genauso wie zu den tausend Glöckchen, Püppchen und Tüchern und was er sonst noch so alles an seinem Rucksack baumeln hatte. Es machte mir großen Spaß, ihm zuzuhören und die Zeit verging im Fluge.

Irgendwann am frühen Nachmittag. Alfons kuschelte laut schnarchend mit seiner Kornflasche und ich hatte der kompletten Belegschaft zur Feier des Tages einen Kasten Bier spendiert. Keiner von ihnen hatte noch irgendetwas Abwertendes wegen meiner Shoreraucherei zu mir gesagt oder mich nur blöd deswegen angeschaut. Und irgendwie wollte ich mich bei ihnen für ihre Gastfreundschaft bedanken.

Um 18 Uhr tauchten die Wärter des Klohäuschens auf, um die Hütte abzuschließen. Ich war fast ein wenig traurig. Ich verabschiedete mich von den bunten Vögeln und selbst Alfons sagte mir zahnlos lächelnd Auf Wiedersehen und winkte mir mit seiner leeren Kornflasche hinterher. Was für ein verrückter Haufen.

Ich sprintete durch den Schnee zur Haltestelle am Goetheplatz. Inzwischen war es stockdunkel und der Wind peitschte mir ins Gesicht. Zähneklappernd wartete ich auf die Bahn und sah enttäuscht zu den beleuchteten Fenstern der Wohnung hinauf. Deutlich konnte ich hinter der Gardine Ricks Schatten erkennen. »Verdammter Fotzenknecht … Wichser … Hurensohn.« Leise fluchte ich vor mich hin. Was bildete sich dieser Typ überhaupt ein? Wieder stieg brodelnde Wut in mir auf.

Ziellos und frierend streifte ich die nächsten Stunden durch die Innenstadt. Vom Kröpcke zum Bahnhof und vom Bahnhof weiter zum Steintor. Und dann vom Steintor wieder zurück zum Kröpcke und von dort aus weiter zum Opernplatz. Mindestens dreimal drehte ich diese Runde und kämpfte mich schlotternd durch das immer dichter werdende Schneegestöber. Gute zwei Stunden schleppte ich mich schon durch die Kälte, doch von meinen Jungs traf ich keinen. Auch nicht in der halbwegs warmen U-Bahn-Station der Linie 8. Verdammte Scheiße, Mann!

In der Zwischenzeit waren meine Klamotten komplett durchnässt und ich fror ganz erbärmlich. Wo zur Hölle sollte ich denn heute Nacht pennen?

Plötzlich fiel mir ein, dass ich ja noch den Schlüssel für den Hauseingang am Goetheplatz in der Tasche hatte. Das Schloss in der Eingangstür hatte der Wichser ja Gott sei Dank nicht auswechseln können. Also los.

Ich fuhr zurück zum Goetheplatz und schlich, ohne das Licht einzuschalten, durchs Treppenhaus in die vierte Etage und lauschte mit klopfendem Herzen an der Wohnungstür. Ich konnte Rick durch die Tür husten hören und den leisen Sound von unserem Fernseher.

Augenblicklich schossen mir die Tränen in die Augen. Das Gefühl, unerwünscht, ausgestoßen und ungeliebt zu sein, saß mir wie ein fetter Kloß im Hals und es schnürte mir die Kehle zu.

Frierend zog ich mich auf den Treppenabsatz, der zum Dachboden führte, zurück, setzte mich auf die kalten Stufen und starrte mit verheulten Augen auf meine paar Habseligkeiten. Meine Zehen und Finger waren steif gefroren und schmerzten höllisch, als das Blut wieder zirkulierte. Es war mir egal, meine Emotionen schmerzten mich wesentlich mehr.

Ich saß bestimmt eine halbe Stunde wie gelähmt da, dann zerrte ich kraftlos meinen Schlafsack aus dem Seesack, zog meine nassen Schuhe und die aufgeweichte Jacke aus und kroch hinein. Die fünf Gramm und das bisschen, das ich noch von dem anderen Beutel übrig hatte, klemmte ich mir hinter den Sack und schloss die verquollenen Augen.

Die kalten Fliesen unter mir waren hart und unbequem. Automatisch dachte ich an Hannes und seine Pennerkumpel. Wie hielten die Typen das nur aus? Noch niemals zuvor in meinem Leben hatte ich mich so einsam und verlassen gefühlt. Ich war total im Arsch!

Was hätte ich für einen Notausschalter für meine Gefühle gegeben. Und immer und immer wiederholte ich nur das eine in meinem Kopf: »Hör auf zu denken, hör auf zu denken, hör auf zu denken, hör auf zu denken, hör auf zu denken, hör einfach auf zu denken, verdammt noch mal!«

Geldsorgen

Hannover, Januar 1991

Ab jetzt drehte sich die Abwärtsspirale noch schneller. Zwar war ich immer noch mit Maria zusammen, aber ihr Vater erlaubte nicht, dass ich bei ihr unterkam. Ich schlief abwechselnd bei meinen Jungs und in letzter Zeit auch bei Susi, einer befreundeten Prostituierten. Dazu kam, dass es kohletechnisch mau aussah. Hartnäckig hielten sich Gerüchte, dass die Bullen eine Sonderkommision wegen uns ins Leben gerufen hatten, die Truppe nannte sich angeblich »Soko Kröpcke« und agierte aus der Abteilung für Jugendkriminalität.

Nur noch selten ließen sich meine Jungs deshalb in der City blicken und es herrschte dauerhaft Ebbe in der Kasse, zumal ich mittlerweile auf fünf Gramm dosiert war. Ständig war ich affig, lief mir der Rotz in Strömen aus der Nase, waren meine Pupillen so stark geweitet, dass man keine Augenfarbe mehr erkennen konnte. Zusätzlich machten mir böse Magenkrämpfe ganz brutal zu schaffen. Es ging mir richtig dreckig. Und es ging nur noch darum, an das nächste Zeug zu kommen.

Trotz der erdrückenden Polizeipräsenz in der Stadt klatschten der Ägypter und ich Anfang April Horstmann & Sander und machten noch mal richtig fette Beute. Über den Daumen gepeilt sackten wir Ware im Verkaufswert von gut 35 000 bis 40 000 Mark ein. Von der Kohle leisteten wir uns vier Fünf-Gramm-Beutel Shore und ließen es dann so richtig krachen.

Erst knapp einen Tag später wachte ich bei Susi in der Wohnung wieder auf, als mich jemand an der Schulter rüttelte und mir leicht mit der flachen Hand ins Gesicht schlug.

»Wach auf, Mann, du schwitzt das ganze scheiß Sofa voll, Alter, und zappelst wie'n Spastiker.«

Zitternd und wie in Zeitlupe richtete ich mich auf. Ich erwachte wie aus einer Vollnarkose. Mein T-Shirt klebte mir klatschnass am Oberkörper und meine Jeanshose sah durch den Schweiß aus, als hätte ich mich eingepisst. Ich stank total ekelhaft und als mir der Geruch in die Nase stieg, würgte ich. Gute 20 Stunden hatte ich durchgepennt und war schon wieder affig. Doch dieses Mal lag die fertige Folie schon vor mir und ich musste nur noch zugreifen. Ich nahm ein paar Züge von dem Blech und sah mich schlaftrunken um. Es war kurz vor ein Uhr und der Ägypter und ich waren anscheinend alleine in der Wohnung.

»Wo is denn die Olle?«

Seufzend pustete er den Rauch aus seiner Lunge in Richtung Zimmerdecke.

»Wo wohl? Anschaffen natürlich.« Wieder zog er an seinem Blech und grinste. »Rauch mal schnell deinen Affen weg und geh duschen, Alter, du stinkst wie'n Iltis, Junge.«

Nichts lieber als das. Seit einer guten Woche hatte mein Arsch kein Wasser mehr gesehen und ich freute mich wahnsinnig auf ein schaumiges Vollbad. Um schneller meinen Turkey loszuwerden, ließ ich die Shore nicht über die Folie laufen, sondern verbrannte sie direkt mit großer Flamme auf einem Punkt. Mit wenigen Zügen ballerte ich mir so ein knappes Gramm in den Kopf und war ruckzuck wieder fit.

Eine Stunde später saß ich frisch und nach Lagerfeld duftend wieder auf dem Sofa und rauchte gemütlich mein nächstes Blech. So sah die Welt schon wieder ganz anders aus.

Ich war ausgeschlafen und voller Tatendrang. »Was geht'n jetzt?«

Der Ägypter schaute mich verdutzt an. »Wie, was geht jetzt? Guck mal auf'n Wecker, Junge. Ich geh gleich pennen. Morgen

Mittag kommen Silent und Patatas vorbei. Die hab ich heute Nachmittag getroffen, als ich Hasch holen war. Bis dahin mach ich gar nix, Alter.«

Er erzählte mir noch, dass Silent ein Päckchen mit LSD von einem Kumpel bekommen hätte und dass er angeblich etwas davon mitbringen wollte. Dann schlief er mit seinem Blech in der Hand und dem Röhrchen im Mund auf seinem Sessel ein.

Ich befreite ihn von seinen Rauchutensilien, deckte ihn zu und widmete mich wieder meinem Blech. Beim Anblick des Ägypters konnte ich mir ein Lächeln nicht verkneifen. In dem gedimmten Licht der Stehlampe wirkte die Narbe auf seiner linken Wange noch viel gruseliger. Er sah aus wie eine der bösen Hexen in einem Kindermärchen der Gebrüder Grimm. Und obwohl er so klein und zierlich war, schnarchte er lauter als ein Grizzlybär. Zudem brabbelte er wirres Zeug im Schlaf und ich amüsierte mich prächtig über ihn, bis auch mich die Müdigkeit wieder einfing und ich auf dem Sofa wegnickte.

Als Susi später irgendwann von ihrer Schicht zurückkam, schliefen wir beide tief und fest.

Ein ganz mieser Trip

Es war bereits Mittag am nächsten Tag, als mich die Klingel aus dem Schlaf riss.

Wie angekündigt waren es Silent und Patatas, ich ließ die beiden rein und bereitete mir ein schönes Frühstücksblech vor.

»Na, schon wieder am Shore asseln?« Silent stichelte mich noch immer, aber Patatas setzte sich direkt neben mich, riss sich ebenfalls ein Stück Folie ab und kramte seinen eigenen Stoff hervor.

In Silents Gesicht konnte ich deutlich die Abneigung erkennen. »Mann, ey. Ihr seid so asozial, Jungs.«

Durch die entstandene Unruhe erwachten nun auch Susi und der Ägypter ganz langsam aus ihrem Koma und blinzelten in die Runde.

»Was geht'n hier ab, Mann?« Susi war gar nicht davon begeistert, dass in ihrer Bude bereits vier Typen rumhockten, bevor sie richtig wach und angezogen war. Sie drehte sich genervt zur Wand und zog sich nörgelnd die Decke über den Kopf. Sie war ein totaler Morgenmuffel. Wir grinsten nur und ignorierten sie einfach.

»Alles klar. Ich hau wieder ab, Leute.« Silent erhob sich stöhnend von seinem Sitzplatz, öffnete seinen Rucksack und kramte etwas aus einer Tupperdose hervor und pfefferte es auf den getönten Glastisch. »Hier. Viel Spaß damit, ihr Shoreasseln.«

Und schon war er wieder verschwunden. Er hatte überhaupt keinen Bock darauf, uns zuzuschauen, wie wir uns unsere Bleche reinzogen. War auch besser so. Wir hatten nämlich auch keinen Bock darauf, uns von ihm beleidigen zu lassen.

Schweigend rauchten wir unsere Bleche und nach wenigen Minuten gesellte sich auch Susi zu uns und bekämpfte ihre ersten Entzugserscheinungen. Sie war noch nicht wirklich hochdosiert und schon nach wenigen Zügen hatte sie die typisch glasigen Augen mit den stecknadelkopfkleinen Pupillen und kratzte sich überall. Dass die Shore einen juckte, kam von den verschiedenen Streckmitteln, die in den letzten zwei Jahren immer häufiger von den Zwischendealern unter den Stoff gemischt wurden. Wenn ich richtig scheiß Material bekommen hatte, kratzte ich mir davon die kompletten Arme und Beine im Schlaf blutig. Ich hasste diesen ekelhaften Nebeneffekt.

Susi griff zu den Kippen, die auf dem Tisch lagen, und entdeckte das Zeug, das Silent dort hingeworfen hatte. Mit leuchtenden Augen und einem breiten Grinsen im Gesicht griff sie sich die komischen Papierschnipsel. »Hat Silent die Pappen für uns hiergelassen?«

Ah, okay. Das war also das LSD, von dem der Ägypter mir letzte Nacht erzählt hatte. Patatas nickte nur und presste sich tief den Rauch seiner Kippe in die shoregefüllte Lunge. Meine Neugierde war geweckt und ich begutachtete das Zeug genauer.

Es waren etwa 15 Papierecken in der Größe von Kippenschachteln. Sie sahen aus wie Briefmarken und auf den einzelnen Karos waren kleine bunte Bildchen abgedruckt. Der Kram wirkte ziemlich harmlos.

Noch nie zuvor in meinem Leben hatte ich LSD gesehen oder genommen. Und ehrlich gesagt hatte ich es auch nicht vor. Denn jedes Mal wenn ich irgendwo Jungs getroffen hatte, die auf dem Stoff unterwegs waren, kamen sie mir so unglaublich verwirrt und verballert vor, dass ich Bammel davor bekam, es selbst mal zu probieren. Aber erstens kommt es anders und zweitens als man denkt.

In den nächsten zwei, drei Stunden machten meine Freunde mir das LSD schmackhaft, indem sie begeistert von ihren Trips berichteten. Der Ägypter erzählte mir voller Vorfreude auf den Trip von den Farbflashs und den Optiken, die man anscheinend davon schob. Und von dem tollen Gefühl, sich selbst ganz anders wahrzunehmen und dass man sich irgendwie neu kennenlernen würde. Seine Worte waren so euphoriegeschwängert, dass er mich nach und nach davon überzeugte, dass mir das Zeug auch gefallen würde.

»Das wird richtig geil, Alter, wirst schon sehen.«

Offenbar konnte man mir meine Bedenken immer noch ansehen.

»Jetzt mach dir mal nich ins Hemd, Junge, wir kiffen uns jetzt in Stimmung und dann picken wir uns so'n Ding. Okay?«

Ich wollte ums Verrecken nicht als Feigling dastehen und so nickte ich auf den Plan ab. Was sollte schon Schlimmes passieren? Außerdem kannte ich mich mit Drogenkonsum ja aus, redete ich mir ein und rauchte die letzten Zweifel und Ängste mit der Bong weg.

Da ich zu dieser Zeit eigentlich so gut wie gar nicht kiffte, war ich schon nach wenigen Zügen völlig dicht von dem Gerät, ich bildete mir irgendwann sogar ein, mich auf den Trip zu freuen.

Kurz bevor wir uns die Dinger einwarfen, klingelte es erneut an der Tür. Es war Daniel, ein lustiger, sympathischer Kerl aus

Hannover Linden, die Jungs und ich hatte schon des Öfteren mit ihm Bleche geraucht.

»Was geht, ihr Freaks?« Mit einem breiten Grinsen im Gesicht ließ er sich in den freien Sessel mir gegenüber fallen und fingerte ein angerauchtes Blech und sein Aluröhrchen aus seiner Kippenschachtel.

»Wir wollten uns gerade ne Pappe picken, auch Bock drauf?« Blöde Frage. Klar hatte Daniel Bock darauf. Anscheinend hatte jeder außer mir schon Erfahrungen mit LSD gemacht und alle waren total begeistert von dem Zeug.

Alle fünf pickten wir uns gleichzeitig einen der kleinen Papierschnipsel, während Patatas nebenbei das letzte Stückchen Hasch aufbröselte und für jeden von uns noch einen Kopf stopfte.

Ich war gespannt wie ein Flitzebogen, als ich das Ding heruntergeschluckt hatte und zappelte vor Aufregung nervös in meinem Sessel hin und her. Immer wieder stellte ich mir die gleichen zwei Fragen: Was passiert jetzt wohl mit mir? Und noch wichtiger: Vertrag ich den Scheiß auch?

»Alter, entspann dich mal. Das wird dir mit Sicherheit gefallen, glaub mir.«

Aus purer Gewohnheit wollte ich mir nebenbei dann noch ein Blech machen, doch die Jungs unterbrachen mich, bevor ich das Päckchen aufschneiden konnte. Wir hatten abgesprochen, erst nach dem Trip wieder zu löten.

Als die Pappe sich eine gute halbe Stunde später in meinem Schädel bemerkbar machte, bekam ich als ersten Effekt das Grinsen gar nicht mehr aus dem Gesicht. Ich hatte plötzlich das Gefühl, mir stünden die Haare zu Berge und meine Fingerspitzen kribbelten ganz seltsam. Nicht unangenehm. Aber irgendwie komisch. Auch breitete sich ein ganz merkwürdiger Geschmack in meinem Mund aus, als hätte ich an einer Batterie gelutscht. Aber auch das war erst mal amüsant und gar nicht weiter schlimm. Der Ägypter hatte ja erzählt, dass man von dem Zeug irgendwie unter Strom stehen würde und so sorgte ich mich nicht weiter. Auch der aufsteigende Lachflash gefiel mir ausgesprochen gut. In letzter Zeit hatte ich nicht wirklich viel zu lachen gehabt und genoss dieses euphorische Gefühl, das sich in mir ausbreitete. Die Jungs hatten verdammt noch mal recht behalten. LSD war eine feine Sache.

Nur wenig später kugelte ich mich auf dem dicken Berberteppich in Susis Wohnzimmer und kriegte mich gar nicht mehr ein. Ich durchlitt richtige Bauchkrämpfe und Gesichtslähmung vor Lachen und trommelte dabei wie ein tobendes Kind mit beiden Fäusten auf dem Teppich herum. Dicke Tränen der Freude kullerten mir dabei in Strömen über das spaßverzerrte Gesicht. Das Zeug war der Knaller. Davor hatte ich Angst gehabt? In Dauerschleife wiederholte sich immer und immer wieder ein und derselbe Gedanke in meinem Kopf: »Ist das geil, ist das geil, ist das geil, ist das geil!«

Auch alle anderen krümmten sich vor Lachen. Und ganz egal wen oder was ich anschaute, einfach alles sah total komisch und lustig aus. Susi saß mit angezogenen Beinen zwischen Patatas und dem Ägypter auf der Couch und kicherte wie eine Bescheuerte in eines ihrer Sofakissen, während sie krampfhaft versuchte, keinen von uns anzusehen. Die beiden Jungs hingen rechts und links neben ihr, den Oberkörper über die Armlehnen des Sofas geworfen und schnappten nach Luft wie die Karpfen an Land. Daniel lag quer auf der Sitzfläche seines Sessels, strampelte wie verrückt mit seinen ewig langen Beinen in der Luft herum und hielt sich laut gackernd beide Hände vors Gesicht. Sie kamen mir vor wie Figuren aus einem Comicfilm. Wie dämlich ich in diesem Moment ausgesehen haben muss, will ich gar nicht wissen. Aber ich liebte es.

Und noch während ich mich auf dem immer bequemer werdenden Teppich hin und her wälzte und mich vor Lachen bepisste, entdeckte ich den großen Kristallaschenbecher unter dem getönten Glastisch, in dem die restlichen Pappen lagen. Total begeistert von dem bisherigen Turn der Droge, zog ich mit weit aufgerissenen Augen den Ascher zu mir herüber, trennte mir noch eins dieser kleinen Papierkaros ab und steckte es mir in den

Mund. Mal wieder bekam ich den Hals nicht voll. Ich dachte mir, je mehr ich davon nehme, desto lustiger wird es werden. Aber da hatte ich mich wohl geschnitten.

Schon kurz nachdem ich mir die zweite Pappe auf die Zunge gelegt hatte, entfaltete die erste ihre volle Wirkung und schlug ganz böse bei mir ein. Von jetzt auf gleich war mir gar nicht mehr nach Lachen zumute und der schöne Gedanke »Ist das geil!« wurde schlagartig abgelöst von »Die zweite hättest du nich nehmen dürfen!«

Ab diesem Moment wirbelte dieser eine Satz gepaart mit der Angst vor der Wirkung der zweiten Pappe wie ein Tornado durch mein Hirn und begann mit der vollkommenen Zerstörung meiner ohnehin schon kaputten Realität.

Völlig angespannt und verkrampft kämpfte ich mich vom Boden zurück in meinen Sessel und starrte mit eulengroßen Augen auf meine zitternden Hände. Es kam mir vor, als könnte ich durch sie hindurchsehen und ich erkannte genau die pulsierenden Adern und Blutgefäße unter meiner milchig-durchsichtigen Haut.

Auch der Batteriegeschmack in meinem Mund wurde immer unerträglicher und ich stand so extrem unter Strom, dass ich ihn sogar durch meine Hirnwindungen fließen hören konnte. Und ich bildete mir tatsächlich ein, fühlen zu können, wie er sich von dort gewaltsam seinen Weg durch meine Schädeldecke bahnte, bevor er sich dann explosionsartig und mit statischem Knistern in meinen zu Berge stehenden Haaren entlud. Blitze verzerrten mir die Optik und meine Akkus waren so brutal geladen, dass ich die Flutlichtanlage eines Stadions hätte in Betrieb nehmen können.

Ab diesem Moment war der Spaß für mich vorbei und der Horror eroberte mit wehenden Fahnen und lautem Kriegsgebrüll meine Hirnwindungen.

Wenn ich noch dazu in der Lage gewesen wäre, hätte ich mir den Finger in den Hals gesteckt und die zweite Pappe wieder ausgekotzt, aber keine Chance.

Wie hypnotisiert saß ich in meinem Sessel, versuchte krampfhaft, die Kontrolle zu behalten und kämpfte wie ein Wahnsinniger dagegen an, nicht den Verstand zu verlieren.

Das Gekicher und Gegacker der anderen hallte in meinem Schädel von einer Seite auf die andere. Es hörte sich an, als säßen wir in einer riesigen, leeren Halle. Die Stimmen klangen merkwürdig verzerrt in der Weitläufigkeit des Raumes und vermischten sich in meinem Kopf zu einem undefinierbaren Soundbrei. Und dazwischen rotierte glasklar und in rasender Geschwindigkeit nur noch dieser eine Satz: »Die zweite hättest du nich nehmen dürfen! Die zweite hättest du nich nehmen dürfen! Die zweite hättest du nich nehmen dürfen! Die zweite hättest du nich nehmen dürfen!«

Der Ägypter bemerkte als Erster, dass mit mir irgendwas nicht in Ordnung war. Ich zuckte erschrocken zurück, als er mir die Hand auf den Arm legte und beruhigend auf mich einsprach.

»Hey, alles is gut. Wir sind alle deine Freunde. Du brauchst keine Angst zu haben.«

Völlig entsetzt starrte ich ihn an. Jetzt sah er wirklich wie die böse Hexe aus einem Märchen aus, und obwohl ich gerade noch realisierte, wer er war, machte er mir eine Heidenangst.

Die Narbe in seinem braunen Gesicht wirkte wie ein lang gezogener Krater in einer Sandwüste. Und seine extrem geweiteten Pupillen waren zwei bodenlose schwarze Seen, die mich jeden Moment zu verschlingen drohten, wenn ich auch nur eine Sekunde länger in sie hineinschaute. Ich wendete mich blitzschnell von ihm ab, um nicht darin zu ertrinken, und starrte wieder fassungslos auf meine mittlerweile völlig durchsichtigen Hände. Ich fasste sie an und knetete sie, um ganz sicherzugehen, dass sie noch da waren. Und immer noch redete der Ägypter auf mich ein. »Alles is gut, mein Freund, keiner hier tut dir etwas. Versuch dich einfach zu entspannen.«

Er gab sich wirklich große Mühe, doch seine Worte machten mir nur noch mehr Angst, seine Stimme klang trügerisch. Der wollte mich doch nur in Sicherheit wiegen! Immer tiefer zog ich mich in meinen plötzlich riesigen Sessel zurück. Er war meine Burg, meine Festung, bot mir Schutz vor dem Unheil, das um mich herum lauerte und danach gierte, sich auf mich zu stürzen. Ich war verloren in einer mir völlig fremden Welt.

In diesem jämmerlichen Zustand verbrachte ich mindestens die nächsten vier oder fünf Stunden. Und nichts und niemand schaffte es, mich aus der tiefen Schlucht heraus und zurück in die Realität zu holen.

Wenn ich nicht gerade zum zehntausendsten Mal dachte: »Die zweite hättest du nich nehmen dürfen!«, argwöhnte ich, dass die anderen schlecht über mich redeten. Doch da ich immer noch unter Hochspannung stand, war meine Zunge wie gelähmt und ich konnte sie nicht dafür zurechtweisen. Unzählige völlig wirre Gedanken schossen mir in Lichtgeschwindigkeit durch den Schädel, aber keinen von ihnen konnte ich greifen. Es war die absolute Hölle.

Und dann war da noch der Fernseher. Irgendwann hatte einer der Jungs die Flimmerkiste eingeschaltet und es lief der Film »Knast total«. Im Normalfall eigentlich eine recht witzige Gaunerkomödie. Doch in meinem Zustand zerfetzten mir das völlig farbüberladene Bild und die fiese Stimme des Knastdirektors auch noch die letzten halbwegs funktionierenden Gehirnzellen.

Der Typ stand an einem Rednerpult auf dem Freistundenhof des Gefängnisses und brüllte circa 200 Knackis an, die sich in Reih und Glied vor ihm aufgestellt hatten und voller Demut ihre Köpfe hängen ließen. Dabei fuchtelte er wild mit den Armen herum und schrie bedrohlich, penetrant und ekelhaft schrill. Er laberte, schrie und brüllte, ohne Luft zu holen, von Minute zu Minute rückte er mir näher auf die Pelle, einzig mir galt seine hassgeladene Ansprache. Der Sound trieb mich langsam, aber sicher in den Wahnsinn. Meine Schädeldecke riss auf, jeden Moment würde der Typ meinen Kopf zum Explodieren bringen! Wie von der Tarantel gestochen sprang ich aus meinem Sessel auf. »Macht den scheiß Fernseher aus, verdammt!«

Die anderen sahen mich kurz erschrocken an und grölten dann

amüsiert los. Doch der Ägypter raffte ziemlich schnell, dass ich immer noch in einer völlig anderen Welt unterwegs war, griff nach der Fernbedienung und drückte den roten Knopf für mich. Aber nichts passierte. Wie zum Teufel war das möglich? Noch immer stand der Direktor direkt neben mir und brüllte mir erbarmungslos ins Ohr. Das konnte doch nicht wahr sein, verdammt noch mal. Der scheiß Typ wollte ums Verrecken seine Fresse nicht halten. Verzweifelt raufte ich mir die Haare und presste mir beide Handflächen so fest ich konnte auf die Ohrmuscheln. Aber auch das half nichts.

Ich musste ganz dringend etwas unternehmen, um nicht vollkommen den Verstand zu verlieren. Entschlossen ging ich auf den Direktor zu, um ihm persönlich den Saft abzudrehen.

Klick-klack, nichts tat sich. Klick-klack, wieder nichts. Klick-klack. Klick-klack. Klick-klack. Ich weiß nicht mehr, wie oft ich den Knopf drückte, bevor ich den Stecker zog, die Kiste aus der Wand riss, am Boden abstellte und zum Schluss auf die Mattscheibe drehte. Endlich war Ruhe! Völlig außer Atem und zittrig fiel ich zurück in meinen Sessel und versank in der angenehmen Stille, die sich weich wie Watte in meinem Kopf ausbreitete.

Doch die Ruhe war nur von kurzer Dauer. Denn plötzlich klingelte es an der Haustür. Ding dong! Der Sound der Glocke kam von unendlich weit weg, bahnte sich seinen Weg durch einen ewig langen Tunnel und hallte mörderisch laut in meinem Kopf nach. Kaum hatte ich den schrillen Ton verdaut, stand mir ein Landsmann vom Ägypter gegenüber und deutete mit dem Finger auf mich. »Was habt ihr denn mit dem gemacht?« Dann warf er eine halbe Platte Haschisch auf den Tisch und verschwand so schnell, wie er gekommen war. Was zum Teufel meinte er damit? Noch während ich versuchte, mir die Frage zu beantworten, kam schon das nächste merkwürdige Ding um die Ecke und nagte an meinem Verstand. Die anderen aßen plötzlich alle Kürbiskerne und der Sound, der entstand, wenn sie mit den Zähnen die Schalen der Kerne knackten, raubte mir den letzten Nerv. Stolpernd flüchtete ich auf den Balkon. Keine Sekunde länger konnte ich dieses verdammte Geräusch ertragen.

Mittlerweile war es bereits kurz vor Sonnenaufgang und die ersten Autos schlängelten sich über Hannovers Straßen. Ich atmete tief die kühle Morgenluft ein und versuchte, mich zu beruhigen. Ich wollte nur noch zurück in die Realität.

Ich hing wohl schon eine ganze Weile mit dem Oberkörper über der Brüstung und verfolgte fasziniert die roten Rücklichter der Pkws, die sich schier endlos in die Länge zogen, als Susi und der Ägypter plötzlich neben mir auftauchten und mich hektisch zurück ins Zimmer zerrten.

»Alter! Was'n mit dir los, Junge? Komm mal klar, Mann!« Sie sahen besorgt aus, aber ich hatte nicht den geringsten Schimmer, was sie von mir wollten und glotzte sie nur verwirrt mit tellerminengroßen Augen an. »Wolltest du da gerade runterspringen oder was?«

Ich hörte zwar seine Worte, aber sie ergaben überhaupt keinen Sinn! Ich verkroch mich in meiner Sesselburg. Was ging hier vor?

Etwa vier Stunden später, etwa gegen 9 Uhr morgens, beobachtete ich die Jungs und Susi dabei, wie sie sich Stücke von einer Rolle Alufolie abrissen und sie vor sich auf dem Glastisch glatt strichen. Außerdem hatten sie sich, ebenfalls aus Alufolie, kleine Röhrchen gebastelt und schauten mich erwartungsvoll an.

»Alter! Gib jetzt endlich die scheiß Shore her, du Idiot, und die ganzen Feuerzeuge und Kippen kannste auch gleich mit rausrücken.« Patatas schien aus irgendeinem Grund verärgert zu sein. Was wollte der Typ von mir?

»Lass ihn in Ruhe, Mann. Du siehst doch, dass der immer noch nicht klarkommt«, fuhr ihm der Ägypter über den Mund. Vorsichtig legte er mir die Hand auf den Unterarm.

»Hey, mein Freund. Wir sind alle affig und du hast die Shore. Gibst du sie uns bitte?«

Was zum Geier wollten die von mir? Patatas drängelte sich schimpfend an dem Ägypter vorbei.

»Das kann doch nich sein, Alter! Der kann mir nich erzählen, dass er von der einen Pappe immer noch so dicht is. Der soll den Stoff raustun, Mann.« Mit einer schnellen Handbewegung fasste er mir in die Brusttasche meines Sweatshirts. Erschrocken zuckte ich zurück und verschränkte die Arme vor der Brust. Was zur Hölle war das denn jetzt? Versuchten meine Freunde mich zu beklauen? Ich wusste zwar nicht, was die von mir wollten und was ich beschützte, aber mir dämmerte schon, dass ich es sehr dringend selbst brauchte. Ich drückte mich immer tiefer in den Sessel und die Feuerzeuge und Zigarettenschachteln, die ich in den letzten Stunden hinter mir gebunkert hatte, piksten mich unangenehm in den Rücken.

»Das wird so nix. Wir müssen einfach warten, bis er von alleine klarkommt.« Wieder war es der Ägypter, der Partei für mich ergriff.

Es dauerte noch eine geschlagene Stunde, bis sie an die Shore herankamen. Patatas hatte irgendwann angefangen, Faxen zu machen und mich erfolgreich von den anderen abgelenkt. Und während ich mich auf ihn fixierte, schaffte es der Ägypter tatsächlich mit seinen flinken Fingern einen der Beutel aus meiner Brusttasche zu ziehen.

Nun saß ich mit großen Augen da und beobachtete neugierig das seltsame Treiben. Sie hielten diese komischen Alustücke in der Hand und darunter brannte die Flamme eines Feuerzeugs. Dann dieser merkwürdige braune Fleck, der sich auf der Folie hin und her bewegte und verdampfte. Den Rauch inhalierten sie durch diese seltsamen Aluröhrchen. Was zum Henker machten die da?

Ich war noch immer nicht in die Realität zurückgekehrt, aber irgendwie kam mir das Ganze doch bekannt vor. Hatte das was mit mir zu tun? Es arbeitete ganz ordentlich in meinem Oberstübchen und offenbar sah man mir das deutlich an. Denn irgendwann hielt mir der Ägypter mit einem freundlichen Lächeln im Gesicht sein Stück Alupapier unter die Nase.

»Willste mal ziehen?« Seine Stimme klang nun nicht mehr

ganz so furchteinflößend wie letzte Nacht und war mir sogar irgendwie vertraut. Geduldig hielt er mir die Alufolie hin.

»Na los. Trau dich. Das wird dir helfen, mein Freund.«

Ich wollte ihm wirklich gerne antworten, doch noch immer verweigerte mir die Zunge ihren Dienst, also nickte ich nur und griff zitternd nach dem Silberpapier.

»Warte, so wird das nix. Ich helf dir. Is das okay für dich?«

Ich nickte.

Vorsichtig steckte er mir das Röhrchen zwischen die Lippen und entzündete die Flamme unter dem Alustreifen. Fasziniert glotzte ich auf den braunen Punkt, während sich die Dämpfe ungenutzt im Raum verteilten.

»Du musst ziehen, Alter. Ganz tief einatmen und dann die Luft anhalten.« Er hatte eine Engelsgeduld mit mir und startete direkt den nächsten Versuch. Diesmal funktionierte es und ich zog den aufsteigenden Rauch durch das Röhrchen tief in die Lungen. Mann, das Zeug brannte vielleicht im Hals und war noch dazu ziemlich bitter, doch der Geschmack war mir seltsam vertraut.

Nur das mit dem Luftanhalten klappte noch nicht sofort. Wieder und wieder trieb der Ägypter den Fleck für mich über die Folie und ein paar Züge später hatte ich den Dreh raus und hielt den Rauch jedes Mal so lang ich konnte in meiner Lunge gefangen. Mit jedem Zug wurde mir etwas wärmer und langsam ließ der bösartige Krampf in meinem Kopf nach.

Immer klarer sah ich die Bilder der Realität, Schritt für Schritt kämpften sie sich durch den dichten Nebel in meinem Hirn und nach einer guten halben Stunde fand ich meine Stimme wieder.

»Alter! Was war das denn? Nie wieder, Junge! Diesen Dreck fress ich nie wieder, Mann.« Völlig mitgenommen hing ich wie ein frisch geficktes Hühnchen auf meinem Sessel. Die anderen grinsten mich erleichtert an, sie hatten sich ernsthaft Sorgen um mich gemacht.

Auf den Schrecken zog ich mir erst mal ein eigenes Blech rein.

Eine Stunde und ein knappes halbes Gramm später überredete Susi mich dazu, mit ihr einkaufen zu gehen. Sie wollte

Frühstück besorgen, etwas Bewegung und frische Luft würden mir sicher guttun. Ich war zwar noch immer etwas zittrig, willigte aber ein und marschierte mit ihr zur Galeria Horten rüber.

In der Obst- und Gemüseabteilung schlug das LSD dann erneut bei mir ein. Schlagartig weiteten sich meine Pupillen und der Duft der Zitrusfrüchte trieb mir den Speichel in den Mund. Ich blieb an Ort und Stelle stehen und versuchte, mich zu beruhigen. Doch während ich so dastand, begannen sich die Fliesen unter meinen Füßen zu bewegen, bildeten einen sich immer schneller drehenden Strudel, der mich jeden Augenblick zu verschlingen drohte. Ich tat einen Satz nach hinten und landete mit meinem Arsch mitten in den Orangen. Patsch!

Sofort blieben einige der Leute um mich herum stehen, glotzten zu mir rüber und tuschelten miteinander. Doch das nahm ich kaum wahr, ich hatte gerade wesentlich größere Probleme. Wie zum Teufel sollte ich hier jemals wieder rauskommen? Der Strudel dehnte sich immer weiter aus und sicherheitshalber zog ich die Knie hoch. Hilfesuchend sah ich mich nach Susi um, die hektisch und mit schnellen Schritten an den Gaffern vorbei auf mich zurannte.

»Was machst du da, verdammt?«

Ich wunderte mich maßlos, dass sie nicht von dem monströsen Strudel eingesaugt wurde, und glotzte sie verständnislos an.

»Alter, du kommst ja immer noch nich klar. Los, Mann, lass uns bloß schnell abhauen.«

Und so zerrte sie mich von dem Obststand herunter und schleifte mich wie ein kleines Kind am Arm quer durch den Laden, über die Straße zurück in ihre Wohnung.

»Alter! Macht dem bloß ganz schnell noch'n Blech fertig. Der Typ rafft's immer noch nich!«

Als ich zwei Minuten später wieder in meiner Sesselburg saß und von meinem Blech naschte, war auf einmal alles wieder in Ordnung. Mittlerweile konnte ich sogar über die Nummer lachen. Trotzdem schwor ich mir hoch und heilig, dass ich nie wieder LSD nehmen würde. Aber wie gesagt, erstens kommt es anders und zweitens als man denkt.

Game over

Hannover, November 1991

Seit dem Zwischenspiel bei Susi ging es dann nur noch steil bergab für mich. Immer seltener hatte sie uns seit der Aktion die Tür geöffnet und ich musste mich nach anderen Schlafgelegenheiten für die Nacht umsehen. Schade eigentlich, denn ich mochte sie. Vermutlich hatten wir ihre Gastfreundschaft und ihr Portemonnaie zu sehr belastet und so streunerte ich oft tage- und nächtelang ziellos durch die Stadt, ohne den geringsten Plan, wo ich pennen könnte.

Auch finanziell ging es mir weiterhin mehr als beschissen, und meistens war ich schon froh, wenn ich nicht böse entzügig war. Jede wache Minute verbrachte ich auf der Jagd nach Bargeld. Doch was ich auch tat, irgendwie war es nie genug. Die paar Kröten von dem Bruch mit dem Ägypter waren ratzfatz weg und wenn ich nicht gerade randvoll mit Heroin war, zog mich meine Situation übelst runter.

Als dann auch noch der Herbst ins Land zog und die Temperaturen wieder merklich fielen, machte mir die Obdachlosigkeit noch zusätzlich die Hölle heiß. Im Sommer war das alles nicht so schlimm gewesen. Ich hatte mal hier und da in einem alten Zelt campiert oder draußen auf einer Wiese geschlafen.

So gegen Ende September brach ich aus Verzweiflung nachts in die Medizinische Hochschule ein und übernachtete in den Behinderten-WCs. Ich kam mir zwar vor wie der letzte Penner, doch dort hatte ich wenigstens eine Heizung, ein Klo und fließend Warmwasser und musste bei niemandem Rechenschaft ablegen.

Trotzdem fühlte ich mich elendig, wenn ich meine Decken auf den Fliesen ausbreitete und mich unter einem der Waschbecken zusammenrollte. Aber irgendwie war das immer noch besser als sich die kalten Nächte in der Stadt oder der Bahnhofsmission um die Ohren zu schlagen und zu frieren.

Maria hatte ich schon seit Wochen nicht mehr gesehen und

sie fehlte mir, doch ich schämte mich extrem für mein Aussehen und traute mich in meinem ausgezehrten Zustand nicht bei ihr zu klingeln und womöglich ihren Eltern zu begegnen. Bestimmt würden ihre Mama und sie bitterlich weinen, wenn sie mich so sahen, und das wollte und konnte ich mir nicht geben. Ich brauchte kein Mitleid, ich brauchte Stoff. In meinem abgedichteten Zustand interessierten mich meine Fehler einen feuchten Furz und ich grübelte höchstens darüber nach, wie ich am nächsten Tag an Geld kommen würde. Meine Sucht hatte mich vollkommen im Griff, und ich und auch die anderen waren mir scheißegal. Selbst als der kleine Pole im Alter von 18 Jahren an einer Überdosis starb, rüttelte mich das nicht wach, ich dachte nur: Selbst schuld, hatte ihn doch keiner zum Spritzen gezwungen. Ich verlor durch meinen brutalen Drogenkonsum völlig das Gefühl für meine Mitmenschen, zu Empathie war ich nicht mal ansatzweise fähig. Aber was soll's. Für mich interessierte sich doch auch kein Schwein. Ich wurde das beschissene Gefühl nicht los, dass ich vollkommen allein auf dieser gottverdammten Welt war.

Also scheiß mal drauf!

In einer besonders stürmischen und nasskalten Nacht fand ich in der Medi kein offenes Fenster zum Einsteigen und verbrachte meine erste Nacht in einer Obdachlosenunterkunft. Zuerst war ich sogar noch froh, dass sie mich nach 23 Uhr überhaupt noch reinließen. Aber als ich den Wohncontainer betrat, bereute ich sofort, dass ich Idiot dort geklingelt hatte.

Es war ein kleiner, dunkler Raum mit vier Betten, von denen drei belegt waren, und es stank ganz erbärmlich nach Pisse und Schnaps. Vor Ekel packte ich nicht mal meine Tasche aus. Nicht im Traum dachte ich daran, mich in das versiffte Bett zu legen. Ich war so fertig mit der Welt und so traurig über meine Lage, dass mich Heulkrämpfe schüttelten. Gott sei Dank hatte der Pförtner irgendwann Erbarmen mit mir und öffnete mir noch vor Sonnenaufgang das Tor. So was sollte mir nie wieder passieren. Lieber wollte ich sterben als da noch einmal hinzugehen. Also raffte ich mich auf und mobilisierte meine letzten Kräfte.

Schräg gegenüber vom Hauptbahnhof, in der Luisenstraße, gab es auf der linken Seite einen noblen Klamottenladen, der direkt an den Eingangsbereich der dortigen Einkaufspassage angrenzte. Wir hatten dort nachts schon des Öfteren teure Jacken von den Kleiderständern im Türbereich geangelt, aber eine Scheibe des Ladens hatten wir noch nie geklatscht.

Das erschien uns als zu gefährlich. Aber in meiner Verzweiflung war mir alles egal. Mit meinem Nothammer zertrümmerte ich eine der riesigen Glasscheiben und schnappte mir zuerst ein paar Lederjacken mit Robbenfellkragen zum Stückpreis von 2000 Mark. Ich zog sie mir über und packte vier Plastiktüten mit jeweils zwei Lederjacken zusammen und bunkerte sie in Schließfächern im Bahnhof. Den Schließfachschlüssel versteckte ich vorsichtshalber in einem Blumenkübel beim Ernst-August-Denkmal und wartete in der Nähe des Ladens ab. Es war kein Alarm losgegangen. Vielleicht konnte ich ja noch mal rein.

Und genau so lief es. Insgesamt brach ich in dieser Nacht sieben, acht, vielleicht sogar neun Mal in den Laden ein und deponierte nach und nach alle teuren Klamotten in weiteren Schließfächern.

Etwas später schlenderte ich in eine meiner schönen neuen Lederjacken eingepackt durch die Bahnhofsvorhalle, als ich völlig blind in eine Polizeikontrolle stolperte. Scheiße! Vor zwei Tagen erst hatte mich ein Kollege gewarnt. Angeblich lag ein Haftbefehl gegen mich vor.

In meiner Euphorie über den geglückten Bruch hatte ich die Warnungen vollkommen vergessen und jetzt stand ich, mit der Acht um die Handgelenke, unter dem Schweif vom Ernst Augusts Pferd und ärgerte mich maßlos über mich selbst. Das Schlimmste an der Situation war, dass die Schlüssel für die Schließfächer noch in meiner Hosentasche steckten und die alle noch mit Klamotten vollgestopft waren, an denen die Preisschilder hingen. Damit konnten sie mir den Bruch zweifelsfrei nachweisen. Und dazu kamen dann noch die unzähligen Anzeigen wegen Ladendiebstahl und Schwarzfahren. Fuck! Das Spiel war aus.

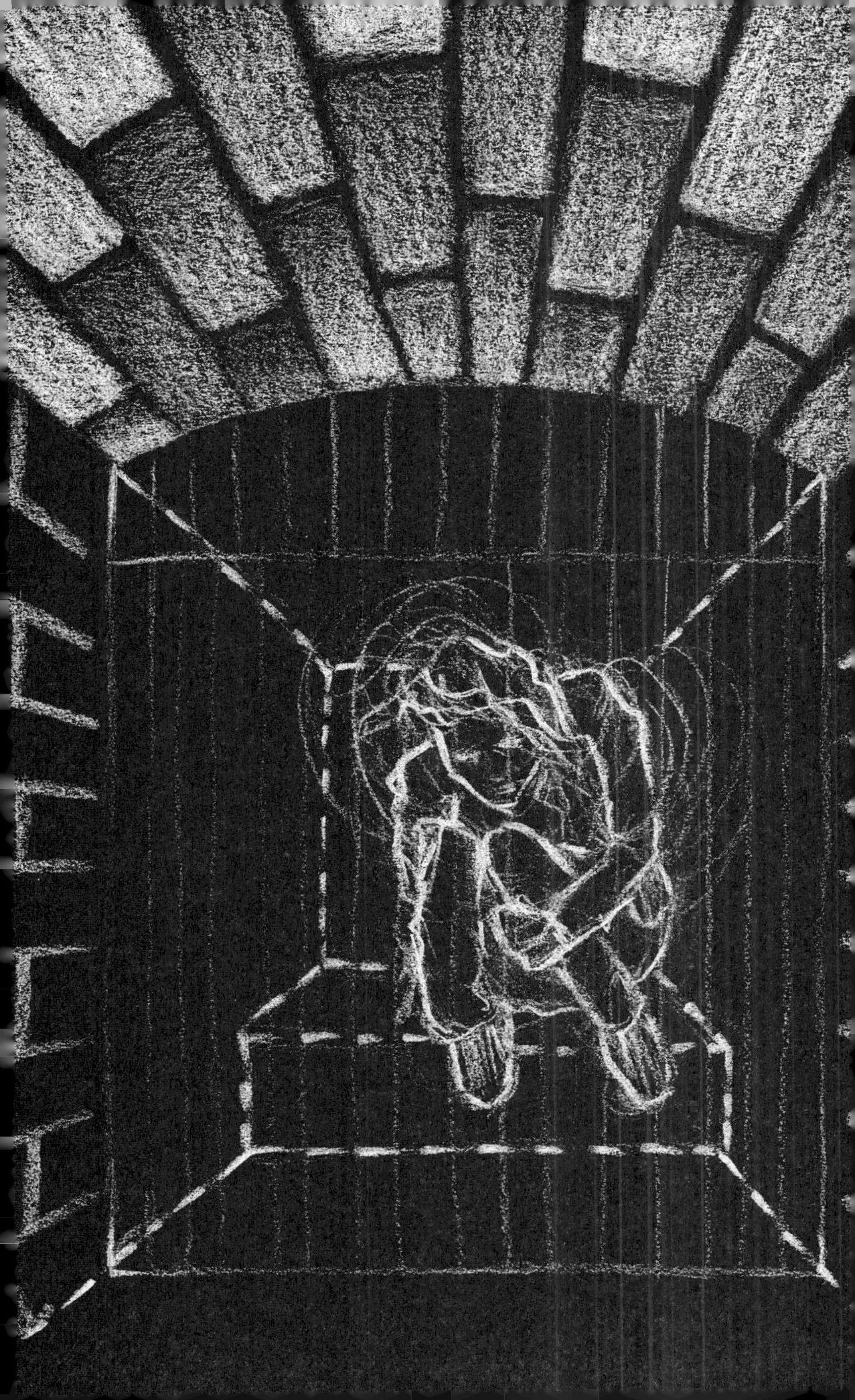

JUGEND-VOLLZUG: JA HAMELN

Herzlich willkommen in der JVA Hannover

Nachdem ich ein paar Stunden auf dem Revier im Bahnhof verbracht hatte, verfrachteten mich die Cops im Streifenwagen und mit Handschellen in die Arrestzellen am Waterlooplatz.

Dort wurde ich zum ersten Mal in meinem Leben einem Haftrichter vorgeführt. Daran erinnern kann ich mich nicht mehr genau, ich war völlig übermüdet und immer noch ziemlich breit.

Meinen Rausch hatte ich dann in der Arrestzelle ausgeschlafen. Inzwischen war ich bereits gute 14, 15 Stunden in Polizeigewahrsam und meine Entzugserscheinungen machten mir so langsam übel zu schaffen. Ich saß frierend in eine der beiden kratzigen Decken eingewickelt auf der Pritsche meiner Zelle und wartete zähneklappernd darauf, dass man mich in die JVA Hannover brachte. Insgeheim hoffte ich noch, dass sie mich gleich wieder gehen lassen würden. Ich kam doch nicht wirklich in den Knast, oder?

Alle meine Knochen und jeder meiner Muskeln schmerzte, als sich die Zellentür öffnete und ein Beamter hereinkam.

»Los geht's.«

Ganz langsam stand ich auf und starrte ihn verunsichert an. Immer noch voller Hoffnung, dass er so was wie »Du kannst jetzt nach Hause gehen« sagte. Doch stattdessen raunzte er mich nur genervt an. »Mensch, mach hin. Ich hab noch was anderes zu tun.«

Bedrückt und mit wackeligen Beinen eierte ich an ihm vorbei in den Flur.

»Aber die bleibt hier, die gehört uns.« Mit einem Ruck riss er mir die Decke von den Schultern und schleuderte sie zurück in die Zelle.

Augenblicklich zog mir die Kälte in die Knochen und ich zitterte wie wahnsinnig.

»Kann ... ich meine ... Jacke ... wieder ... haben?« Mein Unterkiefer vibrierte unkontrolliert auf und ab und die Worte stolperten mir ungelenk aus dem ausgetrockneten Mund.

»Deine Jacke? Das glaubste doch wohl selber nich, oder?« Er grinste fies.

Und weil ich ihm anscheinend zu langsam unterwegs war, schnappte er mich grob am Arm, zerrte mich hinter sich her ins Büro und schubste mich auf einen der alten Holzstühle, die vor einem der Schreibtische standen.

»Bleib da sitzen, geht gleich los.«

Tränen schossen mir in die Augen, ganz langsam realisierte ich, was da gerade geschah. Die würden mich ganz bestimmt nicht gehen lassen. Die wollten mich wirklich in die JVA Hannover bringen und dort einsperren.

Zehn Minuten später scheuchten sie mich und zwei weitere Typen in Handschellen in die kleine Minna, die auf dem Hof stand, und fuhren mit uns in die Schulenburger Landstraße 145. Auf der Straße wurde dieser Knast auch »Hotel zur Gaskugel«

genannt. Ich hatte mal gehört, dass es auf einem der benachbarten Industriegrundstücke eine Firma gab, auf deren Hof eine riesige, mit Gas gefüllte Kugel stehen sollte. Doch erst jetzt, da ich sie kurz aus dem Augenwinkel sah, ergab dieser Hotel-zur-Gaskugel-Spruch einen Sinn für mich. Nur 30 Sekunden später tauchte auch schon der Knast vor uns auf und wir rollten auf das grüne Zufahrtstor zu. Gewaltig ragten die riesigen Gebäude mit den vergitterten Fenstern vor uns in den Himmel.

Ein mulmiges Gefühl stieg in mir auf und ich atmete ein paarmal tief durch, um den Bullen nicht in den Wagen zu kotzen. Verängstigt schaute ich mich um, als wir durch das Tor fuhren und dahinter in der Schleuse hielten. Ich drehte mich um und erhaschte einen letzten kurzen Blick auf die Hauptstraße, bevor sich das Tor langsam hinter mir schloss. Das war's. Ende. Aus. Vorbei. Nichts und niemand konnte mir jetzt noch helfen. Bittere Hoffnungslosigkeit breitete sich von Minute zu Minute massiger in mir aus und schien mich mit aller Gewalt erdrücken zu wollen. Und die wenigen Schritte von der Minna in das Zugangshaus der JVA fühlten sich für mich an wie der finale Gang zum Henker. Das alles konnte doch nur ein schrecklicher Albtraum sein, jeden Moment würde ich daraus erwachen.

Doch als die Stahltür vom Zugang mit einem lauten Knall hinter uns ins Schloss fiel, wurde mir schlagartig bewusst, dass ich nicht träumte und auch, dass ich hier so schnell nicht wieder rauskommen würde. Ich war nun ein Gefangener in der JVA Hannover, ich wollte sterben.

Doch dazu war keine Zeit. Kaum hatte ich das Haus betreten, befreite mich der Beifahrer der Minna von den Handschellen. Ein Beamter scannte mich mit einem Metalldetektor ab und durchwühlte anschließend mit seinen Latexfingern meine Hosentaschen und die Jackentaschen der beiden anderen. Zitternd und mit Tränen in den Augen ließ ich die Prozedur über mich ergehen. Was meine Mutter oder Maria wohl sagen würden, wenn sie mich so sähen? Niemand wusste, wo ich war und was gerade mit mir passierte.

Auf klapprigen Beinen und mit triefender Rotznase wackelte ich hinter dem Beamten her, der vor uns die Stufen hochsprintete und am oberen Treppenabsatz eine Stahltür für uns aufschloss.

»Hereinspaziert, die Herren, und dann immer geradeaus«, flötete er und rief dann seinem Kollegen am anderen Ende des Ganges zu: »Drei Neuzugänge!« Die Tür knallte hinter uns ins Schloss und weg war er. Der kalte, klirrende Sound seiner Schlüssel war alles, was von ihm zurückblieb.

Ich verstand erst nicht, blieb verwirrt stehen und sah den beiden anderen nach, wie sie den Flur entlanggingen.

»Komm mit, wir müssen da hinten hin, zu Haus 3.« Sie schienen sich hier bereits auszukennen und so folgte ich ihnen wortlos. Mein Affe wurde immer schlimmer und jeder Schritt war eine Qual für mich. Der Rotz lief mir aus der Nase und meine Augen tränten so stark, dass ich durch den nassen Schleier kaum was sehen konnte. Gleichzeitig fühlte sich meine Kehle wie ausgetrocknet, wie eine verdammte Staubwüste an.

»Man, trödel nich so rum, Junge! Hier wird pünktlich gegessen!« Genervt winkte mich der Beamte durch eine offene Stahltür. Anscheinend war hier jeder angepisst und hatte es eilig. Die beiden, mit denen ich gekommen war, standen schon vor dem zweiten Tor der Durchgangsschleuse von Haus 3. Der Beamte schloss auf. Wie in Trance folgte ich seinen Anweisungen und schaute mich schüchtern im Haus um. Es war laut in dem Zellentrakt und der Sound hallte in meinem Schädel nach.

Überall standen Gefangene in Arbeitsklamotten in den Türrahmen ihrer geöffneten Zellen und klapperten mit ihrem Geschirr. Sie warteten anscheinend auf ihr Mittagessen. Viele von ihnen unterhielten sich lautstark miteinander und brüllten quer über den Flur oder von Etage zu Etage. Andere standen einfach nur schweigend da und glotzten uns an. Die meisten von ihnen waren durchtrainierte, zum Teil bis ins Gesicht tätowierte Riesen. Wo ich auch hinschaute, überall nur Muskelberge und gestandene Männer. Einige von ihnen trugen die Haare lang und zu einem Pferdeschwanz gebunden. Wie die aussahen, stammten sie offensichtlich aus dem Rotlichtmilieu.

Der Anblick war beängstigend und ich weiß noch, dass ich damals dachte: »Oh mein Gott. Hier muss ich jetzt bleiben?« Ich kam mir so unglaublich winzig und verloren vor.

Doch die Knastroutine riss mich schnell aus solchen Gedanken. Nur zwei Minuten später sperrten sie mich und die anderen in eine dunkle, völlig versiffte Sammelzelle, wo ich auf den Termin beim Anstaltsarzt warten sollte.

Ich hoffte darauf, dass er mir etwas gegen meine Entzugserscheinungen geben würde. Denn mein Affe wurde immer unerträglicher und ich konnte an nichts anderes denken als an Shore. Ich wollte ein dickes, fettes Blech rauchen, ein schönes Gramm Gift, ganz für mich alleine, um mir die verdammten Schmerzen aus meinen Knochen und Muskeln zu löten. In meinem Schädel drehte sich alles einzig und allein um das braune Zeug. Heroin!

Immer wieder flog die schwere Zellentür auf und irgendwer kam herein oder einer der anderen Insassen wurde von einem Beamten aufgefordert mitzukommen. Es ging zu wie im Taubenschlag. Rein, raus. Rein, raus. Rein, raus. Ein ständiges Kommen und Gehen.

Nur ich kam irgendwie nicht dran. Zumindest kam es mir so vor. Die Zeit zog sich wie Kaugummi und von Stunde zu Stunde ging es mir beschissener. Inzwischen hatte ich fast die ganze Rolle Klopapier, die neben der frei stehenden Kloschüssel gelegen hatte, für meinen Rotz verbraucht und meine Nase fühlte sich schon ganz wund an, gute vier Stunden hatte ich schon in dieser Dreckszelle verbracht. Dann wurde ich aufgerufen.

»Los ihr drei, ärztliche Erstuntersuchung.«

Voller Hoffnung sprang ich auf, verspürte einen kurzen Kreislaufflash und folgte dem Beamten schwankend auf den endlos langen Flur vor Haus 3. Endlich würde ich etwas gegen den verdammten Turkey bekommen.

»Immer geradeaus, Männer, bis ans Ende des Gangs. Dort holt

euch dann gleich der Sani ab. Danach kommt ihr dann wieder hierher zurück. Alles klar?«

Ich nickte nur und wackelte so schnell ich konnte in die angegebene Richtung. Es war kühl hier und immer wieder schüttelten mich heftige Zitteranfälle durch, mir war kalt und ich schwitzte. Meine Klamotten klebten an mir wie Fliegen an Scheiße und ich stank ganz erbärmlich nach dem Gift, das meinen Körper in Strömen verließ.

Nur dass hier kein falscher Eindruck entsteht: Ich bereute nichts. Ich sehnte mich nur nach dem nächsten Turn. Bloß schnell zu diesem Arzt! Der würde mir bestimmt helfen, da war ich mich ganz sicher.

Doch kaum im Sanitätsbereich, steckte man uns wieder in eine Sammelzelle und verriegelte mit einem lauten Rums die Tür hinter uns. Auch hier saßen gut und gern zehn Mann rum und warteten darauf, aufgerufen zu werden. Verdammte Scheiße!

Die waren bestimmt alle vor mir dran. Das konnte dauern. Völlig erschöpft ließ ich mich auf einen der freien Stühle fallen und ließ den Kopf hängen. Ich war körperlich und seelisch völlig ausgelaugt und war kurz davor zu heulen. Nur mit Mühe und Not hielt ich die Tränen zurück und starrte verzweifelt durch die Gitter aus dem Fenster. Jetzt bloß keine Schwäche zeigen.

Drei quälende Stunden später saß ich erwartungsvoll dem Arzt gegenüber, einem kräftigen Mann mit Halbglatze und Brille.

Meine Nerven lagen blank und meine Knie wippten in rasender Geschwindigkeit auf und ab.

»Nehmen Sie Drogen?«

Hatte er mich das gerade wirklich gefragt? Ein Blinder konnte doch sehen, dass ich voll drauf war. Trotzdem antwortete ich so höflich wie ich nur konnte auf seine blöde Frage.

»Ja, heroinabhängig, seit zwei Tagen bin ich schon ohne Stoff. Mir geht's überhaupt nicht gut. Können Sie mir bitte etwas gegen die Entzugserscheinungen geben?« Er zog seine Brille bis auf die Nasenspitze herunter und schaute mich prüfend über den Rand hinweg an. Dann kritzelte er irgendwas in meine Krankenakte und fordete mich auf, mich frei zu machen.

»Tief ein- und ausatmen bitte.« Der Kopf seines Stethoskops war eiskalt und ich zuckte zusammen, als er mir damit die Lunge abhörte. »Okay. Und jetzt bitte mal husten.«

Auch das tat ich, ohne mich zu beschweren. Obwohl ich mich viel lieber auf den Medikamentenschrank gestürzt hätte, der sperrangelweit geöffnet vor mir an der Wand hing. Da waren höchstwahrscheinlich ein paar gute Sachen drin. Irgendwelche Pillen, Säfte oder von mir aus auch Zäpfchen, bestimmt würden die mich richtig wegschießen und meinen Affen töten.

Leider sahen die beiden Sanis im Raum verdammt durchtrainiert aus und vermutlich würde ich den Giftschrank eh nicht erreichen. Außerdem hatte der Doc mir seine Hilfe ja schon zugesichert. Zapplig beobachtete ich den Arzt dabei, wie er drei Pillen aus zwei verschiedenen Packungen drückte und sie vor mir auf die Tischplatte legte.

»So, bitte schön.«

Ich schaute kurz auf die Tabletten vor mir und dann ungläubig zu ihm. Das sollte alles sein?

»Was is'n das?«

Er hielt die Verpackungen hoch, sodass ich sie sehen konnte. »Eine Aspirin und zwei 60 mg DHC. Das sind Codeintabletten. Die helfen Ihnen beim Entzug. Morgen und übermorgen bekommen Sie die gleiche Menge noch einmal, das sollte dann reichen.«

Der Typ wollte mich wohl verarschen! Ich war auf fünf Gramm Shore am Tag dosiert und der Idiot verschrieb mir eine Aspirin und zwei lächerliche DHCs? Selbst wenn er mir die beiden kompletten Großpackungen gegeben hätte, säße ich morgen schon wieder affig vor ihm.

Als ich anfing, mit ihm darüber zu diskutieren, verdrehte er genervt die Augen und die Sanis führten mich zurück in die Sammelzelle. Was für ein blöder Wichser. Natürlich hatte ich mir die drei Pillen trotzdem reingezogen, in der Hoffnung, dass sie mir wenigstens ein bisschen Linderung verschafften. Doch es passierte rein gar nichts. Im Gegenteil. Die Suppe lief mir aus allen Löchern. Ich konnte meine Nase gar nicht so schnell putzen, wie sie sich wieder mit neuer Rotze füllte und meine Augen tränten wie ein Sturzbach.

Zudem kündigten sich die ersten fiesen Muskelkrämpfe in den Waden und Schienbeinen an und meine Beine waren schwerer als Blei. Die Schüttelfrostattacken verschlimmerten sich ebenfalls und der kalte Schweiß suppte mir aus allen Poren. Außerdem überfielen mich Gähnanfälle der übelsten Sorte und ich riss in einer Tour mein trockenes Maul bis zum Anschlag auf. Einmal hätte ich mir dabei sogar fast den Kiefer ausgerenkt.

Ich war völlig am Ende, als mich ein Beamter endlich aus der Zelle holte. Zuerst durchlief ich die Kammer. Ich hatte noch keinen Plan, was die Kammer eigentlich war, aber hier verpassten sie mir meine erste Buchnummer und brachten mich anschließend mit zwei anderen Gefangenen in Haus 4, genannt Transporterhaus.

»Hallo Jungs, ich bin Herr Groß, der hausälteste Beamte hier auf Haus 4. Falls irgendwas ist oder ihr ein Problem habt, wendet euch an mich. So, nun nehmt ihr euch von dahinten jeder einen Stapel mit Decken, Handtüchern und Geschirr und dann folgt mir bitte.«

Er verschwand kurz in seinem Büro, das am Ende des Flures in der zweiten Etage lag, und wartete danach am ersten Treppenabsatz auf uns.

Meine Beine gehorchten mir kaum noch. Jeder Muskel schmerzte und immer wieder hielt ich inne, damit sich mein Kreislauf wieder beruhigte. Als ich endlich oben angekommen war, hatte Herr Groß bereits einen der beiden anderen in eine der Zellen eingeschlossen und scheuchte uns nun in die vierte Etage hinauf. Noch mehr Treppen. Verdammt.

Wie ein alter Mann quälte ich mich die Stufen hoch und hielt mein Bündel fest umklammert. Die ganze Zeit über jagte mir nur ein einziger Gedanke im Kopf herum.

»Hier kommst du nie wieder lebend raus, hier kommst du nie

wieder lebend raus, hier kommst du nie wieder lebend raus, hier kommst du nie wieder lebend raus!«

Alles in meinem Schädel drehte sich und ich war völlig außer Atem. Schließlich öffnete Herr Groß einen der Hafträume in der Flurmitte und bat mich mit einem Wink hinein.

»So, da wären wir. Am besten, du schläfst dich erst mal richtig aus, Junge. Morgen sieht die Welt dann gleich ganz anders aus. Kopf hoch.«

Obwohl ich total am Ende war, fiel mir die Freundlichkeit von Herrn Groß auf. Er war der erste nette Beamte, den ich kennenlernte. Bisher waren die meisten nur blöde Wichser gewesen. Aber Herr Groß war da irgendwie anders.

Ich rang mir ein Lächeln ab und betrat die Vier-Mann-Zelle, während er mein Namensschild neben der Tür anbrachte.

»Gute Nacht alle zusammen, wir sehen uns morgen Nachmittag wieder.« Mit einem lauten Knall schlug er die Stahltür hinter mir zu.

Dann dieser schreckliche Sound der Schlüssel und wieder dieser Gedanke. »Hier kommst du nie wieder lebend raus, hier kommst du nie wieder lebend raus, hier kommst du nie wieder lebend raus, hier kommst du nie wieder lebend raus!«

Frustriert und wieder mal den Tränen nah, legte ich mein Bündel auf das einzige freie Bett und setzte mich erschöpft daneben. Vorsichtig ließ ich meinen Blick durch die Zelle wandern.

Zwei Doppelstockbetten standen links und rechts in dem kleinen Raum. Dann noch zwei Metallspinde für jeweils zwei Leute, ein alter Holztisch und vier Stühle. Hinter einem ekligen Trennvorhang, der vermutlich mal ein Bettlaken gewesen war, konnte ich ein kleines Waschbecken und die in einen Betonsockel eingelassene Kloschüssel erkennen. Das war's.

Die Wände der Zelle waren fast braun vom Rauch der unzähligen filterlosen Zigaretten und überall hatten sich die Jungs mit irgendwelchen Sprüchen an den Wänden verewigt, meist waren es Kritzeleien mit Kuli oder Bleistift, aber viele hatten auch irgendwas zum Kratzen benutzt oder einfach ihren Namen oder sonst was Dummes mit einem Feuerzeug an die Decke gebrannt. Der Anblick war total depremierend. In diesem Drecksloch sollte ich jetzt also wohnen?

Kalter Entzug

Nachdem ich ein paar Minuten einfach nur so dagesessen und mich umgesehen hatte, stellte ich mich meinen drei Mitgefangenen vor. Ab jetzt würde ich meine Tage mit ihnen in dieser Zelle verbringen und ich hoffte, dass ich mir mit ein wenig Freundlichkeit zusätzlichen Ärger ersparte.

Einer der drei, er war etwa Mitte zwanzig, lag oben auf einem der Doppelstockbetten und las. Als ich ihn begrüßte, sah er nur kurz zu mir rüber, nickte mir gelangweilt zu und vertiefte sich sofort wieder in seine Lektüre. Der Typ war irgendwie komisch, hatte wohl kein großes Interesse daran, mich kennenzulernen. Egal. War mir auch recht.

Die beiden anderen waren wesentlich lockerer drauf und bestimmt schon über 40. Nach ihrem Akzent zu urteilen kamen sie irgendwo aus Osteuropa. Sie saßen am Tisch, spielten lachend Karten, tranken Tee und rauchten eine Kippe nach der anderen.

Als ich mein Bett notdürftig bezogen hatte, setzte ich mich dazu und schaute ihnen beim Zocken zu. Offensichtlich machte ihnen das Eingesperrtsein weniger zu schaffen. Vermutlich hatten sie schon ein paar Wochen oder Monate im Bau hinter sich und waren bereits an dieses miese Gefühl gewöhnt. Nicht so wie ich.

Ich glotzte alle fünf Sekunden zur Tür und hoffte, dass sie sich irgendwann öffnete. So mit großem Trara und so. Nach dem Motto: »Wir haben dich doch nur verarscht, Junge, du kannst jetzt wieder gehen!« Doch nichts dergleichen passierte und mein Affe wurde immer schlimmer.

Der heiße Tee, den mir die beiden Alten eingeschenkt hatten, rebellierte gewaltig in meinem Magen und trieb mich auf die

Toilette. Ich ekelte mich total und wollte erst nicht gehen, denn das Scheißhaus sah wirklich übel aus, doch ich hatte keine andere Wahl. Der große Dünnschiss begann.

In den letzten drei Jahren war ich nur alle paar Tage mal scheißen gewesen, manchmal vergingen aber auch zwei Wochen oder noch länger zwischen den Sitzungen. Und wenn ich dann endlich mal kacken gewesen war, hatte es mir fast jedes Mal das Arschloch zerrissen. Denn Heroin entzieht dem Körper Flüssigkeit und verhärtet dadurch den Stuhlgang. Eine äußerst schmerzhafte Angelegenheit. Dieses Problem hatte ich jetzt nicht mehr.

Mit lauten Furzgeräuschen spritzte es wie eine Wasserfontäne aus mir heraus und der kleine Raum erfüllte sich augenblicklich mit einem pervers säuerlichen Geruch, bei dem ich beinahe kotzen musste. Die Aktion war mir super peinlich, denn die Jungs konnten alles hören und, was noch viel schlimmer war, auch riechen. Aber die beiden Alten lachten nur.

»Puuhh, Junge. Du stinkst wie ne Bergziege.«

Gott sei Dank nahmen sie mir meine Ausdünstungen nicht übel und öffneten die Fenster, und amüsierten sich über die Geräusche, die ich fabrizierte. Von dem Jungen hinter seinem Buch hörte ich keinen Mucks. Vermutlich fand der das alles nicht so lustig.

Zum Glück hatte ich in den letzten Tagen kaum was gegessen und der Spuk war ziemlich schnell wieder vorbei. Nur die Magenschmerzen wollten nicht aufhören. Vollkommen erschöpft kroch ich vom Klo direkt in mein Bett und zog mir frierend die Decke bis unters Kinn. Panik stieg in mir auf. Mit dem Turkey ging es ja gerade erst richtig los. Der dritte und vierte Tag des Entzugs sollten angeblich die schlimmsten sein und die lagen noch vor mir. Der verfickte Arzt würde mir mit Sicherheit auch nicht weiterhelfen. Mann, ich war total am Arsch.

Während ich so dalag und mir Sorgen machte, kroch die Wärme zurück in meinen Körper und ich schlief endlich ein. Es sollten die letzten vier oder fünf Stunden sein, die ich durchschlief. Danach war Schlaf nur noch ein unerfüllter Wunsch.

Denn den Rest der Nacht verbrachte ich frierend und in meine beiden Wolldecken eingewickelt. Immer wieder durchfuhren mich üble Hitzewellen, die mir den Schweiß literweise auf die Stirn trieben, und alle paar Minuten riss ich mir die Decken von den Schultern. Ich brannte innerlich. Doch kaum hatte ich die Decke abgestreift, fror ich sofort wieder und klapperte wie wild mit den Zähnen, also schnell wieder hoch mit dem Ding. Dann wieder runter, hoch, runter, hoch und wieder runter. Es war die absolute Hölle – und nur der Anfang. Ich saß auf der Bettkante und wippte wie ein Autist vor und zurück und kämpfte gegen die wiederkehrenden Magenkrämpfe an. Mein Bauch grummelte durchgehend, als hätte ich Hunger, aber allein beim Gedanken an Essen kam mir schon die Kotze hoch. Ich war eine einzige offene Wunde.

Meine Nervenenden lagen blank und reagierten auf jede noch so kleine Berührung. Vollkommen egal, ob ich mich einfach nur mit dem Rücken an die Wand lehnte, mit dem Arm den Bettpfosten streifte oder mir mit der Hand den Schweiß aus dem Gesicht wischte. Einfach alles fühlte sich scheiße, merkwürdig und fremd an. Bei jeder Berührung empfand ich ein perverses Ekelgefühl und schüttelte mich wie ein nasser Hund, um es wieder loszuwerden. Selbst beim Pissen schien sich mein Schwanz vor meiner Hand zu verstecken. Ich wusste nicht mehr, ob ich lachen oder weinen sollte. Mein Hirn fühlte sich an wie das Zeug, das am frühen Abend aus meinem Arsch geflossen war. Der einzige Gedanke, der sich in dieser Kloake festkrallen konnte, war der an Heroin. Jede Faser meines Körpers gierte nach dem teuflischen braunen Zeug. Ich hätte alles für den Stoff getan. Wie ein Getriebener durchwanderte ich den dunklen Raum und blieb schließlich an der massiven Stahltür stehen, meine Knie wurden weich und ich sackte zusammen, Angst übermannte mich. Angst vor den Schmerzen, die ich noch erleiden sollte. Und obwohl ich in dieser Nacht mein gesamtes bisheriges Handeln infrage stellte, hätte ich einen Wunsch frei gehabt, nur einen Wunsch, ich hätte mir Heroin gewünscht. Ganz viel Heroin! Heroin, nur für mich alleine. Braunes! Gift! Shore! Heroin! H! Mir scheißegal, wie ihr es nennt. Ich wollte es haben! Das Zeug hatte mein Gehirn gefickt. Ich konnte an nichts anderes mehr denken.

Als der Sani mir gegen halb neun meine Dosis Pillen vorbeibrachte, schluckte ich sie gierig und versuchte ihn verzweifelt davon zu überzeugen, mir eine höhere Dosis DHC zu verschreiben. Aber er ließ mich eiskalt stehen. Ich sei selbst schuld an meinem Zustand und müsse da jetzt durch. Grinsend fügte er hinzu, ich solle mich nicht so mädchenhaft anstellen.

Was bildete sich diese bärtige Krankenschwester eigentlich ein, wer sie war? Am liebsten wäre ich ihm für die Aussage ins Gesicht gesprungen, aber ich war einfach zu fertig. In meine Decke eingewickelt legte ich mich wieder ins Bett, hoffentlich wirkten die scheiß Pillen.

Doch an diesem wie auch am nächsten Tag blieb es bei der Hoffnung. Die nächsten zwei, knapp drei Tage verbrachte ich wie im Delirium. Mein Hirn war nur noch Matsch, die Muskeln kraftlos und verkrampft und die erkältungsähnlichen Symptome verschlimmerten sich konstant. Die Nase lief, die Augen tränten und die Kälteschauer wechselten sich beinahe im Minutentakt mit den Hitzewallungen ab. Entweder zitterte ich wie Espenlaub und zerstörte mir durch das Zähnegeklapper fast das Gebiss oder ich glühte wie ein Vulkan und drohte an der Hitze meines Körpers zu ersticken. Schreckliche Krämpfe durchzuckten Schienbeine und Waden. Ich wälzte mich mit schmerzverzerrtem Gesicht auf dem verschwitzten Bett hin und her und wenn ich wegen der Krämpfe aufsprang, um hin und her zu laufen, klappte ich das ein oder andere Mal einfach zusammen. Mein Kreislauf machte bei schnellen Bewegungen einfach nicht mehr mit und mindestens zwei Mal schlug ich unsanft auf dem Boden auf und holte mir üble blaue Flecken. An Schlaf oder Essen war überhaupt nicht zu denken, jede Tasse Tee wurde innerhalb von wenigen Minuten zu brennendem Dünnschiss. Wenn ich es wagte, mir eine Kippe anzuzünden, kotzte ich. Physischer und psychischer Totalausfall.

Inzwischen war der diensthabende Beamte schon total abgenervt, weil ich ohne Unterlass die Ampel drückte, in der Hoffnung, dass der Amtsarzt mir mehr von den Pillen verschrieb. Als er das letzte Mal durch die Luke geglotzt hatte, wollte er sich mit der Krankenstation in Verbindung setzten und sich dann wieder bei mir melden. Das war nun aber schon mindestens zwei Stunden her und mittlerweile hegte ich den starken Verdacht, dass er mich vergessen hatte oder einfach mit voller Absicht zappeln ließ. Also drückte ich stumpf noch mal auf den Notfallknopf. Denn schließlich hatte ich Not. Ganz große Not sogar. Ich verstand einfach nicht, warum man mir nicht vernünftig helfen wollte. Bei jedem Schlüsselgeräusch, das vom Flur in unsere Zelle drang, fixierte ich die Tür und hoffte auf ein paar der DHCs oder ein anderes Medikament.

Wie ein hypnotisiertes Kaninchen saß ich schwitzend in meine Decken eingewickelt auf einem der unbequemen Holzstühle und starrte benommen auf die Stahltür des Haftraumes. Meine drei Zellkumpane waren zum Glück friedliche Gesellen und ertrugen mich und meine Sperenzien stillschweigend. Der Junge las die ganze Zeit und die beiden Alten kümmerten sich ziemlich fürsorglich um mich und boten mir immer wieder Tee und Tabak an. Außerdem überließen sie mir zwei T-Shirts und eine Jogginghose, damit ich was zum Wechseln hatte, wenn meine Sachen durchgeschwitzt waren. Die beiden mochten mich anscheinend, trotz der Unruhe, die ich mit in die kleine Hütte gebracht hatte.

Plötzlich ging die Luke auf und der Beamte schaute grinsend herein. Endlich!

»Hier, Junge, mit liebem Gruß vom Sani. Du sollst dich mal richtig ausscheißen, das wird schon wieder!« Dann warf er zuerst eine Rolle und dann noch eine Rolle Klopapier zu mir in die Zelle und zum krönenden Abschluss landete noch eine angebrochene Packung Kamillentee vor meinen Füßen. Und schon war die Klappe wieder zu und der Beamte verschwunden. War das jetzt wirklich deren Ernst? Zwei Rollen Klopapier und Kamillentee? Enttäuscht, wütend und den Tränen nahe hob ich die beiden Toilettenpapierrollen und den Kamillentee vom Boden auf, legte alles auf den Tisch und verzog mich in mein Bett. Was sollte ich denn jetzt machen, verdammt?

Den ganzen Abend zermarterte ich mir das Hirn und suchte nach Gründen, warum sie mir doch noch helfen mussten. Aber wie ich es auch drehte und wendete, mir blieb nichts anderes übrig, als den Entzug kalt durchzustehen. Es dauerte noch die ganze Nacht, bis ich die Tatsache akzeptiert hatte und bereit war, mich diesem Kampf ohne Hilfsmittel zu stellen. Und so erstaunlich es klingen mag, aber danach ging es langsam, aber sicher wieder bergauf.

Mein Magen beruhigte sich allmählich und innerhalb der nächsten drei Tage kehrte mein Appetit langsam zurück und ich behielt das bisschen Brot und die paar Kartoffeln, die ich aß, auch bei mir. Durch die Salze in der Nahrung ließen die Krämpfe nach und Schritt für Schritt kehrte ich ins »normale« Leben zurück. Wenige Tage später legten sich auch die innere Unruhe und die Schlaflosigkeit und nach gut zehn, zwölf Tagen war ich wieder halbwegs fit und pennte nachts manchmal schon drei bis vier Stunden am Stück durch.

Immer öfter beteiligte ich mich jetzt an den Gesprächen der beiden Alten und erzählte ihnen mit stolzgeschwellter Brust von meinen Brüchen und Diebestouren, schließlich erzählten die beiden ja auch von ihren Dingern und wo sie schon überall dafür gesessen hatten. Wir gehörten schließlich alle auf dieselbe Seite. Auch wenn die beiden wesentlich älter waren als ich, es waren irgendwie trotzdem meine Jungs.

Dass der andere Typ sich so gut wie gar nicht an unseren Gesprächen beteiligte, war mir egal. Er lag die ganze Zeit nur auf seinem Bett und verschlang ein Buch nach dem anderen. Und wenn er nicht ab und zu aus seiner Koje gehüpft wäre, um aufs Klo zu gehen oder sein Essen an der Tür abzuholen, hätte ich ihn wahrscheinlich noch nicht mal bemerkt.

JA Hameln, U-Haft

Hameln, Dezember 1991

Nach ungefähr zweieinhalb Wochen in der JVA Hannover wurde ich in die JA Hameln verlegt. Hier war alles etwas kleiner als in der JVA Hannover. Nach der Aufnahmeprozedur holte mich der Gruppenbetreuer zusammen mit dem Hausarbeiter der U-Haft aus der Kammer ab.

»Na, dann komm mal mit, Junge.«

Ich hatte einen ganzen Bollerwagen voll mit Anstaltsklamotten bekommen, den ich nun hinter mir herzog. Gemeinsam betraten wir den großzügigen Innenhof der JA und marschierten Richtung Haus 9. Ich staunte nicht schlecht. Das sah mehr nach einem Park als nach einem Freistundenhof aus. Überall Grünflächen mit kleinen Baumgruppen und Sträuchern, ein kleiner Teich in der Mitte und sogar einen roten Gummiplatz zum Fußballspielen gab es hier. Die Häuser 9 bis 1 bildeten um den Platz ein Oval, in das sich auch das Verwaltungsgebäude und die Mensa für die Knackis einreihten. Ich kam mir beinahe vor wie im Schullandheim.

Angekommen auf meiner Wohngruppe und in der mir zugeteilten Zelle verstärkte sich der Eindruck noch. Jeder Gefangene bewohnte eine Einzelzelle, mit einem Holzbett, einem Tisch und einem Stuhl, einem Einbauschrank aus Holz und einer Kofferbrücke. Die Wände waren weiß gestrichen und nicht so nikotinbraun wie in Hannover. Außerdem gehörte zu jedem Haftraum ein separater Toilettenbereich und durch das Zellenfenster fiel wesentlich mehr Licht herein als bei den winzigen Luken in Hannover. Sogar eine Gardine hing davor. Alles war schön hell und relativ sauber.

»Sooo, richte dich erst mal in Ruhe ein und sieh dich ein bisschen auf der Gruppe um. Wenn du magst, kannst du auch duschen oder etwas fernsehen. Ich bin vorne in meinem Büro, falls irgendwas sein sollte. In zwei Stunden gibt's Abendessen und danach ist dann Nachteinschluss.«

Ich nickte kurz und sah dem Beamten nach. Der Typ war mir schon beim ersten Anblick unsympathisch gewesen und ich nahm mir vor, ihn so gut wie möglich zu ignorieren. Und sowieso, nach den Erfahrungen in Hannover hatte ich überhaupt keinen Bock mehr auf die scheiß Beamten. Für mich waren die Schließer genau wie die Bullen alles nur kleine Bastarde, mit denen man sich am besten überhaupt nicht abgab.

Trotzdem war ich froh über den mittlerweile fast schon ungewohnten Freiraum und erkundete sofort die Gruppe. Neugierig schlich ich über den Flur. Es gab acht Einzelzellen in der Wohngruppe. Neben der Küche und den Duschen lagen zwei davon auf meiner Seite des Gangs und fünf gegenüber. Direkt vor meiner Zellentür gab es ein vergittertes Fenster und am gegenüberliegenden Ende des Flurs lag der Tagesraum. Dort standen acht relativ bequeme Fernsehstühle, ein kleiner Couchtisch auf einem alten, zerfledderten Teppich und ein noch älterer Fernsehapparat in einer zugestaubten Schrankwand. In den Regalen daneben lagen ein paar Zeitschriften und Bücher herum. Die Fenster im Tagesraum waren nicht durch Gitterstäbe, sondern durch schwere Panzerglasscheiben gesichert. Das war zwar Kacke für die Kontaktaufnahme mit Gefangenen aus den anderen Häusern oder im Hof, aber es verbesserte dafür wesentlich die Aussicht. Gegenüber dem Aufenthaltsraum gab es noch eine kleine Nische und dort befand sich Zelle Nummer acht und dann war da noch das Stationsbüro der Beamten mit komplett verglaster Front. Das war's. Das war mein neues Zuhause.

Erst mal nur bis zu meinem Gerichtstermin. Und laut Aussage meiner Zellenkumpane in Hannover würde der nicht mehr lange auf sich warten lassen. Hoffentlich behielten sie recht. Ich ging davon aus, dass ich Bewährung bekommen und bald wieder auf freiem Fuß sein würde. Also scheiß mal drauf, wie es hier aussieht.

Außer mir waren nur noch zwei weitere Gefangene hier, die jedoch beide in ihren Hafträumen eingeschlossen waren. Ich klopfte bei den Jungs an und stellte mich vor, leider sprachen die beiden kein Wort Deutsch, ich vermutete, dass sie aus Rumänien oder Bulgarien stammten. Egal.

Erst mal lange und schön heiß duschen. Fast eine Stunde verbrachte ich unter dem warmen Wasserstrahl und schrubbte mir den Dreck der JVA Hannover und die letzten Schweißschübe des Entzugs vom Leib. Es war bereits dunkel draußen, als ich erschöpft, aber frisch durch die Gitter meines Zellenfensters in den Freistundenhof hinausschaute, eine Scheibe Brot aß und dem Sound der Schlüssel beim Einschluss lauschte.

Die Scheinwerfer erhellten den Freistundenhof der U-Haft und den gut vier Meter hohen Drahtzaun dahinter, gekrönt von einer dicken Rolle NATO-Draht. An jedem dritten Pfeiler blinkte eine bewegliche Videokamera. Hinter dem ersten Zaun erstreckte sich ein etwa drei Meter breiter Grünstreifen, mannshoch zugewuchert mit Brombeersträuchern, und direkt dahinter ragte ein zweiter Zaun in den Himmel, ebenfalls mit einer Rolle NATO-Draht versehen. Die Lichtkegel der Lampen spiegelten sich in dem etwa drei Meter breiten Wassergraben zwischen Freistundenhof und Zaun. Der Anblick erstickte jeden Gedanken an Flucht bereits im Keim. Keine Chance. Man bräuchte Flügel, um dieses Hindernis zu überwinden.

Der Gerichtstermin

Hannover, Dezember 1991

Die letzten Wochen waren brutal langweilig gewesen und ich hatte die Tage mit dem Lesen von uninteressanten Artikeln in veralteten Zeitschriften totgeschlagen. Aber die Zwangsruhe hatte auch etwas Positives und durch die regelmäßigen Mahlzeiten hatte ich inzwischen wieder gute zehn Kilo zugenommen und fühlte mich fit genug für die Entlassung.

Die Anklageschrift und die zwei, drei Besuche der Kripo aus Hannover hatten mich nicht sonderlich beunruhigt und so war ich guter Dinge, als ich im Keller des Amtsgerichtes saß und auf meinen Termin im Gerichtssaal wartete. Es war schließlich bald Weihnachten, die Gerichte arbeiteten den letzten Tag vor der Winterpause und ich war mir hundertprozentig sicher, dass ich mit einem blauen Auge und einer Bewährungsstrafe davonkommen würde. Mein Weihnachtsgeschenk sozusagen. Außerdem hatte ich mit meinem Pflichtverteidiger abgemacht, dem Gericht etwas entgegenzukommen und ein paar der Brüche aus meiner Anklageschrift zuzugeben. Natürlich nur die, die sie mir sowieso beweisen konnten, und vielleicht auch noch ein, zwei weitere Kleinigkeiten.

Aber eine Aussage zu meinen Mittätern würde ich niemals machen, was sie mir höchstwahrscheinlich zu meinen Lasten auslegen würden. Ich hoffte inständig, dass ein Geständnis zu meiner Person ausreichte und mir das Gericht keine Fragen zu meinen Jungs stellen würde.

Um kurz vor zehn holten mich zwei riesige Justizbeamte aus der kleinen Arrestzelle und brachten mich mit Handschellen gefesselt in den Gerichtssaal. Mein Pflichtverteidiger und ein Vogel von der Jugendgerichtshilfe waren schon vor Ort und blätterten geschäftig in ihren Akten. Das Herz schlug mir vor Aufregung bis zum Hals, als der Staatsanwalt die Anklageschrift verlas. Das Blut pulsierte in einer Höllengeschwindigkeit durch meine Adern und rauschte mir wie ein tosender Wasserfall in den Ohren. Die Hälfte seiner Worte gingen an mir vorbei.

»Der Beschuldigte ... blablabla, der Einbruchsdiebstahl bei ... blablabla, der Diebstahl bei ... blablabla, der Einbruchsdiebstahl bei ... blablabla. Einbruch hier, Diebstahl da, blablabla.«

Wann war der Typ endlich fertig mit dem Gelaber? Ich wollte endlich hier raus. Direkt neben dem Amtsgericht befand sich seit einem guten Jahr die offene Szene und bestimmt würde ich auch ohne Geld einen schönen Päcken Shore schnappen können. *Also mach verdammt noch mal hin, Alter*!

Doch daraus wurde leider nichts. Noch bevor ich richtig peilte was abging, rief die Staatsanwaltschaft einen Zeugen auf, über dessen Namen ich schon in meinem Terminbescheid gestolpert war, weil kein Dienstkürzel dahinter angegeben war. Es konnte also keiner der ermittelnden Kripobeamten sein. Ich hatte absolut keinen Plan, wer das sein sollte. Auch jetzt noch, während er sich an den Zeugentisch setzte, arbeitete es in mir. Dann machte es klick.

Das war doch der Junge aus der Zelle in Hannover. Dieser ruhige Typ, der immer nur gelesen hatte. Was zum Teufel wollte der als Zeuge bei meiner Verhandlung?

Doch schon eine Minute sollte ich begreifen, was vor sich ging. Haarklein steckte er dem Gericht, was ich in der Zelle alles von mir gegeben hatte. Er nannte Geschäfte wie Schuh Goertz, Horstmann & Sander und einige andere Läden, die bisher noch nicht mal in meiner Anklageschrift auftauchten. Dazu noch die ungefähren Daten, an denen ich dort eingebrochen war, und natürlich auch, was ich dort alles erbeutet hatte. Unglaublich! Dieser Hurensohn hatte wirklich jedes Detail mitgeschrieben, während ich mit den beiden Alten über meine Brüche geplaudert hatte, und erzählte dem Gericht sogar, welche Dinger ich alleine durchgezogen hatte und welche mit meinen Kumpels. Der Wichser hatte sich einfach alles in seinen Büchern notiert und sich sofort nach meiner Verlegung nach Hameln bei der Staatsanwaltschaft als Zeuge gemeldet. Gott sei Dank hatte ich keine Namen mit rausgehauen, sondern immer nur von meinen Kumpels gesprochen. Die Jungs hätten mir mit Sicherheit den Hals umgedreht, wenn sie durch meine Dummheit ebenfalls eingeflogen wären.

Fassungslos lauschte ich seiner Aussage und kämpfte gegen das aufsteigende Verlangen an, über den Tisch zu springen und ihm volles Programm in die Fresse zu boxen. Was sollte diese Scheiße? Was zum Henker versprach sich der Knecht davon? Ich war doch nur ein kleiner Fisch, verdammt.

Der Staatsanwalt nickte zufrieden, während diese miese Fotze einen nach dem anderen meiner Brüche auspackte und zu seinem Vorteil ausnutzte. Die Gesichtszüge des Richters und der beiden Schöffen verdunkelten sich von Minute zu Minute. Ich war geliefert. Aus dieser Nummer kam ich nicht mehr ungeschoren raus.

Als der Junge mit mir fertig war, verließ er den Gerichtssaal, ohne mich eines Blickes zu würdigen.

Ich dachte an ein Gespräch im Freistundenhof der JVA Hannover. Ich hatte einen Mitgefangenen aus der Strafhaft gefragt, was er verbrochen hatte und warum er einsaß.

Er sei mit seinem Fahrrad auf der falschen Straßenseite gefahren und habe einen Typen überfahren, der ihm zu viele dumme Fragen gestellt habe. Und dafür sei er dann zu acht Jahren Knast verurteilt worden.

Ich hatte gar nicht gerafft, was er mir damit sagen wollte. Jetzt verstand ich. Er hatte mir gesteckt, dass man nicht über seine Straftaten sprach und auch andere nicht danach fragte.

Hinter den traurigen Mauern gibt es keine Engel und fast jeder liefert den anderen ans Messer, um früher wieder rauszukommen. Schlagartig standen mir die Wichtigkeit und die verdammte Wahrheit seiner Worte klar vor Augen. Ich hatte einen riesengroßen Fehler gemacht. Mir war grottenschlecht.

Der Richter riss mich aus meinen Gedanken. »Was sagen Sie zu den eben erhobenen Vorwürfen? Entsprechen sie der Wahrheit?«

Hilfesuchend wandte ich mich meinem Pflichtverteidiger zu. Doch der glotzte nur blöde und zuckte mit den Achseln. Der Mann war mir bisher keine besonders große Hilfe gewesen und auch jetzt ließ er mich ganz alleine im Regen stehen. Was für ein beschissener Idiot. Wieso war der überhaupt hier?

»Ich weiß nicht, wie der Typ darauf kommt, Herr Richter. Der lügt bestimmt, um selbst weniger Strafe zu bekommen, ich hab ganz …«

»Ach, hören Sie doch auf, junger Mann. Wir haben seine Angaben bereits im Vorfeld genaustens überprüft und er hat detailliertes Täterwissen preisgegeben. Und das, obwohl er zu den besagten Tatzeiten schon in Haft war. Die einzige Möglichkeit, an diese Informationen zu gelangen, hatte er, während er mit Ihnen in der JVA Hannover in einer Zelle saß. Und wenn Sie uns hier weiterhin verarschen, werde ich eine weit höhere Strafe für Sie beantragen, als ich es bisher vorhatte. Also tun Sie sich selbst einen Gefallen und gestehen Sie die Eigentumsdelikte, die Ihnen hier vorgeworfen werden und machen Sie endlich Angaben zu Ihren Mittätern. Sonst sehe ich schwarz für Sie.«

Mann, der war ja ganz schön angepisst. Aber egal. Ich verpfiff meine Jungs nicht. Schon gar nicht, nachdem ich gerade am eigenen Leib erfahren hatte, wie dreckig sich Verrat anfühlte. Und der Wichser war ein Fremder gewesen. Wie scheiße fühlte es sich erst an, wenn ein »Freund« so was abzog. Niemals!

Ich gab keine Antwort, ließ den Kopf hängen und starrte wütend und enttäuscht auf die Tischplatte. Die konnten mich alle mal kreuzweise!

Der Richter versuchte zwar noch ein-, zweimal, mich zum Reden zu bewegen, aber ich blieb stur und so unterbrach er die Verhandlung für die Urteilsfindung. Mich brachten sie solange in die Zelle im Keller.

Und obwohl die Verhandlung nicht mal halb so gut für mich gelaufen war, wie ich mir das vorgestellt hatte, hoffte ich naiverweise immer noch auf eine Bewährungsstrafe. Die konnten mich doch nicht wirklich zu einer Haftstrafe verdonnern. Oder doch?

Aber natürlich konnten sie das. Für die Urteilsverkündung nahmen sie mir nicht mal mehr die Handschellen ab. Der Staatsanwalt forderte 20 Monate ohne Bewährung und fügte seinem Strafantrag noch hinzu, dass zwei weitere Ermittlungsverfahren gegen mich liefen. Auch hier sei mit einer empfindlichen Haftstrafe zu rechen. Eine Bewährung käme nicht infrage.

Wie ein absoluter Vollidiot hoffte ich trotzdem verzweifelt weiter auf eine Bewährungsstrafe. Die Hoffnung stirbt ja bekanntlich zuletzt.

Denn das Urteil fällte schließlich der Richter und nicht dieser verschissene Staatsanwalt. Doch er verhängte eine 16-monatige Haftstrafe ohne Bewährung und keine 30 Minuten später saß ich wieder in meiner Zelle im Keller und verstand die Welt nicht mehr. Es war doch Weihnachten, verdammt! Wie konnten die nur?

Das Weihnachtsfest verbrachte ich dann im Transporterhaus der JVA Hannover. Anstatt zu feiern lernte ich, wie man pendelt und wie man sich aus dem Knastbesteck, einem Stück Schnur oder einem Gummiband und zwei Drähten ein »Mofa« baut. Ganz toll.

Aufleger rauchen, pendeln & wie man sich ein Mofa baut

Jetzt war ich also ein echter Knacki, mit einer richtigen Haftstrafe.

Frustriert und geknickt traf ich am frühen Nachmittag wieder auf Haus 4 ein, wo mich Herr Groß kopfschüttelnd in Empfang nahm. In seinen Augen lag echtes Bedauern.

»Oh Mann, is wohl doch keine Bewährung geworden. Tut mir echt leid für dich, Junge.«

Ich zuckte seufzend mit den Achseln und folgte ihm in die oberste Etage.

»Aber ich hab einen Haftraum für dich, in dem drei ruhige Jungs liegen. Mit denen wirst du die Feiertage gut überstehen. Der erste Transport nach Hameln geht leider erst wieder Mitte Januar.«

Auch das noch. Weihnachten und Silvester in diesem Drecksloch. Wenigstens hatte Herr Groß mir keinen Bären aufgebunden und die Jungs, mit denen ich die Zeit bis zu meinem Rücktransport nach Hameln verbringen musste, waren wirklich ganz okay: ein rothaariger Kanadier, der an seiner Akustikgitarre zupfte, und zwei ältere Junkies, die ich vom Sehen kannte. Mir war, als läge im Haftraum ein Hauch von Haschisch in der Luft. Hoffentlich täuschte mich meine Nase nicht. Nach der heutigen Niederlage war ich auf einen ordentlichen Rausch aus.

Und tatsächlich. Am Tag zuvor war die Ehefrau des Kanadiers zu Besuch da gewesen und hatte ihm ein paar Gramm ziemlich gutes Hasch zugesteckt. Und dem lieben Gott sei Dank war er nicht sonderlich geizig damit. Er hatte sogar genug, um etwas davon gegen Süßigkeiten einzutauschen und so sah ich an diesem Abend zum ersten Mal, wie man ein Pendel baut und wie man es benutzt.

Kaum war Herr Groß verschwunden, als der Kanadier auch schon vorsichtig eine Zeitschrift anhob und mich angrinste.

»Magst du auch ein paar Aufleger rauchen?«

Ich sah mir den Typ genauer an, seine Augen waren genauso rot wie seine Haare. Der Vogel war voll breit. Und klar, was für eine blöde Frage, natürlich wollte ich. Schließlich war ich voll süchtig. Nur von Auflegern hatte ich noch nie gehört. Ich setzte mich zu ihm an den Tisch und beobachtete ihn neugierig.

Mit der Flamme seines Feuerzeugs streichelte er behutsam ein kleines Stückchen Hasch, bis es ganz leicht blubberte. Als es weich genug war, drückte er es mit der Klinge seines Messers auf dem Tisch platt. Das Klümpchen wurde dadurch fast so groß wie eine Zwei-Mark-Münze, nur flacher. Danach schnitt er das Hasch geübt in circa 15 bis 20 winzige Stückchen. Jedes davon etwa halb so groß wie ein Karokästchen in einem Schreibblock. Und als er damit fertig war, tippte er eins davon mit der Spitze seines Zeigefingers von der Tischplatte, legte es auf der Glut seiner Zigarette ab und pustete es vorsichtig an.

Als es glühte, kramte er ein Papierröhrchen hervor und inhalierte so lange den aufsteigenden Rauch, bis das Peace komplett durchgeglüht war, und hielt dann die Luft an.

Es war faszinierend. So hatte ich noch nie jemanden Haschisch rauchen sehen und im ersten Moment bezweifelte ich, dass man von so kleinen Stückchen überhaupt was merkte. Aber der Mann aus Kanada überzeugte mich breit grinsend vom Gegenteil.

»Hier. Hau rein. Hast ja ... gesehen ... wie's geht.« Mit puterrotem Gesicht schob er mir ein paar der Aufleger rüber. Wie er so mit angehaltener Luft die Worte hervorpresste und auch die Optik mit dem Röhrchen, erinnerte mich die Aktion stark ans Shorerauchen. Ich ließ mich kein zweites Mal bitten und bediente mich freudestrahlend am Angebot. Endlich wieder turnen!

Ich hatte seit meiner Verhaftung vor knapp zwei Monaten mit einer einzigen Ausnahme nichts mehr konsumiert. Ich zog mir gierig den ersten Aufleger meines Lebens in den Kopf.

Der Rauch brannte wie Feuer in der Lunge und beinahe hätte ich den kleinen Haschkrümel von der Glut meiner Kippe runtergehustet. Ich riss mich zusammen, inhalierte tapfer weiter, bis er vollkommen durchgeglüht war, und presste mir den Qualm tief in die Atemwege. Noch während ich die Luft anhielt, entfaltete das Hasch seine Wirkung.

Unglaublich! Dieser winzige Krümel hatte echt was gerissen, sofort legte ich einen Aufleger nach, um das aufsteigende Gefühl noch zu verstärken. Voll geil!

Das bisschen knallte fast besser als die Eimer, die ich am Abend vor meinem Transport in Hameln geraucht hatte. Nach der Aktion hatte ich die Eimerflasche im Duschraum versteckt und den Jungs gesagt, dass sie es ruhig auf mich schieben könnten, falls die Beamten darauf stießen. Schließlich ging ich ja davon aus, dass ich Bewährung bekommen würde. Also scheiß mal drauf. Jetzt saß ich hier, zwar leider ohne Bewährung, aber mit Auflegern.

Später am Abend überfiel den Kanadier ein ganz übler Heißhunger auf Süßkram und er rief einen Bekannten aus der zweiten Etage ans Fenster. Er bot ihm ein Stückchen von seinem Hasch an, wenn er ihm dafür im Gegenzug Schokolade, Weingummis oder Ähnliches klarmachte. Der Mann unten hatte sich anscheinend beim letzten Einkauf fett mit allen möglichen Leckereien eingedeckt. Nur eine Minute später waren die beiden handelseinig.

»Jetzt brauchen wir nur noch ein Pendel, um an die Ware ranzukommen.«

Was zum Henker war ein Pendel? Natürlich wusste ich, wie ein Pendel normalerweise aussah, aber wie er damit an die Süßigkeiten kommen wollte, war mir vollkommen schleierhaft.

Die Aufleger hatten mich total weggebeamt und so schaute ich dem Rotschopf völlig fasziniert zu, wie er einen schmalen Stoffstreifen nach dem anderen von seinem Bettlaken abriss und sie zusammenknotete. Als er ein etwa zehn Meter langes Seil daraus gemacht hatte, kramte er ein Knastunterhemd aus seinem Spind und knotete es unten zu. Dann zog er das eine Ende der Kordel durch die beiden Träger des Hemdes und knotete beides – Hemd und Kordel – aneinander. Jetzt hatte er eine lange Leine mit einer Art Sack an einem Ende und so langsam dämmerte mir, wie das Ganze funktionierte.

Er biss eine kleine Ecke von seinem Hasch ab, warf es in das Hemdchen, legte einen Knastschuh als Gewicht mit rein und band dann das Ganze mit einem Schnürsenkel oben zu. Und fertig war das Pendel.

Er schwang es ein paar Mal in der Zelle hin und her, um sicherzugehen, dass es hielt, und rief seinen Kumpel wieder ans Fenster. Der lag zwar nicht genau unter uns, sondern drei Zellen weiter links, aber die Jungs hatten anscheinend viel Erfahrung. Es dauerte nicht lange, bis das Stückchen Hasch unten angekommen war und wir kurz darauf oben ein Unterhemd vollgestopft mit Süßigkeiten auspackten. Super Sache.

Und obwohl ich von den Auflegern ziemlich dicht war, speicherte ich alles ganz genau ab. Was ich hier gerade lernte, würde ich ganz bestimmt auch in Hameln gut gebrauchen können. Aufleger rauchen und pendeln. Was ich wohl sonst noch alles in dieser Zelle lernen könnte?

Ich mochte diesen verrückten rothaarigen Kanadier mit seinen zehntausend Sommersprossen. Immerzu zupfte er an seiner Gitarre herum und trällerte irgendwelche Radiohits nach. Er spielte und sang sogar ziemlich gut, und die Weihnachtsfeiertage und Silvester vergingen wie im Flug. Zumal er obendrein auch noch einen Haschischriegel nach dem anderen aus seiner Unterhose hervorzauberte und mich jedes Mal mitrauchen ließ, vielleicht weil er einen Sohn in meinem Alter hatte und ich ihm leidtat, vielleicht nur, weil ich genauso gerne kiffte wie er. Ich weiß es nicht. Nach gut zwei Wochen hatten wir dann doch alles weggekifft und kurz danach gab auch der alte Tauchsieder den Geist auf und wir konnten uns nicht mal mehr Wasser für Kaffee oder Tee kochen. Doch auch für dieses Problem kannte der Kanadier eine Lösung.

»Is nich so schlimm, wir bauen uns einfach ein Mofa.«

Ich verstand nur Bahnhof und sah dämlich aus der Wäsche.

»Raffste nich, oder? Wir bauen uns einen neuen Tauchsieder, nach alter Knastmanier.«

Okay. Ich konnte mir zwar überhaupt nicht vorstellen, wie das funktionieren sollte oder woraus er den basteln wollte, aber ich schaute ihm gespannt zu und lernte erneut etwas Nützliches für den Vollzug.

Er zerschnitt das Kabel des kaputten Tauchsieders, trennte zwei etwa 30 bis 40 Zentimeter lange Stücke der ummantelten Drähte heraus und legte sie vor sich auf den Tisch. Dann griff er nach seinem Knastbesteck, hielt das Messer waagerecht und befestigte dann mit einem Schnürsenkel Löffel und Gabel im 90-Grad-Winkel und parallel zueinander an dem Plastikgriff der Klinge. Nun ragten circa drei Zentimeter des Löffel- und Gabelstiels oben über den Messergriff hinaus.

Im Grunde hatte er bis jetzt nur ein hässliches Kreuz aus seinem Besteck gebastelt.

»Am wichtigsten is, dass sich der Löffel und die Gabel nicht berühren. Du musst alles richtig gut am Plastikgriff oder etwas anderem befestigen, das nicht leitet, sonst gibt's am Ende nen Kurzen und wir haben die Beamten in der Hütte stehen. Und darauf hat ja keiner Bock, ne?«

Er gab sich richtig Mühe und erklärte mir jeden einzelnen Schritt der Bastelaktion. Als Nächstes isolierte er die beiden Kabelstücke an allen vier Enden ab und wickelte dann einen Draht an das obere Ende des Löffels und den anderen Draht an das obere Ende des Gabelstiels. Die beiden langen Enden der Drähte hingen in eine Richtung herunter.

»Tatarata, und schon haben wir uns ein Mofa gebaut.« Grinsend hielt er mir seine merkwürdige Konstruktion unter die Nase.

»Und wie soll uns das Ding jetzt Wasser kochen?«

Statt einer Antwort stand er auf und zeigte es mir. Er schnappte sich das leere Glas vom Tisch und füllte es fast randvoll mit Wasser auf. Dann steckte er seine Konstruktion hinein.

»Du siehst ja, dass die Gabel und der Löffel mit der Mundseite im Wasser hängen und die kürzeren Enden mit den Drähten schauen oben raus und sind trocken. Das Messer liegt oben quer auf dem Glasrand und verhindert eigentlich nur, dass sich Gabel und Löffel, unsere beiden Pole, berühren. Gib mir mal ein Handtuch, das wickeln wir um das Glas, wollen uns ja nicht die Finger verbrennen. Danke. Jetzt führen wir die beiden freien Enden der Drähte in die Steckdose ein. Und ruckzuck haben wir kochendes Wasser. So einfach is das.«

Ich war skeptisch. Das sollte wirklich funktionieren?

Die Apparatur sah nicht sehr vertrauenerweckend aus. Und jetzt mal ernsthaft, mit einem vollen Glas Wasser an der Steckdose rumzufummeln, erschien mir schon ziemlich gefährlich. Aber es funktionierte. Und wie. Als er die beiden Drähte in die Steckdose eingeführt hatte, dauerte es höchstens drei Sekunden und das Wasser im Glas kochte wie verrückt. Noch nie zuvor hatte ich Wasser, das dazu noch eiskalt gewesen war, so schnell kochen sehen. Der Typ war ein Genie.

Ich war fast ein wenig traurig, als ich ein paar Tage später wieder nach Hameln verlegt wurde und wir uns voneinander verabschieden mussten. All die nützlichen Dinge, die ich von ihm gelernt hatte, nahm ich mit auf meine Reise. Dieses neue Wissen konnte mir keiner nehmen.

Hameln, Strafhaft

Hameln, Januar 1992

Ich war vielleicht fünf Minuten auf meiner Gruppe in Haus 9 und saß gemütlich mit den Jungs im Tagesraum zusammen, als mein Betreuer mich aufforderte, in meine Zelle zu gehen. Ich hätte Einschluss, meinte er.

»Hä, wieso das denn? Is doch gerade Aufschluss. Warum soll ich in meine Hütte gehen? Die anderen sind doch auch alle draußen. Was soll der Scheiß?«

Er wollte mir nicht sagen warum, zog mich am Arm vom Stuhl hoch und schob mich energisch vor sich her in meinen Haftraum. Ich verstand überhaupt nicht, was abging, fühlte mich ungerecht behandelt.

»Wieso das denn, Alter? Bist du dumm oder was? Was zum Teufel hab ich gemacht, Mann?«

Ich versuchte, mich an ihm vorbei zurück in den Flur zu drängeln, damit er mich nicht einschließen konnte. Doch er war zu groß und zu kräftig und so blieb es bei dem Versuch.

»Das weißt du ganz genau, denk mal drüber nach, dann fällt's dir bestimmt wieder ein.«

Und rums war die Zelle zu und verschlossen.

Wütend trat ich mehrfach gegen die Stahltür und schimpfte ihm aufs Übelste hinterher. »Du blöder Wichser! Mach die scheiß Tür auf, Mann! Komm zurück und lass mich hier raus, du verdammter Fotzenknecht! Du scheiß Hurensohn! Komm zurück, Mann!«

Doch er kam nicht zurück.

Stattdessen klopfte der Junge, mit dem ich am Abend vor meinem Transport nach Hannover die Eimer durchgezogen hatte, an meine Zellentür.

»Die haben die Eimerflasche gefunden, die du in der Dusche versteckt hast, und wollten uns Einschluss dafür verpassen. Und du hast ja gemeint, dass wir denen sagen sollen, dass es deine

Pulle is, wenn sie das Ding finden. Genau das hab ich dann auch gemacht. Tut mir echt leid, Mann.« Wie lächerlich war das denn bitte? Verdammte Beamte!

Mein Hass auf die Justiz und all ihre Angestellten wuchs mit jedem Tag, an dem ich meiner Meinung nach ungerechtfertigt weggeschlossen war. Und in diesem erhitzten Zustand hatte ich ein paar Tage später mein Gespräch mit dem Hausleiter von Haus 9. Ich hatte ihn vorher nur einmal kurz gesehen, ein krasser Unsympath, ich stempelte ihn umgehend als Arschloch ab.

Mein Urteil war inzwischen rechtskräftig und in dem Gespräch sollte es darum gehen, in welches Strafhafthaus ich verlegt wurde. Natürlich wusste er von der Eimerflasche und auch von meinem Wutanfall. Für ihn stand der Entschluss fest, dass ich auf Haus 8 in den Sondervollzug kommen sollte. Keine Ahnung, warum mich der Bastard trotzdem noch volllaberte.

»Sie sind nicht im Geringsten zur Mitarbeit bereit ... blablabla. Außerdem aggressiv ... blablabla. Deshalb verlegen wir Sie in den Sondervollzug, in die obere Etage von Haus 8 ... blablabla.«

Ich hörte ihm nicht zu. Als er dann irgendwann meinte, meine Mutter hätte alles falsch gemacht und die Anstalt müsse jetzt ihre Fehler ausbügeln, flippte ich wieder aus. Ich sprang so heftig auf, dass mein Stuhl nach hinten wegkippte und er hinter seinem Schreibtisch vor Schreck zusammenzuckte.

»Halt deine verdammte Fresse, du Vollidiot! Wie kannst du's wagen über meine Mutter zu urteilen? Du hässlicher Furz, du!«

Nicht dass ich mich besonders gut mit meiner Mutter verstanden hätte, aber in diesem Moment war sie mir heilig. Außerdem tat es gut, meinem Frust Luft zu machen.

Als Belohnung für diesen erneuten Anfall trug er mich zusätzlich zu der Verlegung in den Sondervollzug auch noch für die Teilnahme am Antagonistentraining ein. War mir auch scheißegal, zumal ich noch nicht mal wusste, was das sein sollte. Fickt euch einfach alle, ihr scheiß Hurensohn-Beamten!

Nach dem »Gespräch« packte ich meine Habseligkeiten und

die Knastklamotten zusammen und zog nebenan auf Haus 8 im Sondervollzug ein. Scheißegal!

Mit vollgepacktem Bollerwagen zog ich von einer Haustür zur nächsten, schleppte dann mein Bündel nach oben, stellte es vor Gruppe 8 ab und wartete auf meinen neuen Betreuer. Bestimmt war das auch so ein Arschloch wie der andere.

Es dauerte eine gefühlte Ewigkeit, bis Herr Brauer, mein neuer Betreuer, mit seiner Kaffeetasse in der Hand aus einer der Gruppen kam und mich begrüßte.

Na endlich, Mann. Diese ständige Warterei auf die Schlüsselknechte ging mir gehörig auf den Sack. Hier warten. Dort warten. Immer nur wartete man auf irgendwas oder irgendwen. Zum Kotzen.

»Hallo, junger Mann, herzlich willkommen auf Haus 8.«

Und dann immer diese bescheuerten Begrüßungen. Als ob man freiwillig und gerne hier wäre. Halt einfach dein scheiß Maul, Mann, zeig mir meine Zelle und dann verpiss dich wieder. Ich war so geladen und frustriert, dass ich zuerst überhaupt nicht registrierte, dass Herr Brauer eigentlich ganz in Ordnung war. Erst als ich ein paar Tage später wieder etwas runtergekommen war und er mich zu meinem Aufnahmegespräch in sein Büro rief, fiel mir auf, dass er für einen Beamten sogar ziemlich nett war.

Er saß hinter seinem Schreibtisch, blätterte in meiner Akte und strich sich dabei über seinen Schnauzbart. Er stutzte. »Hier steht, du sollst am Antiaggressionstraining teilnehemen, du wirkst auf mich aber gar nicht wie ein Schläger. In deiner Strafakte stehen auch nur Einbruch und Diebstahlsdelikte. Wie is das denn passiert?« Er schien ernsthaft interessiert. Und so bewegte er mich tatsächlich dazu, ihm die Story von der Eimerflasche und meinen beiden Ausrastern auf Haus 9 zu erzählen. Als ich fertig war, lächelte er.

»Dann tun wir denen eben den Gefallen und du gehst da ein paarmal hin. Die werden schon merken, dass du da nix verloren hast, und dich von alleine wieder aussortieren. Okay?«

Klar war das für mich okay. Was sollte ich auch sonst dagegen tun?

»Und sonst? Wie kommste mit den Jungs hier zurecht?«

Der Mann gab sich wirklich Mühe und sein Interesse kam mir kein bisschen gekünstelt vor. Ich hatte an der Gruppe nichts zu meckern. Die Jungs waren so weit ganz cool. Bis auf den Stinker, ein Bulgare in der Tagesraumzelle. Wie der Typ drauf war, wusste ich zwar nicht, aber sein Mief ging mir und den anderen tierisch auf die Nüsse. Er war wohl schon ein paar Wochen länger als ich auf der Gruppe, aber der Typ hatte seitdem kein einziges Mal geduscht oder seine Klamotten gewechselt. Selbst zum Bettwäschetausch tanzte er nicht an. Der Vogel war absolut ekelhaft.

»Ja. Ich weiß von dem Problem. Die anderen haben sich auch schon bei mir beschwert. Ich überleg mir was und dann sehen wir weiter.«

Alles klar, Herr Kommissar. Erleichtert darüber, dass mein neuer Betreuer nicht so ein Riesenarschloch war wie sein Vorgänger, verließ ich sein Büro und wartete auf die Jungs. Ich hatte noch keine Arbeit und verbrachte deshalb den halben Tag im Aufenthaltsraum, sah fern oder glotzte gelangweilt durch die Panzerglasscheiben in den Innenhof der Anstalt und hielt nach Jungs Ausschau, die ich von draußen kannte. Normalerweise hatten Nichtarbeiter während der Arbeitszeit Einschluss, doch wie gesagt, Herr Brauer war ein netter Typ und schloss meine Zelle morgens auf und ließ sie dann auch geöffnet. Das machte ihn gleich noch etwas sympathischer. Ich hatte ihm aber auch keinen Scheiß erzählt. Die Jungs auf meiner Gruppe waren wirklich cool und ich kam durchweg mit ihnen zurecht. Da war zum Beispiel Cherry, ein Perser aus Hannover. Er hatte mit zehn Jahren wegen zwei- oder dreifachen Totschlags die höchste Strafe von uns allen. Er belegte die Zelle ganz vorne links auf dem Flur.

Direkt neben ihm lag Achmet, ein Palästinenser. Er war Shoredealer und kam ebenfalls aus Hannover, sollte aber schon bald verlegt oder entlassen werden. So richtig hatte ich das bisher noch nicht mitbekommen.

Dann hatten wir noch Gintano und Gemino, zwei lustige Sinti, auf unserer Gruppe. Sie kamen aus der Nähe von Hildesheim und waren miteinander verwandt. Gintanos Zelle war die dritte in der Reihe und lag direkt neben meiner. Sein Cousin Gemino lag ganz am Ende des Flurs. Die beiden konnten so gut labern, dass sie jedem alles verkauften, obwohl Gintano nicht mal lesen und schreiben konnte. Beide hatten sie sich Kellen zwischen drei und fünf Jahren für Betrug und Diebstahl eingefangen.

Dann gab es noch André, ein selten hässlicher Rotschopf, der am gesamten Körper Haare wie Draht und unzählige Sommersprossen hatte und ständig irgendwelche Fickgeschichten erzählte. Und dann noch Manolo, ein hagerer Portugiese, mit Unterarmen wie Popeye und wie ich wegen Einbruchsdiebstahl verurteilt. Neben mir waren die beiden die einzigen Shorejunkies auf der Gruppe. Und dann gab es natürlich noch den Stinker in der Tagesraumzelle. Das war meine neue Truppe.

Alles in allem hatte ich es gut mit den Jungs getroffen und konnte mich nicht beklagen.

Ich lebte mich ziemlich schnell in die Gemeinschaft ein und nach und nach wuchs mir der ein oder andere der Bande richtig ans Herz.

Cherry hatte einen extrem ausgeprägten Gerechtigkeitssinn und duldete nicht mal im Ansatz Unterdrückung von Schwächeren oder Ähnliches auf der Gruppe. Jeder durfte sich hier frei entfalten, vorausgesetzt er schadete damit keinem der anderen. Ich verstand mich super mit ihm und in den folgenden Monaten hielt er noch oft seine schützende Hand über mich. Durch ihn hatte ich beinahe Narrenfreiheit auf unserer Gruppe und auch auf dem Rest des Anstaltsgeländes.

Denn mit ihm legte sich hier wirklich keiner an. Selbst die Beamten hatten einen Heidenrespekt vor ihm und begegneten ihm fast schon übertrieben freundlich. Der Typ war nämlich kein Totschläger, er war ein verdammter Killer.

Gintano bekam alle zwei Wochen Besuch von seinen vielen Geschwistern und einer seiner jüngeren Brüder brachte ihm jedes Mal zwischen 30 und 50 Gramm Haschisch mit. In den Wochen dazwischen kamen seine Eltern und Onkels zu Besuch und steckten ihm 100 oder 200 Mark in bar zu. Dieser muskelbepackte, braune Winzling mit seinen Lackschühchen, Goldkettchen und Seidenhemdchen hatte einfach immer was zu kiffen und ich lag glücklicherweise in der Zelle nebenan. Er nannte meinen Haftraum deswegen auch die goldene Zelle. Erstens weil unsere Fenster direkt nebeneinanderlagen und wir uns ohne Probleme die Hände reichen konnten, und zweitens weil ich ihm so seine Post vorlesen und sie für ihn beantworten konnte. Selbstverständlich immer im Tausch gegen ein Stück Hasch. Deswegen auch die goldene Zelle.

Herr Brauer behielt recht. Ich musste wirklich nur zwei, drei Mal zum Antagonistentraining gehen, bevor mein Stellvertretender Hausleiter, Professor Dr. Weigner, mich wieder aus der Gruppe entließ. Denn im Verhältnis zu den anderen Teilnehmern war ich lammfromm und dort völlig fehl am Platz.

Herr Brauer laberte mich nun ständig damit voll, arbeiten zu gehen. Bisher hatte ich morgens immer schön lange gepennt, hüpfte gegen 11 Uhr so langsam unter die Dusche und erst dann, nach dem Mittagessen, lief der Tag für mich an. Von mir aus hätte das auch so bleiben können.

Doch mit dem Rumgammeln sollte jetzt endgültig Schluss sein.

Drang nach Freiheit #1

Hameln, Mai 1992

Anfang des Jahres ging es für meine beiden Folgetermine bei Gericht noch mal für vier Wochen nach Hannover. Beim ersten hatte ich mir ein Jahr und beim zweiten weitere sechs Monate eingefangen, musste also eine Gesamtfreiheitsstrafe von zwei Jahren und zehn Monaten absitzen.

Noch mehr als das deprimierte mich allerdings etwas ganz anderes: Nach etwa einem Monat auf Haus 8 traute ich mich endlich und schrieb meiner Mutter und Maria einen Brief, dem ich eine Besuchserlaubnis beilegte.

Nur wenig später besuchten mich die beiden, brachten mir Klamotten, private Bettwäsche, Fotos und allen möglichen anderen Krimskrams von zu Hause mit. In der verbleibenden Haftzeit fehlte es mir an nichts.

Leider war da noch die Sache mit dem Ultimatum: Meine Mutter teilte mir mit, dass Maria bei ihrem nächsten Besuch eine Entscheidung von mir haben wollte. Sie erwartete ernsthaft, dass ich mich zwischen ihr und den Drogen entschied. Falls ich das nicht konnte oder mich nicht entscheiden wollte, würde sie mich verlassen.

Meine Mutter saß heulend vor mir. »Ich bin froh, dass du hier bist, jetzt weiß ich wenigstens, wo du bist und dass es dir gut geht.«

Damals fand ich den Spruch zum Kotzen, doch heute verstehe ich sie sehr gut. Sie wollte nicht dabei zuschauen, wie ich auf Hannovers Straßen an den Drogen verreckte. Aber egal.

Nach dem Treffen tauschte ich die 50 Mark, die mir meine Mutter zugesteckt hatte, sofort in Hasch um und zog mir nach Einschluss erst mal ein paar fette Eimer rein.

Zwei Wochen später besuchte mich Maria alleine. Ich hatte noch nicht einmal über ihre Bitte nachgedacht. Außer uns beiden saßen nur noch ein weiterer Gefangener mit seiner Freundin und seinem Bruder im Besucherraum. Zwischen mir und Maria war erst alles cool, aber dann verschwand mein Mithäftling hinter einem der dicken Vorhänge, um sich einen Joint anzuzünden, und winkte mich zum Mitrauchen zu sich rüber. Gut gelaunt machte ich mit ihm einen Jolly platt und die Harmonie war dahin. Viel zu spät merkte ich, dass Maria aufgestanden war und sich, ohne etwas zu sagen, aus dem Besucherraum geschlichen hatte. Das war's dann mit unserer Beziehung. Offensichtlich hatte ich mich für die Drogen entschieden. Ich war so ein verdammter Idiot, ging ich doch davon aus, dass sie sich niemals von mir trennen würde. Schon gar nicht wegen der Kifferei. Ich schrieb ihr danach noch einige Briefe, aber sie antwortete nicht mehr darauf. Es war endgültig aus zwischen uns.

In der Zwischenzeit war Achmet verlegt worden und für ihn

kam Serdat in unsere Gruppe, ein türkischer Shoredealer und notorischer Schläger aus Hannover. Ich kannte ihn bereits von draußen.

Immer wieder mal war ich mit seinem kleinen Bruder unterwegs gewesen, hatte mit ihm geklaut und Shore geraucht und war auch in den fragwürdigen Genuss von Serdats Bekanntschaft gekommen. Zwar verkaufte er Drogen, nahm selbst aber nichts, auch seinen Bruder versuchte er, von der Shore abzubringen. Einige Male hatte er Leute dafür verprügelt, wenn er sie mit dem Lütten beim Konsumieren erwischte oder nur davon hörte, dass sie mit ihm geraucht hatten.

Er liebte seinen Bruder sehr und es waren grundsätzlich die anderen schuld, wenn der Kleine voll dicht nach Hause kam. Auch mir hatte er ungefähr ein Jahr vor meiner Verhaftung eine geklatscht, weil ich mit seinem kleinen Bruder Bleche geraucht hatte. Ich hatte mir meine Ohrfeige sogar freiwillig am Opernplatz bei ihm abgeholt und war so einem Nasen- oder Jochbeinbruch entgangen. Offenbar imponierte ihm damals, dass ich die Eier hatte, mich ihm zu stellen, obwohl ich nicht den Hauch einer Chance gegen ihn hatte, und so war es bei einer relativ harmlosen Kasperklatsche für mich geblieben.

Als er dann vor ein paar Wochen auf unsere Gruppe gekommen war, hatte er sich sogar richtig über mich gefreut. Schließlich war ich der Einzige hier, den er von draußen kannte.

Auch der Stinker war kurz nach meiner Ankunft auf Haus 8 verlegt oder abgeschoben worden. Doch bevor er die Gruppe verließ, verpassten ihm die Jungs eine Zwangsreinigung, wir hatten einfach die Schnauze voll von seinem Gestank, zogen ihn kurzerhand aus seiner Zelle, fesselten die Handgelenke an seine Fußknöchel, schoben ihm einen Besenstiel in die Kniekehlen und hängten ihn kopfüber zwischen die Trennwände der beiden Duschkabinen. Danach schnitten wir ihm mit einer Schere die Klamotten vom Leib, weichten ihn unter der heißen Dusche ein und bearbeiteten ihn anschließend mit einem Schrubber und literweise Scheuermittel, bis er wie ein Krebs leuchtete und nicht mehr miefte wie ein Iltis. Als er da so hing und wie am Spieß schrie, tat er mir ganz schön leid. Aber sein Gestank war einfach nicht mehr zu ertragen und da die Beamten bis dahin nichts unternommen hatten, obwohl sie von der perversen Geruchsbelästigung wussten, blieb uns eigentlich gar nichts anderes übrig. Na ja, egal. Jedenfalls war für ihn Ralle zu uns gekommen, aka die Spinne.

Der Sommer stand vor der Tür und mein Wunsch nach Freiheit wuchs ins Unermessliche. Seit meiner Rückkehr aus Hannover dachte ich fast täglich über Flucht nach, sah mich auf dem Anstaltsgelände so gut es ging um und sammelte die nötigen Informationen. Ich brauchte nur einen Maueranker, ein Seil und schon wäre ich weg.

Schon vor Wochen war ich für einen Grundkurs in einer der Anstaltswerkstätten gelandet. Hier prüften sie uns auf unsere handwerklichen Fähigkeiten und leiteten uns nach etwa zwei Wochen in einen geeigneten Betrieb weiter. Da meine Haftzeit für eine Ausbildung nicht reichte, war ich mit Ayopan, einem kleinen Kurden aus der Lüneburger Heide, in dieser Vorbereitungswerkstatt hängen geblieben.

Außer uns und den beiden Meistern arbeitete nur noch Harry fest in diesem Betrieb. Er hatte in der Werkstatt bereits seine Lehre zum Dreher absolviert und arbeitete die anstaltsinternen Aufträge ab. Harry war außerdem ein Kiffer und fertigte immer wieder heimlich Eimerköpfe und Purpfeifen an seiner Drehbank an und vertickte sie gegen Dope, das er dann mit Ayopan und mir wegrauchte. Die Jungs waren cool. Ich mochte die zwei und auch die beiden Meister waren im Grunde ziemlich in Ordnung. Sie machten noch nicht mal Stress, wenn sie uns beim Kiffen erwischten oder wenn der Kurde und ich den ganzen Tag nur rumgammelten und die Werkstattneulinge von der Arbeit abhielten.

Trotzdem kotzte es mich tierisch an, morgens aufzustehen, den bekackten Blaumann und die schweren Arbeitsschuhe anzuziehen und bis spätnachmittags in der Werkstatt rumzuhängen. Mich nervten der Lärm der Maschinen und die scharfen Drehspäne, an denen ich mich immer wieder schnitt, genauso wie die

Schutzbrillen und der ganze feine Metallstaub überall. Ich hasste die Arbeit in der Werkstatt. Das war einfach nichts für mich.

Aber ich fand dort alles, was ich für eine Flucht benötigte, und hatte in den letzten Tagen nur noch auf einen günstigen Moment gewartet. Und endlich war der Moment gekommen.

Kurz nach dem Mittagessen verzogen sich unsere Meister wie immer für einige Stunden zum Kaffeeklatsch in einen der anderen Betriebe. Die Werkshalle stand in dieser Zeit trotzdem immer offen. Los ging's.

Harry und Ayopan wussten Bescheid. Der kleine Kurde lenkte die neuen Kursteilnehmer ab, indem er sie nervte und irgendwelche Faxen machte, und Harry stellte die Winkelsäge ein und bereitete das Schweißgerät für mich vor. Nervös hastete ich in der Werkstatt hin und her und baute mir mit Harrys Hilfe einen Anker zusammen, an den ich das Kabel der 10-m-Verlängerungstrommel knotete, das würde mein Gewicht sicher halten. Die Aktion dauerte nicht länger als eine Stunde. Ich zitterte am ganzen Körper, als Harry mir mit seinem Dietrich die Tür aufschloss und ich mit meiner Konstruktion vor der Brust aus dem Gebäude trat. Es war strahlend blauer Himmel und schön warm. Ein guter Tag für eine Flucht. Ich blieb kurz stehen, atmete ein paarmal tief ein und aus, sah noch mal zurück zu Ayopan, der mir auffordernd zunickte, und sprintete zu einer kleinen Gebüschgruppe in etwa 15 Metern Entfernung, die direkt vor der Außenmauer lag. Mit klopfenden Herzen versteckte ich mich hinter den Sträuchern. Das war geschafft.

Aber erst jetzt, unmittelbar vor der Mauer, realisierte ich, wie hoch das verfluchte Ding eigentlich war. Steil ragte die mindestens sieben, vermutlich eher acht Meter hohe Betonmauer vor mir in den blauen Himmel auf. Es war nicht das Hoch- und wieder Runterklettern, das mir Sorgen machte, sondern das enorme Gewicht des Ankers, der mit allem Drum und Dran bestimmt acht bis zehn Kilo wog. Das hatte ich irgendwie nicht bedacht. Verdammt! Wenn sie mich erwischten, wanderte ich für mindestens 14 Tage in die Absonderung. Scheißegal.

So fest ich konnte, biss ich in das Kabel, sicherte den Anker und warf ihn mit Schwung Richtung Mauerkante. Doch obwohl ich meine ganze Power in den Wurf packte, überwand er nicht mal die halbe Höhe der Mauer und fiel mir laut scheppernd vor die Füße. Verfluchte Scheiße! Ich zuckte erschrocken zusammen und warf mich in den Schutz der Büsche zurück. Durch die Zweige sah ich Ayopan, der mich durch den schmalen Türspalt der Werkstatt beobachtete. Falls ich es schaffte, wollte auch er die Gelegenheit am Schopfe packen und mit mir zusammen fliehen.

Mit angehaltenem Atem hielt ich nach den Wärtern Ausschau. Hatte jemand den Aufschlag des Ankers gehört? Nichts. Ich warf noch mal. Und dann noch mal und noch mal und noch mal. Der beschissene Anker war einfach zu schwer und veranstaltete jedes Mal einen Höllenlärm, wenn er auf der Erde aufschlug. Die Situation wurde immer brenzliger. Ich heulte vor Wut, als ich realisierte, dass ich es nicht schaffte, und rannte enttäuscht zurück zur Werkstatt. Bam! Bam! Bam!

Aufgebracht hämmerte ich mit der Faust gegen die Stahltür. Es war Ayopan, der mir breit grinsend öffnete. »Was los? Klappt nich?«

»Wär ich sonst noch hier, du Idiot?« Zitternd schleuderte ich den Anker in die Ecke.

Harry kam zu uns rüber. »Naaa, war zu schwer, das Ding, wa? Hab ich mir schon beim Zusammenschweißen gedacht. Wollt mal sehen, ob du's trotzdem schaffst.«

Was für ein Arsch! »Wieso haste mir nix gesagt, Junge? Du bist ja'n blöder Wichser.«

Nach und nach legte sich meine Aufregung und ich konnte mit den beiden über meinen missglückten Fluchtversuch lachen. Ich hatte Glück im Unglück gehabt und war heil aus der Nummer rausgekommen. Alles andere war mir vollkommen latte. Und eins war mal sicher: Ich würde es früher oder später noch mal versuchen.

Drang nach Freiheit #2

Hameln, Juli 1992

Irgendwann im Sommer musste ich den Werkstattkurs beenden, da er mir angeblich sowieso nichts brachte, und belegte dafür einen Schulkurs. Im Grunde war die Maßnahme noch sinnloser als der Job in der Werkstatt, da es ein Deutschkurs für Anfänger und ich dort völlig fehl am Platz war. Ich vermute, die Anstaltsleitung wusste einfach nicht, was sie mit mir anstellen sollte.

Ich fand den Kurs sogar ganz gut, durfte ich doch in meinen privaten Klamotten rumturnen und musste mir nicht die Hände schmutzig machen. Zudem verstand ich mich gut mit der Lehrerin, die mir schon nach kurzer Zeit Stifte und andere Malutensilien von draußen mitbrachte. Schon nach der ersten Stunde stand für sie fest, dass ich bei ihr völlig fehl am Platz war, also ließ sie mich die Tests der anderen korrigieren oder malen. Ich zeichnete zum Beispiel den Silver Surfer, eine Marvel-Comicfigur, den ich mithilfe des Tageslichtprojektors auf eine riesige Pappe pinselte und in meiner Zelle aufhing.

Eigentlich war alles cool so weit, trotzdem ließ mich der Gedanke an Flucht nicht mehr los.

Wenn ich nichts zu Kiffen hatte, was Gott sei Dank nur selten vorkam, litt ich extrem unter dem Eingesperrtsein und war die Unruhe in Person. Total hibbelig und nervös rannte ich dann wie Falschgeld auf unserer Gruppe hin und her und wusste vor lauter überschüssiger Energie nicht, wohin mit mir. Ich musste hier raus, verdammt. Einfach mal wieder ungesiebte Luft atmen.

Auch der illegale Nachtaufschluss, den wir dank Ralle seit ein paar Wochen auf unserer Gruppe hatten, änderte nichts daran. Ich saß ja trotzdem noch hinter Gittern. Im Gegenteil, bei einem dieser nächtlichen Treffen, wir saßen mal wieder zusammen und laberten uns heiß, kam es zu meinem zweiten unüberlegten Fluchtversuch. Aber von vorn.

Ralle hatte eines schönen Abends an den Gummidichtungen

seines Oberlichts rumgebröckelt und irgendwann das Glas in der Hand. Der Hering passte da ganz locker durch und konnte dadurch nach Nachteinschluss auf der Gruppe rumlaufen.

Das provozierte selbstverständlich den Neid der Gruppe. Wir alle wollten nachts unsere Zellen verlassen, also musste Ralle wohl oder übel seine Schlosserfähigkeiten unter Beweis stellen, mit denen er immer rumgeprahlt hatte, und auch uns befreien. Gintano stellte ihm sogar ein gutes Stück Haschisch dafür in Aussicht. Und tatsächlich manipulierte er die Schlösser der übrigen Zellen so, dass wir den Schließbolzen mithilfe eines durchsichtigen Nylonfadens wieder zurück in die Tür ziehen konnten. Jetzt hatten wir alle Nachtaufschluss. Bis heute weiß ich nicht, wie er das damals gemacht hat, aber es funktionierte perfekt.

Wie dem auch sei. Der nächtliche Aufschluss hatte seinen anfänglichen Reiz schon wieder verloren und die beiden Sinti und Cherry verschwanden bereits gegen Mitternacht wieder in ihre Zellen und pennten, und ich schüttete mir mit dem Rest der Truppe in meiner Zelle literweise Aufgesetzten hinter die Binde. Der mit Hefe angesetzte Alk knallte brutal und nach kurzer Zeit hatten wir alle ganz extrem einen sitzen. Obendrauf warfen wir jeder noch zwei Rohypnol. Wir waren alle mega stoned und so kam es, wie es kommen musste.

Irgendwann traten wir den Holzrahmen von meinem Bett auseinander, um an die zwei Meter lange Seitenbohle zu gelangen, und hebelten damit wie die Bescheuerten an meinen Gitterstäben herum.

Wir keilten die Bohle genau in die Mitte des Gitters und übten mit vier Mann eigentlich auch genug Kraft darauf aus, trotzdem wurde die verdammte Öffnung ums Verrecken nicht groß genug, um hindurchschlüpfen zu können. Und auch nach über einer Stunde Arbeit passte keiner von uns durch das entstandene Loch. Nicht mal mit dem Kopf. Es war zum Kotzen. Wir ließen uns nicht entmutigen und wendeten zusätzlich noch einen Trick an, den vermutlich einer der Jungs in einem schlechten Film gesehen hatte. Wir tauchten zwei Jeanshosen in Wasser, zogen das Bein der einen Jeans um den rechten verbogenen Gitterstab und das andere um den zweiten Stab daneben und verknoteten die Beine. Das Gleiche machten wir auch auf der anderen Seite. Dann zerbrachen wir einen Besenstiel und steckten jeweils einen der kurzen Holzstäbe in die Knoten und versuchten, die schon verbogenen Gitterstäbe noch weiter zu den Seiten wegzuziehen, während zwei Mann mit der Bettkante in der Mitte hebelten.

Nach knapp drei Stunden waren wir komplett durchgeschwitzt und fast wieder nüchtern, aber durch die Öffnung passten wir noch immer nicht. Wir alle blieben mit den Schultern im Gitter hängen, und als ich mit aller Gewalt versuchte, mich durch sie hindurchzuquetschen, blieb ich beinahe richtig darin stecken. Wir überlegten sogar, uns nackt auszuziehen und den Körper mit Fett einzuschmieren, um besser durchzuflutschen, aber darauf hatte irgendwie auch keiner Bock. Bald stand der Aufschluss an, mit Sicherheit würden die Schlüsselknechte entdecken, was wir hier abgezogen hatten. Wir überlegten noch kurz hin und her, aber keinem von uns fiel irgendetwas Sinnvolles ein und so beschloss ich, mich einfach in mein zerstörtes Bett zu legen und zu pennen. Würde ich halt auf der Absonderung landen. Egal.

Ralle schloss mich, André und Manolo wieder mit seinem Dietrich in unsere Zellen ein und kletterte anschließend in seinen eigenen Haftraum zurück. Eine halbe Stunde später kam der Nachtdienst auf unsere Gruppe und öffnete einen Haftraum nach dem anderen, um die Jungs zur Arbeit zu lassen.

Als er meine Tür aufgeschlossen hatte und sah, was in meiner Zelle los war, löste er natürlich sofort Alarm aus und ehe ich mich versah, wurde ich mit verdrehten Armen und in Begleitung von drei Beamten aufs Dach in eine der Absonderungszellen verfrachtet.

Zur Belohnung für die verbogenen Gitterstäbe und das zerlegte Bett erhielt ich wie erwartet zwei Wochen Einzelhaft. Natürlich verriet ich keinen der anderen Jungs und behauptete kackfrech, dass ich das alles ganz alleine veranstaltet hätte. Und zu meiner Entschuldigung erzählte ich, dass ich gesoffen und mir ein paar Ruppies geworfen hätte und mich deshalb an nichts mehr erinnern könnte. Und das war ja nicht mal richtig gelogen.

Gott sei Dank rafften die Beamten damals nicht, dass das einer alleine niemals hätte bewerkstelligen können, und so machten sie in den anderen Zellen nur die Standard-Gitterkontrolle und das war's. Auch der illegale Nachtaufschluss flog dadurch nicht auf.

Erst am nächsten Tag, nachdem ich mich richtig ausgepennt hatte, begriff ich, wie dämlich die ganze Nummer gewesen war. Denn selbst wenn wir irgendwann durch das Gitter gepasst hätten, wo hätten wir dann hingewollt?

Wir hatten keinen Anker und auch sonst nix gehabt, um über die Mauer oder den Zaun zu kommen. Außerdem wären wir mitten auf dem Innenhof der Anstalt gelandet und vermutlich sofort den Beamten in die Arme gelaufen.

Wenn ich mir jetzt auch noch vorstellte, wir hätten uns tatsächlich nackt gemacht und mit Butter eingeschmiert, musste ich mich selbst darüber totlachen. Was für eine hohle Aktion, Mann!

Aber egal.

Denn meinen Willen, aus der Anstalt zu flüchten, konnten sie mit 14 Tagen in der Absonderung auf keinen Fall brechen. Im Gegenteil. Irgendwann würde es klappen. Ganz sicher.

Aber jetzt war erst mal Einschluss angesagt.

Ein paar Tage vor dem Fluchtversuch hatte ich 70 oder 80 Mark bei einem Deal geschnappt und das Geld anschließend einem Freigänger von Haus 2 mitgegeben, damit er mir Hasch mitbringt. Gintano hatte ihn schon des Öfteren als Muli eingespannt, weil der Typ immer feinsten schwarzen Afghanen klarmachte und sich beim Reinschmuggeln in die Anstalt auch nicht wie ein Idiot anstellte. Denn ganz viele waren einfach zu dämlich dafür und ließen sich schon bei der ersten Tour erwischen. Sie landeten dann auf der Absonderung, verloren ihre Freigaben und bekamen obendrein noch Probleme mit den Gefangenen, von denen sie Geld mit nach draußen genommen hatten. Aber der Typ war schon einige Male auf Ausgängen gewesen und bisher hatte mit ihm immer alles ohne Komplikationen geklappt. Nun hieß es nur noch abwarten.

Ich war nun schon den dritten Tag auf der Absonderung und lauerte seit Stunden aufgeregt auf die Freistunde des Normalvollzugs. Denn der Junge war am Abend zuvor in die Anstalt zurückgekehrt und wenn alles glattgelaufen war, würde ich nun gleich meinen Stoff von ihm bekommen. Das wurde auch allerhöchste Zeit, denn mittlerweile war ich über zwei Tage nüchtern und dieser ekelhafte Zustand ging mir gehörig auf den Sack.

Den ganzen Nachmittag hing ich schon zusammen mit Pero, einem schnauzbärtigen Jugo mit Mantamatte, am Fenster rum und wartete sehnsüchtig darauf, dass der Vogel hier antanzen würde und mir endlich das verabredete Zeichen gab, ihm das Pendel runterzulassen.

Als endlich der ersehnte Pfiff unter meinem Fenster ertönte, ging alles ganz schnell. Ich warf das Pendel aus dem Fenster und er tat erst so, als ob er am Haus vorbeilaufen würde, kam dann aber schnell zurückgeflitzt, warf mir das Hasch in die Plastiktüte und rief:

»Zieh! Schnell!«

Dann verschwand er wieder zwischen den anderen Jungs auf dem Freistundenhof.

Im Eiltempo zog ich die Tüte in meine Zelle zurück, griff mir den Tabakbeutel, den er mir reingelegt hatte, und warf das Pendel dann schnell zu Pero rüber, der es auf seiner Gruppe versteckte. Denn das Pendel hatte fast direkt vor der Hauszentrale gehangen, genau vor den Augen der Beamten, und Pendeln war schließlich strikt verboten. Und wenn die Beamten mitbekamen, in welches Fenster das Pendel reingezogen wurde, konnte man sich sicher sein, dass es nicht lange dauern würde, bis sie bei einem in der Hütte standen und sie durchsuchten.

Doch dieses Mal hatten sie nichts bemerkt und so konnte ich ganz beruhigt auspacken und begutachten, was er mir Schönes von draußen mitgebracht hatte. Auch Pero saß gespannt am

Küchenfenster seiner Gruppe und hoffte das Beste. Denn auch er wollte unbedingt einen Batzen.

Sauber! Der Junge hatte uns auch dieses Mal nicht enttäuscht.

Knapp zehn Gramm von dem Schwarzen hatte er mir für mein Geld hochgeschickt. Bestimmt hatte er draußen 15 Gramm dafür bekommen, aber schließlich trug er das ganze Risiko und so war es vollkommen in Ordnung für mich, dass er sich ein Drittel davon abgemacht hatte.

Sofort ließ ich den Mülleimer mit Wasser volllaufen, kramte die Flasche und den Alukopf unter meinem Bett hervor und zog mir drei fette Eimer rein. Als Pero mir kurz danach noch mal das Pendel zuwarf und ich ihm ein Stückchen von dem Dope rüberschickte, war ich schon voll dicht.

Zehn Minuten später saß auch Pero mit roten Augen wieder am Fenster und wir laberten den ganzen restlichen Tag nur noch Scheiße und lachten uns kaputt. Der Stoff war Bombe.

Das Einzige, was jetzt noch fehlte, waren Musik und Süßigkeiten. Doch am nächsten Tag sollte Brauer wieder Dienst haben und ich nahm mir vor, ihn zu überreden, mir einen der Anstaltskassettenrekorder hochzubringen, damit ich wenigstens ein bisschen Radio hören könnte. Mal sehen, was er dazu sagte. Denn vorher würde er von seinen Kollegen erfahren, was passiert war und dass ich wegen eines hirnrissigen Fluchtversuchs in der Absonderung saß. Begeistert würde er sicher nicht sein. Aber egal. Ich würde ihn schon überzeugen.

Nachdem Pero dann um 19 Uhr weggeschlossen wurde und ich ohne Gesellschaft in der leeren Zelle saß, zog ich mir aus Langeweile noch ein paar Eimer von dem guten Dope rein.

Als irgendwann die Sonne unterging, war ich übel dicht und leicht paranoid, weil ich keinen geeigneten Platz fand, an dem ich das Hasch verbunkern konnte.

Aber sie durften den Stoff auf keinen Fall finden. Nicht wegen der scheiß Anzeige, die ich dafür bekommen würde, sondern weil ich sonst den Rest der Absonderungszeit nüchtern verbringen müsste und darauf hatte ich mal überhaupt keinen Bock. Dann fiel mir Gott sei Dank irgendwann Gintanos Bunkertrick wieder ein.

Der Afghane hatte glücklicherweise die Konsistenz von Knetmasse und klebte wie Teufel. Und so fing ich an, stecknadelkopfgroße Stückchen von dem Klumpen abzureißen und sie in meiner Zelle an den Wänden zu verteilen. Perfekt.

Zufrieden legte ich mich ins Bett und grinste mich wie ein Honigkuchenpferd in den Schlaf.

Am nächste Morgen kam Brauer in meine Zelle gestürmt und weckte mich. Mit wütendem Gesichtsausdruck setzte er sich auf meine Bettkante und schnauzte mich an.

»Was sollte der Scheiß, Junge? Hast du echt gedacht, du könntest so abhauen? Du bist doch total dämlich! So'n Quatsch hätt ich wirklich nicht von dir erwartet.«

Am liebsten hätte ich ihn ignoriert und ihm gesagt, dass er sich verpissen soll, aber ich wollte ja, dass er mir einen Kassettenrekorder besorgt und hielt mich deshalb zurück.

»Jaaa, ich weiß, Herr Brauer. Sorry, kommt nicht wieder vor, versprochen.«

Und da er ja ein netter, harmoniebedürftiger Kerl war, hatte ich ihn ruckzuck um den kleinen Finger gewickelt und bekam noch vor dem Mittagessen einen kleinen Kassi von ihm in meine Hütte gebracht. Sogar eine Handvoll Kassetten brachte er mir mit.

Obwohl er bei der Gelegenheit fast eine halbe Stunde in meiner Zelle verbrachte, bemerkte er die vielen schwarzen Bobbel nicht, die ich überall an die Wände geklebt hatte. Und das, obwohl sein Blick immer wieder durch die Zelle schweifte, während er mich volllaberte.

Gintano war ein verfluchtes Genie.

Irgendwann am frühen Nachmittag, ich war gerade dabei, die Tapes durchzuhören, die Brauer mir mitgebracht hatte, rief Pero mich ganz aufgeregt ans Fenster und fragte, ob ich ihm und den Jungs von seiner Gruppe einen Gefallen tun könnte. Zuerst dachte ich, dass sie was zu kiffen von mir haben wollten, aber es stellte sich heraus, dass sie selbst gut versorgt waren und die gesamte Gruppe auf LSD unterwegs war. Und nun hatten sie auf ihrem Film alle tierische Panik vor einer Durchsuchung und wussten nicht, wo sie die Pappen verstecken sollten.

Als Gegenleistung könnte ich mir auch eine davon nehmen.

»Nee, Mann, ich fress den Scheiß nich mehr. Aber kein Problem, Alter, pendel hoch die Kacke.«

Und so landeten wenige Minuten später ungefähr 20 Hoffmänner in meiner Absonderungszelle und wollten versteckt werden. Alles klar, kein Ding.

Und so leckte ich vorsichtig an jedem einzelnen und klebte sie einfach, hier und da, wie die Haschkügelchen an die Wände meiner Zelle. Und da ich schon seit Stunden wieder total bekifft war, dachte ich mir im ersten Moment überhaupt nix dabei und kam noch nicht mal auf den Gedanken, dass das schon mehr als ausreichend für einen heftigen Turn sein könnte. Denn jedes Mal wenn meine Zungenspitze eine der Pappen berührte, gab sie etwas von ihrem Wirkstoff ab und würde mich spätestens in einer Stunde fliegen lassen. Erst kurz nachdem ich den letzten an die Wand geklatscht hatte, fiel mir auf, was ich da gerade gemacht hatte.

Verfluchte Scheiße!

Eben hatte ich noch großkotzig rumgetönt, dass ich das Zeug auf gar keinen Fall nehmen würde, und jetzt so was. Na ja, egal. Wird schon nicht so schlimm werden.

Um mich von dem Gedanken an einen Horrortrip abzulenken, rauchte ich mir noch zwei Eimer und hörte die Tapes weiter durch. Doch bis auf eins davon waren sie alle scheiße.

Es war heiß, die Sonne knallte extrem und so klemmte ich irgendwann meinen Stuhl in die Gitter, quetschte meinen kleinen Arsch darauf und sonnte mich. Aus dem kleinen Leierkasten, den Brauer mir hochgebracht hatte, dröhnte nun in Dauerschleife »That's the way love goes« von Janet Jackson und alles war in bester Ordnung.

Bis sich dann hinterrücks das Rumgelecke an den Pappen in meinem Schädel bemerkbar machte.

Auf einmal sah Pero, der sich wieder zu mir ans Fenster gesellt hatte, ganz merkwürdig aus.

Genau wie beim ersten Mal bekam ich zuerst einen tierischen Lachflash und kriegte mich überhaupt nicht mehr ein und bepisste mich wegen jedem kleinen Scheiß. Und schon nach wenigen Minuten musste ich sogar meinen Sonnenplatz am Fenster verlassen, da ich Pero einfach nicht mehr anschauen konnte, ohne vor Lachen zusammenzubrechen.

Dummerweise fand ich es auch diesmal wieder so geil, dass ich mir direkt noch einen der Schnipsel von der Wand fingerte, ein kleines Stück davon abriss und es mir einklinkte. Und keine zehn Minuten später dachte ich Vollidiot mir, ach, was soll's, und gab mir noch ein Stück. Mal ehrlich, wie bescheuert kann man sein?

Und nur eine Stunde später befand ich mich in Legoworld und raffte überhaupt nichts mehr.

Der Freistundenhof und der Himmel sahen auf einmal aus wie aus Bauklötzchen zusammengesteckt und wieder hatte ich einen Geschmack im Mund, als ob ich an einer Batterie gelutscht hätte. Ich stand höllisch unter Strom und wären keine Gitter vor meinem Fenster gewesen, wäre ich vermutlich vor der Hauszentrale auf dem Beton aufgeschlagen, weil ich das sichere Gefühl hatte, dass ich fliegen kann. High wie ein Heißluftballon hing ich unter der Zimmerdecke, war frei wie ein Vogel und lauschte verzückt der lieblichen Stimme von Janet. That's the way love goes!

Nicht mal den Beamten, der den Nachteinschluss gemacht hatte, hatte ich wahrgenommen auf meinem Trip. So weggeballert war ich dann die ganze Nacht durch meine Zelle geflogen.

Erst als die Sonne langsam wieder am Horizont auftauchte, kam ich so halbwegs klar und registrierte, dass ich mir die komplette Nacht ohne zu kiffen um die Ohren geschlagen hatte.

Und so presste ich mir, immer noch total hibbelig, schnell drei Eimer in den Kopf, lüftete und legte mich in mein Bett. Alles sollte so normal wie möglich aussehen, wenn der Beamte gleich in meine Zelle schauen würde. Denn eine Verlängerung des Einschlusses wollte ich unter gar keinen Umständen riskieren, da in knapp drei Wochen der Tag der offenen Tür ins Haus stand und ich auf jeden Fall daran teilnehmen wollte.

Und eins war mir nach dieser Nacht vollkommen klar, freiwillig würde ich dieses Zeug nie wieder nehmen. Aber dieses Mal wirklich.

Tag der offenen Tür

Hameln, August 1992

Wenige Tage nach meinem Aufenthalt auf der Absonderung herrschte zum ersten Mal angespannte Stimmung auf der Gruppe. Gintano hatte nämlich wiederholt versucht, aus dem Kraftraum Kurzhanteln zu entwenden und sie mit auf seine Zelle zu nehmen. Wie jedes Mal war er von den Beamten dabei erwischt worden und kassierte eine Woche Einschluss.

Auf Gintanos Drängen lieh Cherry ihm für die Einschlusszeit seinen winzigen portablen Schwarz-Weiß-Fernseher, den er schon seit Monaten verbotenerweise auf seiner Zelle hatte. Als Pfand hatte er eine 200 Gramm schwere Goldkette von ihm gefordert. Die Kette war ein Geschenk von Gintanos Eltern zur Taufe und er tat sich deshalb schwer, sie als Pfand bei Cherry zu hinterlegen, stimmte dann aber doch zu, weil er hart Langeweile schob und unbedingt Fernsehen glotzen wollte. Selbstverständlich hatte Cherry ihm angesagt, dass er die Kette behalten würde, falls die Beamten den Fernseher bei ihm fänden, und Gintano hatte dämlicherweise darauf abgenickt.

Am letzten Abend von Gintanos Einschluss hatten die Beamten dann tatsächlich seine Hütte durchsucht und das Ding gefunden. Jetzt war Holland in Not.

Cherry rückte die Kette nicht mehr raus und Gintano drehte übel am Rad deshalb. Er schob tierisch Panik vor seinem Vater, bestimmt würde er beim nächsten Besuch mitkriegen, dass die Kette weg war. Er ließ nichts unversucht, um Cherry doch noch umzustimmen. Er bettelte und schimpfte, was das Zeug hielt.

Cherry blieb hart. Er bot ihm mehrfach 1000 Mark an. Aber Cherry lachte nur. Die Kette war weg und Punkt.

Da er sich für den kleinen Fernseher noch eine Woche Einschluss eingefangen hatte, stresste er Tag für Tag an seiner Zellentür rum und schrie nach Cherry. Doch der lachte ihn, wie gesagt, nur aus. Außerdem hatte er sie schon einem seiner Besucher mitgegeben und das Ding bestimmt schon lang beim Pfandleiher verkauft. Gintano konnte und wollte das nicht akzeptieren und fing an, Cherry zu beleidigen und zu bedrohen. Ein großer Fehler.

In der Anstalt hielt sich nämlich hartnäckig das Gerücht, dass Cherry ganz alleine einen Nazitreff, die Disco Duck am Steintor in Hannover, aufgemischt hatte. Man erzählte sich, dass er mit zwei Dolchen und zwei Holzkegeln bewaffnet dort reinmarschiert war und über 20 Leute krankenhausreif geprügelt und gestochen hatte. Zwei oder drei der Jungs hatten die Nummer angeblich nicht überlebt und starben noch vor Ort. Und das alles nur, weil zwei der Discobesucher seinen Cousin – oder war es sein Bruder? – zusammengeschlagen hatten. Wahrscheinlich traten die Beamten deshalb leise, wenn sie sich mit Cherry auseinandersetzten. Er war einfach gefährlich. Außerdem trainierte er jeden Tag mindestens eine Stunde wie ein Besessener. Immer und immer wieder übte er Highkicks, Lowkicks, Frontkicks und unzählige Faustschlag-Kombinationen, schon vom Zuschauen wurde einem schlecht. Der Typ war eine verdammte Maschine und selbst für ein Kilo Hasch wollte ich ums Verrecken nicht in Gintanos Haut stecken. Doch der konnte einfach nicht sein bescheuertes Maul halten.

Seit zwei Tagen hatte Gintano jetzt wieder Aufschluss und alle Sinti aus der Anstalt mobilisiert, ihm zu helfen, seine Kette wieder zurückzubekommen. Mit versammelter Mannschaft baute er sich im Freistundenhof vor Cherry auf und brüllte ihn an.

»Ich will die Kette wiederhaben, du Hebamme! Du blöder Wichser hast doch sicher selbst die Beamten informiert, dass sie bei mir den Fernseher finden. Also gib die Kette wieder her!«

Cherry zeigte sich gänzlich unbeeindruckt von den sieben, acht Jungs, die um ihn herumstanden. »Beleidige mich nicht. Du weißt, was ich sonst mit dir mache.«

Doch Gintano schob sich an seinem Cousin vorbei und ging schimpfend auf Cherry los, offenbar vertraute er auf den Schutz seiner Jungs.

Dann ging alles blitzschnell.

Gemino versuchte noch, Gintano zurückzuhalten, und sprang mit ausgestreckten Armen zwischen die beiden, aber Cherry ging ebenfalls direkt zum Angriff über.

Er griff sich Gemino an den Schultern, benutzte dessen Oberschenkel wie eine Trittstufe und verpasste Gintano, über den Kopf seines Cousins hinweg, blitzschnell eine gewaltige Kopfnuss mitten auf die Schädelplatte. Bam! Es hörte sich an, als hätte jemand einen schweren Stein auf eine Holzplatte geschlagen. Das hatte verdammt noch mal gesessen.

Gintano fiel wie ein nasser Sack um und eine Sekunde später stand Cherry mit erhobenem Zeigefinger über ihm. »Ich hab's dir gesagt, du kleine Fotze, du sollst keine Faxen mit mir machen! Das haste jetzt davon, du beschissener Vollidiot!«, brüllte er.

Keine Reaktion. Gintano lag einfach nur mit zuckenden Gliedmaßen da.

Keiner der Sinti traute sich, auf Cherry loszugehen. Nicht nachdem er ihnen demonstriert hatte, wozu er in der Lage war. Sie schleiften Gintano zu einer Bank und setzten ihn darauf. Mit Rufen und leichten Schlägen auf die Wangen versuchten sie ihn vorsichtig aus seiner Bewusstlosigkeit zu wecken, doch es dauerte noch einige Minuten, bis er wieder zu sich kam und verwirrt in die Runde schaute. Seine komplette Schädeldecke war eine Handbreit angeschwollen, das Blut sickerte ihm unter den gelackten Haaren hervor. In kleinen Bächen lief es ihm links und rechts über das Gesicht und verschwand im Kragen seines Seidenhemdchens. Er konnte einem fast leidtun.

Cherry stand grinsend dabei, bis Gintano wieder unter den Lebenden war, und schlenderte dann in die Mensa zum Mittagessen. Für ihn hatte sich die Nummer damit erledigt. Die Kette gehörte jetzt endgültig ihm. Basta.

Gintano brauchte einige Tage, um sich von der Klatsche zu erholen, man merkte ihm deutlich an, dass sein großkotziges Ego ganz schön darunter zu leiden hatte.

Noch niemals zuvor hatte ihn jemand öffentlich derart gedemütigt. Na ja, egal.

Schließlich saßen wir im Knast und Scheiße passierte halt. Was hatte er erwartet?

Natürlich bemerkte Herr Brauer nachmittags Gintanos ramponierten Schädel, doch der Sinto behielt das Ganze für sich. Erstens weil man niemanden verpfeift, aber mit Sicherheit auch aus Angst vor den Konsequenzen, die Cherry ihm angedroht hatte. Danach wurde das Thema nie wieder angesprochen und verlief in den nächsten Wochen vollständig im Sande.

Doch jetzt stand sowieso erst mal der Tag der offenen Tür vor der Tür und alle konzentrierten sich darauf. Auch was Drogen anging, würde dieser Tag mit Sicherheit ein absolutes Highlight werden.

Es war ein wunderschöner, wolkenfreier Samstagmorgen, als gegen 8 Uhr die Vorbereitungen auf dem Innenhof der Anstalt begannen. Vor allen Häusern wurden Klapptische und Bänke für die Besucher aufgestellt und direkt vor unserem Haus bauten wir eine riesige Grillanlage auf. Jeder Gefangene bekam Gutscheine für Würstchen, Hähnchenkeulen oder was er sonst so vom Grill haben wollte. Ebenso erhielt jeder zwei oder drei Getränkefreimarken und bereits um 10 Uhr öffneten die Schließer die Häuser und alle Gefangenen durften sich frei auf dem Innenhof bewegen. Herrlich.

Jeder Insasse hatte die Möglichkeit, drei Angehörige zu diesem Spektakel einzuladen und so war um 12 Uhr bereits die Hölle auf dem Gelände los. Überall wuselten kleine Kinder herum und ganze Familien hatten ihre Decken in der Sonne ausgebreitet und nahmen fast den gesamten Rasen in Beschlag.

Ich selbst bekam zwar keinen Besuch an diesem Tag, aber das

störte mich kein bisschen, so konnte ich mich voll und ganz aufs Drogenbeschaffen konzentrieren. Einige Jungs sollten heute Stoff bekommen und so hielt ich durchgehend Ausschau nach ihnen und wurde auch ziemlich schnell fündig.

Ich streifte mit Manolo und André durch die Menge und schnappte einen Riegel Rohypnol und ein gutes Stück Hasch. Natürlich verputzen wir die Pillen sofort an Ort und Stelle und rauchten in einer unübersichtlichen Ecke neben Haus 3 zwei fette Eimer. Jetzt konnte die Party beginnen.

Wir schlenderten über den Hof und von ferne erkannte ich Peter Maffay, den Ehrengast der Anstaltsleitung. Der Typ war superwinzig und ich musste lachen, als ich sah, wie er auf seinen hohen Absätzen auf der Holzbühne vor Haus 2 hin und her stolzierte. Er hielt gerade eine Rede darüber, dass wir unsere Jugend nicht verschwenden und auf Drogen verzichten sollten und so'n Scheiß. Er gab sich wirklich Mühe. Aber fast keiner hier wusste, wer er überhaupt war. Nur eine Handvoll Gefangene mit ihren Angehörigen standen vor der Bühne und hörten ihm zu. Der Typ langweilte uns ziemlich schnell und wir suchten uns einen anderen Platz, um unseren Turn zu genießen.

Wir saßen gerade ein paar Minuten auf der Wiese und chillten in der Sonne, als ein Kollege von Haus 7 zu uns kam und uns steckte, dass der Italiener, der mit seinem Eiswagen auf dem Anstaltsgelände rumeierte, heimlich Schnapsflaschen verkaufte. Alter. Wie frech und wie geil war das denn bitte?

Der Typ bunkerte unter seinen Eiscontainern original pullenweise Mariacron, Wodka und Korn. Und jetzt vertickte er die Flaschen für 50 Mark das Stück an die Gefangenen. Holla die Waldfee, das war keine gute Kombination.

Die Hälfte der Knackis war bereits auf Rohypnol unterwegs und wenn die jetzt auch noch Schnaps soffen, würde das bestimmt nach hinten losgehen. Aber egal. War ja schließlich nicht mein Problem.

Ich hatte mit den Pillen und dem Hasch schon genug und war nicht unbedingt scharf drauf, noch was zu trinken. Manolo und

André sahen das anders. Die beiden setzten alle Hebel in Bewegung, ergatterten noch rechtzeitig die benötigten 50 Mark und holten sich auch eine der Pullen von dem netten Eismann. Sofort schütteten sie sich das Zeug hinter die Binde. Ich nippte nur ein, zwei Mal an dem Zeug und hatte dann schon genug davon.

Mir war es einfach zu heiß, um zu saufen und außerdem wollte ich nicht vollends die Kontrolle verlieren und dadurch Gefahr laufen, erwischt und durchsucht zu werden. Schließlich hatte ich noch ein gutes Stück Hasch in der Tasche und das sollte auch so bleiben.

Als um 14 Uhr das Fußballturnier auf dem kleinen Gummiplatz vor unserem Haus angepfiffen wurde, waren zwei Drittel der Gefangenen bereits völlig abgefüllt und rafften überhaupt nichts mehr. Auch von den Spielern waren die meisten sternhagelvoll und schon nach wenigen Minuten brach aus unerfindlichen Gründen eine Massenschlägerei auf dem kleinen Spielfeld aus. Wer da gegen wen kämpfte, es war nicht auszumachen. Einfach alle schlugen wie die Bescheuerten aufeinander ein und ehe ich richtig peilte, was überhaupt los war, lösten die Beamten Alarm aus und die gesamte Veranstaltung wurde hektisch abgebrochen.

Alle Besucher mussten sofort und ohne Ausnahme das Anstaltsgelände verlassen und die Gefangenen wurden so schnell es ging zurück in ihre Zellen geschlossen.

Nur die Jungs, die sich geprügelt hatten, landeten in der Absonderung oder, wenn es sein musste, auch auf der Krankenstation. Ein wirklich gelungenes Fest.

Im Gänsemarsch

Hameln, März 1993

Die Monotonie der letzten Monate war für mich kaum zu ertragen gewesen.

Seit letztem Sommer verlief nahezu jeder Tag wie der vorherige und es passierte nichts Aufregendes. Es war wie ein beschissener Loop. Tagein, tagaus die gleiche Scheiße:

Morgens Aufschluss und zum Schulkurs, Mittagessen, ein bisschen auf der Gruppe rumhängen, Fernsehen glotzen, wenn alles super lief, einen kiffen und abends dann wieder Einschluss. Und am nächsten Tag der gleiche Dreck von vorne.

Der sich ständig wiederholende Rhythmus stumpfte mich ab und irgendwann dachte ich kaum noch an Flucht, vermutlich auch vor dem Hintergrund meiner beiden gescheiterten Versuche. Irgendwie hatte ich mich damit abgefunden, meine Strafe bis zum bitteren Ende oder, wenn es gut lief, nur zu zwei Drittel abzusitzen. Scheiß drauf. 16 Monate von meiner Strafe hatte ich ja schließlich schon rum und den Rest würde ich auch noch ganz locker auf einer Arschbacke absitzen.

Nur eine Sache hatte mich in der ganzen Zeit berührt und mir von ganzem Herzen leidgetan. Auch Dekra und der Ägypter waren vor einigen Monaten bei mir im Knast gelandet. Auch sie waren hauptsächlich für Einbruchsdelikte verurteilt worden, hatten sich aber zu ihrem Glück nur acht und zehn Monate dafür eingefangen. Dekra hatte jetzt noch ein knappes halbes Jahr vor sich und den Ägypter hatten sie bereits vor einer Woche vorzeitig entlassen.

Um dem Trott und der Melancholie wenigstens mal für ein paar Stunden zu entfliehen, war ich über die Weihnachtsfeiertage geplant mit Shore rückfällig geworden. Bis dahin hatte ich dem Stoff immer erfolgreich widerstanden, aber an diesen »fröhlichen« Tagen wollte ich absolut nichts merken oder denken und hatte mir deswegen bei der Weihnachtsmesse einen Päcken klargemacht. Selbstverständlich hatte ich auch vorher immer wieder mal Suchtdruck gespürt und das nicht zu knapp, aber da ich dem Gift die Schuld für meine Inhaftierung zuschob, war ich dann doch lieber beim Haschisch geblieben.

Das einzige ansatzweise aufregende bzw. lustige Ereignis war, dass einer der Jungs den Beamten Mitte Januar LSD untergejubelt hatte. Irgendwie hatte er es geschafft, heimlich den Sud von ein paar Pappen in die Kaffeekanne unserer Beamten zu kippen, und kurz nach der Frühstückspause torkelten sie wie ferngesteuert durchs Haus und über den Hof. Natürlich bemerkten die anderen Beamten das ziemlich schnell und schlugen sofort Alarm. Aber auch nach der anschließenden Durchsuchung der Gruppen und aller Zellen konnte die Nummer keinem der Gefangenen zugeordnet werden und so war es bei einem zehntägigen Hauseinschluss für alle geblieben. Glücklicherweise hatte Gintano kurz vor dem Einschluss noch mal etwas Dope bekommen und so ging die Woche eigentlich ganz gut rum. Allerdings ist es mir bis heute ein Rätsel, wieso die Beamten bei der Durchsuchung sein Hasch nicht fanden. Ich vermutete damals schon, dass er sich das Zeug rechtzeitig gestöpselt, also in den Arsch gesteckt hatte, aber natürlich stritt er das vehement ab. Ein Sinto macht so was auf gar keinen Fall. Na ja, wer's glaubt.

Seitdem war wieder alles so eintönig gewesen wie eh und je.

Als ich an diesem Märzabend aus dem Fernsehraum in meine Zelle gehen wollte, entdeckte ich Cherry, der am Flurfenster unserer Gruppe irgendwas werkelte, und ging neugierig zu ihm rüber. Es brannte kein Licht im Flur und ich sah von hinten nur, dass er seinen rechten Arm schnell vor und zurück bewegte. Amüsiert nahm ich an, dass er sich einen wichste, aber irgendwie konnte ich mir das bei ihm nicht so richtig vorstellen und so schlich ich mich leise an ihn heran. Er bemerkte mich erst, als ich direkt hinter ihm stand und ihm über die Schulter schielte. Erschrocken zuckte er zusammen.

»Alter! Hast du mich erschreckt. Schleich dich nich so an, du Arsch«, zischte er.

Ich hatte ihn doch tatsächlich beim Sägen erwischt. Ich konnte es kaum glauben.

»Sägst du da am Gitter, Junge?«

Ich hatte ihn vollkommen überrumpelt und unwirsch versuchte er mich wegzudrängen und tat, als wollte er mir eine klatschen.

»Hau ab, Mann! Kümmer dich um deinen Scheiß.«

So leicht ließ ich mich nicht vergraulen.

»Du sägst doch da, Alter. Hab ich doch gesehen.«

Widerwillig gab er schließlich zu, flüchten zu wollen und ermahnte mich mehrfach und eindringlich, mein Maul zu halten. Natürlich nickte ich darauf ab.

»Ich verrat ganz sicher keinem was, aber dafür komm ich mit, Alter.«

Erst wollte er natürlich nichts davon wissen, aber schon am nächsten Tag hatte ich ihn so weit bearbeitet, dass er genervt einwilligte. Allerdings würde es noch ein paar Tage dauern, bis es so weit war. Es fehlten noch die Kordel, die er als Strickleiter benutzen wollte, und die Flügelschrauben, um den dreiteiligen Aluanker zusammenzubauen. Die fehlenden Teile sollten erst am kommenden Freitag von zwei Jungs aus zwei verschiedenen Betrieben geliefert werden, von denen aber auch keiner wusste, wofür er die Sachen brauchte.

Die Ankerteile hatte er aus Sicherheitsgründen selbst in der Werkstatt hergestellt und in den letzten Tagen stückweise mit aufs Haus gebracht und an verschiedenen Orten auf der Gruppe verbunkert.

Und erst dann, wenn er alles Nötige zusammenhatte, wollte er nachmittags mit seinem Onkel telefonieren und ihm bei dessen nächstem Besuch mitteilen, wann er ihn wo abholen sollte. Seine Familie wusste nämlich schon, dass er vorhatte zu fliehen, nur der Zeitpunkt stand noch nicht fest.

Von Tag zu Tag wurde ich aufgeregter und malte mir tausend Dinge aus, die ich draußen machen wollte. So oder so, auf jeden Fall war Party angesagt. Auch Cherry wurde immer nervöser und unsere freudig aufgekratzte Stimmung blieb auch dem Rest der Gruppe kaum noch verborgen.

Irgendwann wunderten sich auch Manolo und André, dass Cherry ständig am Flurfenster rumhing, und entdeckten die Sägestellen, trotz des Kitts, den Cherry hinterher immer draufschmierte. Cherry war außer sich vor Wut, als sie ihn damit konfrontierten und ihn darum baten, auch sie mitzunehmen. Er hatte überhaupt keinen Bock darauf, denn je größer die Truppe, desto größer auch die Gefahr, erwischt zu werden. Doch die beiden ließen nicht locker und irgendwann willigte er ein. Da Cherry danach das blöde Gefühl nicht loswurde, dass Gintano und Gemino auch schon mitgekriegt hatten, was passieren sollte, weihte er zu guter Letzt auch diese beiden noch ein. Jetzt wussten wirklich alle Bescheid.

Nur Ralle sollte zurückbleiben. Für ihn hatte Cherry einen ganz besonderen Auftrag. Er sollte unsere Zellentüren manipulieren und die rausgesägten Gitterstäbe wieder einsetzen, wenn wir anderen die Gruppe durch das Flurfenster verlassen hatten. Zu guter Letzt müsste er nur noch die Nylonfäden aus unseren Türschlössern entfernen. Da er sowieso nur noch wenige Wochen bis zur Entlassung vor sich hatte, gab es für ihn keinen Grund zu flüchten. Zudem hatte Cherry Gintano genötigt, Ralle ein gutes Stück Hasch dafür zu geben und so hatte er nicht lange gezögert und zugesagt.

Die Zeit dehnte sich wie Kaugummi. Als Cherry samstags von seinem Besuch auf die Gruppe zurückkehrte und uns mitteilte, dass wir in der Nacht von Sonntag auf Montag den Adler machen würden, verstärkte sich das Gefühl noch und die Zeit wollte überhaupt nicht mehr vergehen.

Die innere Anspannung war die Hölle und zerrte heftig an meinen Nerven.

Permanent plagten mich Bauchschmerzen und in der letzten Nacht vor der Flucht war an Schlaf überhaupt nicht mehr zu denken. Wie eine Raubkatze tigerte ich in meiner Zelle auf und ab, meine Gedanken drehten sich dazu im Kreis und überschlugen sich ein ums andere Mal.

Würden wir es tatsächlich alle schaffen und diese verdammte Mauer überwinden? Würde der Anker unser Gewicht halten? Und wenn ja, würde Cherrys Onkel uns in dem kleinen Wäldchen finden, in dem wir uns verstecken und auf ihn warten wollten? Und wenn das am Ende tatsächlich alles klappte, was wollte ich zuerst tun, zurück in Hannover?

Der Sonntag war eine einzige Tortur. Wir liefen wie Falschgeld auf der Gruppe herum und fieberten nervös dem Einschluss entgegen. Und als dann am frühen Abend endlich die Beamten kamen und uns aufforderten, in die Zellen zu gehen, platzte ich beinahe vor Nervosität.

Wenn alles so lief wie geplant, waren es jetzt nur noch wenige Stunden bis zur heiß geliebten Freiheit. Mir brummte der Schädel und ich konnte kaum einen klaren Gedanken fassen, während ich mich anzog und sehnsüchtig darauf wartete, dass es losging. Um 22 Uhr drehten die Beamten noch eine letzte Runde durchs Haus und so lange hieß es Füße stillhalten.

Als es endlich so weit war, klebte ich mit einem Ohr an meiner Zellentür und lauschte jedem ihrer Schritte. Mann, beeilt euch, ihr Hunde!

Die Wichser brauchten ultralange, fast kam es mir vor, als trödelten sie mit Absicht rum. Endlich. Endlich fiel die Gruppentür ins Schloss und es war still.

Zehn Minuten später beobachteten wir Cherry dabei, wie er die einzelnen Bauteile des Ankers aus den verschiedenen Verstecken hervorholte und ihn zusammensetzte. Die 20 Meter lange und fingerdicke Kordel, die er zur Tarnung in der Dusche als Wäscheleine aufgehängt hatte, holte er zuletzt und machte alle 40, 50 Zentimeter einen doppelten Knoten hinein. Dann band er das Ende an dem Aluanker fest. Wow! Seine Konstruktion wog allerhöchstens zwei Kilo und keine 10 wie das Scheißding, das ich vor einem Jahr zusammengeschweißt hatte. Mit diesem Gerät würde es ganz sicher klappen.

Während einer von uns vorsichtig aus dem Flurfenster lugte und nach der Nachtwache Ausschau hielt, kümmerte sich Ralle bereits um die Schlösser unserer Zellentüren. Er entfernte die Nylonfäden, fingerte die Sperre für den Schließriegel wieder rein und am Ende würde es aussehen, als ob unsere Zellen nicht abgeschlossen worden wären. Perfekt.

Dann tauchten die Lichtkegel der Taschenlampen auf dem Freistundenhof von Haus 9 auf und wir hielten vor Spannung den Atem an. Nur noch wenige Minuten, dann würden wir die beiden Gitterstäbe herausnehmen und ins Freie klettern.

Es dauerte eine gefühlte Ewigkeit, bis die Beamten alle Gitter abgeleuchtet hatten und ihre Runde gemütlich in Richtung Haus 7 fortsetzten.

Kaum dass sie verschwunden waren, zog Cherry die beiden ausgesägten Stäbe aus dem Gitter, legte sie auf die Fensterbank, hakte den Anker an einem der Querstäbe ein und warf die Kordel aus. Doch bevor er hinauskletterte, schaute er noch einmal in die Runde.

»Mir is scheißegal, wenn sich einer von euch die Haxen bricht. Ich lass ihn einfach liegen. Alles klar? Und wenn einer von euch zu laut is, schlag ich ihn k.o. Verstanden?«

Wir grinsten und nickten schweigend. Keiner von uns wollte hierbleiben.

Zuerst quetschte sich Cherry durch die Gitterstäbe, innerhalb von Sekundenbruchteilen verschwand er in der Dunkelheit. Als Zweiter war Gintano an der Reihe und dann ich. Einer nach dem anderen kletterten wir aus dem Fenster und hangelten uns an der Kordel auf den schmalen Steg herunter, der Haus 8 mit Haus 7 verband. Eine Minute später drückten sich auch André und Gemino eng neben uns an die Fassade. Als Letzter kam Manolo unten an, oben setzte Ralle schon die Gitterstäbe wieder ein, hakte den Anker aus und schloss das Fenster. Es gab kein Zurück mehr.

Mein Magen spielte verrückt vor Aufregung und mein Herz klopfte so laut, ich dachte, die ganze Welt müsste es hören. Den anderen erging es keinen Deut besser. Wir alle waren angespannt bis zum Gehtnichtmehr. Aber egal. Wir hatten keine Zeit zu verlieren.

Cherrys Plan sah vor, der Nachtwache so nah wie möglich auf den Fersen zu bleiben. Hinter Haus 4 gab es einen Gänsezwinger und die Viecher schlugen sofort Alarm, sobald sich in ihrer Nähe irgendetwas bewegte. Der Abstand zwischen den Beamten und uns durfte also nicht zu groß werden. So konnten wir, theoretisch, verhindern, dass sich das Federvieh nach der Wache beruhigte und dann wieder Alarm schlug, wenn wir an ihnen vorbeischlichen.

Dieser Streckenabschnitt war mit Abstand der gefährlichste

Teil der ganzen Aktion. Es musste einfach klappen! Das war unsere einzige Chance.

Geduckt und hintereinander weg, wie eine Entenfamilie, schlichen wir los und pirschten uns vorsichtig an die Nachtwache heran. Hinter Haus 6 entdeckten wir die Lichtkegel ihrer Taschenlampen an der Hausfassade und gingen in Deckung.

Wir waren jetzt so nah dran, dass wir sie sogar sprechen hörten. Wir hielten den Atem an und beobachteten jede ihrer Bewegungen. Jetzt bloß keinen Fehler machen und womöglich husten oder auf einen Zweig treten. Es war absolute Ruhe angesagt.

Die Stille dröhnte in meinem Schädel und jeder meiner Muskeln war aufs Äußerste gespannt. Der Schweiß lief mir in Strömen über Gesicht und Rücken und durchnässte meine Klamotten. Die ganze Aktion war völlig surreal und immer wieder schaute ich mir die Jungs an, um sicher zu sein, dass ich nicht träumte. Doch das hier war kein Traum, das passierte wirklich.

Als die Schließer kurze Zeit später den Gänsezwinger erreichten, legten die Viecher sofort los und schnatterten und fauchten, was das Zeug hielt. Ein Höllenspektakel. Unglaublich, wie laut diese blöden Vögel waren. Aber der Krach erlaubte uns auch, endlich mal richtig durchzuatmen und schützte uns paradoxerweise davor, entdeckt zu werden.

Trotzdem waren wir heilfroh, als wir diese Hürde genommen hatten und hinter Haus 1 ankamen. Jetzt mussten wir nur noch über die kleine Mauer klettern, die die Häuser von den Betrieben und vom Sportplatz trennte. Als auch das geschafft war, deutete Cherry uns per Handzeichen an, stehen zu bleiben.

»Lasst uns hier kurz warten, bis die etwas weiter weg sind. Ab hier haben wir eigentlich nichts mehr zu befürchten. Ich hab euch ja gesagt, das klappt.« Er grinste bis über beide Ohren. Noch nie zuvor hatte ich ihn so fröhlich gesehen.

Gespannt verfolgten wir die Lichtkegel der beiden Taschenlampen, die sich immer weiter von uns entfernten. Auch die Stimmen der Beamten wurden von Sekunde zu Sekunde leiser und schon kurze Zeit später waren sie nicht mehr zu hören.

Gott sei Dank, den gefährlichsten Teil hatten wir geschafft. Nur noch die sieben Meter hohe Betonhürde lag vor uns. Keine Sekunde zweifelte ich daran, dass Cherry den Anker über die verfluchte Mauer bekommen würde. Ich sah mich schon durch Hannover laufen.

Geduckt und vor Aufregung zitternd liefen wir an der Außenmauer entlang und hielten nach einer geeignete Stelle Ausschau, um den Anker zu werfen. Am Ende des Fußballplatzes, Luftlinie keine 100 Meter von der Pforte entfernt, hielt Cherry an und setzte sich ins Gras.

»Hier is gut. Wir warten, bis die Beamten verschwunden sind, und dann geht's los.«

Bis hierhin hatte die ganze Aktion schon gut und gerne 45 Minuten gedauert und wir konnten es kaum noch abwarten, auf die andere Seite der Mauer zu gelangen. Wieder verging eine gefühlte Ewigkeit, bis die Lichtkegel der Taschenlampen nicht mehr zu sehen und die Beamten endlich verschwunden waren. Endlich war es so weit.

Cherry drückte Manolo das Ende der Kordel in die Hand und befahl ihm, sich den Strick ums Handgelenk zu binden. Der Anker musste einmal komplett über die Mauer fliegen, damit er sich einhakte, und wenn man das Seil dabei nicht richtig festhielt, landete das ganze Ding auf der anderen Seite und wir wären am Arsch. Manolo hatte Power in den Armen und würde ums Verrecken nicht loslassen. Alles klar.

Cherry schaute noch einmal in die Runde, nahm zwei Schritte Anlauf und schleuderte den Anker in den Nachthimmel. Klong!

Das Metall schepperte laut gegen die Mauerkante. Erschrocken zuckten wir zusammen. Doch trotz des Zusammenstoßes überwand der Anker die Mauer und verschwand auf der anderen, der freien Seite. Manolos Arm schnellte in die Höhe, doch er hatte das Seil fest im Griff. Mit hochgerissenen Armen grinste er uns der Reihe nach an. Sauber! Gleich der erste Versuch war ein voller Erfolg gewesen.

Kurz verharrten wir wie angewurzelt und lauschten in die

Dunkelheit hinein. Hatte das Klirren jemand gehört? Würden gleich Beamte angerannt kommen? Doch nichts rührte sich. Alles blieb still. Also weiter.

Ganz langsam zog Manolo an dem Seil, bis der lange Teil des Ankers an der Mauerkante erschien, und rüttelte dann ein wenig daran, damit er sich zur richtigen Seite auspendeln und einhaken konnte. Wieder schepperte das Metall laut, als der Anker auf der Betonkante einrastete. Klong! Abermals verharrten wir mitten in der Bewegung und lauschten. Doch wieder geschah nichts. Alles blieb still. Und dann ging alles ganz schnell.

Einer nach dem anderen kletterten wir an der Kordel empor, setzten uns wie die Cowboys auf die Mauerkante, drehten den Anker um und glitten an dem Seil hinab in die Freiheit.

Das Adrenalin zerfetzte mir fast die Brust und machte mich ganz schwindelig. Als ich wieder Boden unter den Füßen hatte, atmete ich erst mal tief durch, um nicht vor Aufregung in Ohnmacht zu fallen. Cherry drängte uns sofort zum Weitergehen. Ein Auto fuhr vorbei und wir schlugen uns in das Gebüsch, das die Mauer von der Straße trennte. Wir beobachteten es, bis die Rücklichter hinter der nächsten Biegung verschwanden, und überquerten einer nach dem anderen die Fahrbahn. Wir hatten es tatsächlich geschafft!

Als ich das realisierte, fing ich an, wie ein Bescheuerter zu rennen und blieb erst nach einigen Hundert Metern stehen. Erschöpft, aber glücklich drehte ich mich um und schaute schnaufend zurück auf die Lichter der Anstalt. Kein Alarm. Nichts. Totenstille.

Wir waren endlich frei!

Nachholbedarf

Wie Cherry es vorausgesagt hatte, lief alles wie am Schnürchen. Nachdem wir uns die erste freie Nacht auf einem bewaldeten Hügel in der Nähe der Anstalt um die Ohren geschlagen hatten, tauchte tatsächlich Cherrys Onkel mit einem VW Bulli auf und sammelte uns ein.

Gintano und Gemino stiegen unterwegs als Erste wieder aus. Manolo und André verabschiedeten sich kurz vor Hannover von uns. Ich stieg gegen halb neun morgens an der Endstation der Straßenbahn in Langenhagen aus. Herzlich drückte ich Cherry für seine Hilfe. Doch er winkte ab. »Lass die Finger von den Drogen, Alter.«

Und weg war er. Auf Nimmerwiedersehen.

Dämlich grinsend stieg ich in die Bahn und fuhr voller Vorfreude Richtung Innenstadt. Die Fahrt kam mir ewig lang vor und ich wechselte hundert Mal meinen Sitzplatz und glotzte aus den Fenstern, um auch ja nichts zu verpassen. Ich war total aufgekratzt. Vielleicht würde ich einen der Jungs treffen und wir könnten zusammen ein dickes Blech rauchen.

Als ich in der City ankam, war natürlich tote Hose angesagt. Mit etwas Glück stieß ich auf einen Typ, dem ich schon mal mit Stoff ausgeholfen hatte, und er revanchierte sich ohne zu zögern bei mir. Und obwohl ich nur wenige Male von seinem Blech zog, war ich für den Rest des Tages out of order und kam erst gegen Abend wieder einigermaßen klar. Den halben Tag hatte ich auf einer Bank im Opernpark in der Sonne gesessen und war immer wieder weggenickt.

Jetzt war ich hellwach, topfit und bereit zu neuen Schandtaten. Ich brauchte dringend Geld und da der Haftbefehl vermutlich erst in zwei, drei Tagen rausging, nutzte ich das Zeitfenster für einen Bruch. Ohne Bares auf der Flucht, das ging gar nicht klar. Gegen zwei Uhr morgens warf ich mit einem Backstein die Seitenscheibe eines Kiosks in der Nordstadt ein und durchwühlte die Schränke im Büro nach Barem. Ich fand etwa 200 Mark Wechselgeld, stopfte zwei Müllsäcke mit Zigarettenstangen voll und füllte die Tüten mit losen Kippenschachteln bis zum Rand auf. Das würde fürs Erste genügen.

Bis auf vier Stangen Marlboro vertickte ich die beiden Säcke am nächsten Morgen für 700 Mark am Steintor und besorgte mir davon einen Fünfer-Beutel Braunes. Genügend Stoff.

Am späten Nachmittag lief mir Göki, ein liebenswerter, lustiger Türke, in der Bahnhofsvorhalle über den Weg. Wir kannten uns schon länger, hatten aber nie wirklich intensiv Kontakt gehabt. Doch in diesem Moment schickte ihn der Himmel und ich freute mich wie ein Schneekönig über ihn. Alles passte, er war affig und ich hatte ausreichend Stoff. An der U-Bahn-Station am Kröpcke machte ich für uns beide zwei fette Bleche fertig und wir quatschten über Hameln, meine Flucht mit den Jungs und darüber, was ich draußen vorhatte.

»Kein Plan, Alter. Auf jeden Fall Party machen und die verlorenen Monate nachholen. Aber das Wichtigste is ein sicherer Pennplatz, wo ich morgens nich von den Bullen geweckt werde.«

Er zog an seinem Blech und grinste mich dreckig an.

»Haste ... Bock ... zu ficken?« Er war bemüht, den Rauch der Shore in seiner Lunge zu behalten.

»Klar, blöde Frage. Ich hab die letzten 16 Monate nur gewichst.«

Eine knappe Stunde später saßen wir bei Hülya auf dem Sofa. Göki hatte sie treffend beschrieben. Sie war keine Schönheit, doch ihre Figur war absolute Spitze. Feste pralle Brüste, flacher Bauch und ein knackiger kleiner Arsch mit schönen schlanken Beinen darunter. Sie verkörperte genau das, was ich mir während der letzten 16 Monate in Hameln beim Wichsen vorgestellt hatte. Die Chemie stimmte und sie hatte nichts dagegen, dass ich mich die nächsten Tage bei ihr versteckte. Perfekt!

Als Dankeschön überließ ich Göki eine der Marlborostangen. Er war kaum zehn Minuten weg, als Hülya lächelnd vor mir auf die Knie ging, mir mit flinken Fingern die Hose öffnete und anfing zu blasen. Wow! Das hier war bedeutend besser als in Hameln zu sitzen und zu wichsen. Entspannt lehnte ich mich zurück, genoss die Behandlung und grinste bis über beide Ohren.

Die nächsten zwei oder drei Tage rannte ich nur noch in Shorts durch die Wohnung und vergnügte mich so oft mit ihr, dass mir fast der Pimmel abfiel und sie nicht mehr richtig sitzen und laufen konnte. Durch die Shore brauchte ich jedes Mal eine Ewigkeit, um zum Orgasmus zu kommen, aber Hülya gab ihr Bestes. Alles war Bombe. Ich war frei, hatte genügend Stoff und mal wieder richtig gut gefickt. Genauso hatte ich es mir in den Monaten meiner Gefangenschaft ausgemalt. Mann, war ich glücklich.

Am vierten Tag ging mir mittags die Shore aus und ich verließ das erste Mal das Haus, um Nachschub zu besorgen. Mittlerweile wurde ich wieder affig, wenn ich nicht rauchte.

Aus Angst entdeckt zu werden mied ich die Innenstadt und fuhr mit der Bahn zu einem Dealer im Hainholz. Dort angekommen traute ich meinen Augen kaum. Da saß der kleine Julius voll dicht auf dem Sofa und sprang mir freudig in die Arme, als er mich erkannte.

»Alter, wie geil is das denn? Ham sie dich entlassen? Komm her, Mann, lass dich drücken.«

Ich freute mich wie wahnsinnig und erzählte bei einem Blech von den letzten eineinhalb Jahren. Er stellte mir seinen Kollegen Tino vor. Gespannt lauschten die beiden meinen Knastgeschichten und lachten sich mit mir über die zwei gescheiterten und die gelungene Fluchtaktion kaputt. Es fühlte sich sofort wieder an wie früher. Nichts hatte sich zwischen uns geändert.

Nach einer Weile verließen wir zusammen die Wohnung des Dealers, fuhren den halben Nachmittag in Tinos kleinem Flitzer durch die Nordstadt und rauchten auf verschiedenen Parkplätzen ein Blech nach dem anderen.

Tino wohnte in derselben Straße wie die Griechen und hatte sich im letzten Jahr beim gemeinsamen Konsumieren mit ihnen angefreundet. Er war mittlerweile ein fester Bestandteil meiner alten Spielplatzgang und auch ich konnte ihn sofort gut leiden.

Er war genau wie ich ein Scheidungskind und lebte bei seiner Mutter. Sein Vater hatte ein gut gehendes kleines Taxiunternehmen und erstickte sein schlechtes Gewissen mit dicken Geschenken und Bargeld. Tino hatte alles, was man sich in unserem Alter so wünschte. Er fuhr einen getunten Golf GTI, trug nur die geilsten Klamotten und hatte ständig Bares in der Tasche. Falls ich während meiner Flucht noch was brauchen würde oder nicht wüsste wohin, sollte ich mich unbedingt bei ihm melden. Wie wichtig dieses Angebot für mich noch werden würde, stellte sich schon zwei Tage später heraus. Für diesen Tag verabschiedete ich mich von ihnen, versprach aber, mich auf jeden Fall bei ihnen zu melden, da ich unbedingt den Rest der Truppe wiedersehen wollte.

Bei Hülya saß die ganze Bude voll mit Jungs und Mädels, die ich vorher noch nie gesehen hatte. Auf dem Tisch lagen gute zehn Gramm eines rosafarbenen Granulats. Sie nannten es Erdbeerspeed und luden mich ohne Umschweife ein, mit ihnen ein paar Nasen zu ziehen. Erst wollte ich nicht, aber nachdem ich mir noch ein paar Eimer auf die Shore gepresst hatte, zog ich auch ein paar Lines. Ich hatte einen ziemlich bequemen Sofaplatz und der Eimer stand direkt vor mir unter dem Wohnzimmertisch. Ich musste mich so gut wie gar nicht bewegen, um zu ziehen oder zu kiffen, und merkte kaum was von den drei, vier Nasen. Gegen 22 Uhr stellte ich fest, dass von den drei Kippenstangen keine einzige Zigarette mehr übrig war, und ging runter, um mir unten am Automaten eine Schachtel zu holen. Sofort verpasste mir der Stoff eine gewaltige Nackenklatsche. Mit einem Mal hatte ich so viel Pfeffer im Arsch, dass ich mir nicht mal mehr mein Sweatshirt griff und im Eiltempo die steilen Stufen in Hülyas Treppenhaus herunterstolperte. Es war, als schöbe mich jemand ganz gewaltig an, und von jetzt auf gleich lief mir der Schweiß in Strömen aus allen Poren. Wie aufgezogen rannte ich an dem Kippenautomaten vorbei und hetzte wie ferngesteuert in die Innenstadt. Keinen Plan, was ich dort wollte. Mein Herz raste wie verrückt und durch die Anstrengung stellte sich schon nach kurzer Zeit Schnappatmung bei mir ein, doch ich konnte ums Verrecken nicht anhalten.

Wie der Blitz flitzte ich durch die Rotlichtgassen am Steintor, von dort zum Bahnhof auf die Szene und weiter zum Kröpcke, nur um dann wieder am Steintor zu landen und die Runde von vorne zu drehen. Wie ein Kreisel trudelte ich drei Stunden in Kreisen durch die Stadt, bis ich realisierte, in welche Gefahr ich mich begeben hatte. Gegen ein Uhr schleppte ich mich fertig und durchgeschwitzt nach Hause.

Zurück bei Hülya konnte ich schon fast wieder über meine hirnrissige Aktion lachen. Für diese Nacht hatte ich erst mal genug und zog mir, immer noch total hibbelig, eine fette Folie rein. Das Zeug war einfach nichts für mich. Viel zu schnell, viel zu hektisch. Shore und Dope, das waren meine Stoffe.

Ich erwachte erst am nächsten Tag aus meinem Drogenkoma. Und obwohl ich mir direkt nach dem Aufstehen wieder ein Blech an den Hals hielt, fühlte ich mich schlecht. Meine Oberschenkel juckten und brannten ganz merkwürdig und als ich nachschaute, entdeckte ich sieben oder acht winzige Bläschen, die aussahen wie kleine Pickel. Doch ich sorgte mich nicht sonderlich darüber und kratzte wie ein Bekloppter, wenn es juckte. Am nächsten Morgen waren aus den kleinen Pickeln markstückgroße offene Krater geworden, die böse sifften und höllisch brannten. Was auch immer das war, ich musste damit zum Arzt.

Doch einfach beim Doc reinlatschen kam nicht infrage, schließlich war ich auf der Flucht. Ich brauchte eine Versichertenkarte mit einem anderen Namen. Also rief ich Tino an. Der hatte schließlich gesagt, ich sollte mich unbedingt bei ihm melden, wenn ich Hilfe brauchte.

Noch am selben Tag saß ich mit Tinos Versichertenkarte bei einem Doc in der Nordstadt. Er behandelte meine Wunden und verschrieb mir Antibiotika und Schmerzmittel. Ich hatte mir tatsächlich eine Geschlechtskrankheit bei der Schlampe eingefangen. Genauer gesagt, einen Pilz. Sollte das die Strafe für meine Flucht sein? Keine Nacht länger blieb ich bei der Pilzfee. Noch am selben Tag packte ich meine Sachen. Es dauerte fast zwei Wochen, bis die Pilzinfektion wieder verheilt und alle Wunden geschlossen waren. Die Nummer war mir eine Lehre. Nie wieder hielt ich mein Ding ungeschützt irgendwo rein. Die Scheiße hatte brutal wehgetan und mir mehrere Tage meiner mühsam erlangten Freiheit versaut. Aber egal.

Ich kam bei Tino unter, der gerade in ein winziges Dachapartment im Haus seiner Mutter eingezogen war. Jetzt konnten wir offen konsumieren und die kleine Bude mauserte sich schnell zum Treffpunkt für die gesamte Clique. Des Öfteren tauchte auch ein Junge namens Oli bei uns auf, ein total durchgeknallter Autodieb, der ständig auf Ecstasy war und immer einen riesigen Beutel der Dinger mit sich rumschleppte. Ein lustiger, liebenswerter Kerl.

Es war so gegen Ende April, als Oli wieder mal voll abgedichtet bei Tino in der Butze rumzappelte und uns bereits am frühen Vormittag zu überreden versuchte, auch welche zu schlucken und mit ihm Party zu machen. Irgendwann hatten wir genug von der Shore und willigten ein. Jeder von uns pickte sich drei verschiedene Tanzpillen aus der bunten Tüte und warf sie ein.

Dann holten wir Julius von zu Hause ab, fuhren gemeinsam in die Stadt und chillten uns im Opernpark in die Sonne. Wir waren kaum dort angekommen, als die Pillen bei mir einschlugen. Ich hatte alle drei auf einmal gefressen und schon in den ersten Minuten wurde mir klar, dass ich wieder mal maßlos übertrieben hatte. Aber egal.

Die ersten Stunden plätteten mich die Dinger übelst. Ich war wie elektrisiert, und wie damals auf LSD hatte ich auch bei dem Zeug das Gefühl, als stünden mir die Haare zu Berge. Mein Herz raste wie verrückt und ich bekam einen ganz miesen Hitzeblick von dem Stoff. Alles verschwamm, mein Unterkiefer machte, was er wollte, ich schwitzte wie ein Schwein und trotzdem fühlte ich mich super, als plötzlich der Ägypter vor mir stand und mich lachend in die Arme nahm. »Na, Knacki, biste auf Sendung?«

Und wie ich das war. Ich war so abgedichtet, dass ich ihm nicht mal richtig antworten konnte und nur unverständliches Zeug lallte. Bis auf Tino kannte er alle Anwesenden und es dauerte nicht lange, bis er sich auch zwei Pillen aus Olis Tüte einwarf.

Ich freute mich den ganzen Tag wie ein Bescheuerter über alles und jeden, raffte dafür aber überhaupt nichts mehr. Irgendwann ging ich pissen und stellte erschrocken fest, dass ich mir in die Shorts gespritzt hatte, ohne mich irgendwie angefasst zu haben. Ich hatte nur auf E's in der Sonne gesessen, Scheiße gelabert, gekifft und gierig den ersten kurzen Röcken hinterhergeglotzt. Anscheinend hatte allein das schon ausgereicht, dass mir einer abging. Das Zeug war der absolute Knaller. Trotzdem blieb es auf meiner Flucht bei diesem einen Ecstasykonsum.

Auch Tino war der Herointurn lieber und er unterstützte mich immer wieder mal als Fahrer bei meinen nächtlichen Unternehmungen. Wenn ich mich recht erinnere, mussten bis Ende Mai noch drei oder vier Kioskbesitzer in der Nordstadt bluten.

Mit der Zeit wurde ich unvorsichtig und ließ mich immer öfter am Steintor und am Bahnhof blicken, und es war nur eine Frage der Zeit, bis sie mich erwischten. Doch scheiß drauf. Ich hatte alles erlebt, was ich die ganzen Monate so schmerzlich vermisst hatte: Drogen, Sex und Faxen machen. Und so kam es, wie es kommen musste. An einem wunderschönen sonnigen Vormittag lief ich einer Polizeistreife in die Arme. Es ging zurück nach Hameln. Und obwohl die Absonderungszelle schon auf mich wartete, bereute ich keinen einzigen Augenblick meiner Flucht. Na ja, vielleicht die Nummer mit dem Pilz, aber sonst war alles gelaufen wie gewünscht.

Festabgang

Die schlimmsten Entzugserscheinungen hatte ich nach meinem Drogentrip schon in der JVA Hannover hinter mich gebracht und nach zwei Tagen Absonderung in Hameln war ich bereits wieder auf dem Weg der Besserung, langsam kehrte auch mein Appetit zurück.

Tinos Mutter hatte uns zwar auch ständig was zu mampfen vor seine Apartmenttür gestellt, aber da ich durchgehend auf Drogen gewesen war, hatte ich kaum etwas gegessen und in der kurzen Zeit gut zehn Kilo verloren. Jetzt war mein Körper wieder wie ein Schwamm und ich stopfte alles, was ich in die Finger bekam, in mich hinein. Von Tag zu Tag legte ich zu.

Als ich etwa eine Woche meiner anstaltsinternen Strafe verbüßt hatte, wurde in den frühen Abendstunden ein Kurde vom

Rollkommando auf die Zelle nebenan gebracht. Er kam mit dem Eingesperrtsein nicht zurecht und hatte auf seinem Haus randaliert. Da er mein einziger direkter Nachbar war, kam ich in den nächsten Tagen immer wieder mit ihm ins Gespräch. Er jammerte und schimpfte zwar viel über den Knast, was mir schon nach kurzer Zeit tierisch auf die Nerven ging, aber sonst schien er völlig normal zu sein.

Es muss so gegen ein Uhr in der vorletzten Nacht meiner Arrestzeit gewesen sein, als ich aufwachte und hörte, wie er nebenan seine Möbel hin und her schob. Ich wunderte mich kurz, dachte aber nicht weiter darüber nach und versuchte wieder einzuschlafen. Ich war gerade wieder am Einpennen, als ich ihn plötzlich aufgeregt schimpfen hörte. Er klang fast schon hysterisch. Ich setzte mich auf und lauschte.

»Hey! Is alles klar bei dir?«

Doch anstatt einer Antwort hörte ich, wie irgendwas zerbarst. Dann schnappte er am Gitter gierig nach Luft und hustete ganz fürchterlich. Erschrocken sprang ich auf, griff mir meinen Handspiegel und eilte ans Fenster. Was zum Henker ging da ab?

»Was is los, Junge? Was machst du da, verdammt?«

Mich traf fast der Schlag. Er hatte ein gewaltiges Feuer im Eingangsbereich seiner Zelle gelegt. Dichter schwarzer Rauch erfüllte den kleinen Raum und drang in dicken Schwaden durch die Fenstergitter. Er saß auf der Fensterbank, mit dem Rücken so dicht er konnte an die Metallstäbe gedrückt, presste einen Lappen vor sein Gesicht und wimmerte laut in den Stoff hinein. Er hörte sich ganz furchtbar an. Wie ein gequältes Tier. Panik stieg in mir auf.

»Was hast du gemacht, du Vollidiot!?«

Wie von der Tarantel gestochen rannte ich zu meiner Zellentür und schlug hektisch auf den Knopf der Notrufanlage. Ich zuckte erschrocken zurück. Der Beton war glühend heiß. So langsam dämmerte mir, welche Temperaturen in der Zelle nebenan herrschen mussten. Lange würde die arme Sau das nicht überleben. So viel war mal sicher.

Wieder zerplatzte nebenan irgendwas und Teile davon sprangen gegen die Mauer. Vermutlich das Waschbecken. Jetzt hatte er keine Möglichkeit mehr, den Brand selbst einzudämmen. Verdammte Scheiße!

Mir blieb nur noch eins. Alarm schlagen.

»Feuer! Hilfe! Feuer! Helft uns! Der Typ verbrennt hier in seiner Zelle! Feuer! Hilfe! Feuer!«

Ich schlug so fest ich konnte mit meinem Besteck und meiner Gürtelschnalle gegen die Gitterstäbe und schrie unaufhörlich weiter um Hilfe. Es dauerte nicht lange, bis andere Gefangene meinem Beispiel folgten und ebenfalls Alarm schlugen und schon nach wenigen Sekunden brüllte die halbe Anstalt aus dem Fenster. Genau wie ich schlugen die anderen Häftlinge mit allem möglichen Zeug wie die Verrückten an die Gitter ihrer Zellen, um auf das Feuer aufmerksam zu machen. Es war ein Höllenspektakel.

Trotzdem dauerte es eine gefühlte Ewigkeit, bis die ersten Beamten unten am Haus standen und ich aus der Ferne die Sirenen der Feuerwehr hörte. Hoffentlich waren die schnell genug hier. Inzwischen war auch der Wandbereich in Fensternähe so heiß, dass ich ihn nicht mehr anfassen konnte. Der absolute Wahnsinn!

Der Junge musste dringend aus dieser Zelle raus, sonst krepierte der auf jeden Fall. Wieder schnappte ich mir meinen Spiegel, um zu erkennen, was nebenan vor sich ging. Durch den dichten Rauch konnte ich kaum was sehen. Nur schemenhaft erkannte ich, dass er immer noch in Embryostellung auf seiner Fensterbank hockte und mit angezogenen Beinen und Armen versuchte, sein Gesicht und den Oberkörper vor der Hitze zu schützen. Sein Wimmern war inzwischen spitzen Schreien gewichen, die sich mir durch Mark und Bein bohrten. Er würde mit Sicherheit nicht mehr lange durchhalten.

In diesem Moment fuhr der erste Löschzug auf den Hof, hielt vor unserem Haus und sechs oder sieben Feuerwehrmänner sprangen, begleitet von den wüsten Beschimpfungen der Gefangenen, heraus und machten sich an die Arbeit.

Die Beamten hatten in der Zwischenzeit schon versucht, seine Zellentür zu öffnen und dabei festgestellt, dass sich der gesamte Türrahmen durch die Hitze verzogen hatte. Auf diesem Weg konnten sie ihn also nicht befreien. Die Feuerwehr fuhr sofort den Rettungskran aus und schickte drei ihrer Männer zu uns nach oben. Einer von ihnen war mit einer riesigen Akkuflex bewaffnet und die beiden anderen mit einem armdicken Löschschlauch.

Das alles kam mir vor wie ein schlechter Film. Wäre da nicht dieser beißende Brandgeruch in der Luft gewesen, hätte ich bestimmt gedacht, ich träume.

Wie hypnotisiert beobachtete ich, wie die drei in ihrer dicken Brandschutzkleidung, Helmen und Atemmasken vor unseren Zellen schwebten und sich daranmachten, den armen Jungen aus seinem Gefängnis zu befreien.

Sie pumpten Löschschaum in den Haftraum, flexten einen großen Teil seines Gitters heraus und zogen ihn ins Freie. Noch immer war er ganz in sich zusammengerollt und presste sich das Tuch vors Gesicht. Die Haut auf seinen Unterarmen und Schienbeinen löste sich bereits vom Fleisch und hing in losen Fetzen herunter. Es war ein schrecklicher Anblick. Doch als viel schlimmer empfand ich die Stille. Er gab keinen Ton mehr von sich, bewegte sich auch nicht mehr.

Kreidebleich verfolgte ich mit meinem Blick die Rettungsgondel. Sofort versorgten ihn die Rettungsärzte, ich war heilfroh, dass sie ihn nicht in einen schwarzen Sack steckten. Auch ich war wie gelähmt und fiel total entkräftet auf mein Bett. Noch immer wütete die halbe Anstalt an ihren Fenstern und veranstaltete unglaubliche Randale.

Und während ich mich noch fragte, ob das gerade alles wirklich passiert war, flog die Zellentür auf und zwei Feuerwehrleute und einer unserer Hausbeamten kamen mit Atemmasken zu mir in den Haftraum. »Sie müssen hier raus! Die gesamte Etage ist voll mit Rauch. Schnell! Kommen Sie!«

Erst auf dem Flur wurde mir das gesamte Ausmaß seiner Kamikazeaktion bewusst. Das komplette Treppenhaus war rußgeschwärzt, Rauch quoll durch die Gänge und vor seiner Zelle hatte der Linoleumboden Feuer gefangen und fette Blasen geschlagen. Es grenzte fast an ein Wunder, dass er die Nummer überlebte und nicht als Grillhähnchen endete.

Des einen Leid ist des anderen Freud, und so hatte dieser Vorfall für mich am Ende sogar noch was Positives. Ich kam nämlich zwei Tage früher als geplant auf meine Gruppe zurück und bezog meinen alten Haftraum. Bis auf Ralle und Cherry, den keiner von uns je wiedersehen sollte, waren alle Nasen wieder da.

Schon nach wenigen Tagen holte uns die Knastroutine wieder ein. Herr Brauer nervte und drängelte so lange, bis ich in der Beamtenkantine als Spülhilfe anfing. Ich hasste den Job, doch er hatte auch was Gutes. Die Kühlschränke und Vorratskammern waren mit den geilsten Sachen vollgestopft und ich klaute, was das Zeug hielt. In der nächsten Zeit gab es bei uns auf der Gruppe Rehrücken, Lammkeule oder Gänsebraten zu essen.

Immer mal wieder zogen wir den ein oder anderen Wischlappen durch die Beamtensuppe. Aber auch Soßen mit Urin oder Salatdressing mit Spucke waren der Renner. Wir amüsierten uns köstlich, wenn die Beamten auf die Frage, ob es ihnen denn schmeckte, mit »Ja, danke« antworteten. Die Nummer war zwar äußerst ekelhaft, brachte aber immer wieder aufs Neue Spaß.

Die Monate zogen ins Land und es passierte kaum mal was Aufregendes. Genau wie in den ersten drei Monaten meiner Haft zogen sich die Tage wieder unendlich in die Länge. Morgens aufstehen, die Küchenklamotten anziehen, nachmittags zurück aufs Haus, duschen, Freistunde, kiffen, fernsehen, Scheiße labern, Einschluss. Jeden verfickten Tag das Gleiche. Diese eintönige Routine machte mich beinahe wahnsinnig. Mein einziger Lichtblick war, dass in der Zwischenzeit meine neue Haftzeitberechnung angekommen war und mein Entlassungsdatum endlich feststand. Am 21.12.1993 würden sich für mich die Pforten der Anstalt öffnen und ich würde endlich wieder ein freier Mann sein. Die Staatsanwaltschaft hatte meine drei Einzelstrafen zu einer einzigen Gesamtstrafe zusammengezogen. Insgesamt kam ich auf genau zwei Jahre und eigentlich lag mein Entlassungsdatum in den ersten beiden Januarwochen, aber da die Anstalt über die Feiertage niemanden entließ, hatte die Staatsanwaltschaft meinen Termin vorgezogen. Ohne die Flucht hätte ich sogar schon Anfang November die Anstalt verlassen können. Das war mal ein Weihnachtsgeschenk ganz nach meiner Vorstellung.

Ich zählte die Tage rückwärts und bekam das Grinsen gar nicht mehr aus dem Gesicht, noch nicht mal eine Bewährung würde ich mit nach draußen nehmen. Ich konnte tun und lassen, was ich wollte.

In Gedanken sah ich mich schon mit meinen Jungs die Straßen von Hannover unsicher machen, hier und da einen Laden klatschen, ein Blech nach dem anderen löten und Scheiße bauen. Nicht einen einzigen Gedanken verschwendete ich daran, mein Leben neu zu ordnen. Nein. Jetzt würde ich erst richtig loslegen. In meiner letzten Woche drehte ich fast durch vor Aufregung und tigerte nachts wie ein Wahnsinniger in meiner Zelle auf und ab.

Als sich nach einer schier endlosen Nacht am Morgen des 21.12. endlich meine Zellentür öffnete, stand ich schon seit mindestens zwei Stunden fertig angezogen und mit gepackten Klamotten in den Startlöchern.

Los geht's!

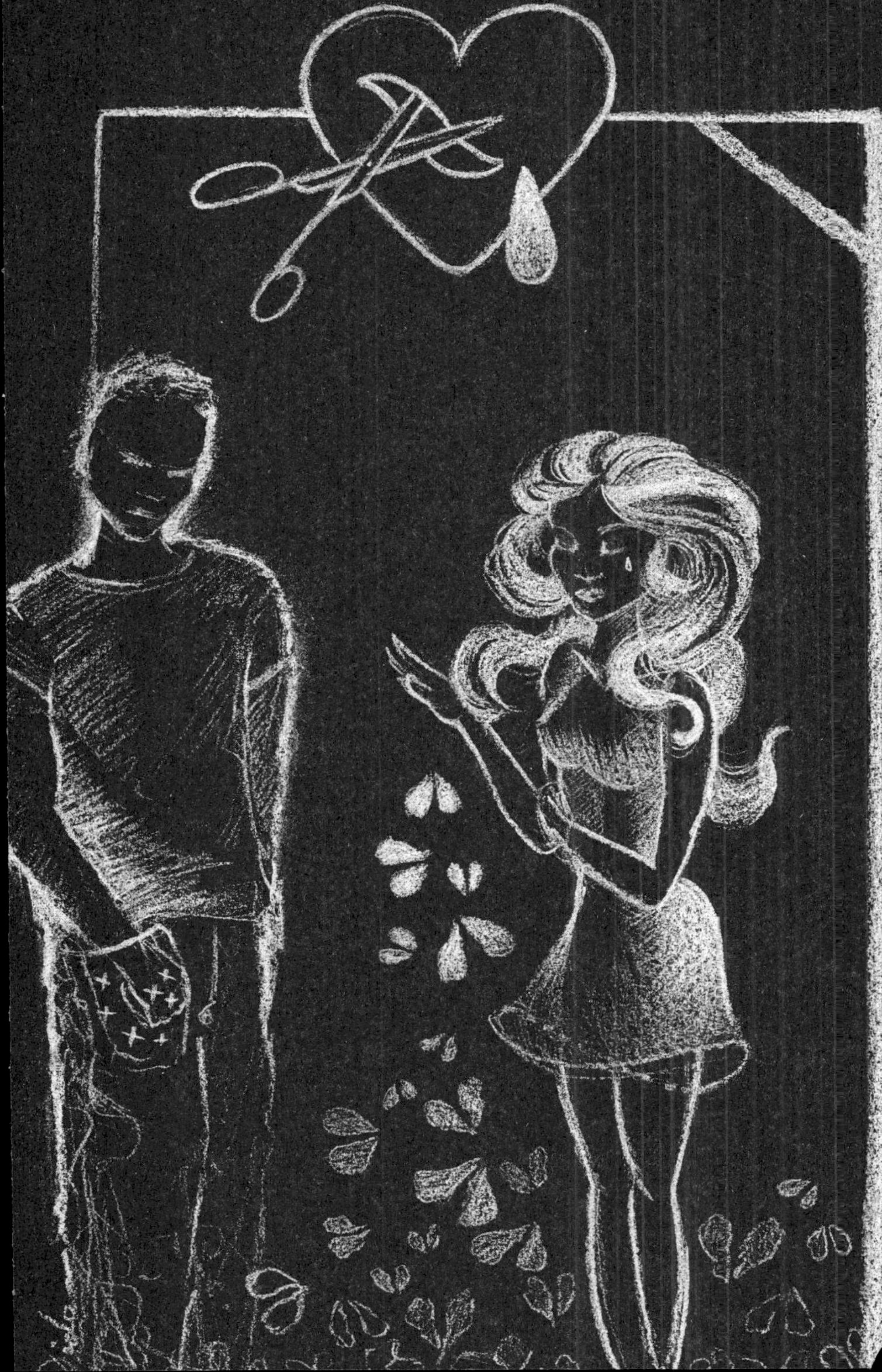

EIN NEUES LEVEL

Abrissparty

Mit knapp 800 Mark Überbrückungsgeld und ein paar Klamotten stieg ich nach der langwierigen Entlassungsprozedur in ein Taxi und fuhr nach Hameln Tündern zum Bahnhof.

Selten zuvor war ich in meinem Leben so euphorisch gewesen, und das ganz ohne Konsum. Selbst dass mir der Zug nach Hannover vor der Nase wegfuhr, vermieste mir nicht wirklich die Laune. Ich überbrückte die Stunde Wartezeit in einem Imbiss, trank eine Cola und steckte 2 Mark in einen der Geldautomaten. Ich gewann 150 oder sogar 200 Multispiele und stockte mein Entlassungsgeld um 250 Mark auf. Sauber! Heute standen die Zeiger eindeutig auf Gewinn für mich.

Am frühen Nachmittag stieg ich in Hannover aus dem Zug, schloss meine Tasche im Schließfach ein, schlenderte über die Szene und hielt nach meinen Jungs Ausschau. Es war bitterkalt und so gut wie nichts los. Nur einige wenige hartgesottene Dealer und ein paar versiffte Altjunkies drückten sich auf der Platte herum. Als sich auch nach einer halben Stunde keiner von meinen Leuten blicken ließ, kaufte ich mir drei Päcken Shore und verzog mich in die U-Bahn-Station am Kröpcke. Das erste Blech seit meiner Flucht.

Das Gift war stark und schon nach wenigen Zügen löste sich meine nervöse, freudige Aufregung in der warmen Umarmung des Opiats auf. So würde ich mich trauen, Maria gegenüberzutreten. Irgendwie hatte ich in Hameln erfahren, wo sie arbeitete und dass sie angeblich einen neuen Freund hatte, und das wollte ich nun persönlich überprüfen.

Ich betrat den kleinen Nobelfrisör, in dem sie als Empfangsdame arbeitete, und ihr fiel alles aus dem Gesicht. »Was ... was machst du denn hier? Bist du entlassen worden?«

Freude sah anders aus. Ich lächelte sie an und nickte, doch sie stand weiter kalt und distanziert hinter ihrem Pult und ich registrierte ziemlich schnell, dass es eine blöde Idee gewesen war, sie so zu überrumpeln. Unsere Beziehung hatte sich für sie erledigt. Und obwohl ich mich damals falsch und asozial verhalten hatte, war sie es, der es unangenehm war, mir in die Augen zu schauen. Als sie sich bei ihrer Chefin für eine Zigarettenlänge abmeldete, zitterte sie vor Aufregung. Zögerlich und peinlich berührt bestätigte sie mir dann, dass sie seit gut einem Jahr einen neuen Freund hatte und anscheinend auch sehr glücklich mit ihm war.

»Der is ganz anders als du. Er geht arbeiten, is immer für mich da und vor allem hat er nix mit Drogen zu tun. Du bist zwar'n lieber Kerl, aber wenn ich das richtig sehe, hast du doch schon wieder was genommen, oder nich?«

Beschämt gab ich ihr recht.

Ärgerlich warf sie ihre Kippe auf die Erde und zerrieb den Filter mit dem Fuß auf dem Asphalt. »Siehste, und genau den Scheiß brauch ich nich mehr in meinem Leben. Die Drogen machen einfach alles kaputt. Peil das doch mal, Mann. Ich wünsch dir echt von Herzem alles Gute ... aber bitte tauch hier nich mehr auf. Okay? Mach's gut!« Dann machte sie auf dem Absatz kehrt und verschwand in dem kleinen Laden. Sie hatte sich entschieden. Ich sollte in ihrem Leben keine Rolle mehr spielen. Meine erste große Liebe gehörte endgültig der Vergangenheit an.

Enttäuscht blieb ich noch einen kurzen Moment vor den Fenstern des Frisörs stehen und sah ihr dabei zu, wie sie ihren Mantel an die Garderobe hing. Dann latschte ich mit gesenktem Kopf wieder Richtung Kröpcke. Ich wollte nicht fühlen, was ich fühlte. Ich wollte nicht denken, was ich dachte. Ich musste ganz schnell ein Blech rauchen, um diese beschissenen Gefühle abzutöten, bevor sie mich auffraßen.

Vor der Rolltreppe in den Untergrund verpasste mir jemand einen leichten Schlag auf die Niere. »Na, du Wichser. Biste auch endlich entlassen worden?« Dekra tauchte wie aus dem Nichts hinter mir auf und grinste mich dreckig an.

»Ja, Mann, heute Morgen. Was geht, Alter?« Schlagartig wich die Enttäuschung über Maria der Wiedersehensfreude mit meinem alten Weggefährten. Endlich war da wieder jemand, der so tickte wie ich und der genauso viel Bock auf mich hatte wie ich auf ihn. Gemeinsam zogen wir los, um ein Blech zu rauchen.

»Lass uns aber nich bei Linie 8 rauchen, da kommt zurzeit voll oft die Kripo hin. Ich weiß nen besseren Platz, da können wir in Ruhe rauchen und quatschen.«

Sollte mir recht sein. Keine fünf Minuten später saßen wir im Treppenhaus von H&M, packten unsere Bleche aus und er erzählte mir beim Rauchen, was er in den Wochen seit seiner Entlassung so alles getrieben hatte. Er war schon längst wieder in seinem alten Film gelandet, wusste genau, wo es was zu holen gab, was sich lohnte und was nicht. Und da ich auch nichts anderes vorhatte, war ich dankbar für jede Information.

Nach ein paar Stunden verabschiedeten wir uns voneinander, beide voll breit und ich mit einem Plan.

Gegen 2 Uhr morgens schlug ich mit einem Nothammer die

Türscheibe des Kiosks ein, dessen Besitzer angeblich Haschriegel bunkerte. Für eine Viertelstunde ging ich in einem dunklen Hauseingang in Deckung und stieg, als alles ruhig blieb, durch das zerbrochene Glas in den Laden ein.

In Windeseile durchwühlte ich die Schränke des winzigen Zimmers hinter dem Verkaufsraum, fand in einem Wandschränkchen zwei Hände voll Haschriegel und stopfte anschließend noch zwei blaue Müllsäcke mit Zigarettenstangen und losen Schachteln voll. In einer Schublade unter der Kasse fand ich zwei Hosentaschen voll Wechselgeld und nur eine Minute später stand ich, durchgeschwitzt und vor Aufregung zitternd, mit meiner Beute in dem dunklen Hauseingang.

Vorsichtig spähte ich links und rechts die Straße runter und suchte die Fenster nach verdächtigen Bewegungen ab. Doch nichts rührte sich.

Ich verbunkerte die Zigaretten in einem nahe gelegenen Gebüsch, suchte ein Haus mit offener Eingangstür, verzog mich dort in die Kellerräume und kontrollierte, wie viel Hasch ich geschnappt hatte. Cool, dass der Kioskbetreiber schon alles zum Verkauf geschnitten und abgewogen hatte, so musste ich nicht schätzen, sondern einfach nur zusammenrechnen. Insgesamt hatte ich 16 Fünf-Gramm- und zwölf Zehn-Gramm-Riegel, also genau 200 Gramm.

Das Hasch allein hatte einen Verkaufswert von 1000 Mark, mit den knapp 200 Mark Wechselgeld und den Zigaretten kam ich auf eine Beute von circa 2000 Mark. Nicht schlecht für den Anfang. So konnte es gerne weitergehen.

Zufrieden machte ich mir ein schönes dickes Blech fertig und lötete, bis mir das Gift die Augen schloss und ich auf der Kellertreppe wegnickte. Als wäre der Kreislauf aus Konsum und Beschaffung nie unterbrochen worden.

Am nächsten Morgen fuhr ich mit einer der ersten Bahnen in die Nordstadt und klingelte Tino aus dem Bett. Noch völlig schlaftrunken öffnete er die Tür und schimpfte angepisst durchs Treppenhaus, welcher Wichser denn bitte die Frechheit besäße, ihn so früh zu wecken. Als er mich erkannte, nahm er mich grinsend in die Arme und zog mich in die Wohnung.

»Na du, haben sie dich entlassen oder biste wieder auf Flucht?« Er setzte einen Kaffee für uns auf und ich erzählte, was seit meiner Verhaftung damals alles so passiert war. Ich erzählte auch von meinem Bruch der letzten Nacht und dass ich seine Hilfe bräuchte, um die beiden Säcke mit Kippen abzuholen. Nicht dass sie noch irgendjemand fand und sie mir wegschnappte. Ich musste auch gar nicht lange labern und eine Stunde später saßen wir beide schon wieder bei ihm, sortierten die Kippen nach Marken und zählten anschließend die Schachteln und Stangen durch.

Tinos kleine Butze war noch immer ein beliebter Anlaufpunkt für die Jungs und im Laufe des Nachmittags verkauften sich die Kippen fast schon von selbst. Natürlich machte ich meinen Jungs einen Spitzenpreis und der Julius und Oli kamen an dem Tag mehrfach zu uns, holten jedes Mal 40, 50 Schachteln ab und verkauften sie mit Gewinn weiter. Alle hatten was davon und jeder war zufrieden.

Tino hatte ich für seine Hilfe am Morgen drei Stangen Marlboro und 20 Gramm von dem Hasch geschenkt und irgendwie war ohne viele Worte am Abend klar, dass ich erst mal bei ihm wohnte. Auf jeden Fall so lange, bis ich was Eigenes fand.

Es lief gut für mich. Ich hatte einen festen Schlafplatz, fast 2000 Mark in bar und noch knapp 180 Gramm richtig gutes Dope in der Tasche. Alles war perfekt.

Zwei Tage später, an Heiligabend, überredeten mich die Jungs, mit ihnen eine Technoparty im Hainholz zu besuchen. Ich hatte den ganzen Tag gekifft wie ein Tier, ein Blech nach dem anderen geraucht und mir obendrauf auch noch ein paar Kurze gekippt. Ich war dicht wie zehn Seeleute und hatte eigentlich überhaupt keinen Bock auf diese nervige Musik. Aber irgendwann hatten sie mich so weit, dass ich zusagte, und so fuhren wir gegen 0 Uhr los zu meiner ersten Technoparty. Ich kannte solche Veranstaltungen bisher nur aus dem Fernsehen und hielt es für reichlich bescheuert, was da abging. Und auch in der Realität gefiel mir der Scheiß nicht.

Erstens war es scheiße kalt in der zugigen Lagerhalle und zweitens zappelten etwa 300 »Erwachsene« mit bunt bemalten Gesichtern und verkleidet wie Gehirnamputierte vor mir auf und ab und schnitten dämliche Grimassen. Zum Kotzen. Ich hatte den ganzen Tag nur Downer konsumiert und war schon nach einer Stunde so abgeturnt, dass ich mir Tinos Haustürschlüssel griff und mit einem Taxi zurück zur Wohnung fuhr. Unglaublich, dass sie mich zwei Jahre eingesperrt hatten, diese Chaoten aber frei rumlaufen durften. Na ja, egal.

Tino hatte zwar gemeint, dass sie ein paar Stunden später nachkommen würden, aber letztendlich saß ich bis zum Morgen des zweiten Weihnachtsfeiertags alleine in seiner Butze und wunderte mich, wie sich die Jungs den Dreck so lange geben konnten. Als er mit dem Julius und Oli völlig durchgefeiert und mit Gesichtslähmung wieder auftauchte, zogen sie sich gefühlt hundert Bongs rein und fielen dann für 20 Stunden ins Koma. Das war doch total behinderte Scheiße. Ich fand's einfach nur lächerlich.

Doch an Silvester sollte auch ich auf den Geschmack kommen. Die richtige Mischung war das Geheimnis. E's alleine hatte ich schon auf der Flucht kennengelernt und fand die Dinger ganz okay, mehr aber auch nicht. Und nur die Mukke war der absolute Horror für mich. Aber beides zusammen machte hundertprozentig süchtig. Aber von vorne.

Oli war schon am frühen Nachmittag des 31.12. voll auf Sendung bei Tino aufgetaucht, hatte großzügig Pillen in die Runde geschmissen und uns von der bevorstehenden Abrissparty in einem ehemaligen Kino, den Weltspielen, erzählt. Tino und der Julius waren sofort Feuer und Flamme, freuten sich wie die kleinen Kinder und redeten ohne Unterlass auf mich ein, auch mitzukommen. Die Location war auch sehr cool und wieder mal sagte ich zu, obwohl ich überhaupt keinen Bock auf das bescheuerte Gezappel hatte. Im Grunde nickte ich nur darauf ab, weil ich die Silvesternacht nicht alleine verbringen wollte.

Am frühen Abend warfen wir die erste Pille ein, eine 180er Eva, und als wir so gegen 22 Uhr ins Auto stiegen, direkt noch eine zweite obendrauf, die sich Rosa Tönchen nannte. Schon auf der Fahrt in die Stadt war ich so auf Sendung, dass ich Tino beinahe die Kopfstütze von seinem Fahrersitz abriss, weil ich da schon nicht mehr wusste, wohin mit meiner Energie. Ständig musste ich irgendwo draufschlagen oder dran rumzerren. Mein Unterkiefer vibrierte, die Haare standen mir zu allen Seiten ab und mein Herz raste wie verrückt und ich rollte unkontrolliert mit den Augen. Immer wieder pumpte ich mit tiefen Atemzügen meinen Brustkorb auf und ballte die Fäuste.

Der kleine Golf explodierte fast, so laut hatte Tino die Technomucke aufgerissen. Ich fand's extrem geil und zappelte dazu wie ein geistig behindertes Kind auf dem Rücksitz herum. Die E's waren so brutal gut, ich hatte durchgehend das Gefühl, immer noch breiter zu werden. Die zweite Pille schob mich extrem an und kurze Zeit später betrat ich die Weltspiele so abgedichtet, dass ich überhaupt nichts mehr raffte. Achtung, Technoparty, ich komme!

Plötzlich feierte ich all das, was mich an Heiligabend noch total genervt, sogar aggressiv gemacht hatte. Wie ein Gehirnamputierter freute ich mich über jeden und alles und am liebsten hätte ich mich auch als Müllmann verkleidet und wär nur zu gerne im Besitz einer Tröte oder einer dieser riesen Gummihämmer gewesen. Total bescheuert.

Und obwohl ich eigentlich einer von denen bin, die nur kopfnickend am Rand der Tanzfläche stehen und andere für ihr Gehampel schräg anschauen, tanzte ich sofort wie ein Bekloppter los und bepisste mich dabei vor Lachen. Trotz meines Zustands war mir klar, dass meine unkontrollierten Zuckungen nur wenig mit Tanzen zu tun hatten und ich mich bestimmt zum Horst machte. Aber das war mir vollkommen egal und ich hatte gewaltigen Spaß dabei. Selbst wenn ich gewollt hätte, ich konnte nicht damit aufhören.

In meiner bunten Welt bekam ich nicht mal den Jahreswechsel

mit. Wie ein Epileptiker zappelte ich kreuz und quer durch das Gebäude und freute mich wie ein Schneekönig.

Irgendwann tauchten dann auch noch Morena, Luna, der Ägypter und eine Freundin von ihm auf und machten die Nacht perfekt. Sie hieß Yvette und vom ersten Augenblick an knisterte es zwischen uns. Schon bei der Begrüßung wusste ich: Die musst du haben, und ihr ging es mit mir offenbar genauso. Die nächsten 36 Stunden wich sie mir keinen Millimeter mehr von der Pelle, ununterbrochen himmelten wir einander an, legten immer wieder Pillen nach, zogen uns die Nase mit Speed zu und rauchten dicke Bongs, die irgendwelche Jungs mit in die Halle schmuggelten. Die Party war einfach nur bombastisch und die Stunden verflogen wie nichts, bis der Schuppen am 2. Januar endgültig schloss.

Yvette und ich verabschiedeten uns schweren Herzens voneinander, aber es war klar, dass wir uns auf jeden Fall schon sehr bald wiedersehen würden. Sie war der Knaller.

Und so begann die Zeit der bunten Pillen, der Technopartys und der Schmetterlinge im Bauch.

Ihr könnt mir ruhig vertrauen!

Hannover, Juni 1994

Die ersten drei, vier Monate nach der Silvesterparty waren einfach genial gewesen. Ich lagerte meine Sachen zwar bei Tino, schlief aber fast immer bei Yvette, mit der ich inzwischen fest zusammen war, und rockte mit ihr und den Jungs so ziemlich jede Party in erreichbarer Nähe. Jedes Mal warfen wir uns Unmengen 180er und 360er Evas, Rosa Tönchen und Salos ein, zogen unendlich viele Lines Pep dazu und schnüffelten an Hunderten Popasfläschchen, die auf den Partys die Runde machten. Aber auch E's wie die Grünen Kleeblätter oder die Blauen Anker waren der Hammer. Im Normalfall ballerten uns Pillen & Co. so weg, dass man uns festbinden musste, damit wir nicht wegflogen. Oft starteten wir schon mittwochs in irgendwelchen kleinen Clubs wie dem Fisch hinterm C&A und endeten sonntags oder montags im Wachkoma auf irgendwelchen privaten Chillouts mit unzähligen Bongs, Bier und Schnaps.

In dieser Zeit hielt es sich bei mir mit der Shore noch so halbwegs in Grenzen, da ich durch die Chemie oft gar nicht in der Lage war, mich darum zu kümmern. Trotzdem war ich schon wieder richtig drauf. Gerade nach den Partys brauchte ich das Gift, um runterzukommen und nicht wie aufgezogen im Bett zu sitzen.

Im März oder April hatte ich durch die Pillen und meinen Heroinbeikonsum wieder gute 15 Kilo an Körpergewicht verloren und die Chemie löste die ersten Depressionen aus. Manchmal brauchte ich zwei Tage, um das ganze Rumtata wieder aus meinem Kopf zu verbannen. Um die negativen Gefühle abzutöten, rauchte ich immer dickere Bleche. Nach den durchzechten Nächten schaute ich auf der Szene vorbei und deckte mich mit Gift und Rohypnol ein und lötete das Zeug heimlich bei Yvette im Badezimmer weg. Ich erzählte ihr, dass ich duschen ging, drehte das Wasser auf und zog mir auf die Schnelle drei, vier Ruppies und ein fettes Blech rein und legte mich schlafen, während sie mit riesigen Pupillen neben mir saß und eine Ewigkeit brauchte, um von der Chemie runterzukommen.

Natürlich wunderte sie sich darüber, dass ich direkt nach den Partys schlafen konnte, durchsuchte irgendwann meine Taschen, entdeckte die Shore und bediente sich daran. Sie wusste genau, was sie da gefunden hatte, da sie den Sommer zuvor schon mal Shore mit einer Freundin probiert hatte. Damals fand sie es allerdings scheiße und hatte sich von dem Gift halb tot gekotzt. Doch zum Runterkommen war es auch für sie gut und so war sie in den letzten Wochen ohne mein Wissen ebenfalls auf Heroin gekommen.

Selbstverständlich war ich nicht begeistert davon, als ich sie beim Löten erwischte, und wir hatten unseren ersten Krach deswegen. Doch was hätte ich dagegen tun sollen? Das Mädchen war frech wie Otterrotze, dazu übelst dickköpfig und ließ sich von mir sowieso nichts verbieten.

Nun waren wir eben beide drauf und irgendwie genoss ich es sogar, meine Sucht nach dem braunen Zeug nicht mehr vor ihr verstecken zu müssen. Nach und nach gewann das Heroin wieder die Oberhand und obwohl uns die Partys nur noch ankotzten und die Pillen uns schwer depressiv machten, ließen wir es trotzdem nicht sein.

Wieder mal standen wir in der Hanomag, warfen uns jeder zwei Pillen ein und eierten gelangweilt durch die Hallen. Wie gesagt, die Partys hatten schon längst ihren anfänglichen Reiz verloren, und da wir nur noch Geld für Shore in der Tasche hatten, waren wir nun auf der Suche nach Pillen, die wir nicht bezahlen mussten. Denn mit »nur« zwei Pillen im Kopf waren wir im Grunde fast nüchtern und nicht mal ansatzweise zufrieden.

Da sprach mich Marian an, ein italienischer Kollege von Morena und Luna, der ebenfalls ein Heroinproblem hatte und deshalb schon vor Monaten von Hannover nach Göttingen gezogen war, um Abstand zu gewinnen. Auch ich hatte vor Hameln einige Male mit ihm Bleche geraucht und wir hatten uns von Anfang an super verstanden und konnten uns gut leiden.

»Hey Alter, was geht bei dir? Alles gut?«

Bis auf seinen Pillenturn sah er erholt und fit aus. Der Umzug schien sich positiv auf sein Leben ausgewirkt zu haben, was die Shore anging.

Wir kamen ins Gespräch und irgendwann stellte sich heraus, dass seine Jungs aus Göttingen 10 000 Mark in Hasch investieren wollten und auf der Suche nach einem Verkäufer waren. Bei dem Betrag war mein Interesse sofort geweckt und ich versprach ihm, mich darum zu kümmern.

»Aber labert sonst keinen mehr damit voll, sonst werdet ihr noch abgezogen, so dicht, wie ihr alle seid.«

Ich witterte meine Chance, richtig Kohle zu machen. Die letzten Wochen und Monate hatte ich kaum was gebacken bekommen und nur gelegentlich mal einen Kiosk oder einen kleinen Klamottenladen geklatscht. Die Jungs und die Kohle schickte der Himmel. Sie waren fremd in meiner Stadt und bis auf Marian kannte sich keiner von ihnen in Hannover aus. Die würden mich nie finden, selbst wenn sie mich suchten.

Die Jungs waren zwar alle voll dicht, aber trotzdem nicht so blöd, mir das Geld einfach in die Hand zu drücken und darauf zu hoffen, dass ich mit drei Kilo Standardhasch für sie wiederkommen würde. Ich musste mir ganz schnell was einfallen lassen, sonst würde mir der Zaster durch die Lappen gehen.

Während ich so dastand und mir mein verseuchtes Gehirn auf der Suche nach einer Strategie zermarterte, fiel mir auf, dass die Göttinger sich erstaunlich gut mit Yvette verstanden und sich prächtig mit ihr unterhielten. War sie womöglich der Schlüssel zum Erfolg? Das Pfand, auf das sich die Jungs einlassen würden? Ich flitzte zum Eingangsbereich. Hier hatte ich beim Reinkommen Helge und Peter gesehen. Ich würde die beiden für die Umsetzung meines Plans auf jeden Fall brauchen. Die beiden sahen richtig übel und gefährlich aus. Peter war Berufscatcher, knapp zwei Meter groß, bis zum Hals zutätowiert und hatte mehr Oberarm als ich Oberschenkel. Und Helge war zwar einen guten Kopf kleiner als Peter, aber genauso kräftig gebaut und ebenfalls bis zum Hals zugeprickt. Die beiden waren perfekt für mein Vorhaben. Und da Helge schon mit dem Ägypter in die Grundschule gegangen war, hatte auch ich einen guten Draht zu ihm. Die beiden hatten bereits so viele Pillen intus, dass sie schielten, aber das würde der Sache keinen Abbruch tun. Auf Helge konnte man sich blind verlassen. Ich weihte ihn in meinen Plan ein, erzählte ihm von den Göttingern, der Kohle und natürlich davon, dass ich Yvette als Pfand dalassen wollte. Und eben auch, dass er und Peter sie nach einer halben Stunde bei den Jungs abholen und ins Taxi setzen sollten. Was sollten die sechs, sieben Klappspaten auch gegen diese zwei Monster ausrichten, wenn sie ihnen das Pfand entführten? Ganz genau. Nichts.

»Du bist ja'n mieses Schlitzohr, Alter!«, brüllte er mir durch die dröhnenden Bässe ins Ohr und grinste dreckig.

»Aber geht klar, Mann! Wo sind Yvette und die Vögel denn?!«

Er besprach sich noch kurz mit Peter und begleitete mich zu

den Jungs. Während ich mit den Göttingern verhandelte und ihnen vorlog, dass ich gerade einen befreundeten Haschdealer getroffen hätte, mit dem einer von ihnen und ich gleich losfahren könnten, blieb Helge in einiger Entfernung stehen und musterte die Bande.

Zuerst waren sie natürlich überhaupt nicht begeistert von der Vorstellung, dass nur einer von ihnen bei dem Deal dabei sein durfte. Zum einen, weil sie alle zusammengeworfen hatten, und zum anderen, weil sie sich erhofft hatten, sich nicht bewegen zu müssen und dass ich ihnen das Hasch hier auf den Parkplatz bringen würde. Dort wollten sie die Ware gegen Bares austauschen.

Als ich ihnen dann erklärte, dass der Deal so nicht zustande kommen würde, weil auf dem Hanomag-Gelände auch die Kripo ihr Gebäude hatte und ich ihnen als Sicherheit noch anbot, meine Freundin dazulassen, nickten sie darauf ab. Perfekt!

Jetzt musste ich nur noch einen Kollegen finden, der den Haschdealer spielte. Ich sagte Helge Bescheid, dass ich mich noch mal bei ihm melden würde, wenn es losginge, und begab mich auf die Suche nach einem Verbündeten. Und da die Party gut von Kriminellen aus Hannover Linden besucht war, dauerte es nicht lange, bis mir einer über den Weg lief, der Bock hatte mitzumachen.

Carlos war wirklich ein Haschdealer, aber die Jungs abzuziehen gefiel auch ihm besser, als ihnen den Stoff zu verticken, und so verließen wir kurze Zeit später zu dritt die Party und fuhren mit dem Taxi ins Lindener Zentrum. Yvette sagte ich, dass ich was zu erledigen hätte und dass sie sich an Helge wenden sollte, wenn irgendwas passierte. Ihr war alles recht, denn in der Zwischenzeit hatte sie von den Göttingern noch die ein oder andere Pille bekommen und war bereits im Tanzmodus.

Gegen 5 Uhr morgens stiegen wir aus dem Wagen und Carlos forderte den Jungen auf, ihm das Geld zu geben.

»Nee, Mann. Ich will mit hochkommen. Die Jungs haben gesagt, ich soll das Geld nich aus der Hand geben, bevor ich den Stoff hab.«

Carlos sah ihn an, als ob er den Schuss nicht gehört hätte.

»Bist du dumm oder was? Meine Eltern und Geschwister schlafen alle, ich kann dich nich mit nach oben nehmen. Gib her die Kohle, ich bin in fünf Minuten wieder da. Er bleibt doch bei dir. Und seine Freundin habt ihr außerdem noch als Pfand, also stell dich mal nich so an, Junge. Vertrau mir einfach.«

Das war der entscheidende Moment. Würde er ihm das Geld geben und uns beiden die nächsten Wochen versüßen? Und tatsächlich. Er bückte sich, fummelte zwei Geldrollen aus den Socken raus und drückte sie Carlos in die Hand.

»Aber hey, macht bitte keine Faxen mit uns. Okay?«

Carlos ließ sich nicht das Geringste anmerken.

»Entspann dich, Mann. Bin gleich wieder da.«

Ich zitterte innerlich vor Aufregung, als Carlos im Haus verschwand und die Tür hinter ihm ins Schloss fiel. Der schwierigste und unangenehmste Teil des Abzugs lag erst noch vor mir. Ich musste mich nämlich mit dem Jungen auseinandersetzen, sobald ihm klar würde, dass Carlos nicht mehr wiederkam. Wegen Marian wollte ich offiziell nichts mit dem Abzug zu tun haben. Schließlich war er ein Kollege und sollte nicht wissen, dass ich ihn und seine Jungs abgefuckt hatte. Also warteten wir, obwohl ich genau wusste, dass Carlos das Haus direkt nach dem Betreten auf der Rückseite wieder verlassen hatte.

Nach 20 Minuten war der arme Kerl völlig am Ende und rannte wie ein aufgescheuchtes Huhn vor dem Haus auf und ab und suchte die Fenster nach irgendeinem Hinweis ab. Als Carlos nach zwei Stunden immer noch nicht wieder da war, heulte er Rotz und Wasser und traute sich kaum zurück zur Hanomag. Er hatte tierischen Schiss davor, dass seine Kumpels ihn für die Missachtung ihrer Ansage vermöbeln würden.

Die Jungs waren außer sich vor Wut und ich musste tatsächlich dazwischengehen, damit er sich keine Ohrfeige dafür einfing. Natürlich musste auch ich mir ein paar Takte anhören, aber keiner von ihnen packte mich an. Vermutlich hatten sie noch Helge und Peter vor Augen.

»Alter! Du hast auch irgendwas damit zu tun. Sonst hätten die beiden Brecher deine Freundin nicht von uns weggezerrt!«

Ich stritt alles ab und meinte nur, ich sei genauso verärgert wie sie. Schließlich sei ich selbst gerade von einem guten Freund verarscht worden, hatte er mich doch eiskalt bei ihnen zurückgelassen. Nachdem ich die Geschichte mehrfach wiederholt hatte, ergab meine Story sogar irgendwie Sinn für sie. Gott sei Dank. Denn obwohl die Jungs zum größten Teil wie Lappen aussahen, hätten sie mich in der Gruppe sicher ganz locker kaputtgeschlagen.

Gegen halb elf ließ ich sie dann einfach auf dem Hanomag-Parkplatz stehen, setzte mich in die Bahn und fuhr zu Carlos, der schon ungeduldig auf mich wartete.

»Endlich, Alter. Wo bleibste denn so lange? Ich muss gleich los. Hasch holen.« Er lachte dreckig und zog die Scheine aus seiner Hosentasche. Obwohl er das Geld schon dreimal gezählt hatte, zählten wir es noch mal durch und teilten dann auf. Da die Nummer mein Plan gewesen war, bekam ich den Hauptanteil und Carlos steckte sich für die Hilfestellung 3000 Mark ein. Da ich mir vorgenommen hatte, Marian seinen Anteil bei nächster Gelegenheit wiederzugeben, und für Helge 500 Mark eingeplant waren, blieben für mich 5700 Mäuse übrig. Sauber! Der Aufwand hatte sich gelohnt.

Als Yvette später mitschnitt, dass ich sie als Pfand zurückgelassen hatte, war sie natürlich erst mal ziemlich wütend. Aber als ich ihr dann die Kohle unter die Nase rieb, war ihr Frust darüber ziemlich schnell wieder vergessen. Doch die Freude über die Kohle war nicht von langer Dauer. Da ich mich in letzter Zeit wieder öfter in der Szene rumtrieb, um Shore zu organisieren, entdeckte ich meine Vorliebe für Kokain. Basen, Koks, Steine rauchen wurde zu meiner neuen Leidenschaft.

Mit der Waffe betteln gehen

Hannover, September 1994

Irgendwann im Sommer traf ich Daniel wieder. Sein Vater besaß eine Firma, die Diamantbohrer für chirurgische Instrumente herstellte, und die Familie war schwerreich. Dementsprechend hochnäsig und arrogant verhielt sich Daniel gegenüber dem Ottonormal-Junkie. Er trug nur die besten und teuersten Klamotten und saß alle paar Wochen beim Frisör, um sich seine blonden Strähnchen erneuern zu lassen. Auch sonst war dieser riesige Typ sehr gepflegt. Man sah ihm seine Sucht kaum an und das nutzte er für seine Diebestouren aus.

Wir hatten uns schon vor meiner Zeit in Hameln kennengelernt und damals hatte ich mit ihm Hunderte teurer Herrenanzüge geklaut, die wir dann für gutes Geld am Steintor an die Luden vertickten. Die Nummer lohnte sich mehr als die meisten Ladendiebstähle. Wir hatten uns damals schon immer als Brüder ausgegeben, die auf der Suche nach einem Anzug für Mamas Hochzeit waren, und genau diese Masche zogen wir seit einigen Wochen wieder ab.

Daniel wollte immer alles diktieren und wenn es mal nicht nach seinem Kopf ging, neigte er zu unkontrollierten Gewaltausbrüchen und boxte auf irgendwelche Leute ein. Dekra und Patatas hassten ihn und auch dem Ägypter wurde es meist schon nach kurzer Zeit zu viel. Aber aus irgendeinem Grund mochte ich dieses arrogante, gewalttätige Arschloch. Da Erdmann, Peek & Cloppenburg und Co. uns bereits kannten und die Jalousien runterließen, wenn wir nur vorbeigingen, wichen wir seit Kurzem auf die Käffer in der näheren Umgebung aus und plünderten die Kleiderständer. Fast täglich fuhren wir schwarz mit dem Zug bis nach Celle, Hildesheim, Neustadt am Rübenberge, Peine, Bad Nenndorf oder sogar bis nach Braunschweig und Bad Oeynhausen und zogen dort unser Schauspiel ab. Bis auf wenige Ausnahmen lief die Nummer auch jetzt wieder bombastisch. Im Normalfall waren wir gegen 15, 16 Uhr wieder zurück in Hannover, vertickten die Anzüge am Steintor und kauften uns von der Kohle unseren Stoff. Zuerst natürlich immer einen Fünfer-Beutel Shore, um unser Grundbedürfnis zu stillen. Das restliche Geld ging jedes Mal komplett für Koks drauf. Es war ein ewiger Kreislauf. Klauen, Shore, Koks! Klauen, Shore, Koks! Klauen, Shore, Koks! Klauen, Shore, Koks! Ich konnte und ich wollte nichts anderes mehr. Das weiße Zeug hatte mich völlig im Griff und meine Gedanken kreisten nur noch um den nächsten Stein und darum, wie ich an das nötige Geld dafür kam.

Zu dieser Zeit zelebrierten wir das Basen regelrecht. Es war jedes Mal wie ein Fest. Anfangs liebte ich sogar den beißenden Geruch, wenn ich das Koks in der 10%-igen Ammoniaklösung erwärmte und es als gelblich-öliger Film oben auf der Flüssigkeit schwamm. Und wenn ich mir die weißen Steine durch die Asche auf dem Sieb meiner kleinen Pur oder Wasserpfeife zog, liebte ich auch diesen Geschmack und das Taubheitsgefühl in Mund und Hals. Es war der Knaller.

Nach jedem Zug legten wir uns auf den Rücken, lehnten die Beine an die Wand, schlossen die Augen und hielten uns die Ohren zu. So konnte man den Turn, den Kokainexpress, der in einem Höllentempo durch den Schädel ratterte, am besten genießen. Ich liebte es. Basen war der Shit überhaupt! Die absolute Königsdisziplin! Alles andere war scheißegal.

Na ja, die Shore war auch wichtig. Aber sonst war absolut nichts mehr in meinem Leben von Bedeutung.

Mit Daniel war ich eigentlich nur unterwegs, weil er genauso tickte wie ich und den Hals nicht voll bekam. Doch am allerliebsten wäre ich mit dem weißen Teufel ganz allein gewesen, ich wollte nicht teilen. Langsam, aber sicher mutierte ich durch das Zeug zum Egoisten.

Yvette sah ich deshalb nur noch selten. Und wenn ich mich mal wieder mit Daniel wegen seiner Wutanfälle in den Haaren hatte, zog ich mich in ein kleines Dachbodenzimmer in dem Haus meiner Mutter am Goetheplatz zurück und kokste alleine.

Irgendwann im Sommer hatte sie mir unter großem Protest und ohne dass Rick davon wusste, den Schlüssel für das Zimmer überlassen. Ich hatte sie einige Male auf der Arbeit besucht und rumgeheult, dass ich keine Kohle und keine Wohnung hätte. Irgendwann erbarmte sie sich.

Vor drei Tagen hatte ich wieder mal völlig unnötigen Stress mit Daniel gehabt, hing seitdem alleine in besagtem Dachbodenzimmer ab und hatte schon einen knappen Tausender durch die Pfeife gejagt. Nur mit Mühe und Not kroch ich aus dem Koksnebel heraus, saß verwirrt auf dem alten Sofa und versuchte verzweifelt, mit einem winzigen Rest Shore meinen Affen zu töten. In meinem Kokswahn hatte ich ihn die letzten 20 Stunden erfolgreich ignoriert. Das bisschen linderte gerade mal die Muskelschmerzen und verhinderte, dass mir der Rotz in Strömen aus der Nase lief. Ich musste ganz dringend was unternehmen. Ich quälte mich in meine Klamotten und schleppte meinen Kadaver Richtung City.

Am Opernplatz liefen mir Rocky und Attila über den Weg und fragten mich, ob ich ihnen Hasch klarmachen könnte. Klar konnte ich, aber zuerst brauchte ich Gift, um meinen Turkey loszuwerden und so luden mich die beiden ein, mit ihnen zusammen eine dicke Folie zu rauchen.

Sie kamen gerade von der Szene und hatten dort wie immer Schutzgeld von den Dealern kassiert. Die beiden machten das schon seit Ewigkeiten so. Der beinahe tägliche Spaziergang über die Szene war ihr Job. Ohrfeigen verteilen und Päckchen einheimsen.

Für Rocky war ich schon länger so was wie ein kleiner Bruder, und nach und nach wuchs ich auch Attila immer mehr ans Herz. Obwohl er derjenige gewesen war, der mich in dem Tunnel am Raschplatz abgezogen und mir mein eigenes Messer an den Hals gehalten hatte.

Aber wie dem auch sei. Aus irgendeinem Grund mochten mich die beiden und griffen mir dann und wann unter die Arme oder gaben mir Rückendeckung, wenn ich sonst wie in Bedrängnis geriet.

Als mein Affe besiegt war, flitzte ich zufrieden und gut angedichtet über den Kröpcke, machte ihnen das gewünschte Hasch klar und rauchte auf der Zugangsebene zum Bahnsteig der Linie 8 noch ein Blech mit ihnen.

»Was machste nachher? So gegen 18 Uhr?«, fragte Rocky mich.

Ich zuckte mit den Achseln. »Keine Ahnung, Mann. Wieso?«

Rocky knüllte seine tote Folie zusammen, kickte sie über das Geländer auf die Gleise und grinste mich diebisch an. »Lass dich überraschen, mein Freund. Komm einfach um sechs her, dann zeig ich dir, wie man richtig Kohle macht. Und sei pünktlich, Junge, sonst verpasste was.« Und weg war er.

Es rankten sich die härtesten Storys um diesen kleinen Pitbull, der bis zum Hals mit Knasttattoos zugeprickt war. Auf der Straße erzählte man sich, dass er an seinem 14. Geburtstag mit seinem Onkel die Hauptpost in Hildesheim überfallen und dabei angeblich einen der Sicherheitsleute zum Krüppel geschossen hatte. Sein Onkel sollte danach den Fahrer des Fluchtwagens, einen Junkie, in einem Waldstück hingerichtet haben, nur um ihm die für den Job versprochenen 50 000 Mark nicht geben zu müssen. Bewaffneter Raub lag bei Rocky also in der Familie.

Wenn man sah, mit wie viel Respekt, ja beinahe Angst ihm die Leute auf der Szene begegneten, fiel es nicht schwer, den Geschichten Glauben zu schenken. Denn eins ist sicher: Man bekommt keine neun oder zehn Jahre für Ladendiebstahl und Schwarzfahren.

Gegen halb sieben fuhr ich mit ihm in der Straßenbahn Richtung »Schwarzer Bär« und wir klinkten uns zwei oder drei Rohypnol ein. Verstohlen sah er sich in dem Waggon um, zog grinsend seine Jacke ein Stück nach oben und zeigte mir seine Waffe. Der Typ meinte es wirklich ernst.

»Is ganz easy, Alter. Is nur son kleiner Knecht und ne Fotze, die die Einnahmen von dem Supermarkt wegbringen. Das geht klatsch, klatsch. Schnell verdientes Geld. Glaub mir.«

Ich war fasziniert von der Routine, die er ausstrahlte. Er war zwar voll dicht von dem Riegel Ruppies, den er sich inzwischen reingezogen hatte, und lallte schon leicht, aber ich hegte nicht den geringsten Zweifel, dass er es vollkommen ernst meinte. Mir ging ganz schön die Düse und mein Herz raste wie verrückt. Wie es aussah, würde ich heute meinen ersten bewaffneten Raubüberfall begehen. Anstatt über die möglichen Konsequenzen nachzudenken, tauschte ich in Gedanken das erbeutete Geld schon gegen dicke Koksbeutel ein und gab mich dem allumfassenden Rausch hin. Ich konnte das Ammoniak fast schon riechen. Denn so wie Rocky mir die Nummer verkaufte, würden dabei jede Menge Steine für meine Pfeife rumkommen. Also scheiß mal auf die Konsequenzen. Ich war startklar.

Etwa 15 Minuten später schlugen wir uns in ein Gebüsch am Gehweg. Hier sollten die Geldboten auf dem Weg zum Nachttresor vorbeikommen. Jetzt setzte auch bei mir die Wirkung der Ruppies ein. Die Dinger hauten mich ganz schön weg. Wir schütteten uns einen Sitzplatz aus Laub auf und machten es uns gemütlich. Alles fühlte sich so weich und wattig an.

Flüsternd besprachen wir den Plan und rauchten dabei noch einen dicken Joint. Die Nummer war ganz simpel. Sobald die beiden an unserem Gebüsch vorbeikamen, würden wir herausspringen. Ich sollte die Olle wegschubsen und er würde dem Typen mit dem Kolben seiner Waffe eins überziehen, sich die Geldbombe schnappen und weg. Ganz easy.

Rocky hatte den Laden bestens ausgekundschaftet und die Tour der Geldboten schon mehrfach beobachtet. Er rechnete mit einer Beute von mindestens 20 000 Mark.

Obwohl ich ziemlich dicht war, zitterte ich innerlich vor Aufregung und sagte deshalb auch nicht Nein, als Rocky mir noch zwei Rohypnol in die Hand drückte.

»Hier, sind gut gegen die Hemmungen«, flüsterte er augenzwinkernd.

Inzwischen war es dunkel geworden. Immer wieder pfiff eisiger Wind durch das Gebüsch und ich fror bitterlich. Um mich vor der Kälte zu schützen, zog ich die Knie an, verschränkte meine Arme darüber und klemmte den Kopf zwischen Beine und Brustkorb. Rocky hatte die Waffe zwischen uns gelegt und saß genauso zusammengekauert neben mir.

»Lass uns jetzt noch ... ein bisschen entspannen. Dann ... sind wir ... gleich fit ... wenn's losgeht. Okay?«, lallte er. Zwischendurch zog er immer wieder den Sabber hoch. Die Pillen ballerten richtig rein und mir war alles egal.

»Gute ... Idee. So machen ... wir ... das.«

Immer weiter entfernten sich die Geräusche des nahen Straßenverkehrs, nur leise und wie durch einen endlos langen Tunnel drangen sie an mein Ohr. Ich fühlte keine Aufregung mehr. Keinen Stress. Nichts. Alles war angenehm und ganz weit weg. Rohypnol.

»Hey! Wach auf, du Penner.«

Irgendjemand zerrte an meiner Schulter und schüttelte mich.

»Mhhmm ...«

Ich gab nur Meckertöne von mir und schlug kraftlos nach der Hand.

»Mann, komm klar, Junge. Wir haben alles verpennt, Alter.«

Wieder rüttelte jemand an meiner Schulter und trat mir zusätzlich gegen's Schienbein. In Zeitlupe hob ich den Kopf und blinzelte verwirrt in Rockys grinsende Fresse.

»Hä, was is los?«

Im ersten Moment wusste ich nicht, wo ich mich befand, geschweige denn, was ich hier wollte. Mein Kopf war schwer wie Blei und fühlte sich an wie eine Bowlingkugel, nur mit wesentlich mehr Löchern. Jeder einzelne Knochen schmerzte, meine Klamotten waren komplett durchnässt und ich zitterte am ganzen Körper. Beide Beine waren eingeschlafen und kribbelten ekelhaft, als ich versuchte, sie durchzustrecken. Selbst mein Arsch war vollkommen taub und überall klebte feuchtes Laub.

»Mensch, komm hoch. Es is schon halb zwölf und ich will noch ne Bahn kriegen. Scheiße, Mann! Die Nummer haben wir wohl verkackt, Alter.«

Wir waren beim Räubern doch tatsächlich weggepennt und hatten das schöne Geld an uns vorbeiziehen lassen.

»Und was jetzt, Alter? Ich hab keine Kohle und werd bestimmt bald affig.«

Doch Rocky winkte ab. »Ich hab noch'n paar Päcken und geb dir was ab. Bis morgen wirste damit wohl auskommen.«

Gott sei Dank. Wenigstens musste ich keinen Affen schieben. Stocksteif und zitternd kämpften wir uns durch das Gebüsch zurück auf die Straße und eierten zur nächsten Haltestelle. Noch halbwegs enttäuscht ließ ich mich auf die Bank fallen und rieb mir die schmerzenden Knie.

»Und was jetzt? Starten wir noch'n Versuch oder was?«

»Klar Junge, was denkst du denn? Biste dabei?« Rocky grinste dreckig.

Natürlich war ich dabei. Ich hatte keinen Bock mehr auf die pillepalle Ladendiebstähle und das bisschen Kleingeld, das dabei rumkam. Ich träumte von der dicken Kohle, von 50- und 100-Gramm-Beuteln Koks und war bereit, jedes Risiko dafür einzugehen. Komme, was da wolle.

Und ob ihr es glaubt oder nicht: Wir zogen noch zweimal genau den gleichen Film an genau derselben Stelle ab. Jedes Mal fraßen wir zu viele Rohypnol und verpennten die geplante Aktion. Mal ehrlich, wie bescheuert kann man sein?

Noch heute bin ich der festen Überzeugung, dass mich eine höhere Macht daran hinderte, mit der Waffe mein Geld zu verdienen, mir womöglich eine zweistellige Haftstrafe dafür einzufangen und dafür im Knast zu versauern.

Schließlich musste ich mir eine Alternative suchen und fand sie auch. Leider kann ich euch von den Dingern, die ich in den kommenden Monaten mit einem Typ namens Hermann abzog, nicht erzählen. Erstens müsste ich die Geschichte vorher noch mit meinem Anwalt durchgehen, um auf der sicheren Seite zu sein, und zweitens würden die Schilderungen den Rahmen dieses Buches deutlich sprengen. Vielleicht ein anderes Mal. Sorry!

Beklaue nie die Falschen

Wenige Wochen nach der Aktion mit Rocky hatte ich die Juwelierabteilung der Galeria Horten als Einnahmequelle für mich entdeckt und sie erfolgreich geklatscht. Ich hatte eine unglaubliche Menge an Gold und Edelsteinen erbeutet, das meiste davon gegen Koks eingetauscht und durchgehend Party gemacht. Frei nach dem Motto »Was kostet die Welt?« hatte ich die Beute in rasender Geschwindigkeit verbraten und versuchte jetzt auch noch die letzten Reste am Steintor in Stoff umzutauschen, und traf dort auf Jessy. Er stand in einem der schwer einsichtigen Hauseingänge am Marstall und winkte mich zu sich rüber.

Jessy war Albaner, bestimmt schon Mitte dreißig, und meines Wissens einer der größeren Koksdealer im Rotlichtmilieu von Hannover. Er belieferte hauptsächlich die anderen Albaner mit Stoff, setzte so schätzungsweise 200 bis 300 Gramm am Tag um und verkaufte eigentlich nichts an Konsumenten. Doch an Rocky und mir hatte er einen Narren gefressen und verkaufte uns ab und zu kleinere Mengen.

Auch ich mochte ihn. Er war cool und außerdem hatte er immer bomben Stoff. Aber das Beste war, dass er uns immer wieder Tipps gab, wo wir die Bunker seiner Konkurrenz finden konnten. Natürlich profitierte auch er extrem davon. Denn durch die Lieferschwierigkeiten der anderen Dealer stiegen seine Verkäufe an diesen Tagen merklich an. Aber egal.

Ich freute mich sehr, ihn zu sehen und ging zu ihm in den dunklen Hauseingang rüber.

»Was geht, Jessy? Haste Stoff für mich?« Ich hatte nur noch zwei, drei Steinchen in der Tasche.

Er gab mir die Hand und nickte lächelnd, während ich meine letzten Scheine und drei dünne Goldkettchen aus meiner Hosentasche kramte und sie ihm unter die Nase hielt. Doch er winkte ab.

»Lass stecken, Junge. Ich hab nen Tipp für dich. Du würdest

mir echt nen riesen Gefallen tun, wenn du das für mich erledigst. Is aber ziemlich gefährlich, deshalb bezahl ich dich heute ausnahmsweise dafür, wenn du das durchziehst. Siehste den dicken schwarzen Mercedes da vorne?« Unauffällig schielte er um die Häuserecke und deutete auf einen 500er, der nur wenige Meter entfernt von uns am Bürgersteig parkte. Ich folgte seinem Blick und nickte.

»Ja, seh ich. Wieso? Was is mit dem Wagen?«

Er warf noch schnell einen Blick in alle Richtungen und kontrollierte, ob uns jemand zusammen gesehen hatte. Dann zog er mich grinsend in das Treppenhaus.

»Der gehört nem Landsmann von mir, der hier Koks vertickt. Immer wenn der Wichser da is, läuft mein Geschäft nich so gut. Der Typ hat gerade ne Lieferung bekommen und den Stoff in einer kleinen Ledertasche in seinem Handschuhfach gebunkert. Da sind mindestens 150 Gramm oder so drin, vermutlich aber'n bisschen mehr. Der Haken an der Sache is, das muss jetzt gleich passieren, sonst lohnt sich das nich für mich. Und außerdem sitzt der Typ direkt in dem Café, vor dem der Wagen parkt. Er sieht dich also, wenn du dir das Zeug schnappst. Du musst schnell sein und darfst dich nich erwischen lassen, die schlagen dich sonst tot. Wenn du dich traust, geb ich dir jetzt sofort fünf Gramm von meinem Zeug obendrauf. Also, was meinste? Machste das für mich?«

Wie hätte ich dazu Nein sagen können? Zumal Jessy mir schon mit dem Fünfer-Beutel vor dem Gesicht rumwedelte. Der Arsch wusste genau, wie geil ich auf Koks war. Aber egal. Ich mochte ihn trotzdem.

Kurz entschlossen schlug ich ein. Jessy erklärte mir noch mal die Einzelheiten. Danach verschwand ich kurz im Keller des Gebäudes. Irgendwo hier musste sich doch ein gutes Schlaginstrument für die Beifahrerscheibe finden lassen. Es dauerte auch gar nicht lange, bis ich einen Kellerverschlag fand, in dem jede Menge Werkzeug an der Wand hing. Ich riss zwei der Holzlatten von der Verkleidung ab, kletterte hinein und schnappte mir einen Zimmermannshammer. Perfekt. Nervös rauchte ich meine letzten Steine weg, verbunkerte den Koksbeutel von Jessy tief in einem meiner Socken und schob mir den Hammer in meinen linken Jackenärmel und trat wieder auf die Straße hinaus. Es war bereits dunkel und die bunten Lichter der Spielhallen und Kneipen erhellten den Bürgersteig. Ich zitterte vor Aufregung. Los, Mann. Jetzt bloß nicht kneifen. Bestimmt stand Jessy noch irgendwo rum und beobachtete mich, schließlich hatte er mich für die Aktion schon bezahlt. Also scheiß drauf. Auf geht's.

Ich schlug den Kragen meiner Jacke hoch, zog mir das Käppi tief in die Stirn und ging schnurstracks auf den Mercedes zu. Ich blieb neben dem Wagen stehen und schielte einmal kurz über meine rechte Schulter in das Café hinein. Genau wie Jessy gesagt hatte: Da saß ein Muskelberg in Lederjacke, trank Tee und unterhielt sich mit einem Typen ähnlichen Kalibers. Außer der Scheibe trennten uns gerade mal drei Meter voneinander. Ich stand genau in seinem Blickfeld. Egal!

Ich atmete noch mal tief durch, ließ den Hammer aus dem Ärmel gleiten und kloppte das Ding mit voller Wucht in die Beifahrerscheibe. Klatsch! Jetzt gab es kein Zurück mehr.

Der Sound des zersplitternden Glases und die schrille Alarmhupe des 500ers hallten von den Hauswänden wider und aus dem Augenwinkel sah ich, wie der Muskelberg aufsprang, wild mit den Armen wedelte und nach seinen Männern schrie.

Jetzt aber schnell, Junge.

Ich riss das Handschuhfach auf, griff mir die Ledertasche und rannte Richtung Leineufer, als wär der Teufel hinter mir her. Und das war er verdammt noch mal auch. Und zwar in Form einer Horde aufgebrachter albanischer Koksdealer. Mein Herz schlug wie verrückt. Aus Angst vor den Schlägen, die ich ganz bestimmt beziehen würde, wenn sie mich erwischten, raste ich wie ein Gepard über die Straße, zwischen den geparkten Autos auf die Brücke zu. Ich warf einen kurzen Blick zurück und sah, wie mindestens sieben, acht Mann die Verfolgung aufnahmen und laut brüllend hinter mir her jagten. Renn, Junge! Renn! Aber wohin?

Die Männer waren nicht auf Droge wie ich. Eine bessere Kondition hatten sie wahrscheinlich außerdem. Einfach wegrennen und darauf hoffen, dass ich sie irgendwann abhängte, war also nicht drin. Ich brauchte ein sicheres Versteck und das am besten sofort. Nur noch wenige Meter bis zur Brücke. Doch die war hell erleuchtet und wenn ich sie überquerte, würden sie mich auf jeden Fall entdecken und mich einholen. Verdammte Scheiße. Ich musste von der Bildfläche verschwinden. Jetzt sofort!

Instinktiv schlug ich mich rechts vor der Brücke ins Gebüsch, verlor das Gleichgewicht, rutschte auf dem Arsch die Uferböschung hinab, bis ein Baum mich unsanft stoppte. Ohne nachzudenken rappelte ich mich auf, zog mich an den Ästen hoch, kletterte hinauf in die Baumkrone und hielt den Atem an. Mein Kopf war wie leer gefegt und Panik schnürte mir die Kehle zu. Der Angstschweiß schoss mir in Strömen aus den Poren und ich war klatschnass.

Keine fünf Sekunden später hörte ich direkt unter mir auf dem Asphalt Schritte und Stimmen. Die Männer riefen sich irgendwas auf Albanisch zu und teilten sich auf, um mich zu schnappen. Hoffentlich hatte mich keiner der Typen in dem Gebüsch verschwinden sehen. Wenn doch, saß ich verdammt noch mal in der Falle. Kein Schwein bekäme es mit, wenn sie mich hier vom Baum ziehen und mich totschlagen würden. Ich umklammerte den Baumstamm und atmete so leise wie möglich durch die Nase. Bitte, lieber Gott, lass mich heile aus dieser Nummer rauskommen. Ich flehe dich an.

Erst jetzt wurde mir klar, in was für eine Gefahr ich mich begeben hatte. Diese Männer waren absolut skrupellos und würden nicht davor zurückschrecken, mir alle Knochen zu brechen oder mir noch Schlimmeres anzutun. Warum zum Geier hatte ich mich auf den Scheiß eingelassen? Doch die Antwort auf diese Frage spürte ich sehr deutlich unter meiner Jacke. Eine Ledertasche voller Kokain.

Eine geschlagene halbe Stunde saß ich stocksteif und angsterfüllt in der Baumkrone und rührte mich nicht. Die Stimmen und

Schritte hatten sich entfernt und ich riskierte einen Blick durch die Herbstblätter des Baumes in Richtung Steintor. Nichts. Alles war ruhig. Niemand zu sehen. Keiner hielt nach mir Ausschau.

Immer noch zitternd kramte ich die Tasche aus meiner Jacke hervor und öffnete den Reißverschluss. Hoffentlich hatte Jessy keine Scheiße erzählt. Und tatsächlich. Auf die Schnelle zählte ich 50 Ein-Gramm-Beutel und mindestens 25 bis 30 Fünf-Gramm-Beutel. Sauber! Die Aktion hatte sich echt gelohnt.

Ich wartete noch eine gute Viertelstunde in meinem Versteck ab, kletterte dann den Stamm runter und spähte vorsichtig durch das Gebüsch. Alles war ruhig.

Mit klopfendem Herzen hetzte ich über die Brücke, überquerte das Leibnizufer und schlich durch die Clemensstraße auf den Goetheplatz zu. Immer wieder wandte ich mich um und checkte, ob mir jemand folgte. Doch da war niemand. Ich hatte es tatsächlich geschafft, den Albanern zu entkommen. Mit zitternden Fingern schloss ich die Haustür auf und verschwand im Treppenhaus. Ich war in Sicherheit. Hätte ich da schon gewusst, dass mich die Aktion in ein paar Monaten wieder einholen sollte, ich hätte das Ding niemals durchgezogen.

In den nächsten Tagen feierte ich, was das Zeug hielt. Ich lud Gott und die Welt zum Basen ein, tauschte das Koks großzügig gegen Shore, Ruppies und Hasch ein und ließ mich von meinen Kollegen für meinen selbstmörderischen Coup feiern. Nach drei, maximal vier Wochen war das gesamte Koks verbraten und ich noch ein paar Kilos leichter.

Natürlich mied ich das Steintor in den nächsten Wochen, auch die Plätze, an denen die Albaner üblicherweise ihr Koks vertickten, umging ich, zumindest in den Abendstunden. Aber am helllichten Tag traute ich mich doch ab und zu in die Puffstraßen und besuchte die Nutten und ihre Zuhälter. Wie immer, um irgendwelche geklaute Ware an den Mann zu bringen. Und so verblasste die Nummer nach und nach und irgendwann dachte ich überhaupt nicht mehr daran. Selbst schuld. Denn die Albaner vergaßen nicht so schnell wie ich.

Galeria Horten

Hannover, Dezember 1994

Geduckt stand ich auf der Treppe des U-Bahn-Zugangs Karmarschstraße und sah den Rücklichtern der vorbeifahrenden Streife nach, bis sie um die Ecke des Blocks verschwanden. Seit über einer Stunde hatte ich hier in der Kälte gelauert und darauf gewartet, dass die Wichser ihre Kontrollrunde drehten.

Ich zählte langsam bis hundert und schlich dann im Schutz der umstehenden Gebäude auf den gläsernen Eingang der Galeria zu. Auf der Weggabelung, direkt vor dem Kaufhaus, blieb ich kurz stehen, spähte in alle Richtungen und lauschte angestrengt in die Stille der Nacht. Nichts zu sehen. Nichts zu hören. Nur das gespenstische Pfeifen des eiskalten Windes.

Ich spürte die Kälte nicht. Mein Herz schlug so laut, dass es in meinem Schädel dröhnte, das Adrenalin pumpte mir den Schweiß schubweise aus den Poren. Es war Zeit für Aktion. Zeit, Geld zu verdienen.

Durch die elektronischen Glastüren sah ich die erleuchteten Schmuckvitrinen. Nervös fummelte ich mir das Halstuch vors Gesicht, zog mir das Käppi tief in die Stirn, schlug den Kragen meiner Jacke hoch. Dann zückte ich den Nothammer. Das Leder meiner Handschuhe knirschte, als ich den Griff fest umklammerte. Noch ein letzter Blick nach allen Seiten, einmal tief durchatmen und los!

Das Klirren der Scheibe zerfetzte die Stille der Nacht, Millionen kleiner Splitter stoben nach allen Seiten davon und durch den Scherbenregen hindurch betrat ich den Eingangsbereich der Galeria. Der Sound klang in meinen Ohren jedes Mal wie der Startschuss für einen Marathon. Jetzt gab es kein Zurück mehr. Also auf zur Ziellinie.

Wie ferngesteuert sprintete ich auf die erste Vitrine mit 585er und 750er Massivgoldketten zu und donnerte den Hammer gegen die Scheibe. Einmal. Klatsch! Und noch ein zweites Mal.

Klatsch! Alles klar. Die war erledigt. Auf zur nächsten. Auch die nächste Vitrine war in Sekundenschnelle zerlegt und nach circa einer Minute hatte ich sechs Schaukästen zerstört. Ich stopfte den Nothammer in meine Hosentasche, fingerte hektisch die beiden blauen Müllsäcke hervor und stopfte die DIN-A4 großen Schmuckpaletten in die Tüten.

Siegelringe, schwere Herrenketten und Armbänder in allen Längen und Dicken und Frauenschmuck in den unterschiedlichsten Variationen fanden ruckzuck ihren Weg in die beiden Säcke. Das Adrenalin summte in meinem Schädel und ich vibrierte innerlich vor Aufregung. Eine Vitrine nach der anderen räumte ich leer. In Gedanken zählte ich die verstreichenden Sekunden. 66, 67, 68, 69. Ich musste mich beeilen. In spätestens drei bis fünf Minuten würde der erste Streifenwagen hier eintreffen und mir den Fluchtweg versperren. 86, 87, 88, 89. Noch zwei Vitrinen. 96, 97, 98, 99. Und jetzt noch schnell den letzten Kasten. 100, 101, 102, 103. Ich war schon etwas über der Zeit. Was runterfiel, fiel runter. Scheißegal. Keine Zeit, um mich nach einzelnen Schmuckstücken zu bücken. Endlich. Die letzte Schmuckauflage mit dicken Königs- und Kordelketten verschwand in einem der Säcke. Und jetzt nichts wie weg.

Vorsichtig pirschte ich mich in den Eingangsbereich vor und spähte durch die Schaufenster auf die Fußgängerzone hinaus. Alles ruhig. Außer dem Knirschen der Scherben unter meinen Füßen, meinen schweren Atemzügen und dem Rascheln der Müllsäcke war nichts zu hören. Noch einen letzten Blick links und rechts die Einkaufsmeile herunter. Nichts. Alles tot. Und los!

Leicht gebückt und im Schatten der Geschäfte hetzte ich zurück zur Karmarschstraße und tauchte in das Tunnelgewirr der U-Bahn ab. Ich war spät dran, mittlerweile zeigte die Uhr schon kurz nach fünf an und die ersten noch halbwegs verpennten Arbeiter kamen mir auf dem Weg zur Haltestelle entgegen. Ich verlangsamte meine Schritte, schaute mich alle paar Meter um und verließ den Untergrund wenig später unbemerkt am Opernplatz.

Zögernd stieg ich Stufe um Stufe der Oberfläche entgegen.

Vorsichtig lugte ich über den Handlauf des Treppengeländers auf die Straße. Nichts zu sehen. Jetzt bloß nicht doch noch einer Streife in die Arme laufen. Aber alles ruhig. Noch einen letzten kurzen Sprint am Opernhaus vorbei zum Taxistand und es war geschafft.

Ein einsamer Taxifahrer saß schlafend hinter seinem Lenkrad. Ich öffnete leise den Kofferraum, warf die beiden Säcke hinein und knallte dann die Klappe zu. War besser für ihn, wenn er nicht wusste, was ich in seinem Kofferraum transportierte. Ich riss die Beifahrertür auf und schaute mich noch mal um. Dann stieg ich lächelnd in den Wagen.

»Entschuldige, wollte dich nich erschrecken. Du fährst doch, oder?«

Der Taxifahrer nickte und rieb sich über das Gesicht.

»Wohin soll's gehen, junger Mann?«

Ich dirigierte ihn zu einem Parkplatz, zwei Querstraßen von Yvette entfernt, gab ihm für die kurze Fahrt 20 Mark und holte erleichtert die beiden Säcke aus dem Kofferraum. Alles war genauso gelaufen, wie ich es geplant hatte.

Zwei Minuten später schloss ich mit zitternden Händen die Tür zu Yvettes Wohnung auf. Sie schlief noch tief und fest, hatte gar nicht mitbekommen, dass ich weg gewesen war.

Grinsend zog ich Handschuhe, Jacke und Schuhe aus und legte mich laut seufzend neben sie aufs Bett. Seit ich vor ein paar Wochen in Lehrte im Methadonprogramm aufgenommen worden war, hatten wir wieder häufiger Kontakt. Und hätte es das Koks nicht gegeben, wäre das bestimmt auch so geblieben. Aber egal.

»Hey, wach mal auf. Ich hab ne Überraschung für dich.«

Sanft streichelte ich ihr über den nackten Oberarm und pustete ihr eine Haarsträhne aus dem Gesicht.

»Mmhhmm ... lass mich. Ich will schlafen.« Sie war ein noch größerer Morgenmuffel als ich.

»Auch gut, dann pack ich eben alleine aus.« Ich stand auf und kippte den Inhalt der beiden Säcke auf den Teppich. Gut 25

Kunststoffpaletten mit Goldschmuck und Tausende kleiner Glassplitter verteilten sich klirrend auf dem Teppichboden. Ich liebte den glitzernden Kram, der mir im Schein der kleinen Nachttischlampe entgegenfunkelte. So sieht Geld aus. Ach, Quatsch, Mann. So sieht verdammt viel Geld aus.

»Was machst du denn da?« Von dem Radau aufgeschreckt, setzte Yvette sich auf und blinzelte mich an. »Du nervst. Ich will pennen, Mann.« Sie rieb sich mit beiden Fäusten den Schlaf aus den Augen.

Ich grinste sie nur an und setzte mich neben meinen Schatz auf den Teppich und hielt eine der Paletten hoch. »Guck mal, willste jetzt immer noch weiterschlafen?«

Von jetzt auf gleich wurden ihre Augen riesengroß und sie grinste mich bis über beide Ohren an. »Wo ... wo kommt das denn her? Was hast du gemacht, Mann?« Verzückt krabbelte sie auf allen vieren über die Matratze und setzte sich neben mich. Von den beiden ersten Brüchen bei der Galeria hatte ich ihr nur bruchstückhaft erzählt, aber gesehen hatte sie davon bisher nichts, außer ein paar Gramm Koks und Shore. Strahlend ließ sie eine Kette nach der anderen durch ihre Finger gleiten und half mir, den Schmuck zu sortieren. Hier ein Häufchen Herrenketten, eins mit Armbändern und ein weiteres mit Männerringen. Daneben zwei für die Ketten und Armbänder der Frauen und zwei weitere kleine Haufen mit Damenringen und Ohrringen. Das sah verdammt gut aus. Als wir fertig waren, lagen da sieben Häufchen Schmuck vor uns. Das kleinste, aus den Ohrringen, in der Größe einer Kippenschachtel. Das größte, aus massiven Herrenketten, füllte locker einen Schuhkarton drei Finger breit. Perfekt.

An diesem Tag war ich natürlich nicht nach Lehrte zur Methadonvergabe gefahren. Erstens war ich auf 18 ml eingestellt und diese Dosierung überbrückte mich locker zwei Tage, erst dann würde sich der Affe wieder melden, und zweitens hatte ich schon mittags ein paar der Kettchen an die Nutten verhökert und genügend Geld für Koks und Shore in der Tasche. Also scheiß mal auf das Methadon.

Zufällig hatte ich nach meinem kurzen Steintorbesuch auch noch Jessy getroffen und ihm im Tausch gegen Koks einen guten Teil meiner Beute angeboten. Tags darauf kam ich dann in den Genuss einer 100-Gramm-Tüte und saß jetzt total zugebased in dem kleinen Zimmer auf dem Dachboden meiner Mutter und kloppte mir eine Pfeife nach der anderen rein.

Aber auch sonst war ich gut eingedeckt. Wie ein Hamster hatte ich die verschiedensten Drogen gehortet und sie fein säuberlich vor mir auf dem Tisch aufgereiht. Da lagen zwei Fünfer-Beutel Shore, eine halbe Platte bestes Hasch und knapp 200 2-mg-Rohypnol. Außerdem eine neue Rolle Alufolie, drei Feuerzeuge, zwei Stangen Kippen und ein 250-ml-Fläschchen 10%-ige Ammoniaklösung, um das Koks aufzubereiten. Es war der Himmel auf Erden.

Doch außer dem Koks interessierte mich nichts. In einem Höllentempo zog ich einen Stein nach dem anderen weg. Ich war so gierig, dass ich die einzelnen Züge gar nicht mehr genießen konnte, wie früher die Beine hochlegte, die Augen schloss und mir die Ohren zuhielt. War ja auch egal. Schließlich hatte ich mehr als genug von dem Stoff und wollte nur zu gerne das Rattern des Kokainexpresses in meinem Schädel als Dauerzustand etablieren.

Die ganze Bude stank nach Ammoniak und kaltem Rauch. Durchgehend verglühten mindestens drei Kippen gleichzeitig. Ich brauchte ja unaufhörlich Aschenachschub für meine Pfeife. Und obwohl die Shorebeutel genau vor mir lagen, verschwendete ich nicht einen Gedanken ans Runterkommen. Das Koks hatte mich im Würgegriff und ließ einfach nicht mehr locker.

Gegen ein Uhr morgens ging mir plötzlich das Ammoniak aus. Panik stieg in mir auf. Das durfte doch jetzt nicht wahr sein, verdammt. Ich realisierte gar nicht mehr, dass ich schon seit gut drei Tagen dasaß. Ich hatte mir über 30 Gramm in die Birne geknallt und war so gierig, einfach aufhören kam überhaupt nicht infrage.

Ich flitzte zur Telefonzelle und rief mir ein Taxi, um die nächste Nachtapotheke anzufahren. Ich brauchte jetzt dringend eine neue Pulle Ammoniak. Koste es, was es wolle. Eine Viertelstunde später stand ich mit weit aufgerissenen Augen, vibrierend und am Leuchten wie ein Weihnachtsbaum, vor einer Notapotheke beim Ihmezentrum. Einen halben Liter 10 %-ige Ammoniaklösung bitteschön. Aber der Apotheker schüttelte nur den Kopf.

»Nein. Das bekommen Sie von mir nicht.«

Enttäuscht starrte ich ihn an. Ich konnte doch jetzt nicht aufhören, bloß weil der Wichser mir das Zeug nicht verkaufen wollte. Also versuchte ich ihn zu bestechen und bot ihm 50 Mark dafür an.

»Nein. Kriegen Sie trotzdem nicht. Ich weiß doch, was ihr damit macht.«

Ich war weit davon entfernt aufzugeben. Wir diskutierten. Mann, der nervte. Und warum grinste der überhaupt so? Als er mir dann ganz frech Spritzen anstelle von Ammoniak anbot, rastete ich aus.

»Insulinspritzen willst du mir verkaufen, aber kein Ammoniak? Du beschissener Hurensohn! Fick dich, Alter!« Ich zog Rotz hoch, spuckte ihm einen dicken, fetten Gilly durch die kleine Verkaufsluke auf den weißen Kittel und marschierte völlig abgegessen zurück zum Taxi. Was bildete sich dieser Fotzenknecht ein? Was für ein blöder Wichser, Mann!

Doch auch in der nächsten Nachtapotheke wollte man mir kein Ammoniak verkaufen. Also auf zur nächsten. Und dann noch eine und noch eine und noch eine. Alles erfolglos. Keiner der Apotheker verkaufte mir die Lösung. Verdammte Scheiße, Mann. Was zur Hölle sollte ich denn jetzt machen?

Runterkommen war keine Option für mich. Ich war immer noch voll auf Sendung und geiler auf Stoff als drei Seefahrer auf Muschis bei Landgang. Ich hatte während der ganzen Fahrt im Taxi weiter gebased. Den Fahrer kannte ich und hatte ihn mit zwei Goldkettchen und 100 Mark bezahlt. Er hatte also kein Problem damit, zwischendurch mal lüften, das war alles.

Ich zog mir gerade meinen letzten Stein durch die Pfeife, wir fuhren schon wieder Richtung Goetheplatz zurück. Was sollte ich tun?

»Halt noch mal an der ersten Apo beim Ihmezentrum an, mein Freund. Du musst mir nen Gefallen tun. Stell dich aber bitte so hin, dass der Apotheker uns nicht sieht.«

Er nickte nur und wenige Minuten später parkte er sein Taxi auf den Gehweg in einer Seitenstraße und drehte sich zu mir um. »Was kann ich für dich tun?«

Erst druckste ich ein bisschen rum und wollte nicht so recht mit der Sprache rausrücken, doch dann siegte die Gier. Scheiß drauf. Wenn ich nicht basen konnte, dann halt ballern.

»Du musst mir einen Karton Spritzen kaufen. Ich bezahl dich auch dafür.«

Völlig entgeistert schaute er mich an und schüttelte den Kopf. »Nee, Mann. So'n Scheiß will ich nicht kaufen. Is ja voll peinlich.«

Aber nach einer kurzen Diskussion und weiteren 100 Mark erklärte er sich dann doch bereit und holte mir den Karton mit den 2-ml-Insulinspritzen. Gott sei Dank, Mann. Die Party konnte weitergehen.

Wenige Minuten später schlich ich wieder durch das dunkle Treppenhaus auf den Dachboden und schloss mit zitternden Fingern die Stahltür zu meinem Zimmer auf. Und ohne weiter darüber nachzudenken bereitete ich sofort alles für meine Balleraktion vor. Ich füllte ein Glas mit frischem Wasser, reinigte den Löffel, den ich vorher zum Aufbasen benutzt hatte, und zog mit den Zähnen die Watte aus einem unbenutzten Zigarettenfilter. Ich hatte mir noch nie selbst eine Spritze gesetzt, aber schon öfter gesehen, wie es funktionierte. Ich würde das schon hinbekommen; obwohl ich eigentlich Panik vor der Nadel hatte und beim Blutabnehmen in Hameln sogar schon mal bewusstlos geworden war. Spielte keine Rolle. Meine Gier nach diesem Zeug war stärker als alle Bedenken. Also los.

Ich hatte keine Ahnung, wie ich dosieren sollte, und da ich mir Sorgen machte, dass es vielleicht nicht reichte, knallte ich nach der ersten Messerspitze noch zwei weitere auf den Esslöffel. Das sollte fürs Erste genügen.

Ich zog die rote Verschlusskappe mit den Zähnen von der Nadel, zog die Pumpe bis zum Anschlag mit Wasser auf, spritzte es vorsichtig über dem Stoff und rührte mit dem Ende des Druckkolbens darin herum. Es war zu viel Pulver, also gab ich noch mal 2 ml Wasser zu und rührte weiter. Zwischendurch leckte ich den Kolben ab. Lippen und Zunge waren nach kurzer Zeit vollkommen taub und der Koksgeschmack trieb mein Gierlevel immer weiter in die Höhe.

Endlich hatte sich alles aufgelöst. Ich warf den Filter in die Lösung, drückte mit dem Zeigefinger die Nadel hinein und zog sie langsam auf. Zwischendurch hielt ich die Spritze immer wieder gegen das Licht, klopfte vorsichtig mit dem Fingernagel die Luftbläschen aus der Flüssigkeit. In mehreren Etappen füllte ich die Spritze bis zum Anschlag. Fertig.

Aufgeregt schob ich den linken Ärmel meines Sweatshirts bis zum Bizeps hoch und pumpte mit der Faust. Sofort traten die Venen in der Armbeuge stricknadeldick hervor.

Ich atmete noch mal tief durch und setzte die Nadel an, mit Leichtigkeit durchbohrte sie meine Haut. Ein dünner Blutfaden schoss in die Kanüle und verteilte sich wie ein feiner Nebel in der Kokainlösung. Ich griff um und drückte den Kolben ganz langsam nach unten. Augenblicklich verstärkte sich der Koksgeschmack in meinem Mund um ein Vielfaches. Alter! Wie geil war das denn? Ich hatte erst ein Viertel der Ladung in meiner Vene versenkt und es ballerte jetzt schon mehr als tausend Pfeifchen. Der Kokainexpress ratterte brutal durch meinen tauben Schädel. Aber da geht bestimmt noch mehr.

Ich zog etwas Blut an, um zu kontrollieren, ob die Nadel noch in der Vene steckte. Erneut schoss ein dünner Blutfaden in die Kanüle. Alles klar. Weiter ging's. Ich ließ alle Hemmungen fahren. Ich wollte mehr von diesem Kick. Mehr von diesem unglaublichen Gefühl, das alles andere auffraß und vernichtete. Mehr Koks!

Als ich ungefähr die Hälfte der Lösung in meine Ader geschossen hatte, gaben meine Beine nach. Dann verdrehten sich die Augäpfel nach hinten. Die Bewusstlosigkeit streckte tastend ihre Finger nach mir aus. Was passierte hier?

Im allerletzten Moment zog ich mir die Nadel aus dem Arm und schleuderte die halb volle Pumpe quer durchs Zimmer. Dann klappte ich zusammen und es wurde stockdunkel. Absolute Ruhe umhüllte mich und hielt alles fern. Dem Tod näher als dem Leben.

Keine Ahnung, wie lange ich so dalag. Als ich irgendwann die Augen wieder aufschlug, dröhnte mein Schädel wie der Motor eines Formel-1-Rennwagens, mein Herz raste wie verrückt und ich war klitschnass geschwitzt. Mein ganzer Körper war taub, fühlte sich merkwürdig fremd an. Ich quälte mich auf alle viere, schüttelte den Kopf, um wieder klar zu kommen und atmete ein paarmal tief ein und aus. Ganz ruhig, Junge. Das wird gleich wieder. Entspann dich einfach.

Noch halb weggetreten zog ich mich an der Sofakante nach oben und setzte mich. Ich zitterte am ganzen Körper und sah mich, immer noch total verwirrt, in dem kleinen Zimmer um.

Alter! Was zum Henker war das denn jetzt gewesen? Unglaublich. Was für ein Monsterkick! Wie ferngesteuert wankte ich zurück zum Tisch. Da lag der Löffel. Noch halb voll.

Warum das Spiel nicht wiederholen? Ich zögerte nicht: Die Nadel auf den Filter, die Spritze aufziehen, die Luftbläschen aus der Kanüle klopfen, den Tank befüllen. Ich war nicht gierig. Ich war die Gier selbst. Nicht eine Sekunde verschwendete ich an den Gedanken, es lieber nicht zu tun. Ich musste mehr davon haben. Viel mehr!

Diesmal ging ich es langsamer an, vorsichtiger. Ich zog die Spritze nur bis kurz über die Hälfte auf. 1,2 ml, das würde mir bestimmt langen. Diese Menge konnte ich mit einem Mal wegballern, ohne daran zu krepieren. Und los ging's!

Ich stand noch ziemlich unter Strom und mir zitterten die Hände, mehrfach musste ich die Nadel ansetzen, bis ich endlich eine Vene traf. Dann drückte ich ab. In einem Rutsch jagte ich mir den Stoff ins Blut, zog die Pumpe aus der Ader, lehnte mich zurück und schloss die Augen. Wie eine gewaltige Dampflok ratterte das Koks durch meine Hirnwindungen hindurch und betäubte jede Faser meines Körpers. Ja, Mann. Das war's. So fühlte sich der verdammte Himmel an.

Mein Blut pulsierte dröhnend hinter meinen Schläfen, laut hallte es in meinem leeren Schädel wider. Zunge, Lippen und Hals waren taub und absolut gefühllos, massig breitete sich der Geschmack des Kokains in meinem Mund aus. Ich vibrierte, mein Atem ging schnell, flach und schwer. Ich kam hoch, knallte wie hypnotisiert die nächste Ladung auf den Löffel. Diese unglaubliche, alles andere verdrängende Gier nach mehr! Ich war wie eine Marionette. Mehr! Ich will mehr! Mehr Koks, verdammt noch mal! Noch einen Druck. Und dann noch einen und noch einen und noch einen und noch einen und noch einen und noch einen und dann noch einen. KOKAIN!

Wie von Sinnen penetrierte ich mich immer und immer wieder mit den Spritzen. Ich konnte einfach nicht damit aufhören. Ganze fünf Tage ging das so. Es gab nichts anderes mehr als das verfickte Koks. Alles andere war scheißegal.

Meine Arme waren komplett zerstochen, grün und blau, von den Handgelenken bis hoch zu den Schultern. Aus unzähligen Einstichstellen siffte das Blut aus mir heraus und überall bildeten sich Beulen, weil ich wegen meiner Zitterei aus den Venen gerutscht war und mir den Stoff ins Fleisch geknallt hatte. Ich hatte mich durchgehend so weggeschossen, dass ich nicht mal den Methadonaffen bemerkte, der mir sicherlich schon seit zwei, drei Tagen im Nacken saß. Erst als ich kein Koks und keine Pumpen mehr hatte und deshalb zwangsweise runterkam, realisierte ich, was ich mir angetan hatte. Meine Arme schmerzten ganz brutal. Überall lagen halb volle Pumpen und blutige Taschentücher herum. In dem Zimmer sah es schlimmer aus als in einem voll versifften Fixertreff. Einfach ekelhaft. Die letzte Grenze war überschritten. Ich war ein scheiß Spritzen-Junkie. Einer von denen, die ich verachtet und verurteilt hatte.

Ohne Verstand, ohne Schmerz

Hannover, Frühjahr 1995

Die letzten Monate waren suchttechnisch die Hölle für mich gewesen. Alles Geld, das ich in die Finger bekam, tauschte ich ohne Umwege gegen den weißen Teufel ein und jagte mir den Scheiß schnellstmöglich in die Blutbahn. Meine Arme waren konstant von oben bis unten komplett zerstochen. Ich sah nur noch wie ein Häufchen Elend aus. Ich konnte es trotzdem nicht sein lassen. Wie fest ich mir auch vornahm, nicht mehr zu ballern, ich versagte jedes Mal aufs Neue. Jeder Pfennig fand sofort seinen Weg in meine Adern, ich mutierte zum Sklaven meiner Sucht.

Der Wahnsinn hatte sich in meinen Schädel eingefressen. Voll auf Koks entwickelte ich unzählige Macken. Stundenlang kroch ich in meinem Wahn auf allen vieren über den Teppich und hob jeden weißen Krümel auf, den ich durch den Schleier vor meinen Augen entdeckte, ganz egal, wie viel Stoff ich noch in meinem Beutel hatte.

Auch draußen auf der Straße konnte ich diesem Zwang nicht widerstehen und bückte mich wohl an die tausend Mal am Tag nach irgendwelchem Scheiß, weil ich dachte, ich finde vielleicht einen Krümel Koks. Ich war wie geistig behindert in diesen Phasen und trotzdem wollte ich immer mehr. Es war kein Ende in Sicht. Kein Strohhalm in Reichweite, an den ich mich hätte klammern können, um diesem selbst gewählten Terror zu entkommen. Mein einziger Antrieb war und blieb die verfickte, alles verschlingende Gier nach Koks.

Seit ein paar Tagen war ich wieder mit Daniel unterwegs, klaute Anzüge und was uns sonst noch in die Finger kam. Wir waren regelrecht Dauergäste bei den Koksdealern unserer Stadt.

Auch Daniel war inzwischen vom Baser zum Fixer geworden, und da sich weder der Ägypter noch Dekra noch Patatas und auch sonst keiner meiner Freunde geben konnte, wie ich mir den Stahl in die Arme jagte, hing ich eben wieder häufiger mit ihm ab.

So auch heute. Wir hatten eine erfolgreiche Diebestour hinter uns und waren auf dem Weg in einen der Parks, in denen die Kurden Heroin vertickten. Nur ein, zwei Fünfer-Beutel kaufen. Als wir im Park ankamen, waren die Jungs allerdings schon weg, die hatten nämlich feste Verkaufszeiten. Wir durchsuchten den Park nach ihren Bunkern und fanden tastsächlich einen mit 70 Gramm Shore. Perfekt. Jetzt konnten wir unser Geld komplett für Koks raushauen. Wir fuhren zurück in die Stadtmitte, deckten uns bei den Albanern mit Weißem ein und holten uns in der Apotheke ein paar Insulinspritzen. Drei Stunden lang hockten wir dann mit zehn Gramm Koks im Schwarzlicht der McDonald's Toilette am Steintor und rührten uns eine Ladung nach der anderen auf.

Daniel war wie ich, wenn es ums Koksballern ging. Auch er bekam den Hals nicht voll. Er fand erst ein Ende, wenn ihm der Stoff oder die Pumpen ausgingen. Das war auch dieses Mal der Grund, warum wir überhaupt das Haus verließen. Uns gingen die Spritzen aus. Bevor wir uns neue holten, füllten wir noch mal unseren Koksbestand auf und fuhren dann zu Daniel in sein Apartment. Sofort probierten wir die Shore und rauchten uns den Koksnebel aus den Köpfen. Der größte Teil der Koksgier war verflogen und die Wirkung ließ auch schon wieder nach. Außerdem hatte ich mir meine Methadondosis nicht abgeholt und es regten sich erste Entzugserscheinungen. Aber die Shore war gut und so dauerte es nicht lange, bis das Opiat wieder die Oberhand gewann. Irgendwann nickte ich beim Löten weg und erwachte erst wieder in den frühen Morgenstunden.

Als ich die Augen aufschlug, saß Daniel koksballernd vor mir, fluchte mit ufogroßen Pupillen vor sich hin und stocherte mit der Nadel wild in seinem Fleisch herum. Er stand brutal unter Strom. Anscheinend fand er keine Ader oder rutschte immer wieder mit der Nadel ab, und dementsprechend übel sah er aus. Aus unzähligen Einstichstellen suppte das Blut und lief in kleinen Rinnsalen an Armen und Beinen herunter. Irgendwann in der Nacht musste er sich seinen Bademantel angezogen haben, um sich das Zeug auch problemlos in die Beine knallen zu können.

Das war zwar kein schöner Anblick direkt nach dem Wachwerden, aber bis hierhin auch nichts Neues oder Ungewöhnliches für mich. Ich machte mir erst mal eine dicke Folie von unserem Kurdenstoff fertig und tötete meinen Affen. Daniel stocherte munter weiter in sich rum und fluchte, was das Zeug hielt. Die blanke Gier stand ihm ins Gesicht geschrieben. Garantiert würde er erst aufhören, wenn er sich endlich diesen verfluchten Druck gesetzt hatte. Und danach noch einen und noch einen und noch einen und noch einen. Alles normal. Koks eben!

Ich ignorierte den Anblick so gut es ging und rauchte noch ein zweites Blech. Danach verschwand ich im Badezimmer, um mich frisch zu machen. Vorsichtig ließ ich mir lauwarmes Wasser über die geschundenen Arme laufen und entfernte die Blutkrusten vom Abend zuvor, als ich Daniel jubeln hörte. Offenbar hatte er sich gerade daran erinnert, dass er genau für diesen Fall auch ein paar große 5-ml-Pumpen mit langen Nadeln gekauft hatte. Glückwunsch. Ich wusch mich zu Ende, zog meine Klamotten wieder an und ging zurück ins Wohnzimmer. Ich hatte Lust auf einen Koksknaller. Als ich um die Ecke bog, stand Daniel im offenen Bademantel vor mir und schaute ganz entsetzt zwischen der Pumpe in seiner Hand und seiner Leiste hin und her. Er sah total erschrocken aus. Aber es hatte auch etwas Komisches, wie er da so in seinem offenen Bademantel vor mir stand und völlig verwirrt von der Pumpe auf seinen Sack und wieder zurück zur Spritze glotzte. Ich konnte mir ein Grinsen nicht verkneifen. Ich begriff gar nicht, was eigentlich los war.

»Mann! Hör auf, so dämlich zu grinsen, Alter! Mir is die kack Nadel in der Leiste abgebrochen! Verdammte Scheiße! Was … was soll ich jetzt bloß machen, Mann?!«

Ich sah den Blutfaden, der inzwischen von seiner Leiste bis zum Unterschenkel reichte und sich dicht an dem Maul seiner schwarzen Panther-Tätowierung vorbei durch die Haare an seinem Bein schlängelte. Verflucht!

Ich war mit der Situation völlig überfordert und starrte ratlos auf die Pumpe in seiner Hand. Wie sollte ich ihm helfen? Daniel fummelte die ganze Zeit an seiner Wunde rum und fluchte lautstark vor sich hin.

»Alter, wir müssen dir einen Rettungswagen rufen. Die Nadel muss rausoperiert werden, die kriegste niemals alleine da raus. Man sieht sie ja nich mal.«

Doch egal wie oft ich ihm den Vorschlag unterbreitete, den Notarzt anzurufen, für ihn kam das nicht infrage. Er wollte ums Verrecken nicht, dass seine Eltern davon Wind bekamen.

»Die drehen mir garantiert den Geldhahn zu, Mann!«

Er wollte auch nicht, dass ihn die Rettungskräfte so sahen und ins Krankenhaus brachten.

»Diese halben Hemden? Auf gar keinen Fall!« Nein, er kümmerte sich lieber selbst drum.

»Hol mir mal zwei Badetücher und die Nagelschere aus dem Badezimmer, und irgendwo muss da auch ne Pinzette rumliegen.«

Ich flitzte los und sammelte die gewünschten Utensilien zusammen. Wieder zurück redete ich weiter auf ihn ein: Die Rettungskräfte waren bestimmt die bessere Idee. Doch er wollte nicht. Keine Chance.

»Nee, Mann. Ich find das Drecksding schon. Lass mich mal in Ruhe und laber mich nich voll. Ich bin gerade richtig scheiße drauf, Alter.« Ich sollte ihm mal lieber das Handtuch geben und die kleine Nachttischlampe rüberbringen, damit er bei der Operation auch etwas sah.

Kopfschüttelnd bereitete ich alles vor, während er sich mit gestrecktem Bein auf das Handtuch quälte und sich die Nagelschere schnappte.

»Ey Alter, lass uns doch bitte lieber nen Rettungswagen rufen. Was willst du denn da jetzt machen, Mann?«

Doch statt einer Antwort sah er mich nur kurz an, schnaufte einmal schwer, dehnte dann mit zwei Fingern die Einstichstelle in seiner Leiste und setzte die Schere an. Die Suche nach der Nadel im Heuhaufen hatte begonnen. Sofort schoss ihm ein dicker Blutstrahl über Finger, Handrücken und Oberschenkel und verfärbte das weiße Handtuch rot. Das war mein Zeichen. Ich flüchtete auf den Balkon. Den Scheiß wollte und konnte ich mir nicht reinziehen. Am liebsten wäre ich abgehauen, so unwohl fühlte ich mich in meiner Haut. Aber irgendwie war dieser arrogante und gewalttätige Typ doch auch mein Freund. Und ohne mich wäre er bestimmt verloren. Also blieb ich.

Nervös rauchte ich draußen eine Kippe, schaute aber zwischendurch immer wieder zu ihm rein und wiederholte tausendmal meinen Vorschlag mit dem Notarzt. Inzwischen hatte er so viel Blut verloren, dass das Handtuch zwischen seinen Beinen es nicht mehr aufnahm und das Blut einen halben Zentimeter dick obendrauf stand, während er munter weiter ein Stückchen Fleisch nach dem anderen aus sich herausschnitt und in das vollgesiffte Badetuch schmierte. Es sah aus wie beim Schlachter.

Von Minute zu Minute wuchs meine Angst, er könnte sterben, während ich neben ihm stand. Wieso zum Henker wollte sich der Penner denn nicht helfen lassen? Ich musste was unternehmen. Sofort.

Ich versuchte, mich heimlich, still und leise an ihm vorbeizudrängeln, um an sein Festnetztelefon zu gelangen und den Notdienst zu rufen. Doch er hielt mich stöhnend und mit letzter Kraft am Arm zurück.

»Alter! Ich schlag dich... kaputt... lass bloß... deine scheiß Finger... vom Telefon. Ich sag's dir, Mann. Das hier... darf keiner... mitkriegen... verfluchte Scheiße.«

Er war kreidebleich. Das alles kam mir vor wie eine Szene aus einem Splatterfilm: Wie er dasaß, in seinem Blut, mich anschielte und mir mit erhobenem, blutverschmiertem Zeigefinger drohte; den Zeigefinger der anderen Hand einen guten Zentimeter in seiner Wunde. Er hatte bereits so viel Blut verloren, dass man es förmlich roch. Ein metallischer Geruch. Immer wieder würgte ich. Es war nur noch ekelhaft. Wie sehr ich auch auf ihn einredete, er wollte ums Verrecken nicht auf mich hören. Also scheiß drauf. Dann musste ich ihm eben mit Gewalt helfen. Ich atmete tief durch, nahm zwei Schritte Anlauf und zog durch wie ein Torschütze.

»Sorry, Alter.«

Er hob den Kopf, wollte etwas erwidern, und der Spann meines rechten Fußes traf ihn mit voller Wucht seitlich am Unterkiefer. Klatsch! Wie ein nasser Sack kippte er zur Seite weg. Er war sofort bewusstlos.

Mein Glück. Denn auch in seinem miesen Zustand hätte er mir bestimmt noch gefährlich werden können. Egal. Jetzt lag er friedlich da und gab nur röchelnde Geräusche von sich. Ich stieg über ihn hinweg, griff mir das Telefon und wählte die 112.

»Hallo, hier ist die Notrufzentrale. Wie kann ich Ihnen helfen?«

In knappen Sätzen schilderte ich die Situation. Die Nummer mit der abgebrochenen Nadel in der Leiste, dass er sich eine knappe Stunde selbst mit der Nagelschere im Fleisch rumgeschnitten hatte, und natürlich, was für eine unglaubliche Menge an Blut er dabei verloren hatte und dass er bewusstlos hier rumlag.

»Ich würd mich beeilen an eurer Stelle. Der macht's nich mehr lange.«

Dann legte ich auf. Meinen Namen hatte ich nicht genannt.

In Windeseile packte ich seinen Drogenanteil zusammen, bis auf den Rest auf seinem Kokslöffel und einem angerauchten Blech, und verbunkerte ihn unter seiner Spüle. Bei einem Drogennotruf kamen auch die Bullen mit und so würden sie direkt eine Kleinigkeit finden und hoffentlich nicht die ganze Bude durchsuchen. Schließlich wollte ich nur, dass er ins Krankenhaus kam, und nicht, dass er im Knast landete.

Dann beugte ich mich noch mal kurz über ihn und vergewisserte mich, dass er noch atmete. Er war aschfahl im Gesicht, seine Lippen blau angelaufen und die Augenlider zuckten merkwürdig. Er gab seltsame Grunztöne von sich. Alles klar. Der Arsch lebte. Nichts wie weg.

Ich hatte kaum den Parkplatz vor seinem Wohnblock überquert, als ein Rettungswagen mit heulender Sirene und Blaulicht in einem Affenzahn um die Kurve schoss, gefolgt von einem Streifenwagen. Gott sei Dank. Die würden sich jetzt um ihn kümmern. Endlich war ich diese Scheiße los und konnte mich mit ruhigem Gewissen vom Acker machen. Ab diesem Zeitpunkt hatte ich überhaupt keinen Bock mehr drauf, mit Daniel abzuhängen. Die Nummer war mir zu viel gewesen. Ich mein, ich war auch süchtig wie nix Gutes, aber der Typ war eindeutig wahnsinnig. Egal.

Noch am selben Tag knallte ich mir die übrig gebliebenen vier Gramm Koks in die Blutbahn – ohne dass mir eine abgebrochene Nadel im Fleisch stecken blieb – und verschwendete keinen Gedanken mehr an Daniel. Alleine ballern war um so vieles besser.

Dumm gelaufen

Es war ein paar Tage später, ich hatte gerade die Juwelierabteilung der Galeria Horten kontrolliert und war auf dem Weg nach Hause, als mir hinter dem Arbeitsamt eine schwarze Mittelklasselimousine den Weg abschnitt und ein südländisch aussehendes Muskelpaket heraussprang. Ohne Vorwarnung ballerte er mir einen brutalen Fausthieb an den Kopf. Augenblicklich knickten mir die Knie ein und ich taumelte mit verdrehten Augen gegen die Häuserwand. Noch bevor ich richtig realisierte, was da eigentlich geschah, zerrte der Typ mich wie einen kleinen Jungen am Nacken auf den Rücksitz des Wagens und drückte meinen Kopf mit brachialer Gewalt in den Fußraum.

»Halt's Maul, Junge. Und lass deinen scheiß Kopf unten, haste verstanden?«

Mit voller Wucht verpasste er mir eine Kasperklatsche auf den Hinterkopf.

»Ob du mich verstanden hast, Blödmann?«

Ich nickte. Aus Angst vor dem nächsten Hieb. »Ja, Mann. Hab ... verstanden.«

In meinem Schädel rotierte es gewaltig und die Stelle, an der er mich mit der Faust getroffen hatte, schmerzte höllisch und schwoll sofort an. Verdammt. Wer waren die Typen? Und was wollten die von mir?

»Dann is ja gut.« Er klang zufrieden und klopfte mir zwei, drei

Mal auf den Hinterkopf, als tätschelte er einem Hund den Rücken. So langsam dämmerte mir, mit wem ich es hier zu tun hatte. Diese herablassende Art und der jugoslawisch klingende Akzent, das konnten nur die Albaner sein. Jetzt hatten sie mich also doch erwischt. Und so musste ich nun schmerzhaft erfahren, dass alles im Leben zu einem zurückkommt. Vor allem die Scheiße.

Panik stieg in mir auf, schnürte mir die Kehle zu und Tränen schossen mir in die Augen. Was hatten die Typen mit mir vor? Als ich versuchte, meinen Kopf zu drehen, verpasste der Typ mir direkt wieder einen brutalen Schlag in den Nacken und verband mir mit einem schwarzen T-Shirt die Augen. Es roch nach Schweiß und kaltem Rauch. Die gesamte Fahrt über unterhielten sie sich, sprachen aber nur in ihrer Sprache und ließen mich so im Ungewissen. Ich konnte drei verschiedene Stimmen ausmachen.

Nach etwa einer Viertelstunde hielt der Wagen und einer von ihnen zerrte mich grob ins Freie. Es roch nach Wald und unter meinen Nikes knirschte Kies. Neben mir lud einer seine Waffe durch, befahl mir, mich zu bewegen und schubste mich vorwärts. Das Geräusch ging mir durch Mark und Bein. Eine Welle der Angst überkam mich. Der Wald, die Waffe, die Augenbinde. Ich war so gut wie tot.

»Hört mal bitte, Jungs, ich bezahl euch das Koks. Bitte! Auch mehr als es wert war. Lasst mich bitte gehen. Bitte, Mann! Ich mach das auch nie wieder, versprochen.«

Doch anstelle einer Antwort verpasste mir einer von ihnen einen Tritt ins Kreuz und ich erntete schallendes Gelächter, als ich mich auf die Fresse legte.

»Halt's Maul und knie dich hin, Junge.« Zitternd tat ich, was er mir befahl. Mein Herz raste wie verrückt und der Schweiß lief mir in Strömen den Rücken runter. In meinem Schädel summte es wie in einem Bienenstock. Mein Mund und meine Kehle waren staubtrocken. Noch nie in meinem Leben hatte ich solche Angst ausgestanden. Was zur Hölle würde jetzt passieren? Die ganze Zeit diskutierten die drei. Reflexhaft schaute ich immer genau in die Richtung, aus der die jeweilige Stimme kam. Und als ich versuchte, meine Augenbinde zu lösen, hörte ich wieder, wie der Schlitten der Waffe durchgezogen wurde, und fühlte eine Sekunde später den kalten Stahl an meiner Stirn. Das war's dann wohl.

Erneut überfiel mich ein Zitteranfall und vor lauter Panik pisste ich mir in die Hose. Warm lief mir die Brühe an beiden Oberschenkeln herunter und sammelte sich an meinen Knien. Das Summen in meinem Kopf wurde immer lauter und nur am Rande bekam ich mit, dass die Typen irgendwas von »Rocky« und »Telefon« laberten. Dann holten mich die wattigen Finger der Bewusstlosigkeit und befreiten mich von meiner Paranoia. Wie ich mit dem Oberkörper und dem Gesicht auf dem Waldboden aufschlug, fühlte ich kaum noch. Plötzlich war einfach alles angenehm, friedlich und ruhig. So war es viel besser.

»Hey! Wach auf, Junge!«

Jemand rüttelte mich unsanft, gab mir eine leichte Ohrfeige und zog mir die Augenbinde vom Kopf. Langsam kam ich zu mir. Ich fühlte mich wie von einem Bulldozer überfahren. Ich rappelte mich auf und blinzelte mit schmerzverzerrtem Gesicht in die Sonne. Mein Schädel dröhnte wie eine Turbine. Die Schwellung hatte mittlerweile mein rechtes Auge erreicht und trübte mir die Sicht. Von den drei Albanern war nur noch einer da. Ausgerechnet der Muskelberg, der mich geschlagen hatte. Grinsend und mit der Waffe in der Hand stand er vor mir. Am liebsten wäre ich sofort wieder bewusstlos geworden, doch er hatte andere Pläne mit mir.

»Los, komm mit. Ich erklär dir jetzt, wie du uns bezahlst. Aber zuerst bekommst du ne frische Jogginghose. Du stinkst ganz ekelhaft, Junge.«

Widerworte kamen nicht infrage, sich zu wehren schon gar nicht. Die Schmerzen wollte ich mir ersparen. Wie ein Stück Vieh trieb er mich vor sich her zum Auto.

»Hast Glück, dass du Rockys kleiner Bruder bist, sonst wär's das hier für dich.«

Sie hatten mich tausendmal mit ihm zusammen am Steintor beim Kokskaufen gesehen und wussten Gott sei Dank auch, was für ein verrückter Hund er war. Auch wenn die Situation immer noch mehr als scheiße war, fiel mir trotzdem ein Stein vom Herzen. Immerhin ließen sie mich am Leben und wollten »nur« ihr Geld wiederhaben. Doch wie das laufen sollte, war noch mal eine Nummer für sich.

Am selben Abend, kurz vor 23 Uhr, schickte mich der Albaner mit einer ungeladenen Waffe in eine Merkur Spielothek am Stadtrand. Er war mir keine Sekunde von der Seite gewichen.

»Du räumst da jetzt den Tresor aus«, raunzte er.

Ungläubig schaute ich ihn an.

»Mann. Jetzt glotz nich so blöd. Wir kennen den Pächter von dem Schuppen. Der bunkert in dem Tresor ne ganze Menge Hasch, Drogengeld und geklauten Schmuck. Und genau das und die Tageseinnahmen holst du uns jetzt. Wenn's gut läuft, biste danach raus aus der Sache. Verstanden?«

Ich nickte nur. Dann band ich mir, diesmal freiwillig, das stinkende T-Shirt vors Gesicht. Die fette Schwellung an meinem Schädel schmerzte höllisch, als ich den Knoten zuzog. Ich stieg aus dem Wagen und steuerte die Spielothek an. Mir war ganz flau im Magen und meine Beine zitterten unkontrolliert. Für jemand anderen zu rauben war was Neues für mich und es passte mir eigentlich überhaupt nicht. Doch was sollte ich tun? Das Muskelmonster ließ mich keinen Moment aus den Augen, und bestimmt hatte der Laden auch keinen Hinterausgang wie die Spielo am Steintor. Ich hatte keine andere Wahl.

Am Eingang blieb ich kurz stehen, atmete noch mal tief durch, stieß die Tür auf und betrat die Halle. Niemand zu sehen. Nur die bunt blinkenden Spielautomaten.

Ich flitzte zu dem unbesetzten Wechselschalter rüber und warf einen Blick durch das Sicherheitsglas. Da war ja der Tresor, genau wie der Albaner es gesagt hatte. Und die Angestellte? Mit zitternden Händen und rasendem Herzen machte ich mich auf die Suche nach ihr. Vorsichtig schielte ich um die Ecke der nahen Zockerkabine. Dann um die zweite Ecke. Dritte Ecke. Und da war sie. Sie stand mit dem Rücken zu mir und leerte eine der kleinen Mülltonnen. Leise summte sie vor sich hin. Das Mädchen tat mir leid.

Aber egal. Mit ein paar schnellen Schritten war ich hinter ihr und schubste sie mit voller Wucht gegen die Spielautomaten. Noch bevor sie wieder hochkommen konnte, war ich bei ihr, packte sie an den Haaren und drückte ihr die Waffe ins Gesicht.

»Mach keine Faxen und nicht schreien, dann passiert dir auch nix, alles klar?«

Sie nickte nur und verzog vor Schmerzen das Gesicht. Ich zog sie an den Haaren bis zur Tür des Wechselschalters.

»Und jetzt mach den Tresor auf!«

Mit bebenden Lippen und kreidebleich stand sie vor mir. Dicke Tränen kullerten ihr über beide Wangen. Zitternd kniete sie sich vor den Tresor und öffnete ihn. In dem Moment hörte ich, dass einer der Automaten im hinteren Bereich Münzen auswarf. War da etwa noch jemand? Verfluchte Kacke! Wir hatten doch gut zwei Stunden vor dem Laden gewartet und alle, die reingegangen waren, auch wieder herauskommen gesehen. Der Typ musste schon hier gewesen sein, bevor wir mit der Observation begonnen hatten. Scheiß drauf!

Ich befahl ihr, unter den Tresen zu kriechen, mit dem Gesicht zur Wand, und sich nicht mehr zu rühren. Ohne Zicken zu machen befolgte sie meine Anweisungen, während ich nervös eine Plastiktüte aus meiner Hosentasche kramte und den Tresor leerte.

Die Albaner hatten recht. Der Geldschrank war voll mit illegaler Ware. Mindestens ein halbes Kilo Hasch, sieben oder acht teure Uhren, ein Frühstücksbeutel voll Ketten und Armbänder sowie die Tageseinnahmen und etliche mit Geld gefüllte Briefumschläge fanden ihren Weg in die Tüte. Hoffentlich langte das Zeug, um mich auszulösen. Keinen Bock, noch einen Raub für die Wichser durchzuziehen.

Als ich fertig war, spuckte der Automat hinten das letzte Geldstück aus. Jede Sekunde würde der Typ um die Ecke kommen und die Münzen gegen Scheine wechseln wollen. Jetzt nichts wie raus hier. Ein letzter Blick auf die Angestellte. Regungslos und auf allen vieren kauerte sie unter dem Tresen. Alles klar und los.

Keine fünf Sekunden später hüpfte ich auf die Rückbank des wartenden Wagens und der Albaner gab Gas. Gebannt starrte ich durch die Heckscheibe auf den Spielothekeingang, bis wir um die erste Ecke rasten. Ich lehnte mich erschöpft zurück. Niemand war mir gefolgt. Keiner hatte gesehen, in welches Auto ich gesprungen war. Die Sache war erstaunlich einfach gewesen. Trotzdem raste mein Herz wie verrückt. Ich schloss kurz die Augen, versuchte mich zu beruhigen und konzentrierte mich auf meine Atmung. Ganz ruhig, Alter. Gleich hast du die Gefahrenzone hinter dir. Entspann dich.

»Gib mal die Tüte rüber, Junge. Lass mal sehen, was du uns Schönes mitgebracht hast. Und die Waffe will ich auch wiederhaben.« Er grinste mich über die Schulter an und drosselte das Tempo. Ich warf ihm beides auf den Beifahrersitz und hoffte, dass die Beute ausreichte, um diesen fiesen Typen und seine Kumpels vom Arsch zu kriegen.

Nach ein paar Kilometern bog er in eine dunkle Seitenstraße und inspizierte die Tüte. Er wirkte zufrieden. Zwei der Wecker verschwanden direkt in der Innentasche seiner Lederjacke, ebenso eine Platte von dem Hasch.

»Sieht gut aus, Junge. Sind schätzungsweise um die 15 000 Mark. Sollte langen, um dich laufen zu lassen.«

Gott sei Dank. Ich war mehr als erleichtert, als er das sagte. Schweigend fuhren wir weiter.

In der Stadtmitte hielt er noch mal an einer Telefonzelle, kam nach einem kurzen Gespräch grinsend zum Auto zurück und ließ mich aussteigen.

»Los, raus. Verpiss dich!«

Nur allzu gerne folgte ich der Anweisung und stieg aus dem Wagen. Einen Moment lang schaute ich noch den Rücklichtern nach, dann machte ich mich auf den Weg zum Goetheplatz. Ich war inzwischen brutal affig und wollte nur noch ein schönes dickes Blech rauchen, um diesen Tag zu vergessen und abzuhaken. Zum Glück warteten noch zwei Fünfer-Beutel von der Shore in meinem Dachzimmer auf mich, die ich und Daniel den Kurden abgezogen hatten. Nur gut, dass die uns nicht dabei gesehen hatten. Noch so einen Streifen wollte ich nämlich ums Verrecken nicht mitmachen.

Zombiemodus

Hannover, Oktober 1995

Wenige Tage nach der Nummer mit den Albanern hatte ich zum fünften oder sechsten Mal die Juwelierabteilung der Galeria Horten geklatscht und meine gesamte Beute bei einer ganz miesen Koksparty in dem kleinen Dachbodenzimmer verfeiert. Irgendwie hatte meine Mutter davon Wind bekommen und mich erwischt, zwischen unzähligen benutzten Spritzen und vollgebluteten Taschentüchern. Natürlich zog das einen gewaltigen Streit und endlos viele Tränen nach sich und sie nahm mir daraufhin den Schlüssel ab. Sie wusste sich einfach nicht anders zu helfen. Ich fühlte mich wieder wie an meinem 18. Geburtstag und ich hasste sie dafür. Ich war wütend, unglaublich enttäuscht und fühlte mich so verlassen und allein wie nie zuvor in meinem Leben. Und wenn ich nicht gerade brutal zugekokst oder bis zur Hutkrempe mit Shore voll war, heulte ich wie ein Schlosshund und bemitleidete mich selbst.

Nachdem ich ein paar Tage ziellos und völlig deprimiert auf der Straße unterwegs gewesen war, verkroch ich mich für ein paar Wochen in einer Obdachlosenunterkunft in der Nähe des Arbeitsamtes. So kaputt und zerstochen wie ich aussah, wollte und konnte ich mich nicht mehr bei Yvette blicken lassen. Ich war nur noch Haut und Knochen, aß und trank eigentlich so gut wie nichts mehr und ekelte mich hart vor mir selbst. Ich weiß noch, dass ich heulend in dem Heim unter der Dusche stand und mir von Weinkrämpfen geschüttelt einen Druck nach dem anderen setzte. Durch das warme Wasser schlossen sich die Einstichwunden nicht so schnell wie sonst und ich stand durchgehend in meinem eigenen Blut. Meine Hüftknochen ragten so weit hervor, ich hätte das Shampoo darauf abstellen können. Trotzdem konnte ich nicht mit dem Ballern aufhören.

Mein Leben drehte sich mit rasender Geschwindigkeit nur noch um Koks. Alleine war ich schon lange nicht mehr in der Lage, diese Abwärtsspirale zu durchbrechen. Und jedes Mal, wenn mir einer der versifften, stinkenden, zahnlosen, schwerst alkoholisierten Penner in dem Heim über den Weg lief, war ich mir sicher, dass ich meiner Zukunft ins Gesicht blickte. Vorausgesetzt, dass ich überhaupt so alt werden würde. Was ich stark bezweifelte. Ich war vollkommen am Ende. So gut wie tot. Ein Drogenzombie.

Auch dass meine Mutter mir im Sommer eine eigene Wohnung in Misburg-Anderten klarmachte, änderte nichts an meiner selbstzerstörerischen Lebensweise. Sie hoffte, dass ich etwas außerhalb der Stadt Abstand zu den Drogen finden würde, dass ich noch mal die Kurve kriegte und endlich klarkäme. Aber das war nicht der Fall. Im Gegenteil. Zumal ich davon überzeugt war, dass sie mit der Aktion nur ihr schlechtes Gewissen beruhigen und sicherstellen wollte, dass ich auf Abstand zu ihr und ihrem Freund blieb. In Wahrheit wollte sie mir wirklich nur helfen. Aber egal. Ich schleppte die letzten Assis, die ich wenige Monate zuvor noch nicht mal mit der Kneifzange angefasst hätte, zum Koksen mit in meine neue Butze. Dementsprechend sah die kleine Wohnung innerhalb kürzester Zeit aus. Hunderte benutzter Bleche, unzählige blutige Pumpen und Papiertücher. Kaum eines der Möbelstücke war noch heil oder nicht vollgeblutet. Selbst an den Wänden und der Decke klebten Blutspritzer. Es war die reinste Junkiehöhle. Fehlte nur noch eine brennende Mülltonne und schon hätte die Butze eine erstklassige Kulisse für einen Hollywood-Drogenfilm abgegeben. Doch das war kein Film.

Mittlerweile schleppte ich öfter einen Typen mit mir rum, der mir das Koks direkt in den Hals ballerte. Er war zwar voll versifft, stank erbärmlich und hatte überall Blut auf den Klamotten, doch das war mir egal. Vor allem weil ich selbst kaum sauberer und gesünder aussah als er. Der Typ konnte besser spritzen als alle Ärzte und Krankenschwestern dieser Welt zusammen. Also nahm ich ihn mit zu mir, ließ ihn duschen und gab ihm ein paar meiner alten Anziehsachen.

Ich hatte ihn zwischen den parkenden Autos am Raschplatz aufgelesen. Er vermittelte Shorepäcken für einen der anwesenden Dealer. Immer wenn er drei Päckchen vermittelt hatte, bekam er eins für sich. Um seine Sucht zu finanzieren, musste er also den ganzen Tag auf der Szene hin und her rennen und die Leute volllabern. Ganz normales Programm für Vermittler.

Wenn er mit mir unterwegs war, ging es ihm wesentlich besser. Er musste mir nur Koks in den Hals ballern. Dafür bekam er alle meine Koksfilter, die ich extra für ihn nass ließ. Und auch von meiner Shore gab ich ihm regelmäßig was für seine Dienste ab. Natürlich nur, wenn ich genügend Geld gemacht hatte und es mir leisten konnte, ihn mit durchzufüttern. Aber wie gesagt, alle paar Wochen musste Horten dran glauben.

Es gab für mich nichts anderes mehr als Koks knallen, Shore rauchen und mehr oder weniger regelmäßig die 18-ml-Methadonration, die ich in Lehrte bekam. Meine Freundschaften und meine Beziehung zerbrachen an dem krankhaften Kokskonsum. Wenn ich die Jungs oder Yvette zufällig in der Stadt traf, schämte ich mich so sehr für mein Aussehen, dass ich mich meist eilig wieder verabschiedete. Ich konnte ihre Blicke nicht ertragen. In ihren Augen sah ich ganz deutlich, wie schlecht es um mich bestellt war. Wahrscheinlich hing ich auch deshalb so häufig mit dem Jungen ab, der mir die Spritzen setzte. Er sah mich nie mit diesem mitleidsvollen, angewiderten Blick an und polierte so mein geschundenes Ego auf. Außerdem erholten sich meine Arme halbwegs, wenn ich mit ihm unterwegs war. Das änderte natürlich nichts daran, dass ich den ganzen Sommer über mit langen Ärmeln und Halstuch rumrannte, damit man die vielen Reißverschlüsse und Beulen in meinem Fleisch nicht sah. Vor allem ich selbst nicht.

Koks war alles und alles war Koks.

Es war die Zeit der Einsamkeit. Ich fühlte mich unwiderruflich verloren, ergab mich traurig und ausgebrannt meiner Sucht und rannte nur noch von Druck zu Druck. Irgendwann saß ich dann auf dieser Parkbank, die Bullen zogen ihre Kreise immer enger um mich und ich setzte mir einen Schuss nach dem anderen. Ihr erinnert euch?

Kurz vor Exitus und wieder am Anfang: die Parkbank, das Blut, die Cops, die Verhaftung!

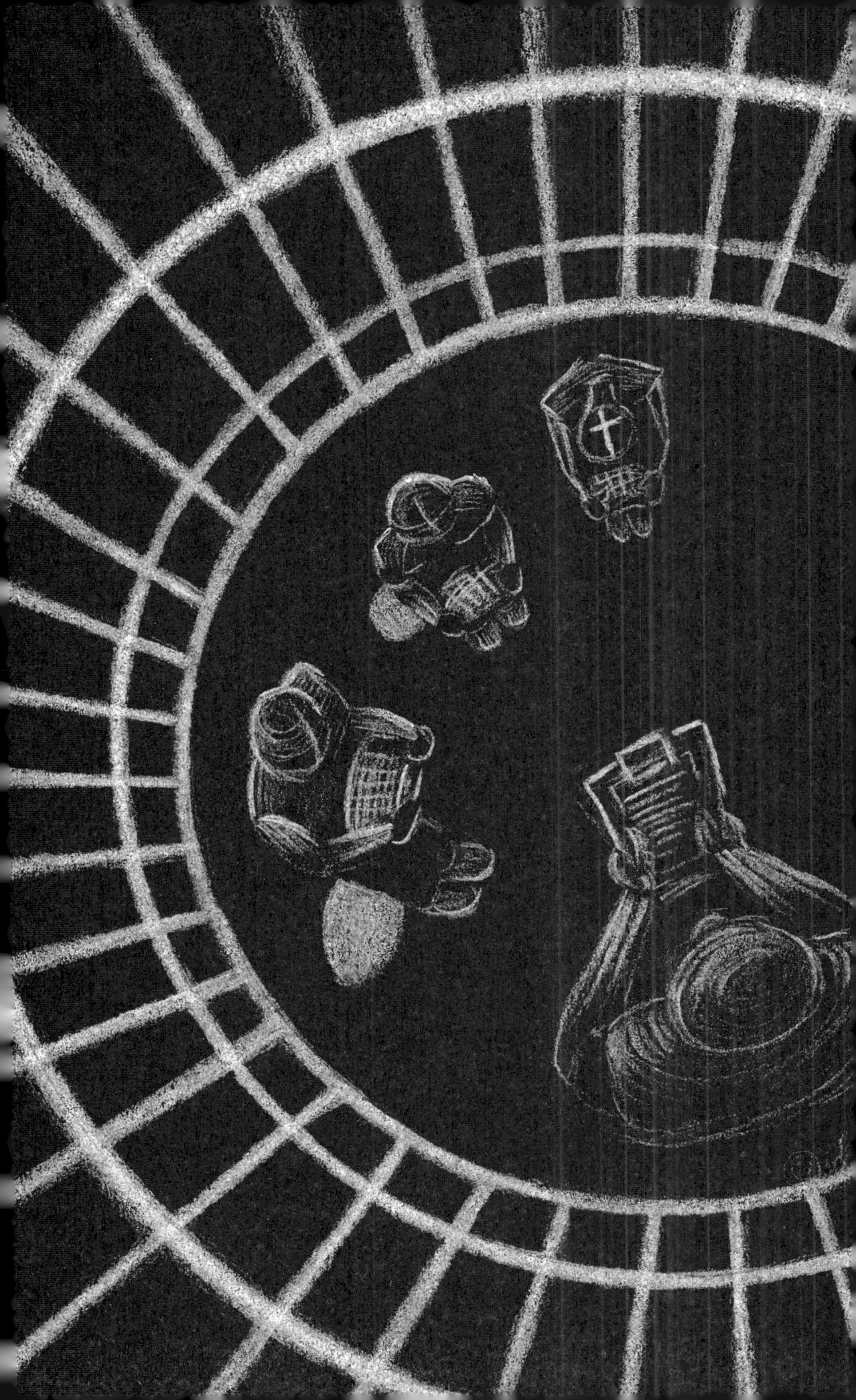

JUNGE ERWACHSENE: JVA VECHTA

JVA Vechta: Die Kammer & Rambo

Die Minna fuhr durch das Tor der JVA Vechta. Langsam schloss sich die riesige Stahlwand hinter uns. Wir standen in der Schleuse, einem Betonkäfig, etwas länger als die große Minna und schätzungsweise drei- bis viermal so breit. Der Motor verstummte. Durch den Sichtschlitz in unserer Kabine beobachtete ich, wie die Beamten Papiere hin und her reichten. Jeder Gefangene, der hierblieb, wurde ins Pförtnerbuch eingetragen. Es verging eine gefühlte Ewigkeit, bis die Minna wieder startete und durch das zweite große Stahltor rollte. Mein Arsch tat weh und bei jedem Huckel und jeder Kurve schmerzten meine zerstochenen Arme. Alles war grün und blau: von den Händen bis hoch zu den Schultern. Ich fühlte mich, wie meine Arme aussahen. Beschissen!

Auf wackeligen Beinen verließ ich wenige Minuten später den

großen dunkelgrünen Bus und folgte stillschweigend den Anweisungen der Schließer. Ich erhaschte einen Blick auf den Vorplatz der JVA Vechta, dann verschluckte mich das schummrige Licht des dunkelroten Backsteingebäudes. Wieder warten.

Nach und nach riefen sie uns Frischlinge auf und wir durchliefen die Kammerprozedur. Einmal mehr drückte man mir ein Bündel mit Knastklamotten in die Hand. Meine Kleidung musste ich abgeben, damit ich sie nicht verkaufte oder sonst was damit machte. Bei meiner Entlassung würde ich sie zurückbekommen. Im Klartext: Ich musste Socken, Unterhose, Unterhemd, Jogginghose und Sportschuhe aus den Beständen der JVA Vechta anziehen oder nackt bleiben. Meine Jeans und alles, was ich anhatte, war blutverschmiert und stank erbärmlich. Der Gefangene, der meine private Kleidung entgegennahm, drehte angewidert den Kopf weg, zog sich Latexhandschuhe über und stopfte meinen Kram in einen der Wäschesäcke.

Jeder, der mich ein bisschen kennt, weiß, wie demütigend das alles für mich war. Wie durch einen Tunnel drang das Gelächter der Kammermitarbeiter in meinen Schädel. Dass sie über mich lachten, realisierte ich erst eine knappe Stunde später. Einer der Kammerbeamten begleitete mich mit genau dem Gefangenen aufs ADL, der meine private Schmutzwäsche in den Sack gestopft hatte. Ich sähe aus wie so ein Biafrakind, nur ohne den Luft- bzw. Hungerbauch, steckte er mir und grinste mich frech an. Das sind die einzigen beiden Bilder, die mir noch heute klar vor Augen stehen: seine Fresse und die Aktion auf dem ADL.

Das Abteilungs- und Dienstleiterbüro, kurz ADL, muss man sich vorstellen wie einen angebauten Raum an einem runden Löwenkäfig. Ein vier Stockwerke hoher Löwenkäfig, wie im Zirkus, verdunkelt durch das rote Backsteingemäuer, zwischen dessen Säulen sich die Gitter festkrallen. Von diesem Käfig gehen drei gewaltige Flure ab. Der A-Flur nach links, der B-Flur nach rechts und geradeaus der C-Flur. Zwischen dem A- und dem C-Flur, auf Höhe der zweiten Etage, befindet sich das Büro des ADLs. Alles dort wirkt erdrückend. Allein der Anblick und die Akustik in diesem Bau lässt jeden innerlich erzittern, der hier zum ersten Mal steht. Egal wie tough man ist.

Als wir die Manege betraten, übergab der Kammerbeamte unsere Papiere an den Dienstleiter und verschwand mit dem anderen Gefangenen auf C2. Vermutlich lag seine Zelle auf diesem Flur. Die Rückkehrer klammerten sich sofort an die Gitter ihrer jeweiligen Flure und unterhielten sich mit bekannten Mitgefangenen oder riefen nach ihnen. In jedem Flur, auf jeder Etage bewegte sich was. Aus allen Richtungen kam Sound, Stimmen, leise Musik, Gittertore, die ins Schloss fielen, Schlüssel, die schwere Metallriegel schoben, der Sound der JVA Vechta. Eine Truppe Häftlinge, zurückkehrende Arbeiter aus den Betrieben, wurden von B2 nach C2 durchgeschlossen, um sich in den Sammelduschen abzuduschen. Ich kannte keinen von ihnen.

Mühsam schluckte ich den Kloß in meinem Hals herunter. Ein Berg von einem Mann baute sich vor uns auf. Das Klemmbrett verschwand fast in seinen riesigen Pranken. Er heftete einen Zettel mit unseren Namen und unseren nächsten Stationen daran.

»Hey! Alle herkommen und nebeneinander aufstellen. Zackzack, bitte! Die Rückkehrer nach rechts und die Neuen nach links!« So einen tiefen Bass hatte ich selten zuvor gehört. Zuerst hakte er die Rückkehrer ab, dann waren wir an der Reihe, die Neuen. Er rief zwei, drei Jungs vor mir auf, dann kam ich dran. Okay, B3 war meine neue Heimat. Der typisch norddeutsche Beamte brach sich beim Verlesen einiger Namen regelrecht die Zunge ab. Der Name eines jungen Türken wollte ihm einfach nicht richtig über die Lippen kommen. Der Junge war aus der JA Hameln ausgemustert worden. »Nicht tragbar für den Jugendvollzug«. Zu viele Schlägereien, nicht kooperativ, ein notorischer Unruhestifter eben. Er sprach nur gebrochen Deutsch, was der Situation eine gewisse Komik verlieh, außerdem war er recht groß, im Verhältnis zu dem Schließer allerdings auch nur eine Hühnerbrust. Und genau diese plusterte er nun auf.

»Ich bin Rambo aus Hameln!«, brüllte er den Beamten arrogant an.

Der gewaltige Beamte sah kurz auf, drückte sein Klemmbrett einem Gefangenen in die Hand und dann klatschte es auch schon. Diese monströse Hand schlug bei Rambo aus Hameln wie eine Bombe ein und zog ihm die Füße unterm Arsch weg. Bevor Rambo überhaupt gepeilt hatte, was gerade passiert war, stand der Schließer über ihm. »Und ich bin Rambo aus Vechta! Und du Idiot gehst zur Begrüßung auf A 2/5! In unsere Absonderung! Damit du gleich Bescheid weißt, wie's hier läuft! Herzlich willkommen!«

Zwei andere Beamte führten Rambo aus Hameln schließlich ab: Die Hände auf dem Rücken mit Kabelbindern zuzammengebunden, ohne einen Ton, den Kopf gesenkt. Wir anderen warteten schon an den Gittertüren der uns zugeteilten Flure. Mit mir stand noch ein Gefangener am Gitter. Wir sprachen nicht miteinander. Wir standen einfach nur da und schauten durch den Stahl auf das, was uns erwartete. Ich hasste das Gefühl, eingesperrt zu sein! Aber erst mal war ich nur müde. Ich wollte nur in meinen Haftraum, mein Bett beziehen, wenn's gut lief noch was essen und einen Tee trinken und dann schlafen. Einfach nur schlafen.

Von Rambo aus Hameln hab ich nie wieder was gesehen oder gehört.

B 3

Mein Stationsbeamter war ein sehniger, durchtrainierter Mann um die 40 mit akkurat frisiertem blondem Haar. Die Ärmel seines Diensthemdes hatte er bis zu den Ellenbogen hochgekrempelt.

Seine Schlüssel klirrten und mit einer einladenden Handbewegung öffnete er uns die Gittertür. Er war bemüht freundlich, ein ehemaliger Fallschirmjäger. 20 Jahre lang habe er gedient, die Bundeswehr fehle ihm. Ein kampferprobter Soldat. Dem Gegner sofort vermitteln, dass man stärker war. Widerstand zwecklos.

»Zwei- oder Vier-Mann-Zelle, was ist dir lieber?«

Den anderen Neuen hatte er das nicht gefragt.

»Wie bitte?«

Ich hatte irgendwie nicht damit gerechnet, dass ich mir hier irgendwas aussuchen durfte.

»Zwei- oder Vier-Mann-Zelle? Ich hab ne Vier-Mann-Zelle, in der drei nette, ruhige junge Männer liegen. Du kannst aber auch auf ne Doppelzelle, doch der Häftling, der dort liegt, hört den ganzen Tag arabische Musik. Könnte anstrengend werden.«

Ich hatte nichts gegen Musik aus anderen Kulturen, aber nein danke. Ich entschied mich für schlechtes deutsches Radio und die Vier-Mann-Zelle. Der Fallschirmjäger schloss mir mein neues Reich auf und rief in die Zelle rein. »Neuzugang. Vertragt euch, Jungs. Ich lass die Hütte auf bei euch, is sowieso gleich Abendbrotausgabe. Turnt nicht auf dem Flur rum, okay!« Er lehnte die schwere hölzerne Zellentür an und verschwand.

Ich schmiss mein Bündel auf das einzige freie Bett und ließ mich erschöpft daneben fallen. Was für ein Drecksloch. Mein Blick wanderte durch den ungefähr 14 qm großen rauchgeschwängerten Raum. Kaum ein Lichtstrahl fiel durch die beiden Fenster in die Zelle, alles wirkte irgendwie schummrig, wie in einem Kellergewölbe. Überall merkwürdige, ekelhafte Flecken an den Wänden, nur notdürftig mit Postern aus Titten- und Autozeitschriften überklebt. Vier Stahlspinde, zwei Doppelstockbetten, die Worte staubig, klebrig und verbeult beschreiben sie wohl am besten. Die Bellokabine sah schon von außen pervers aus. Es roch muffig und nach kaltem Rauch. Ich nickte meinen Zellenkollegen zu und wir stellten uns einander kurz vor. Dann bezog ich mein Bett, verstaute meine Habe am Fußende, legte mich hin und schloss die Augen. Auch dieses Gefängnis würde mir seinen Alltag und Rhythmus aufzwingen. Ich wollte nur noch schlafen. Meine Arme schmerzten. Mein Kopf war leer. Der Sandmann erlöste mich.

Der nächste Morgen. 6 Uhr. Lebendkontrolle.

Ich schreckte hoch. Auf die Frage, wie das mit der Methadonvergabe laufen würde, antwortete der Beamte, dass ich sowieso gegen 9 Uhr zur ärztlichen Erstuntersuchung eingetragen war. Standardprozedur, wie in der JVA Hannover, wie in jedem Knast. Okay, ich hatte noch etwas Zeit, mummelte mich wieder in meine Decke ein und nickte weg.

Um kurz vor 9 Uhr öffnete sich die Zellentür erneut und der Beamte von morgens holte mich zur Untersuchung ab.

Im Vergleich zu den Zellen wirkte das Arztzimmer freundlich und hell. Ein dicker, großer Mann mit blondem schütterem Haar und Brille saß an einem Schreibtisch und kritzelte etwas in eine Krankenakte. Er sah kurz auf, als ich hereinkam, klappte die Akte zu, schob sie nach rechts und zog sich vom Stapel links die nächste ran. Dann musterte er mich einen Augenblick und las. Ich musste einen Ankreuzbogen ausfüllen, welche Krankheiten ich hatte und welche Medikamente ich nahm. Ich wurde gewogen, gemessen, abgetastet, abgehört und zu guter Letzt wurde mir auch hier noch mal Blut abgezapft. Der Arzt atmete tief ein und legte seine Brille neben sich auf den Tisch.

»Wie geht es Ihnen denn heute?« Er sah mich besorgt an.

»So weit, so gut.« Im Grunde hatte ich mir keine Sorgen wegen des Bluttests gemacht. Trotzdem stellte sich bei der Frage ein merkwürdiges, nervöses Magengefühl ein. »Etwas schwach und appetitlos noch, schlafen geht durch das Methadon so halbwegs ... Meine Wunde am Schienbein schmerzt und will nicht richtig verheilen, aber sonst ...«

»Sie wissen, dass Sie Hepatitis C haben?« Sein Blick wanderte über meine Krankenakte. »Es wurden aber keine Erreger mehr festgestellt, nur Antikörper.«

Ich lief rot an und meine Ohren wurden ganz heiß. Was hatte der Typ gerade gesagt?

»Und Sie müssen dringend ein paar Kilo zunehmen. Ich verschreibe Ihnen Extrarationen, plus extra Milch und Obst für die kommenden vier Wochen.«

Halt. Noch mal kurz zurück bitte. Ich glotzte ihn ungläubig an. »Ich hab Hepatitis C?«

Zu keiner Zeit hatte ich irgendwelche Symptome bemerkt. Wann sollte ich mir das denn eingefangen haben?

»Ja, haben Sie. Aber ansonsten kann ich Sie beruhigen, kein HIV oder sonstige Erkrankungen. Trotz Ihres offensichtlich extremen Konsums sind Sie erstaunlich gesund.«

Ich hatte früher schon mal den ein oder anderen mit einer aktiven Hepatitis C auf der Szene rumeiern sehen. Die waren komplett gelb wie die Simpsons gewesen, selbst das Weiße ihrer Augen hatte ausgesehen wie ein Postauto. Ich hatte bis dato auch nicht gewusst, dass man Hepatitis C in sich tragen konnte, ohne dass die Symptome offensichtlich wurden. Aber Hauptsache kein HIV. Schwein gehabt. Langsam beruhigte sich mein Magen. Das hätte auch anders ausgehen können. Ich hatte nie Spritzen getauscht, aber vielleicht hatte schon das gemeinsame Benutzen von Wasser aus einem Glas gereicht. Wenn ich mal ganz ehrlich sein soll: ich hatte keine Ahnung, was ich auf meinem Kokafilm alles gerissen hatte. Wahrscheinlich konnte ich mich mit der Hepatitis C noch glücklich schätzen.

Wir besprachen noch, wie es mit dem Methadon für mich weitergehen sollte. Ich wollte so schnell wie möglich raus aus dem Programm, fühlte mich aber noch nicht fit genug für einen Entzug. Für die erste Woche beließen wir es noch bei meiner 12-ml-Dosierung. Danach sollte ich auf 8 ml und dann jeden dritten Tag einen halben ml runterdosiert werden. In knapp zwei Monaten würde ich meinen ersten Methaaffen schieben. Egal, ich wollte die Scheiße loswerden!

»Sie wissen, dass Sie sich jederzeit bei Ihrem Stationsbeamten melden können, wenn Sie sich nicht gut fühlen oder wir Ihre Dosierung ein paar Tage ziehen müssen?«

Ja, das wusste ich. Und ich würde es bei Bedarf auch nutzen.

Der Sanitäter, der die ganze Zeit im Behandlungsraum irgendwas gefummelt hatte, versorgte noch meine Wunde am Schienbein, die ich mir an einer Scheibe in der Galeria Horten zugezogen hatte, als ich vor den Bullen flüchten musste, und brachte mich danach in die Sammelzelle. Das abgeschabte Stück Fleisch, das noch an mir gehangen hatte, war schon schwarz gewesen und hatte fürchterlich gestunken. Wie ein totes Tier. Ekelhaft.

Jetzt war Warten angesagt. Ich schnorrte mir eine Drehung Schwarzer Krauser von einem der Jungs, setzte mich auf die Fensterbank und schaute durch die Gitter auf den Freistundenhof. Ich nahm mir vor, in den nächsten Tagen während der Freistunde mal rauszugehen. Sicher würde ich den ein oder anderen Bekannten treffen. Vielleicht sogar einen Freund.

Zurück in meiner Zelle stand mein Mittagessen noch auf dem Tisch. Meine Spannis hatten es für mich reingeholt. Ich bedankte mich und stocherte lustlos in den kalten Kartoffeln herum, nachdem ich die Zinken meiner Gabel in eine mundfreundliche Position gebogen hatte. Das seltsam geformte Stück Fleisch ignorierte ich komplett. Die Kartoffeln schmeckten schon scheiße.

Ich zog die Schuhe aus und kroch wieder unter meine Decke. Ekelhaft, diese braun-weiß karierte Bettwäsche. Die ersten ein, zwei Tage ist der Stoff durch die chemische Reinigung und das anschließende Durchmangeln noch hart wie ein Brett und riecht merkwürdig. Aber scheiß drauf! Die paar Kartoffeln und der Ausflug zum Arzt hatten mich müde gemacht. Der Schlaf holte mich sofort.

Kokainträume

Mit dem linken Zeigefinger drücke ich die Nadel und das Stück Zigarettenfilter fest auf dem Löffel zusammen, während ich mit der rechten Hand die 2-ml-Insulinspritze aufziehe. Das Wasser war etwas zu kalt gewesen, es hatte eine gefühlte Ewigkeit gedauert, das Weiße mit dem Spritzenkolben aufzulösen. Endlich! Ich klopfe mit dem Fingernagel die Luft aus der Pumpe und schiebe die Lösung nach oben, bis sich an der Nadelspitze ein Tropfen bildet. Ich lecke ihn ab und nehme die randvoll gefüllte Spritze quer in den Mund. Meine Arme sind makellos, ich muss nicht abbinden. Ich balle die Linke zur Faust und pumpe das Blut in meine Venen. Das Bündchen meines hochgeschobenen Sweaters hilft zusätzlich. Zwei fette Adern zur Auswahl. Ich entscheide mich für die auf meinem oberen Unterarm, drei Fingerbreit neben der Armbeuge. Meine rechte Hand zittert leicht, als ich die Nadel ansetzte. Kurz durchatmen, Augen schließen, runterfahrn. Der Stahl durchsticht die Haut. Blut schießt in die Kanüle. Augenblicklich verstärkt sich der Geschmack in meinem Mund ums Tausendfache. Mein Rachen, meine Lippen, mein Hirn, alles taub. Ich greife um und drücke den Kolben durch …

Ich fuhr hoch, tastete im Dunkeln meinen linken Arm ab. Der Stahl musste doch noch stecken. Nichts. Alles drehte sich, ich fühlte mich wirr. Wie in Zeitlupe richtete ich mich auf und lehnte mich an die kalte Mauer. Gänsehaut überzog meinen gesamten Körper.

Dieser Geschmack in meinem Mund. Kokain! Ich hatte gerade dran geleckt, ganz bestimmt! Alles in meinem ausgemergelten Körper schrie danach. Mein Blut geriet in Wallung, der Schweiß schoss mir aus allen Poren. Da war sie wieder, diese unglaubliche Gier, die einen magisch anzog wie die Sirenengesänge in den alten griechischen Sagen. Die alles versprechen und dich dann doch untergehen lassen. Ich folgte ihnen, ein Grinsen auf meinem Gesicht. Ich schob die Beine über die Bettkante. Meine nackten Füße berührten den staubigen Boden. Ich zog mich hoch. Im Schein des Mondes und der Strahler der Außenbeleuchtung fand ich den Lichtschalter. Das Licht der Glühbirne schmerzte in den Augen. Einer der Jungs zog sich grummelnd das Kissen über das Gesicht und drehte sich zur Wand. Die beiden anderen waren noch ahnungsloser. Vermutlich war es 2, 3 Uhr morgens und meine Spannis waren gerade erst eingeschlafen. Egal! Ich musste schnell die Pumpe finden. Sie musste runtergefallen sein. Ich taumelte zum Bett zurück und stolperte gegen einen der Stühle.

»Was machst du da?«

»Ich such meine Pumpe, Mann.« Ich nahm ein Feuerzeug vom Tisch und kniete mich hin. Den Oberkörper halb unter dem Bett, leuchtete ich den dreckigen Boden ab. Nichts. Nur Staub und Siffe. Eine gewellte, steinharte Scheibe Brot, ein paar Kippenstummel. Ein alter zerdrückter Eimerkopf aus dem Deckel eines Joghurts.

»Mach das scheiß Licht aus, Alter.« Mittlerweile war der Spanni halbwegs wach, ließ die Beine über die Bettkante baumeln und beobachtete mich. »Ach, scheiß drauf. Ich dreh mir eine.«

»Was geht'n hier ab?« Spanni Nummer zwei war aufgewacht, als ich an unserem gemeinsamen Bett zerrte, um einen Blick dahinter zu werfen. »Bist du dumm oder was? Was rückst du hier Möbel mitten in der Nacht? Alter, ich will pennen.« Er schaute verschlafen und verwundert über den Rand seiner Matratze zu mir hinunter.

»Lass ihn mal. Er sucht seine Pumpe.« Spanni Nummer eins amüsierte sich köstlich und steckte sich seine selbst gedrehte Kippe an. »Mhh, schau doch mal am Fußende. Vielleicht is sie ja dahin gerollt.« Er sog den Rauch seiner Zigarette tief in die Lunge und in sein Lachen mischte sich ein Hustenanfall. Das weckte auch Spanni Nummer drei. Der stieg wortlos in seine Badelatschen, marschierte Richtung Bello und zog den vergilbten Sichtschutz zu. »Werd mal richtig wach, mein Freund. Du hast keine Kokapumpe, du sitzt im Knast.« Es plätscherte in die Kloschüssel. »Wir haben nich mal was zum Kiffen, also komm runter und leg dich wieder pennen.«

Obwohl ich mir da noch nicht ganz so sicher war wie er, sank ich aufgewühlt auf einen der Stühle. Meine Gelenke schmerzten und in meinem Kopf summte es, als drehte ein wild gewordener Hornissenschwarm darin seine Runden. Ich war so ausgezehrt, ich hatte praktisch kein Fleisch auf den Knochen. Vielleicht hatte ich jetzt, zwei Wochen nach meiner Verhaftung, etwa 50 Kilo drauf. Mehr nicht.

»Oh Mann, Alter, das war so echt, so real. Ich hätt schwören können, dass ich mir gerade nen Druck setze.«

Die Spannis nickten. Vermutlich hatten sie nach ihren Drogenexzessen ähnliche Traumerfahrungen gemacht. Solange man konsumiert, träumt man nicht. Erst wenn man wieder zurück ins Leben kommt, kehren auch die Träume zurück.

Meine Arme schmerzten und juckten fürchterlich. Der Heilungsprozess setzte ein. Vorsichtig strich ich über die frisch geschlossenen Wunden. Einer der Jungs hatte inzwischen den Tauchsieder angeworfen und kochte Teewasser auf.

Zwei Selbstgedrehte mit schwarzem Tabak und einen heißen Pfefferminztee später lagen wir wieder in unseren Betten. Der Schatten der Fenstergitter zeichnete Käsekästchen auf die gegenüberliegende Zellenwand. Noch immer hatte ich einen Geschmack im Mund, als hätte ich die Schlampe gerade geleckt.

Die Tage bis zum Termin

Mit dem linken Zeigefinger drücke ich die Nadel und das Stück Zigarettenfilter fest auf dem Löffel zusammen, während ich mit der rechten Hand die 2-ml-Insulinspritze aufziehe. Das Wasser war etwas zu kalt gewesen, es hatte eine gefühlte Ewigkeit gedauert, das Weiße mit dem Spritzenkolben aufzulösen. Endlich! Ich klopfe mit dem Fingernagel die Luft aus der Pumpe und schiebe die Lösung nach oben, bis sich an der Nadelspitze ein Tropfen bildet. Ich lecke ihn ab und nehme die randvoll gefüllte Spritze quer in den Mund. Meine Arme sind makellos, ich muss nicht abbinden. Ich balle die Linke zur Faust und pumpe das Blut in meine Venen. Das Bündchen meines hochgeschobenen Sweaters hilft zusätzlich. Zwei fette Adern zur Auswahl. Ich entscheide mich für die auf meinem oberen Unterarm, drei Fingerbreit neben der Armbeuge. Meine rechte Hand zittert leicht, als ich die Nadel ansetzte. Kurz durchatmen, Augen schließen, runterfahrn. Der Stahl durchsticht die Haut. Blut schießt in die Kanüle. Augenblicklich verstärkt sich der Geschmack in meinem Mund ums Tausendfache. Mein Rachen, meine Lippen, mein Hirn, alles taub. Ich greife um und drücke den Kolben durch …

Ich schlug die Augen auf. Mein Blut kochte und pulsierte durch meine geschundenen Adern. Wieder dieser verdammte Geschmack in meinem Mund. Wie hypnotisiert torkelte mein Körper Richtung Lichtschalter.

»Ey, nich schon wieder, Alter.«

Seit dem ersten Traum war eine gute Woche vergangen und ich hatte die Jungs schon mindestens drei- bis viermal damit aus dem Schlaf gerissen. Keiner von ihnen amüsierte sich noch darüber.

»Mach das scheiß Licht aus, Mann! Und fang bloß nich wieder an, die Möbel zu rücken!«

Doch auf dem Ohr war ich taub. Gierig suchte ich die Zelle nach dem Teufelszeug ab. Ich ging runter auf Knie und Ellenbogen, sie waren von den vorangegangenen Suchaktionen schon völlig zerschunden, und leuchtete den Boden unter meinem Bett mit der Flamme meines Feuerzeuges ab, bis ich mir den Daumen verbrannte.

»Verdammt, das kann doch nich sein«, murmelte ich vor mich hin und pustete verwirrt auf Daumen und Feuerzeug.

»Du gehst mir auf'n Sack, Junge. Mach das verkackte Licht aus und leg dich wieder hin, Alter. Du nervst!«

Wie gesagt, den Spaßfaktor hatte diese Szene längst verloren und mittlerweile saßen die drei Jungs aufrecht in ihren Betten und glotzten mich erwartungsvoll an.

»Los, Mann, mach das Licht aus und geh pennen!«

»Ehrlich Alter, du hast kein Koks hier. Das weißt du doch selbst mittlerweile.«

Ich konnte mehr als froh sein, dass ich mir mit diesen drei Spannis die Zelle teilte. Witzig fanden sie die Nummer zwar nicht mehr, aber sie wurden auch nicht aggressiv. Im Gegenteil, wenn dieser Oh-mein-Gott-nicht-schon-wieder-Moment vorbei war, versuchten sie mich ganz ruhig aus meinem Film rauszuholen.

Mittlerweile verdrängte die Realität meine Kokaingier nach dem Aufwachen immer schneller und ich verbrachte weniger Zeit mit meinen wirren Suchaktionen. Nur dieser verfluchte Geschmack und das bittere Gefühl der Enttäuschung waren noch so intensiv wie zu Beginn.

Ich drehte mir eine, machte das Licht aus und legte mich hin. Ich fühlte mich so ausgebrannt, so verloren, so hilflos und so unglaublich einsam. Der Rauch brannte in den Lungen und stille Tränen liefen mir an den Ohren vorbei über den Hals in den T-Shirt-Kragen. Ich drückte die Kippe aus und ließ mich von der Traurigkeit und ihrer hässlichen Schwester Selbstmitleid in den Schlaf wiegen.

Mit dem linken Zeigefinger drücke ich die Nadel und das Stück Zigarettenfilter fest auf dem Löffel zusammen, während ich mit der rechten Hand die 2-ml-Insulinspritze aufziehe. Das Wasser war etwas zu kalt gewesen, es hatte eine gefühlte Ewigkeit gedauert, das Weiße mit dem Spritzenkolben aufzulösen. Endlich! Ich klopfe mit dem Fingernagel die Luft aus der Pumpe und schiebe die Lösung nach oben, bis sich an der Nadelspitze ein Tropfen bildet. Ich lecke ihn ab und nehme die randvoll gefüllte Spritze quer in den Mund. Meine Arme sind makellos, ich muss nicht abbinden. Ich balle die Linke zur Faust und pumpe das Blut in meine Venen. Das Bündchen meines hochgeschobenen Sweaters hilft zusätzlich. Zwei fette Adern zur Auswahl. Ich entscheide mich für die auf meinem oberen Unterarm, drei Fingerbreit neben der Armbeuge. Meine rechte Hand zittert leicht, als ich die Nadel ansetzte. Kurz durchatmen, Augen schließen, runterfahrn. Der Stahl durchsticht die Haut. Blut schießt in die Kanüle. Augenblicklich verstärkt sich der Geschmack in meinem Mund ums Tausendfache. Mein Rachen, meine Lippen, mein Hirn, alles taub. Ich greife um und drücke den Kolben durch …

Was hatte ich auch erwartet? Die Scheiße hörte einfach nicht mehr auf. Inzwischen war auch meine Methadon-Dosis auf 8 ml runtergeschraubt worden, und das Träumen gewann dadurch noch an Intensität, nur die wirre Phase hinterher verkürzte sich.

Die Ernüchterung setzte von Mal zu Mal früher ein. Nur dieser schreckliche Tsunami aus erdrückenden Gefühlen sollte erst viele Wochen später seine Kraft verlieren.

Glücklicherweise regte sich mein Appetit wieder. Mal abgesehen vom Frühstück, nahm ich fast an jeder Mahlzeit teil. Mein Körper regenerierte sich und die Einstichwunden verheilten. Zwar schimmerte noch alles in Grün, Gelb und schwarz-blauen Schattierungen und war noch etwas druckempfindlich, aber sonst ... Okay, die Wunde an meinem rechten Schienbein sah noch ziemlich beschissen aus. Sie wollte sich einfach nicht richtig schließen und siffte jeden Tag einen neuen Verband voll. Aber egal.

Ich stand vor meiner Zelle, stützte mich mit den Unterarmen auf dem »Balkongeländer« ab und wartete auf unseren Stationsbeamten, den Fallschirmjäger. Er hatte mich vom Verbandwechseln beim Sani abgeholt und bevor er mich in meinen Haftraum zurückbrachte, wollte er noch mal kurz einen Blick auf die Transporterliste im Stationsbüro werfen.

»Sieht wohl so aus, dass sie dich morgen nach Hannover verlegen, wegen deines Termins. Also sei morgen früh bitte pünktlich um halb sieben fertig, die Sachen gepackt. Auch die Vollzugsklamotten, denk dran.«

Er schloss den Haftraum auf.

»Okay, geht klar.«

Die Sachen lagen schon alle zusammengefaltet und startklar in meinem Spind. Gott sei Dank hatten mir die Jungs in den vergangenen Tagen ein paar private Klamotten besorgt. Zwei T-Shirts, eine alte Joggingbuchse und einen viel zu großen blauen Adidas-Sweater. Sogar ein paar alte Reebok-Treter hatten sie für mich aufgetrieben. Nix Besonderes, aber immer noch um Längen besser als die Anstaltssachen.

»Na, dann bis morgen früh. Ich hab jetzt Feierabend.«

Er grinste uns breit an und warf die Zellentür zu.

»Was fürn Fotzenknecht. Muss uns jedes Mal unter die Nase reiben, dass er jetzt nach Hause geht. Blödes Arschloch.«

Einer der Jungs konnte unseren Fallschirmjäger überhaupt

nicht leiden und schimpfte fast jedes Mal über ihn. Mir war das völlig egal. Im Kopf saß ich schon in der Minna, auf dem Weg zu meinem Termin.

Ich legte mich auf mein Bett und las mir noch mal meine Anklageschrift durch. Kurze Zeit später wurde das Abendbrot gebracht. Meine vorerst letzte Nacht in der JVA Vechta brach herein und brachte einen alten Bekannten mit sich.

Mit dem linken Zeigefinger drücke ich die Nadel und das Stück Zigarettenfilter fest auf dem Löffel zusammen, während ich mit der rechten Hand die 2-ml-Insulinspritze aufziehe. Das Wasser war etwas zu kalt gewesen, es hatte eine gefühlte Ewigkeit gedauert, das Weiße mit dem Spritzenkolben aufzulösen. Endlich! Ich klopfe mit dem Fingernagel die Luft aus der Pumpe und schiebe die Lösung nach oben, bis sich an der Nadelspitze ein Tropfen bildet. Ich lecke ihn ab und nehme die randvoll gefüllte Spritze quer in den Mund. Meine Arme sind makellos, ich muss nicht abbinden. Ich balle die Linke zur Faust und pumpe das Blut in meine Venen …

Was dachtet ihr denn?

Beschissene Neuigkeiten

Ich war noch todmüde, als ich am nächsten Morgen die JVA Vechta in der Minna verließ. Die Nacht war verdammt kurz. Dieser beschissene Traum machte mich mürbe.

Gott sei Dank waren wir nur wenige Transporter und wurden deshalb auch jeweils nur zu zweit in den engen Vier-Mann-Kabinen untergebracht. Ich drehte mir eine, schloss die Augen und inhalierte den Rauch. Der Blick durch das schmale Fenster deprimierte mich. Es regnete. Tief hängende, dicke graue Wolken verdunkelten den Himmel. Der Wind zerrte wie verrückt an den tot wirkenden Bäumen am Straßenrand und peitschte die dicken Tropfen gegen den Bus. Es ging hart auf den Winter zu. Der Herbst hatte bereits alles Schöne verloren. Der Anblick spiegelte meine Gefühlswelt ziemlich genau wider. Also besser nicht hinschauen.

»Aussteigen, meine Herren. Sie haben Ihr Ziel erreicht.«

Müde blinzelte ich nach draußen. Ich hatte die halbe Fahrt verpennt. Kein Traum diesmal.

Ich schob mich an dem Beamten vorbei. Die JVA Hannover. Ich stand direkt vor Haus 4.

Ein Beamter kam zügig auf uns zu und schloss die schwere Sicherheitstür auf. Nachdem er die Papiere gesichtet hatte, rief er außer mir nur noch einen weiteren Transporter auf.

»So. Ihr zwei kommt mit auf Haus 3.«

Ich war verwirrt, folgte ihm aber trotzdem.

»Wieso Haus 3? Ich bin doch Terminer. Warum nich Haus 4?«

Ich musste mich sputen, um halbwegs mit ihm Schritt zu halten.

»Es gibt da wohl noch ein offenes Ermittlungsverfahren gegen Sie, dessen Ende noch nicht ganz absehbar ist. Vermutlich werden Sie noch einen weiteren Gerichtstermin bekommen und so lange bleiben Sie bei uns auf Haus 3.«

»Was…? Wie…? Woher wissen Sie das denn???« Ich starrte ihn fassungslos an. Ich war so überrascht von dieser Info, dass ich ins Stottern kam. Woher wusste er das? Und warum wusste ich nichts davon? Er legte den Kopf leicht zur Seite und lächelte mich sichtlich amüsiert an.

»Wir wissen immer gerne über unseren Besuch Bescheid. Ich habe Ihre Akte gelesen. Und in der Akte steht, dass da noch ein offenes Verfahren gegen Sie läuft. Deshalb werden Sie nächste Woche nach Ihrem Gerichtstermin noch nicht zurückgebracht. Vermutlich bleiben Sie zwei, drei Monate bei uns, bis Sie alles hinter sich gebracht haben. Dann geht's zurück in die JVA Vechta.«

Ich konnte es nicht fassen. Was sollte der Scheiß? Mein Magen fühlte sich plötzlich komisch an. Ungläubig betrat ich die Sammelzelle und ließ mich auf einer der Holzbänke nieder. Verdammt, Mann! Noch einen zweiten Termin? Was hatten die Fotzen denn noch ausgegraben?

In meinen Kopf rotierte es. Angst kroch in mir hoch. Angst, ewig hierbleiben zu müssen, im Knast zu verrotten! Ich atmete tief durch die Nase ein. Der Gestank nach toten Kippen raubte mir fast die Sinne. Mein Puls raste, rumorte wie verrückt hinter meinen Schläfen. Mir war übel. Ich schluckte ein paarmal, atmete erneut tief durch. Mit zittrigen Händen drehte ich mir eine Kippe.

Scheiß doch drauf! Wie schlimm konnte es schon werden? Ein paar Diebstähle und Einbrüche mehr oder weniger. Das machte den Kohl jetzt auch nicht fetter! Mein natürlicher Reflex: Was willst du überhaupt? Hätte schlimmer kommen können! Funktionierte auch in dieser Situation wieder einwandfrei. Langsam fuhr ich runter und sah mich um.

Der Zigarettenqualm von unzähligen Knackis hatte dem Raum über die Jahre einen charakteristischen Anstrich verpasst. Dünnschissbraun. Ekelhaft!

Ich ging in der Zelle auf und ab und las die Sprüche an den Wänden. *Ich glaube eher an die Unschuld einer Hure als an die Gerechtigkeit der Justiz!* Fast in jeder Sammel- oder Wartezelle stand dieser Satz geschrieben. Manchmal stieß man hier aber auch auf wichtige Infos. Wer wen angezinkt hatte und wo die Ratte einsaß. Auch Absprachen für einen bevorstehenden Termin. Fast wie Annoncen in einer Zeitung. Einige Jungs, die sich hier verewigt hatten, kannte ich von der Straße. Die meisten waren mir jedoch fremd.

In einer Sammelzelle wie dieser hab ich mal einen Altknacki sagen hören: »Schreib nie deinen Namen an eine dieser Wände. Is wie ne Reservierung.« Ich bin zwar nicht abergläubisch, aber die Worte von dem Alten hatten was. Vergessen habe ich sie jedenfalls nicht. Bis heute nicht.

Die Zelle wurde geöffnet und drei weitere Inhaftierte kamen rein. Wir nickten uns kurz zu und ich widmete mich wieder den Schmierereien an den Wänden. Ich hatte einen namenlosen Spruch gefunden, der mich irgendwie aufheiterte und mir Kraft gab. *Ruh dich aus! Lern etwas! Und dann mach's besser beim nächsten Mal!* Genau das würde ich tun. Ganz genau das!

Man sieht sich immer zwei Mal

»Trödeln Sie nicht. Wir haben gleich Dienstübergabe, bis dahin müssen alle im Einschluss sein. Sie wollen doch sicher nicht noch zwei Stunden in der Sammelzelle verbringen?«

Nein, wollte ich nicht. Ich stand vor meiner neuen Unterkunft. Ein Name stand schon an der Tür. Zum Glück keine Einzelzelle. Alleinsein bedrückte mich irgendwie.

Ich betrat die Zelle und meine Gesichtszüge entgleisten. Augenblicklich verabschiedete sich das ausgezehrte Lausbubengrinsen von meinen Lippen.

Nein! Das durfte nicht wahr sein! Das passierte jetzt nicht wirklich, oder? Mir war schwindelig. Hinter mir fiel die Zellentür ins Schloss. Der Sound der schweren Schließriegel klang wie die Glocke, die einen Boxkampf einläutet: Bing! Bing! Erste Runde!

Vor mir stand ein gut 110 Kilo schwerer Muskelberg in Knastunterhemd, Bodybuilderhose und Badelatschen und lächelte mich an. War das sein gutes oder sein böses Lächeln? Instinktiv wich ich seinem Blick aus. Hatte er mich erkannt?

»Das is dein Schlafplatz. Ich nehm mein Zeug gleich weg.« Er deutete auf das freie Bett, das er sich wie ein Sofa zurechtgemacht hatte.

Ich nickte stumm und versuchte, den Kloß in meinem Hals herunterzuwürgen.

Dieser Akzent. Er war es! Ganz sicher.

»Das erste Mal im Bau?«

Meine Knie schlotterten und mir brach der kalte Schweiß aus.

»Nein, das zweite Mal.«

Ich hörte, wie die Beamten den Flur für die Dienstübergabe verließen. Wenn er mich erkannt hatte, würde er jetzt über mich herfallen …

Er kam auf mich zu und musterte mich von oben bis unten. »Was ... ?«

Jetzt. Jetzt würde er mich kaputtschlagen!

»Das zweite Mal«, wiederholte ich leise. In meinem Kopfkino lief ein ganz mieser Streifen ab: Ich stand vor seinen Jungs im Wald und pisste mich ein.

Er lachte auf. »Wie ich! Herzlich willkommen. Mach's dir bequem.« Dann drehte er sich zu seinem Wandregal um, griff nach einer der Eiweißdosen und schaufelte gelbliches Pulver in eine leere Kaffeebombe. Das 200-Gramm-Glas Trockenkaffee wirkte fast lächerlich in seinen Händen. Ich legte mein Bündel auf dem freien Bett ab und setzte mich daneben. Ganz ruhig. Entspann dich. Noch hat er dich nicht erkannt. Zumindest sah es so aus. Sollte ich womöglich Glück haben?

Doch von »Entspannung« war ich noch meilenweit entfernt. Der Mann wog mehr als das Doppelte von mir und war offensichtlich in Topform. Nichts! Aber auch gar nichts konnte ich diesem Koloss im Falle des Falles entgegensetzen. Er würde mich einfach in der Mitte durchbrechen. Punkt.

Angespannt verfolgte ich jede seiner Bewegungen. Nicht die kleinste Regung entging mir. Er goss Milch auf das Eiweißpulver. Er drehte vorsichtig den Deckel auf das Glas. Er schüttelte das winzige Becherchen. Ein paarmal mit der linken Pranke, dann ein paarmal mit der rechten. Dann wieder links, dann wieder rechts, links, rechts. Seine Arme waren gewaltig. Er schaltete das Radio ein und summte die Melodie leise vor sich hin.

Ich war auf Spannung wie ein Flitzebogen.

»Willst du'n Tee oder'n Kaffee?« Er leckte sich die Lippen. Gerade hatte er sich die Hälfte seines Shakes einverleibt.

Was zum Henker? Bot mir dieser brutale albanische Koksdealer, der Typ, dem ich vor knapp einem Jahr 200 Gramm Koks abgezogen hatte, bot der mir gerade wirklich einen Tee an?

Die Waldaktion lag doch erst wenige Monate zurück!

Ich räusperte mich. »Danke, Tee wär gut.« Danach würde ich

auf die Fresse bekommen, keine Frage. Ein heißer Tee konnte da nicht schaden.

Er tunkte den Tauchsieder ins Wasser, stellte Teebeutel und Zucker auf den Tisch und nahm Platz. Der Holzstuhl knarrte unter seinem Gewicht.

»Komm, setz dich. Ich hab Kekse, wenn du magst.«

Ich setzte mich ihm gegenüber, immer noch misstrauisch und mit ausreichend Abstand zum Tisch. Nur für den Fall, dass er mich greifen wollte.

»Gib mal deinen Becher rüber.«

Der Tee war fertig. Die heißen Beutel drückte er mit den Fingern aus.

»Wenn du Hunger hast, kannste dich jederzeit da bedienen.«

Er ging zu seinem Fernsehregal und zog das Tuch davor zur Seite. Alles, was die Knastküche an Essen hergab, stapelte sich dort. 20, 30 Scheiben Brot, zwei Türme aus Wurst und Käse, ohne Ende Sternchenmargarine, etliche Liter Milch, 10, 15 Joghurts und ein riesiger Napf voll mit gekochten Kartoffeln vom Mittagessen.

»Füll ich jeden Tag nach. Ich brauch das.« Er grinste und ließ die Oberarmmuskeln spielen. Was für ein Monster! Oh Gott! Lass bitte nicht zu, dass er mich erkennt.

»Hier unten hab ich noch Fischkonserven. Muscheln, Tintenfisch und Thunfisch. In Öl, im eigenen Saft, in Tomatensoße, mit dies und mit das.« Er tippte mit dem Fuß gegen zwei Bananenkartons, die unter seinem Bett standen. Er wirkte völlig tiefenentspannt, wie er da an seinem Tee nippte. »Das geile Zeug pack ich aber immer erst abends aus, beim Fernsehschauen.«

Er schwang sich vom Stuhl auf sein Bett, inspizierte seine Dosensammlung und fingerte sich ein paar heraus. »Willste auch eine?« Er grinste mich an und hielt mir eine Dose mit kleinen, ganzen Tintenfischen unter die Nase.

»Nee, mir is gerade nich so nach Fisch. Danke.«

Er raffte es wirklich nicht. Bilder von Unterdrückung und Misshandlung blitzten mir durch den Kopf. Ich klammerte mich an der wärmenden Tasse Tee fest. Und trotz der Horrorvorstellungen fielen mir immer wieder die Augen zu. Langsam fuhr ich runter. Die Übelkeit legte sich und die Strapazen des Tages forderten ihren Tribut.

»Mach dir doch dein Bett und leg dich hin. Sonst liegste hier gleich auf'm Tisch.« Wieder lachte er mich an. »Wir können später noch quatschen, oder morgen. Du bleibst ja sicher ein paar Tage.«

Ich nickte schläfrig und bezog mein Bett. Immer wieder schielte ich zu ihm rüber. Ich traute dem Braten immer noch nicht wirklich.

»Ich mach mal den Fernseher an, da kommen gleich Nachrichten.« Er griff sich die Fernbedienung vom Regal, schaltete das Radio aus und stieg über einen Stuhl am Fußende in sein Bett. Der Metallrahmen des Doppelstockbettes wackelte und quietschte gefährlich, als er sich einen guten Meter über mir ausstreckte. Er gab Schnaufgeräusche wie ein Ochse von sich, bis er offenbar eine bequeme Liegeposition gefunden hatte. Ich hingegen lockerte nur meine Schnürsenkel und kroch in voller Montur unter die Decke. Ich wollte vorbereitet sein. Vielleicht wartete er nur die Nacht ab. Wenn es passierte, wollte ich bereit sein.

Die Nachrichtentante redete über Weltpolitik und das Wetter und ich redete mir ein, dass ich im Wachzustand schon kein Gegner für meinen neuen Spanni war. Er würde sich mehr als lächerlich machen, wenn er mich im Schlaf überfiele. Das hatte er doch sicher nicht nötig. Seine Jungs würden ihn unter Garantie dafür auslachen.

Trotzdem! Ein Restzweifel und die Angst blieben und verfolgten mich bis ins Land der Träume.

Dosenfisch & Training

Mit dem linken Zeigefinger drücke ich die Nadel und das Stück Zigarettenfilter fest auf dem Löffel zusammen, während ich mit der rechten Hand die 2-ml-Insulinspritze aufziehe. Das Wasser war etwas zu kalt gewesen, es hatte eine gefühlte Ewigkeit gedauert, das Weiße mit dem Spritzenkolben aufzulösen. Endlich! Ich klopfe mit dem Fingernagel die Luft aus der Pumpe und schiebe die Lösung nach oben, bis sich an der Nadelspitze ein Tropfen bildet. Ich lecke ihn ab und nehme die randvoll gefüllte Spritze quer in den Mund. Meine Arme sind makellos, ich muss nicht abbinden. Ich balle die Linke zur Faust und pumpe das Blut in meine Venen. Das Bündchen meines hochgeschobenen Sweaters hilft zusätzlich. Zwei fette Adern zur Auswahl. Ich entscheide mich für die auf meinem oberen Unterarm, drei Fingerbreit neben der Armbeuge. Meine rechte Hand zittert leicht, als ich die Nadel ansetzte. Kurz durchatmen, Augen schließen, runterfahrn. Der Stahl durchsticht die Haut. Blut schießt in die Kanüle. Augenblicklich verstärkt sich der Geschmack in meinem Mund ums Tausendfache. Mein Rachen, meine Lippen, mein Hirn, alles taub. Ich greife um und drücke den Kolben durch …

Ich schrak hoch und schnellte sofort wieder zurück. Wieder der Albtraum! Dieses Mal ging er fließend in den nächsten über. Direkt vor mir saß der Koks-Albaner vom Steintor auf einem Stuhl und sah mir prüfend ins Gesicht. Er hatte die Stirn in Falten gelegt und die Adern an seinen Schläfen pulsierten im Rhythmus seines Herzschlags. Das Licht des Fernsehers flackerte durch die Zelle.

»Alter, alles okay mit dir? Du atmest ganz komisch und du zappelst wie verrückt, redest im Schlaf.«

Ich kauerte mich mit angezogenen Knien an das Kopfende meines Bettes und zog mir die Decke bis unters Kinn. Ich zitterte, kalter Schweiß trat unter meinen Achseln hervor. Dieser verdammte Geschmack! Dieser Mann!

Automatisch tastete ich den linken Arm ab. Wellen des Verlangens strömten durch jede meiner Fasern und explodierten als blanke Gier in meinem verwirrten Hirn. Kokain! Wäre dieser Typ nicht da gewesen, ich hätte garantiert auf allen vieren meine Pumpe gesucht. Aber aus irgendeinem Grund konnte ich nicht. Vermutlich war es die Angst vor dem Muskelberg, gepaart mit Schamgefühl.

»So was hab ich ja noch nie gesehen.« Er stand kopfschüttelnd auf, nahm meine Tasse vom Tisch, ging zum Waschbecken und füllte sie mit Wasser. »Hier, trink'n Schluck. Du schwitzt im Schlaf ja mehr als ich beim Training. Ich will nich, dass du hier'n Klappmann machst.« Er hielt mir den Becher unter die Nase und setzte sich wieder neben mich. So langsam sickerte die Erkenntnis ein, dass er mich noch nicht erkannt hatte. Mit gierigen Schlucken zog ich das Wasser weg.

»Danke, Mann. Ich hab Albträume. Besser gesagt, es is immer der gleiche beschissene Traum.« Ich kramte mit tattrigen Fingern meinen Tabak hervor und drehte mir eine. Die erste in dieser Zelle.

»Echt? Erzähl mal, aber qualm bitte am Fenster. Die Kacke, die du da rauchst, stinkt wie verbrannte Arschhaare und ich bin Nichtraucher.« Wieder kam der Sportler in ihm durch und er pumpte den gewaltigen Brustkorb auf. Sein Nacken, die massigen Schultern und Oberarme sprengten fast das Shirt. »So was kriegst du mit Nikotin im Blut nicht.« Er ließ seine Brustmuskeln abwechselnd auf und ab hüpfen und spielte gleichzeitig mit seinem Bizeps, bewegte die abgewinkelten Fäuste hin und her. Während er sich selbst feierte, rauchte ich zügig meine Kippe. Es war eine bitterkalte, sternenklare Nacht. Ich stand in meine Decke eingewickelt am offenen Fenster und fror.

»In ein paar Tagen nehm ich dich mit in die Halle.« Er stöpselte den Tauchsieder ein und kochte Teewasser.

»Was? Wohin?«

Er lachte hinterlistig und setzte ein fieses Lächeln auf. »In die Trainingshalle. Du bist so'n Häufchen Elend, das kann ich mir nicht anschauen. Ein bisschen Bewegung wird dir guttun.«

»Oh nee, echt jetzt? Muss ich da wirklich hin?«

Er amüsierte sich königlich über meinen entgeisterten Gesichtsausdruck. »Ja genau, du musst! Was willste auch dagegen tun? Ich klemm dich untern Arm und nehm dich einfach mit. Wenn du dich wehrst, tut's weh.« Er hängte die Teebeutel in das kochende Wasser und lachte.

»Muss das denn wirklich sein?«, hakte ich sicherheitshalber noch mal nach.

Er nickte mehrfach. »Klar, Mann! Schau dich doch mal an. Aber erst in ein paar Tagen. Ich muss zuerst mit unserem ›guten‹ Beamten sprechen und der kommt erst nach'm Wochenende wieder. Außerdem brauchst du vorher unbedingt noch ein paar anständige Portionen Futter auf die Rippen. Ich hab keinen Bock drauf, dass du mir in der Halle zusammenklappst. Jetzt erzähl mal von deinem Traum. Warum gehst du so ab?«

Insgeheim hoffte ich, dass er mit dem Training nur Spaß gemacht hatte und erzählte ihm von meinem Kokaintraum. Nicht in allen Einzelheiten. Natürlich nicht! Die Pumpen verschwieg ich. Ich erzählte ihm nur von dem Geschmack im Mund und auch von den wirren Suchaktionen hinterher.

»Das wird schon wieder, Junge. Dosenfisch und Training, das hilft. Wirst schon sehen.« Er klopfte mir aufmunternd auf die Schulter, ging pissen und stieg wieder in sein Bett. »Ich lass den Fernseher leise laufen, okay?«

Ich hielt meinen Tee umklammert und starrte mit leerem Blick auf die Mattscheibe. Ich malte mir tausend Horrorszenarien aus. Noch nie hatte ich mich so verwirrt gefühlt, ohne irgendwelche Drogen konsumiert zu haben. Hatte ich diesem muskelbepackten Koksdealer gerade wirklich von meinem Albtraum erzählt? Und hatte er wirklich Dosenfisch und Training als Heilmittel vorgeschlagen? Was zur Hölle ging hier vor? Ich kroch in mein Bett. Wieso hatte er mich nicht erkannt? Oder hatte er mich erkannt, verbarg es aber vor mir? Aus welchem Grund? Vielleicht sollte ich in der Sporthalle verunglücken? Oder ganz verschwinden? Schließlich hatten mich seine Männer schon mal fast hingerichtet!

Lautes Schnarchen aus der oberen Etage untermalte meine Gedankenkreise. Jedes Mal wenn er sich im Schlaf umdrehte, zuckte ich erschrocken zusammen und erst nach einer gefühlten Ewigkeit holte mich der Schlaf endlich ein.

Abschiedslektion

Die nächste Woche lief erstaunlich gut. Der Albaner zeigte sich mir gegenüber durchgehend freundlich, ja sogar fürsorglich. Immer wieder drängte er mich, etwas zu essen. Mehrmals am Tag hielt er mir irgendwelche Meeresbewohner in Dosen unter die Nase. Irgendwann hatte er mich endlich so weit, und ich kostete Miesmuscheln in Tomatensoße.

Für das Training besorgte er mir extra eine zweite Jogginghose. Eine für die Halle, eine für die Hütte, wie er sagte. Es war ihm wirklich ernst damit.

Alle Annehmlichkeiten, die er im Gefängnis genoss, ließ er auch mir zuteilwerden. Für seine Wäsche bezahlte er einen älteren Häftling, aus der Etage über uns. Und auch ich kam in den Genuss dieses privaten Wäscheservice, den er über den Verkauf von Kaffee, Tabak, Süßigkeiten und Zeitschriften finanzierte.

Obwohl er Nichtraucher war, schleppte er immer wieder Tabak, Blättchen und Feuerzeuge für mich an. Natürlich jedes Mal mit der Anmerkung, dass Rauchen nicht gesund sei. Er unterstrich die Aussage mit einer seiner Bodybuilderposen. Selbst kleine Haschecken drückte er mir ab und zu in die Hand und lachte sich jedes Mal schlapp, wenn ich beim Rauchen einen Hustenflash bekam.

Ja, Mann, der Koksdealer von draußen war auch hier drin ein Dealer und offenbar kontrollierte er auch in der JVA einen Großteil des Geschäfts, jedenfalls was das Hasch betraf. Riegelweise trug er es in seiner Trainingshose mit sich herum.

Obwohl, wer weiß, was er sonst noch im Angebot hatte und in welche Häuser sein Arm reichte, ich bekam mit Sicherheit nur einen Bruchteil seiner Aktivitäten mit.

Mir fiel auf, dass er die meisten Männer grundsätzlich freundlich behandelte. Er war gar nicht so ein mieser Scheißkerl, wie ich immer angenommen hatte. Was ich hier von ihm mitbekam, biss sich mit der schlimmen Geschichte im Wald. Und obwohl ich täglich daran dachte, fühlte ich mich unter seiner Obhut sicher und beschützt. Was für ein schizophrenes Ding!

Seit wenigen Augenblicken war ich vom Gerichtstermin zurück, als mein Spanni aus der Dusche kam. »Na, wie war's beim Termin?«

»Die Fotzen haben mir zehn Monate ohne Bewährung aufgebrummt. Haben mich die ganze Zeit mit Therapie vollgelabert. Alter, das war voll nervig! Aber scheiß mal drauf! Sind die Duschen frei?«

Ich hatte das starke Bedürfnis, mir den Dreck des Tages vom Leib zu schrubben.

»Dafür lohnt sich ja nich mal das Auspacken, also beschwer dich bloß nicht ... und ja, is Platz in der Dusche.« Er lachte amüsiert auf und stieg in seine Klamotten. »Ich geb meinem Richter 100 000, wenn er mir nur zehn Monate gibt. Quatsch, was laber ich? Der kann 100 000 haben, selbst wenn er mir zwei, drei Jahre verpasst!«

Er spielte auf die Verhandlung an, die ihm noch bevorstand. Er rechnete mit einem Strafmaß von sechs bis neun Jahren. Im Moment saß er die Reststrafe seiner ersten Haft ab, etwa acht, neun Monate. Was genau er allerdings angestellt hatte, kam nie zur Sprache. Und ihn danach zu fragen kam nicht in die Tüte. Zumal ich mir sehr genau vorstellen konnte, was in seiner Anklageschrift stand. Handel mit Betäubungsmitteln in nicht geringer Menge, vermutlich Körperverletzung oder versuchter Totschlag. So was bestimmt. Egal. Sein Ding.

Der Richter hatte mir mehrfach und eindringlich nahegelegt, eine Therapie in Angriff zu nehmen. Er drohte mir, das Strafmaß bei meinem nächsten Termin voll auszuschöpfen, falls er keine Therapiebemühungen meinerseits sehen würde.

Kurze Zeit später stellte ich den ersten Antrag für ein Gespräch mit der Drogenberatung in der JVA Hannover. Mir waren schon einige Therapiegeschichten von anderen Junkies zu Ohren gekommen. Horrorgeschichten von endlosen Gruppensitzungen, Putzdiensten und sogar von Glatze schneiden und so was. Nur wie man eine Therapie beantragte, davon wusste ich nichts. Es hatte mich vorher auch nie interessiert. Warum auch? So einen Scheiß brauchte ich nicht.

Trotzdem befolgte ich, was mir der Flicken von der Drogenberatung riet. Fein säuberlich und in allen Details schrieb ich meinen Suchtverlauf nieder, außerdem verfasste ich einen Lebenslauf und eine Bewerbung für irgendeine Therapieeinrichtung. Nicht mal, als mein verkacktes Leben in schriftlicher Form vor mir lag, setzte ein Um- bzw. Nachdenken ein. Ich war noch vollkommen blind auf dem Auge. Schon während des Schreibens hatte ich offenbar so wenig Bock auf die Therapie, dass ich heute nicht mehr weiß, in welcher Einrichtung ich mich damals bewarb.

Scheißegal! Wenn ich mich therapiewillig zeigte, öffneten sich für mich vielleicht die Tore dieser verkackten Anstalt. So viel hatte ich verstanden. Also zeigte ich ihnen genau das, was sie sehen wollten!

In den Wochen bis zu meinem nächsten Termin wartete ich auf meine vorläufige Therapiezusage. Sie traf sechs Wochen später ein, einige Tage nach dem Eingang meiner zweiten Anklageschrift, wieder nur ein paar Ladendiebstähle und Schwarzfahren. Alles nur Pillepalle. Ich war mir ziemlich sicher, dass sie mich schon bald in die Therapie entlassen würden. Schließlich hatte ich alles erledigt, was mir das Hohe Gericht aufgetragen hatte. Meine voraussichtliche Aufnahme war dann auch auf Ende März 1996 datiert, nur noch vier Monate Knast.

Während dieser Zeit verpasste mir mein Spanni den schlimmsten Muskelkater meines Lebens. Wenn ich mich nicht wegen Drogenberatung, Arztbesuchen oder sonstigen Dingen rausreden konnte, schleppte mich Albaner Arnold mit in sein Reich, die Trainingshalle. Alles Wehren und Zetern half nichts. Er kannte absolut kein Erbarmen!

»Ey, sitz da nich nur blöd rum! Nimm ne gottverdammte Hantel in die Hand und beweg dich! Oder willste son Klappspaten bleiben?«

In der Halle gab er mir immer irgendwelche »netten« Schimpfnamen. Strichmännchen und Klappstuhl zum Beispiel, aber auch Luftpumpe. Motivation nannte er das.

»Guck zu, Mann! Genau so muss das aussehen.«

Er machte vor dem großen Wandspiegel Bizeps-Curls, 50, 60 Kilo auf jeder Hantel.

»Auch wenn keine Maschine da is ... muss es aussehen ... wie Maschine ... verstehste?« Er redete stoßweise auf mich ein, bei jedem Ausatmen ein paar Worte. An seinen Armen, seinem Hals und am Nacken quollen die Adern hervor, egal, ohne Unterlass pumpte er weiter. Ich dachte ans Koksballern. In dem Dachbodenzimmer am Goetheplatz hatte ich auch eine Fünf-Kilo-Hantel benutzt, damit die Venen stärker hervortraten, das erhöhte die Trefferquote.

Die Stimme des Albaners holte mich zurück in die Gegenwart. »Die korrekte Bewegung ... is das Geheimnis ... schaffst du sie nicht ... und wackelst so wie du ... durch die Gegend ... hast du definitiv zu viel ... Gewicht auf der Hantel ... hörst du gar nich zu? ... Nimm ... ne Nummer kleiner ... du Luftpumpe.« Amüsiert schüttelte er den Kopf.

Ich stand neben ihm und kämpfte mich mit den Zehn-Kilo-Hanteln ab. Scheiße, Mann! Er hatte verdammt noch mal recht. Ich war voll der Klappspaten und so was von im Arsch. Das musste sich definitiv ändern. Ich griff mir die Fünf-Kilo-Mädchenhanteln und siehe da, ich schaffte die ersten sauberen Bizeps-Curls meines Lebens. Es waren nicht viele, aber danach konnte ich fast drei beschissene Tage lang meine Arme nicht mehr ausstrecken.

Trotzdem folgte ich ihm wieder und wieder in die Trainingshalle. Immer seltener musste er mich ermahnen oder »beleidigen«. So langsam freundete ich mich wirklich mit dem Eisen an. Meine Bewegungsabläufe bei den einzelnen Übungen verbesserten sich von Mal zu Mal. Selbst das Gewicht steigerte sich minimal durch die paar Trainingseinheiten. Nur der Muskelkater danach veränderte sich nicht. Mal konnte ich kaum laufen und mal aß ich wie ein Spastiker, weil ich die Gabel nicht mehr nah genug an den Mund heben konnte.

In diesen Momenten steckte er mir gerne ein Stück Hasch zu. Einfach nur, um sich darüber schlappzulachen, dass ich mit dem Rauchgerät nicht bis an den Mund kam. Was für ein Arschloch! Aber ich muss gestehen, ich selbst bin großer Fan genau dieser Art von Humor und lachte, wenn er vor mir saß, mich kichernd anglotzte und wie ein Spiegelbild jede meiner spastischen Bewegungen nachäffte. Mehr als einmal prustete ich das Dope vor Lachen von der Dose. Dann schob er die Krümel einfach beiseite und bröselte noch ein Stückchen auf.

Dieses Spiel dauerte meist nur wenige Minuten und dann hielt er mir aus Kulanz die Dose an den Mund, verschloss das Kickloch und gab mir Feuer. Und ich legte die Hände in den Schoß und kiffte. Was für ein Service. Natürlich amüsierte er sich noch den ganzen Rest des Tages über diese Aktionen, imitierte mich immer wieder und schüttelte sich dann vor Lachen.

Aber das war bei Weitem noch nicht die merkwürdigste Erfahrung mit diesem Mann. Als wir meine Methadonration auf 3 oder 4 ml absenkten, begann das große Schwitzen. Ich bat den Anstaltsarzt, die Abdosierung vorerst zu stoppen. Ohne mit der Wimper zu zucken willigte er ein und wir vereinbarten, dass ich bis zu meinem Rücktransport nach Vechta auf dieser Dosierung bleiben würde. Wie dem auch sei, ich glaub, ich war gerade das vierte oder fünfte Mal mit meinem Spanni in der Halle gewesen und hatte mich nach dem Mittagessen, zwei Dosen Dope und einem Lachflash aufs Ohr gehauen. Da beschlich mich das Gefühl, als näherte sich mir jemand. Als ich die Augen aufschlug, riss mir der Albaner die Decke weg und schleuderte mir ein großes, nasses Handtuch ins Gesicht. Jetzt war es wohl so weit. Er würde mich ersticken.

Doch noch bevor sich die Panik in mir breitmachen konnte, zog er mir den Lappen vom Kopf über den Oberkörper und rubbelte mich kräftig von oben bis unten ab. Gesicht, Brust, Arme, Beine, Rücken. Er wusch mich. Als wäre ich sein Patient und er mein Krankenpfleger. Es war mir so peinlich, gleichzeitig musste ich schmunzeln. Und er tat es, als wäre es das Normalste der Welt. Der Mann war mir ein großes Rätsel.

Die letzten Tage auf Haus 3 verliefen sehr ruhig. Ein bisschen Zellensport, Dosenfisch und Fernsehen. Mein Spanni war entspannt und freundlich wie immer. Es kam der Tag der Verlegung. Ich hatte meine paar Habseligkeiten schon am Morgen gepackt und wir verabschiedeten uns auf dem Flur voneinander. Er trug mir noch das Bündel Anstaltsklamotten vor den Eingang der Kammer und umarmte mich.

»Pass auf dich auf, mein Freund. Und schön fleißig weiter trainieren.« Er trat einen Schritt zurück und ließ die Hand auf meiner Schulter ruhen und hielt mir die andere entgegen. Ich schlug ein. Doch als unsere Handflächen sich trafen, umklammerte er meine Hand mit seiner Pranke wie mit einem Schraubstock. Daumen, Zeige- und Ringfinger der anderen Hand gruben sich tief unter meinen Nackenmuskel. Er beugte sich zu mir herunter. »Glaub ja nich, dass ich nich weiß, wer du bist. Ich weiß verdammt genau, wer du bist und was du getan hast.« Er sprach mit ruhiger Stimme, aber einem Unterton, bei dem mir angst und bange wurde. Mir blieb vor Schmerz fast die Luft weg. Schreien oder lautes Rumgejammer hätten die Situation nur verschlimmert. Er hatte mich also doch erkannt. Mein Herz raste. Von Sekunde zu Sekunde übte er mehr Kraft auf meine Knochen und Muskeln aus. Wie eine Marionette schob er mich vor sich her über den

Flur und lockerte den Griff erst, als ich vor ihm auf dem Boden kniete.

»Das machst du nie wieder! Hast du verstanden, Junge? Nie wieder! Beim nächsten Mal läuft das nämlich garantiert anders ab. Du weißt, was ich meine, ne?«

Ich nickte mit schmerzverzerrtem Gesicht und er zog mich an meinem Sweatshirt zurück auf die Füße, grinste mich an und drückte mich noch einmal fest an seine Brust, als wäre nichts passiert. Ganz gemütlich und leise vor sich hin pfeifend schlenderte er zurück in seine Zelle. Verwirrt sah ich ihm nach. Meine rechte Schulter schmerzte extrem. Es hatte sich angefühlt, als wollte er mir meinen Nackenmuskel rausreißen. Die Finger meiner gequetschten Hand zitterten leicht.

Unglaublich, dass er das so lange für sich behalten hatte! Noch unglaublicher erschien mir, dass er mich nicht misshandelt hatte. Schließlich hatten wir uns einen Haftraum geteilt. Wie paradox das doch alles war. Zuerst die Fütteraktionen und der ganze Sport und so und dann noch das Waschen, nur um mir am Ende fast Hand und Hals zu brechen?

Aschfahl und auf wackligen Beinen stieg ich in die Minna ein. Ich saß alleine in einer Doppelkabine. Ruhe. Etwas Zeit, das eben Erlebte zu verdauen und um runterzukommen. All die Emotionen, von denen ich noch nicht einmal die Namen kannte, schlugen in mir wild durcheinander Purzelbäume. Meine Gedanken wirbelten herum wie Trümmerteile in einem Tornado. Absolutes Gefühlschaos. Ich versuchte, mir die ganze Sache zu erklären, und gelangte immer wieder zu dem gleichen Schluss: Er war ein guter Mann und trug das Herz am rechten Fleck. Ich war ein Idiot gewesen und hatte es verdient. Punkt aus! Ich hatte meine Lektion gelernt. Danke, Mann!

Als ich in Vechta meine Zelle auf B3 betrat, knurrte mir wie verrückt der Magen. Ich hatte mich schon schwer an den albanischen Essrhythmus der letzten Wochen gewöhnt.

Mit leichten Schmerzen in der Schulter und drei blau angelaufenen Fingerspitzen packte ich meine Sachen in den freien Spind.

Nach dem Auspacken öffnete ich die Fresstüte, die mir der Albaner noch am Morgen fertig gemacht hatte. Ich schmunzelte. Dosenfisch! Ohne Ende Dosenfisch!

Schweißerkurs, Krämpfe & Brandwunden

Direkt nach meiner Rückkehr kümmerte ich mich um einen Termin bei der Drogenberatung. Hier erfuhr ich allerdings, dass ich noch ein »ganz klein wenig« Geduld aufbringen müsste. Denn erst wenn das Urteil rechtskräftig ist, kann man den Antrag auf Kostenübernahme stellen. Dann muss man noch wochenlang darauf warten, dass die Versicherung auf den Antrag abnickt und teilt dies dann der ausgewählten Therapieeinrichtung mit. Und erst wenn man das alles über die Bühne gebracht hat, kann man endlich bei den zuständigen Gerichten den Antrag auf Zurückstellung der Strafe/n nach §35/36 stellen. Eine miese Geduldsprobe.

Denn jeder einzelne Schritt davon würde Wochen dauern. Aber egal. Ich wollte unbedingt hier raus. Und um sicherzugehen, dass das mit der Therapie auch klappen würde, nahm ich sogar an einem Schweißerkurs teil. Denn der Schein würde sich gut in meiner Akte machen. Ein klarer Pluspunkt, wenn es am Ende um die Zurückstellung meiner Strafe gehen würde.

Und so ging es erst mal zum Schweißerkurs.

Es vergingen bestimmt drei Wochen, bis ich mich mit dem frühen Aufstehen und dem Gang in die Werkstatt angefreundet hatte. Noch länger brauchte ich, um mich an die Arbeitsschuhe mit Stahlkappen und den Blaumann zu gewöhnen. Ich hasste die Kluft und kam mir in den Arbeitsklamotten jedes Mal wie ein Hampelmann vor. Aber scheiß drauf. Was tut man nicht alles für die Freiheit?

»Wie? Daraus soll ich'n Auto basteln?«

Entgeistert schaute ich vom Kursleiter zur Werkbank, wo

Sägen, Feilen und ein paar Metallklötze lagen, und dann wieder zu ihm zurück.

»Nur mit Sägen und Feilen?«

Das durfte nicht wahr sein. Schon bei der bloßen Vorstellung taten mir die Hände und die Arme weh.

»Schaut her. So kann ein gut bearbeitetes Werkstück am Ende aussehen.«

Er hob vorsichtig ein paar Vorzeigestücke aus einem Holzkasten, den er aus seinem Büro mitgebracht hatte, und stellte sie vor der Truppe auf die Werkbank. Ein Auto, ein Hüpf-Steckspiel mit tausend Löchern und Stiften und noch zwei, drei andere bescheuerte Sachen. Schon jetzt bereute ich zutiefst, dass ich mich freiwillig für diesen Dreck gemeldet hatte.

Die nächsten vier Wochen tat ich also nur so, als ob ich an meinem Werkstück arbeiten würde. Was natürlich nicht der Fall war. Trotzdem war ich fest entschlossen, diesen Kurs zu bestehen und wusste auch schon bald, wie das laufen könnte.

Ich hatte bereits an meinem dritten oder vierten Arbeitstag eine Kiste mit fertigen Werkstücken am hinteren Büroende entdeckt. Vermutlich von dem Kurs, der vor uns hier stattgefunden hatte. Da war mein fertiges Dingsbums bestimmt auch drin, dachte ich mir. Ein Verbündeter und die richtige Taktik und schon würde ich den ersten Haken auf meinem Schweißerschein bekommen. Und das ganz ohne mich dafür anstrengen zu müssen. Perfekt!

Ein russischer Kollege lockte den Meister an seine Werkbank, unter dem Vorwand, ein Problem mit seinem Werkstück zu haben und ich durchwühlte in dieser Zeit schnell die Kiste in seinem Büro. Ich musste mich beeilen. Maximal zwei, drei Minuten, dann würde entweder der eine Beamte vom Klo oder der andere aus der Werkhalle zurückkommen.

Da, ein Auto! Und da, ein Steckspiel. Geschafft. Ich schlich mit meiner Beute zurück in die Halle und versteckte sie in der Abfallkiste für Metall. Ich war offensichtlich fleißig am Feilen, als der Meister an mir vorbei zurück in sein Büro latschte. Er bemerkte nichts von meinem Diebstahl. Wenige Tage später war die Kiste plötzlich weg. Abgeholt zum Einschmelzen oder so. Da hatten wir noch mal Glück gehabt und gerade noch rechtzeitig zugelangt. Sonst hätte ich am Ende doch noch selbst feilen müssen.

Als es dann aber nach einem Monat um die Bewertung der gefertigten Werkstücke ging, stellte sich heraus, dass der Diebstahl ein Griff ins Klo gewesen war. In der Kiste waren nur die misslungenen Arbeitsversuche unserer Vorgänger gewesen. War mir gar nicht aufgefallen. Dem Russen auch nicht. Wir dachten echt, die Sachen wären gut gearbeitet gewesen und bepissten uns vor Lachen, als der Meister Minushaken an uns verteilte. Was für eine hohle Aktion.

Na ja, wenigstens hatten wir uns die Blasen an den Flossen gespart und ich dachte, jetzt kämen weniger beschissene Arbeiten dran, aber weit daneben. Jetzt hieß es Rohrenden zurechtfeilen. Im 45-Grad-Winkel, damit man zwei davon zusammenschweißen konnte. Wenn das geschafft war, musste man wieder feilen. Diesmal an der Schweißnaht, damit sie schön plan ist.

Ich hätte kotzen können!

Mittlerweile hatte ich das Methadon ganz abgesetzt und mit jedem Tag wurde ich unruhiger und meine Muskeln und Gelenke begannen grauenvoll zu schmerzen. Vor allem nachts bekam ich immer wieder höllische Krämpfe in den Schienbeinen. Alle zehn Zehen bogen sich unnatürlich nach oben und waren weit gespreizt. Meine Füße sahen dadurch aus wie beschissene Reptilienkrallen und meine Muskeln wurden dabei jedes Mal steinhart. Wie verdammter Beton.

Oft boxte ich mir während dieser Krampfanfälle auf die Unterschenkel, schlug mit der Stirn gegen den stählernen Bettrahmen oder biss mir selbst in die Hand, nur um mich von dem perversen Schmerz unterhalb meiner Knie abzulenken.

In einer dieser Nächte erinnerte ich mich an ein Erlebnis aus meiner Kindheit. Mein Stiefvater, meine Mutter und ich waren das erste Mal in Tunesien gewesen. Ich war damals ungefähr sechs Jahre alt und spielte natürlich am liebsten den ganzen Tag am Strand. Ich fing Krebse, baute Sandburgen und posierte mit nacktem Arsch und meiner Bademütze auf dem Kopf am Pool für Mamas Fotoalbum. Es war ein toller Urlaub gewesen. Meine Welt war damals noch vollkommen in Ordnung. Bis auf den bösen Muskelkrampf in meinen Waden, kurz vor unserer Heimreise.

Ich hatte den ganzen Tag nur Wassereis und etwas Obst gegessen und nicht auf die ständigen Ermahnungen meiner Mutter gehört, genügend Wasser zu trinken. Das Ergebnis war erheblicher Salzmangel durch den Flüssigkeitsverlust. Mitten in der Nacht schreckte ich vor Schmerz hoch und begann lautstark zu heulen. Meine Mutter eilte herbei und versuchte den Krampf wegzumassieren, was aber nicht funktionierte. Und so eilte mein Stiefvater damals zur Rezeption und holte sich einen Rat bei dem Sportanimateur von der Hotelanlage. Zwei Teelöffel Speisesalz in einem Schluck lauwarmen Wasser auflösen und runter damit. Ich weiß noch, dass ich mich tierisch vor dem Geschmack ekelte, aber es half innerhalb kürzester Zeit und meine Muskeln entspannten sich wieder.

Meine Muskelkrämpfe hier in der JVA Vechta waren zwar nicht auf Spielen im Sand zurückzuführen, aber der Trick mit dem Salz half trotzdem einigermaßen. Zumindest in den akuten Krampfphasen brachte er etwas Entspannung in die betroffenen Muskelpartien.

In dieser Zeit war mir einfach alles zu viel und nun musste ich dummerweise doch noch selbst feilen, wenn ich den Kurs bestehen wollte. Die Werkstatt kotzte mich ab da noch viel mehr an und am liebsten hätte ich alles hingeschmissen und wär einfach in meiner Zelle geblieben. Doch ich wollte die Therapieentlassung nicht gefährden und so musste ich wohl oder übel da durch.

Außerdem wollte ich mitkriegen, was bei den Russen aus meinem Kurs abging, denn irgendwas war bei denen im Busch und roch nach Ärger.

Ich war tatsächlich gerade mal am Feilen, als ich aus dem Augenwinkel mitbekam, wie einer der Russen einem seiner Landsleute mit einer Stahlplatte einen Scheitel zog. Bämms!

Er war sofort bewusstlos und die Wunde an seinem Kopf sah böse aus. Zu zweit schleiften sie ihn an den Armen in die Ecke zwischen ihren Schweißerkabinen und setzten ihn auf einem Amboss ab. Sein Kopf hing schlaff auf der Brust. Automatisch schaute ich in Richtung Büro. Keiner von den Beamten hatte bisher etwas mitbekommen.

Wie ferngesteuert folgte ich den Jungs ein paar Schritte, um die Situation besser verfolgen zu können. Was passierte da, verdammt noch mal?

Als ich um die Kabine bog, wurde der Junge gerade wieder wach und bekam seinen ersten mächtigen Tritt vor die Brust, als er versuchte aufzustehen und zu flüchten. Das wiederholte sich noch zwei Mal. Nach dem dritten Fußtritt ergab er sich seinem Schicksal und blieb sitzen. Sein Gesicht war schmerzverzerrt, Blut tropfte aus der Platzwunde an seinem Kopf und tropfte auf sein T-Shirt.

Während der eine ihn in Schach hielt, erhitzte der andere Russe eine circa fünfzehn mal zehn Zentimeter große VA-Stahlplatte. Genüsslich grinsend drehte er das Metall im Feuerstrahl des Schneidbrenners, bis es dunkelrot glühte. Selbst die Zange, mit der er die Platte festhielt, hätte man nicht mehr ohne Feuerschutzhandschuh anfassen können.

Bevor ich noch richtig realisierte, was ich da sah, boxte ihn sein »Wächter« mit einem gezielten Kinnhaken erneut in die Ohnmacht und der andere drückte ihm eine Sekunde später die glühende Metallplatte auf das Tattoo an seinem Oberarm. Es hörte sich an, als ob man ein Steak in eine heiße Pfanne schmeißen würde. Es zischte einmal laut und Dampf stieg auf.

Er stieß einen spitzen, fast tierischen Schrei aus, kam aus seiner Ecke hochgeschossen, um dann direkt in sich zusammenzufallen. Dieses Mal war die Bewusstlosigkeit bestimmt ein Geschenk des Himmels für ihn gewesen.

Die gesamte Werkstatt roch mit einem Mal nach verbranntem Fleisch. Mir wurde schlecht.

Die hatten ihm tatsächlich gerade mit glühendem Stahl ein Tattoo entfernt!

Ich wankte erschrocken zurück zu meiner Werkbank und tat so, als ob ich das alles nicht gesehen hätte. Ich wollte ums Verrecken nichts damit zu tun haben und feilte einfach weiter an meinen Rohren. Genau das Gleiche machten auch die beiden Täter.

Es vergingen bestimmt vier, fünf Minuten, bis der verbrannte Russe aus seiner Ohnmacht erwachte und sich ins Beamtenbüro schleppte. Die lösten natürlich sofort Alarm aus und die gesamte Truppe des Schweißerkurses wurde dafür in ihre Zellen gebracht und bekam Einschluss.

Wenn ich mich richtig erinnere, dauerte diese Kollektivstrafe drei oder vier Tage. Erst als raus war, wer, wieso und weshalb das passiert war, hob die Anstaltsleitung den Arrest wieder auf.

Es stellte sich heraus, dass es um Verrat ging und dass ihm das Tattoo angeblich entfernt wurde, weil er nicht verdient hatte, es zu tragen. Ratten haben Narben, aber keine Gangstertattoos!

Irgendwie dachte ich seit der Aktion immer öfter darüber nach, mich selbst stechen zu lassen. Ich hatte schon einige Bilder und Schriftzüge im Kopf und war mir auch sicher, dass ich sie tragen durfte. Aber wie dem auch sei.

Die Gerüchte sagen, dass die Anklage später »schwere Körperverletzung« lautete. Der, der ihn verbrannt hatte, bekam angeblich ein Jahr dafür. Sein Mittäter zehn oder zwölf Monate.

Danach ging alles wieder seinen gewohnten Gang, so als wäre nichts gewesen, und ich quälte mich die letzten paar Tage zu dem verkackten Schweißerkurs.

Gott sei Dank half mir einer der anderen Jungs bei den Schweißnähten an meinem Prüfungsstück. Diese wurden nämlich nach Hannover geschickt und dort geröntgt. Keine einzige Luftblase durfte in der Naht sein und unter Garantie wäre ich mit Schimpf und Schande durchgefallen, wenn mir der Junge nicht die Arbeit abgenommen hätte.

Doch so, ohne überhaupt irgendwas gemacht zu haben, hatte ich es geschafft und bekam am Ende tatsächlich meinen Schweißerschein. Obwohl, etwas hatte ich doch dafür getan. Gelogen und gestohlen. Wie immer!

Ein kurzes Vergnügen

Als ich Anfang März 1996 die Kostenübernahme für die Therapie geregelt hatte, konnte ich endlich die Zurückstellung meiner Strafe beantragen. Das Amtsgericht Hannover hatte inzwischen beide Urteile zusammengezogen und meine Gesamtfreiheitsstrafe auf 18 Monate festgesetzt. Daran würde sich definitiv auch nichts mehr ändern.

Und so freundete ich mich schon jetzt mit dem Gedanken an, dass ich nach der geplanten Flucht den Rest meiner Strafe bis zum letzten Tag verbüßen müsste. Egal. Die paar Monate würde ich ganz locker auf einer Arschbacke absitzen.

Tag für Tag wuchs die Vorfreude und vermischte sich mit den Strapazen des Methadonentzugs, der mir ganz schön zu schaffen machte. Jede Faser in mir lechzte nach Opiaten. Und wenn ich die Augen schloss, glaubte ich das Gift sogar fast schon zu riechen und zu schmecken. Wenn Suchtdruck explodieren könnte, hätte meiner die gesamte Anstalt in Schutt und Asche gelegt.

In dieser Zeit meldeten sich auch meine Triebe zurück. Einmal am Sack kratzen langte schon und ich bekam einen Ständer. Wenn ich mich nachmittags hinlegte, weil ich wieder die halbe Nacht in der Zelle auf und ab getigert war, träumte ich immer öfter von Titten und Mösen, meist waren die Bilder so real, dass ich danach die Shorts wechseln musste. Das Leben eroberte meinen Körper zurück.

Doch die damit einhergehenden Gefühle überforderten mich und heizten meinen Suchtdruck nur noch mehr an. Mein Verlangen, diese unbändige Gier, all diese Gefühle zu betäuben und nichts mehr zu fühlen, bestimmte wieder alles. Ich zählte die Tage, war zerrissen und gefangen in mir selbst. Bis es endlich so weit war und sie die Tore an einem der ersten Apriltage für mich öffneten.

Ich saß auf dem Beifahrersitz des Drogenberaters. Bei strahlendem Sonnenschein rollten wir vom Parkplatz der JVA Vechta.

Ich hätte mir einen runterholen können. Es gab kein geileres Gefühl, als entlassen zu werden. Zumindest kannte ich noch keines. Nicht zu dieser Zeit.

»Du wirst sehen, am Ende lohnt sich die Mühe für dich.« Ohne Punkt und Komma laberte mich der Typ von der Seite an. Therapie hier, Therapie da. Mensch, halt einfach dein Maul! Interessiert kein Schwein, was du redest. Ich blendete ihn aus und starrte durch das Beifahrerfenster auf die vorbeiziehenden Felder und Bäume. In Gedanken plante ich bereits meinen Abgang.

Gegen Mittag erreichten wir das LKH in Osnabrück. Überall roch es nach Desinfektionsmittel und alten Kippen. Der Zigarettenqualm hatte sich vom Raucherzimmer aus über die Jahre in alle anderen Räume vorgearbeitet. Genau wie im Knast. Selbst das Pflegerbüro erinnerte an eine Zelle. Auf gar keinen Fall würde ich hierbleiben.

Ich brachte das Eingangsgespräch hinter mich und gestattete den Pflegern, meine Sachen nach verbotenen Gegenständen zu durchsuchen. Denn noch war der Laberkopf, der mich hergefahren hatte, auf der Station und ich wollte nicht, dass er mitbekam, wie ich den Adler machte. Also überbrückte ich die Zeit, bis er abzog, mit Essen und einem heißen Vollbad. Danach verpisste ich mich. Scheiß mal auf die Konsequenzen.

Im Raucherraum der Entgiftungsstation hatte ich vor meinem Abgang noch schnell in Erfahrung gebracht, wo ich in Osnabrück an Stoff kommen konnte und schon saß ich mit drei Päckchen Shore auf dem Bahnsteig des kleinen Bahnhofs und wartete aufgeregt auf meinen Zug.

Der Zug fuhr ein, ich flitzte durch die Abteile und schloss mich in der ersten freien Toilette ein. Ich kippte das Heroin auf die Folie, meine Finger zitterten. Vorsichtig nahm ich das Blech von der Ablage und erhitzte das Pulver. Die aufsteigende Wolke löste einen üblen Würgereiz aus und vor lauter Vorfreude spürte ich auch noch einen Kackreiz. Ich schluckte einige Male, tänzelte mit zusammengekniffenen Arschbacken in der Kabine auf und ab und nahm meinen ersten tiefen Zug. Endlich! Dieser bittere, lakritzartige Geschmack. Ein sicheres Indiz dafür, dass der Stoff gut war. Ich nahm ihn in mir auf wie ein Verdurstender Wasser. Ein zweites Mal jagte ich den Punkt über die Folie, zog an einer Kippe und presste mir den Rauch tief in die Lunge. Im Spiegel sah ich, wie meine Schlagadern am Hals hervortraten. Ausatmen. Und sofort noch einen Zug!

Eine halbe Kippenlänge und fünf, sechs Bahnen später saß ich völlig entspannt und mit hängendem Kopf auf dem Klodeckel. Der Kackreiz und die Übelkeit waren plötzlich kein Thema mehr. Von jetzt auf gleich fühlte ich mich nicht mehr gehetzt. Keine Spur von dem beschissenen Gefühl, ich könnte was verpassen. Ich empfand eine wunderbare Ruhe. So musste sich nach Hause kommen anfühlen.

Eine Welle der Erleichterung brach über mir zusammen und wusch über jeden meiner Sinne hinweg. Die aufsteigende Wärme pumpte mein Ego auf wie einen Heißluftballon. Ich verspürte so etwas wie innere Zufriedenheit. Endlich fühlte sich mein Leben wieder lebenswert an.

Wieder und wieder legte ich nach und trieb den dunklen Punkt auf der Folie vor mir her, bis er sich schließlich in Luft aufgelöst hatte. Ich war volldicht.

Als ich in Hannover aus dem Zug stieg, blieb ich einen Moment lang stehen, atmete tief ein und kotzte dann in hohem Bogen auf den Bahnsteig. So, jetzt war ich startklar. Hannover hatte mich wieder.

Wenn ich ehrlich sein soll, sind das die letzten klaren Bilder, an die ich mich aus dieser Zeit erinnere. Ich weiß zwar noch, dass ich irgendwann den Ägypter traf, mit ihm durch die Läden zog und mir neue Klamotten klaute. Und ich weiß auch noch, dass ich Rocky begegnete und einige Stunden mit ihm in der U-Bahn-Station am Kröpcke verbrachte und Shore rauchte. Aber sonst? Gähnende Leere.

Nicht mal an die Verhaftung nach elf Tagen auf der Flucht kann ich mich erinnern. Vermutlich weil ich wie ein Wahnsinniger alles an Drogen in mich reintat, was ich in die Finger bekam, und nur wenig schlief. Vermutlich auch, weil ich außer Konsumieren nichts wirklich Aufregendes erlebte. Aber egal. Für einen Moment lang war ich frei gewesen.

Die Haschconnection

Also wieder alles auf Anfang. Ende April, und ich saß wieder in Vechta ein.

Was soll ich euch erzählen? Eigentlich lief alles wie immer: Ich übernahm einen Job, der Job nervte, ich lernte neue Spannis kennen, ich wollte raus.

Aber etwas änderte sich doch: In den Sommermonaten blühte ich noch mal richtig auf.

Von meiner Flucht hatte ich die Adressen von Rockys Schwester und dem Ägypter mitgebracht. Ich sollte mich bei ihnen melden, sobald ich einen Weg fand, wie sie mir ein bisschen Dope zukommen lassen könnten. Keiner der beiden wollte freiwillig einen Knast betreten und Drogen hineinschmuggeln noch weniger. Natürlich hätten sie mir das Dope auch schicken können. Aber die Pakete wurden ziemlich gründlich durchsucht. Eine Verlängerung der Haftstrafe wollte ich unbedingt vermeiden.

Da kam mir eine Idee. Immer wieder hatte ich beobachtet, wie der Anstaltspastor Tabak, Blättchen, Kaffee, Tee und Zucker aus einem seiner Schränke hervorholte und an die Knackis verteilte. Finanziert wurde das Ganze über Spenden. Selbst der ein oder andere Gefangene gab mal was von seinen Paketen ab, die er von zu Hause geschickt bekam, und unterstützte so die Bemühungen unseres Pastors. In meinem Schädel reifte ein teuflischer Plan. Da ging doch noch mehr. Gelänge es mir, den Pastor über die Spendennummer heimlich als Drogenkurier für mich einzuspannen, wär das ne todsichere Nummer. Einen Versuch war es auf jeden Fall wert. Und so wartete ich einen günstigen Moment während eines Kaffeekränzchens ab und sprach ihn an. »Entschuldigen Sie, wären Sie so nett, mir einen Gefallen zu tun?«

Bisher hatte ich noch nie etwas von ihm gewollt. Fand ich die passenden Worte und setzte etwas von meinem Charme ein, hatte ich eine Chance.

»Was kann ich für Sie tun?« Er lächelte mich fragend an.

»Ein guter Freund von mir, der auch hier einsitzt, hat in knapp zwei Wochen Geburtstag. Ich würde ihm gerne eine Freude machen. Er redet die ganze Zeit von einem schönen, saftigen Steak. Aber Sie wissen ja, wir kommen hier nicht so leicht an frisches Fleisch ran. Also, ich wollte Sie darum bitten, mir vier Steaks mitzubringen. Ich hab draußen einen Kollegen, der ist Metzger und würde mir die zuschicken, aber die Anstalt vernichtet so was ja sofort. Könnte er das Päckchen vielleicht an Sie privat adressieren? Ich würd ihm auch sagen, dass er ein paar Beutel Tabak und ein, zwei Bomben Kaffee für Ihren Spendenschrank mit in das Päckchen packen soll.«

Gespannt wartete ich seine Antwort ab. Würde er sich darauf einlassen? Im ersten Moment schien er wenig begeistert von der Vorstellung.

»Gibt es wirklich keine andere Möglichkeit? Über einen Bediensteten vielleicht?«

Bedauernd schüttelte ich den Kopf, setzte eine betrübte Miene auf.

»Bitte, Herr Pastor. Das wär echt super von Ihnen und Sie würden mir eine riesige Freude machen. Ich lass auch wirklich Tabak und Kaffee für Ihren Spendenschrank mit reinpacken, versprochen. Und denken Sie an das Geburtstagsgeschenk … das gute Steak. Bitte, Herr Pastor.«

Er druckste rum, wackelte mit dem Kopf hin und her und überlegte eine Weile.

»Ich weiß ja nicht. Wenn das jemand mitkriegt, bekommen wir ganz schön Ärger.«

Ich sah ihn schmunzelnd an.

»Wen Sie's keinem verraten … Ich kann ein Geheimnis für mich behalten. Ehrenwort.«

Es dauerte zwar noch ein paar Minuten, bis ich ihn überzeugt hatte, aber eine halbe Stunde später verließ ich grinsend die Kapelle. Noch am selben Abend schrieb ich einen Brief an Rocky.

Ich bat ihn darum, 20 Gramm Hasch bei Tchibo in ein Päckchen selbst gemahlener Bohnen einzuschweißen und zusammen mit vier Steaks, zwei Bomben löslichem Kaffee und fünf Beuteln billigem Tabak an den Pastor zu schicken. Natürlich mit einem falschen Absender und als Eilsendung, damit das Fleisch nicht auf dem Transport schlecht wurde.

Insgesamt würde ihn das ganze Päckchen etwa 100 Mark kosten, die ich ihm wiedergeben wollte, wenn ich einen Teil von dem Dope unter die Leute gebracht hätte. Ich wollte definitiv eine dauerhafte Sache daraus machen. Jeden Monat ein Päckchen, das war das angepeilte Ziel.

Wenn alles nach Plan lief, müsste ich nur sechs bis acht Gramm von den zwanzig in 0,3 Gramm große Stücke schneiden, jedes Teil für 10 Mark verticken und würde damit mindestens 200 Mark einnehmen. Ich könnte ihm das ausgelegte Geld also zurückgeben und das nächste Paket vorfinanzieren. Der Rest würde für mich übrig bleiben. Wenn die ersten beiden Runden gut liefen, plante ich fürs dritte Mal bereits 50 statt 20 Gramm ein.

Ungeduldig wartete ich auf seine Antwort.

Ich war schon kurz davor, die Hoffnung aufzugeben, als mir unser Beamter circa zehn, zwölf Tage später einen Brief in die Hand drückte. Endlich. Mit zitternden Händen öffnete ich den Umschlag.

Hey, mein Freund, Paket geht Mittwoch raus. Halt die Ohren steif und bück dich nich nach der Seife! Gruß, Rocky.

Mir ging das Herz auf.

Und Mittwoch war schon gestern gewesen. Nur noch einmal, vielleicht zweimal schlafen und ich würde sehen, ob mein Plan aufging. Wenn es ganz dumm lief, ahnte der Pfaffe was, würde alle Verpackungen aufreißen und das Dope finden. Das wär bitter. Aber davon ging ich nicht aus. Mithilfe von ein paar befreundeten

Gefangenen kündigte ich die Ware an und sammelte die Kohle ein. Alles funktionierte super.

Zwei Tage später holte ich das Päckchen beim Pastor in der Sakristei ab. Ich musste mich echt zusammenreißen, als er sich bei mir für die Spende bedankte. Das war ja mehr als perfekt gelaufen. Wie verabredet überließ ich ihm den Kaffee und den Tabak für sein Hilfsprojekt und machte mich mit dem Fleisch, dem Bohnenkaffee und fünf Schachteln Marlboro auf den Weg in meine Zelle.

Wie Rocky es mir zugesagt hatte, steckten zwei Zehn-Gramm-Riegel Haschisch in dem gemahlenen Kaffee. Beide schön dick in Cellophan eingewickelt. Glücklich ließ ich mich auf mein Bett fallen und grinste dämlich. Es fühlte sich verdammt gut an, dass ich mich da draußen auf jemanden verlassen konnte. Der für mich da war, wenn ich ihn brauchte. Ein richtiger Freund eben. Das war einer der wenigen Tage, an denen ich mich nicht wirklich eingesperrt fühlte. Im Knast sein war plötzlich gar nicht mehr so schlimm. Vielleicht aber auch, weil ich meinen Platz in diesem Raubtierkäfig gefunden hatte. Keine Ahnung.

Das war auch die Zeit, in der ich Frank, Peter und Uwe kennenlernte. Drei Brüder, die aus dem Landkreis Vechta kamen und alle zusammen auf dem C-Flügel, in der untersten Etage, lagen. Ich mochte die drei auf Anhieb und freute mich immer, wenn ich sie sah. Frank war mir als Erstes aufgefallen, da er immer ein breites Lächeln im Gesicht hatte, wenn ich ihn traf. Und das, obwohl wir im Knast saßen. Deshalb hatte ich ihn auch irgendwann angesprochen und so waren wir über die Monate gute Freunde geworden, was sich übrigens bis heute auch nicht geändert hat. Die Jungs halfen mir auch beim Verticken der Haschteile, ohne dafür eine Gegenleistung von mir zu erwarten.

Als ohne weitere Ansage das zweite Päckchen beim Pastor eintraf, hielt er mir eine kleine Standpauke. Aber nur, weil ich ihm vorher nichts davon gesagt hatte. Und als das dritte, mit 50 Gramm an Bord, eintraf, hatte ich ihn schon längst davon überzeugt, dass ein Päckchen mit Spenden alle vier Wochen gar nicht so schlecht war. Der Mann spielte tatsächlich dauerhaft mit, ohne den geringsten Peil zu haben, an was er sich da beteiligte. Ein Hoch auf die Kirche.

Auf zwei Drittel

Wie gesagt, im Sommer blühte ich auf. Das Geschäft mit dem Hasch lief gut und nebenher fraß und pumpte ich, was das Zeug hielt. Inzwischen brachte ich 72 Kilo auf die Waage. Mein Spiegelbild erinnerte nicht mehr im Entferntesten an die Koksleiche, die ich letztes Jahr noch gewesen war. Keine ausgemergelten Arme und kein eingefallener Brustkorb mehr. Stattdessen Bizeps, Trizeps, Unterarme, Lat, Brustmuskeln, alles am Start. Sogar mit meinen Beinen war ich halbwegs zufrieden. Der Zellensport und die Besuche in der Sporthalle hatten mich über die Monate sichtlich in Form gebracht. Ich war zwar viel zu blass für meinen Geschmack, aber dafür drahtig, relativ gut durchtrainiert und topfit. Der Knast tat mir wieder mal gut.

Es war noch T-Shirt-Wetter, als ich von B 1 auf den Flur von C 3 verlegt wurde und einen neuen, besseren Arbeitsplatz bekam. Ab jetzt war ich Sportwart, heißt, ich war für die Reinigung der Turnhalle und alle dazugehörigen Sportgeräte verantwortlich. Leider auch für die Toiletten, Duschen und Umkleidekabinen. Aber dafür konnte ich jetzt fünf Mal die Woche an den Geräten trainieren und das vormittags und nachmittags. Ganz wie ich Bock hatte. Außerdem war der Sportbeamte, mein neuer Chef, ziemlich cool.

Nachdem er zwei, drei Mal meine Arbeit kontrolliert hatte und jedes Mal damit zufrieden war, konnte ich machen, was ich wollte. Also trainierte ich nach dem Putzen wie ein Wahnsinniger zu Wu-Tang Clan und MC Eiht und nahm innerhalb kürzester Zeit noch mal fünf Kilo zu. Während der ersten Wochen mit dem Job hatte ich fast jeden Abend das Gefühl, ich hätte an Masse zugelegt. Und mein Gefühl täuschte mich nicht. Nach drei Monaten passten mir tatsächlich nur noch drei meiner fünf T-Shirts.

Aber egal. Dafür war ich in meiner absoluten Höchstform. Noch niemals zuvor hatte sich mein Körper so gut für mich angefühlt. An Heroin und Koks verschwendete ich schon lange keinen Gedanken mehr. Der Sport, das bisschen Kiffen und das Wissen, dass ich hier drin Freunde und meinen Platz gefunden hatte, reichte mir völlig aus. Ich war grundsätzlich entspannt und zufrieden. Kein Suchtdruck. Nichts. Alles war gut.

Heute weiß ich, dass ich den größten Teil dieser emotionalen Ausgeglichenheit einem Opiatblocker zu verdanken hatte. Damals raffte ich einfach nicht, woher das gute Gefühl kam und dachte auch nicht weiter darüber nach. Seit meinem Umzug auf den C-Flur nahm ich als einer der ersten Patienten aus der JVA Vechta an dem Nalorex-Programm des Anstaltsarztes teil. Jeder aktenkundige Heroinsüchtige erhielt damals Post von ihm, in der er das Projekt grob erklärte und jeden von uns zum Gespräch einlud. Eine förderliche Sache für eine eventuelle vorzeitige Entlassung, also meldete ich mich beim Doc an und mit mir vielleicht noch fünf, sechs weitere süchtige Insassen. Die restlichen 150 Junkies aus der Anstalt hatten anscheinend keinen Bedarf.

Mir ging es ja eigentlich auch nicht darum, geheilt zu werden. Daran glaubte ich sowieso nicht. Wie sollte so eine kleine, bescheuerte Pille mein Leben verändern? Das schien mir doch sehr weit hergeholt. Nein, wenn ich bei Gericht die richtigen Hebel in Bewegung setzte, verkürzte sich durch die Teilnahme an dem Projekt eventuell meine Haft. Da machte sich meine Mitarbeit bestimmt gut. Außerdem hatte ich in Vechta die ganze Zeit gearbeitet und überall gut mitgemacht. Negativ aufgefallen war ich nur einmal. Nämlich als die Anstalt vier, fünf Wochen lang meine Kieferentzündung ignorierte und ich dafür einen Mitgefangenen auf dem ADL mit einem hölzernen Stuhlbein bearbeitete. Ich kannte den Jungen noch nicht mal und im Grunde tat es mir vorher schon leid, aber ich hatte solche Schmerzen, dass ich mir einfach nicht mehr anders zu helfen wusste und deshalb auf ihn eingeprügelte. Danach setzten sich die Beamten endlich mit mir auseinander. Zuerst landete ich dafür in der Absonderung, aber noch am selben Tag nahm ich auf dem Behandlungsstuhl einer Zahnchirurgin Platz. Es stellte sich heraus, dass sich mein Kieferknochen durch die Entzündung an einer Stelle schon zersetzt hatte. Und das nur, weil der Anstaltszahnarzt zu bequem gewesen war, der Ursache meiner Schmerzen auf den Grund zu gehen.

»Es ist ja nichts geschwollen«, hatte er gesagt, »also kann es so schlimm nicht sein.«

Verdammter Bastard. Selbst die Ärztin war drauf und dran, die Anstalt dafür wegen unterlassener Hilfeleistung zu verklagen. Die beiden Beamten, die mich begleitet hatten, schiss sie jedenfalls schon mal übelst zusammen. Aber egal.

Auch das lag nun schon einige Wochen zurück und ich schrieb bereits die ersten Anträge für eine Entlassung nach zwei Dritteln der Haftstrafe an das zuständige Amtsgericht in Hannover, als mein neuer Spanni eines schönen Abends aus Versehen meinen Blocker zu sich nahm, anstelle seines Methadons.

Bernardi stammte aus dem Emsland. Er war ein kleiner, zierlicher Typ mit einem freundlich rundlichen Gesicht und hegte wie ich eine große Liebe zu Drogen. Deshalb nahm er auch am Methadonprogramm teil. Er wollte ums Verrecken nicht nüchtern oder nur bekifft sein. Das reichte ihm einfach nicht. Er brauchte den Opiatnebel im Hirn, und zwar täglich. Ohne wäre er unglücklich.

Trotzdem war Bernardi ein ruhiger Zeitgenosse und angenehmer Spannmann. Er war lustig und ich konnte oft herzhaft mit ihm lachen. Obendrein bekam er auch noch regelmäßig Geld, das er komplett in Hasch investierte und mit mir wegkiffte. In Verbindung mit Rockys Päckchen, die immer noch alle vier, fünf Wochen beim Pastor für mich eintrudelten, war das perfekt.

Aber wie gesagt, ich bekam einen Opiatblocker, er Methadon, und irgendwie vertauschten wir unsere Becher, ein verheerender Fehler.

Kurz nach der Abendbrotvergabe kam der Sani in unsere Zelle und kippte uns wie jeden Tag die Medikation in unsere Becher. Die Tablette wurde aufgelöst verabreicht, vermutlich damit wir keinen Unfug damit trieben. Was eigentlich völliger Quatsch war. Zeug, das nicht ballert und obendrein einen Opiatrausch verhindert, wollte sowieso keiner haben. Aber wie dem auch sei.

Wir aßen in Ruhe auf und wischten dann den Tisch ab. Wie immer. Aber irgendwie müssen wir dabei unsere Becher vertauscht haben.

Hätte ich aus Versehen sein Metha getrunken, hätte sich das bestimmt eklig angefühlt, aber sonst wäre nicht viel passiert. Das Medikament hätte das Methadon einfach geblockt. Aber andersherum ...

In rasender Geschwindigkeit vertrieb der Blocker das Methadon aus den monatelang gefütterten Rezeptoren in Bernardis Hirn, veranstaltete einen regelrechten Krieg in seinem Schädel und überfuhr ihn wie eine Dampfwalze. Nach 20 Minuten liefen ihm Rotz und Speichel aus Nase und Mund. Nach 30 Minuten tränten die Augen, und zwar so stark, es sah aus, als heulte er. Und nach einer Stunde lag er zitternd und krampfend mit verwirrtem Gesichtsausdruck auf dem Boden unserer Zelle. Völlig out of order, der Typ. Ein Turboentzug im Wachzustand. Eine ganz böse Nummer, die unter Umständen sogar tödlich endet.

Und genau das versuchte ich unseren diensthabenden Beamten zu erklären, als sie sich nach einer guten Viertelstunde endlich dazu bequemten, auf meinen Notruf zu reagieren. Die beiden verstanden nur Bahnhof und zerrten Bernardi auf A 2/5, als er sie beleidigte.

Erst als er die Absonderung von oben bis unten vollkotzte, dämmerte es den Beamten so langsam und sie riefen einen Doktor.

Unser Anstaltsarzt verstand die Problematik sofort und verabreichte ihm eine 10-ml-Dosis Methadon und dann alle drei Stunden noch mal eine Ladung hinterher. Und das so lange, bis das Opiat das Nalorex wieder aus seinem Hirn verdrängt hatte.

Am nächsten Mittag saß Bernardi völlig durchgefeiert bei uns in der Zelle. Er sah total ramponiert aus. Blass, zittrig und völlig ausgelaugt hielt er sich an seinem Becher mit heißem Tee fest. Die

Platzwunde an seiner Lippe schien ihn zu schmerzen. Bei jedem Schlückchen verzog er schmerzerfüllt das Gesicht. Die Beamten waren anscheinend nicht gerade zimperlich gewesen.

»Wie geht's dir, Alter?«, fragte ich ihn grinsend.

Irgendwie sah er lustig aus, wie er da so hing. Wie ein frisch geficktes Suppenhuhn.

»Frag nich, Mann! Ich beweg mich heut kein Stück, Junge. Nur zum Pissen. Alles andere kann mich mal am Arsch lecken.«

Zwei Dinge änderten sich durch unser Missgeschick. Eine Sache im Vollzug und eine in meinem Kopf. Ab jetzt mussten alle Gefangenen ihre Medikation im Beisein des Sanis einnehmen, damit so was nicht noch mal passierte, und ich beschloss, das Nalorex rechtzeitig vor meiner Entlassung heimlich abzusetzen. Ich hatte absolut keinen Bock darauf, dass mir draußen so was Ähnliches passierte wie Bernardi. Ich wollte auf jeden Fall turnen, wenn ich diesen Bau verließ, auch wenn ich im Moment überhaupt kein Bedürfnis nach Shore oder Koks hatte.

Es sah auch alles danach aus, dass die zuständigen Richter meinen Anträgen stattgeben und ich in ein paar Wochen auf Bewährung freikommen würde. Das wollte ich unter keinen Umständen gefährden. Also blieb mir nur, das Nalorex heimlich auszuspucken, wenn der Stoff draußen wieder knallen sollte.

Gegen Ende des Sommers hatte ich wegen der möglichen Entlassung auch wieder Kontakt zu meiner Mutter aufgenommen und sie mit mehreren Briefen überredet, mir eine Wohnsitzzusage für das Gericht zukommen zu lassen. Sie sollte mir schriftlich bestätigen, dass ich nach der Haft wieder bei ihr am Goetheplatz einziehen durfte. Ohne festen Wohnsitz keine vorzeitige Entlassung.

Ich war ihr wirklich dankbar, als das Schreiben in einem Paket voller Süßigkeiten und Tabak Anfang Oktober bei mir eintraf. Endlich hatte ich alle nötigen Unterlagen zusammen, um meinen Entlassungsantrag zum Gericht zu schicken. Im Grunde schloss sie mir damit die Tür in die Freiheit auf. Außer ihr wussten nur Rocky und der Ägypter, dass ich vielleicht schon zum Jahreswechsel wieder in Hannover sein würde.

Als sich die Tore der JVA Vechta für mich dann tatsächlich öffneten, war ich topfit und bereits gute vierzehn Tage opiatblockerfrei. Also auf zu neuen Taten. Bing, bing. Nächste Runde.

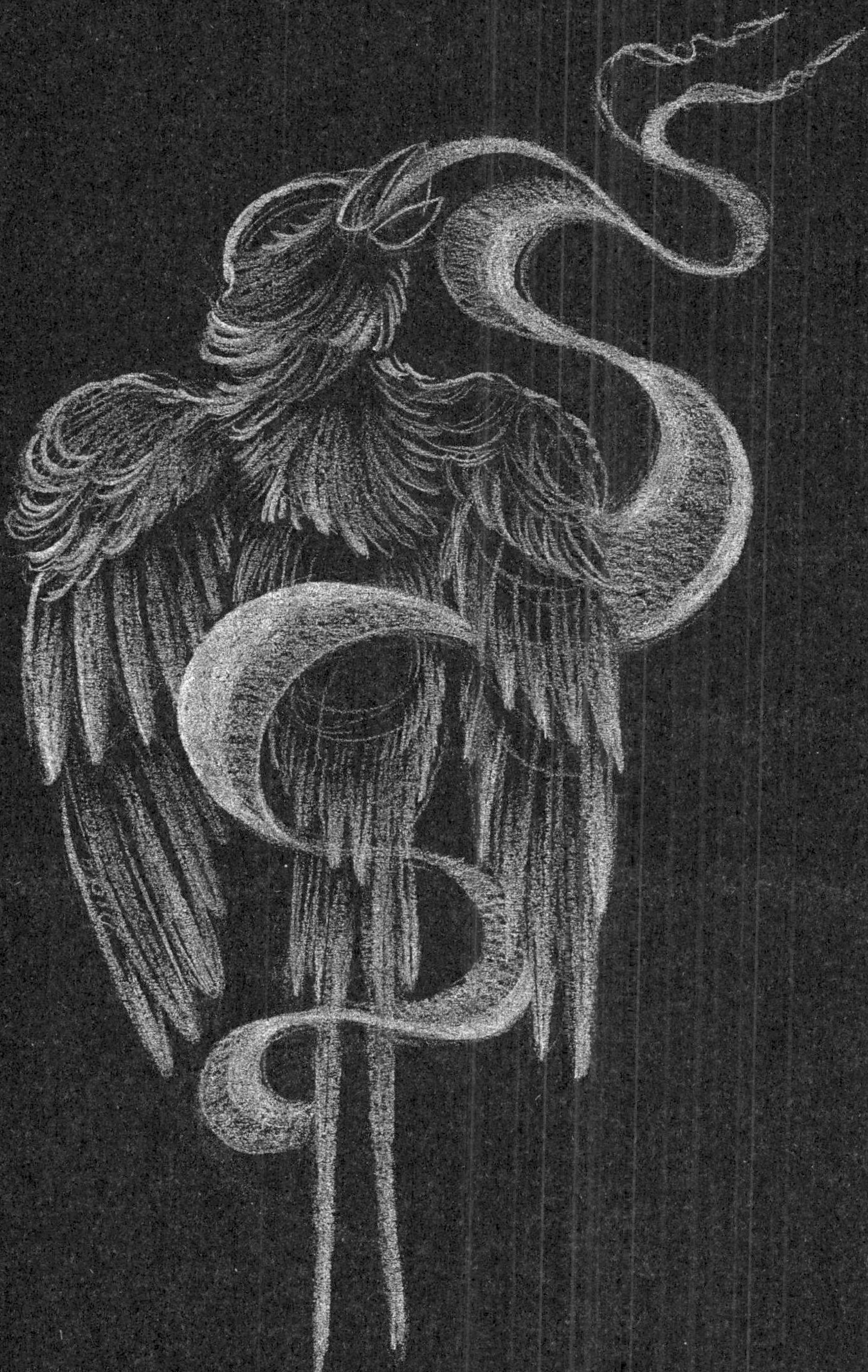

ERWACHSENENVOLLZUG: JVA MEPPEN

Merk's mal!

Hannover, Mai 1997

Die schwere Stahltür von Haus 4 in der JVA Hannover fiel hinter mir zu und ich vernahm den altbekannten Sound des Schließriegels. Ich war keine sechs Monate in Freiheit gewesen.

Was zur Hölle war passiert, Mann? Ich war doch gerade erst aus der JVA Vechta entlassen worden. Na gut, ich hatte eine kleine Bewährungsstrafe mitgenommen, aber trotzdem. Ich ließ die letzten Wochen und Monate Revue passieren:

Nalorex-Programm: nicht teilgenommen
Bewährungshilfe: nie dort gewesen
Eigene Wohnung: nicht drum gekümmert
Arbeit: nicht drum gekümmert
Drogenkonsum: Shore und Ruppies, Koks und Hasch
Straftaten: alles, was sich halbwegs lohnte

Okay, mir war schon klar, wieso ich nach so kurzer Zeit wieder in Haft saß, wirklich ärgern konnte ich mich darüber nicht. Aber so schnell? Damit hatte ich irgendwie nicht gerechnet. Egal. Scheiße passiert halt. Alles wie immer.

Aber im Vollzug hatte sich inzwischen einiges geändert und ich bekam schon am ersten Morgen eine 6-ml-Methadondosis verabreicht, die dann alle zwei Tage um einen halben Milliliter herabgesetzt wurde. Am liebsten hätte ich danach auch weiterhin Methadon genommen, aber wenn man draußen nicht am Programm teilgenommen hatte, dosierten sie einen nur runter und das war's dann. Aber egal. Irgendwie freute ich mich auch wieder auf das Fit- und Kräftigwerden.

In den letzten sechs Monaten in Freiheit hatte ich über 20 Kilo verloren und war wieder mal ganz schön am Ende gewesen. Aber durch die Überbrückung mit dem Methadon entgiftete ich fast schmerzfrei, was hauptsächlich daran lag, dass ich es nicht lange genug nahm, um einen Spiegel, eine körperliche Abhängigkeit aufzubauen. Alles in allem erholte mich also ziemlich rasch von meinen Drogeneskapaden.

Mit meinen beiden Spannis hatte ich großes Glück.

Janosch war Pole, ein professioneller Dieb und Einbrecher, genau wie ich, und hatte immer ein Lächeln oder einen freundlichen Ratschlag für mich parat. Sergej, ein Russe, hatte seine Frau mit ihrem Liebhaber beim Fremdficken im Ehebett erwischt und beiden den Hals umgedreht. Er war Choleriker, rastete brutal schnell aus und fing sich im Laufe seiner Strafzeit immer wieder neue Gerichtstermine wegen Körperverletzung ein. Obwohl ich dazu sagen muss, dass ich ihn nie so erlebte. Im Gegenteil, Sergej verhielt sich mir gegenüber immer nett und zuvorkommend, ebenso wie Janosch. Vermutlich lag das daran, dass die beiden schon auf die 50 zugingen und beide hätten mein Vater sein können. Vielleicht mochten sie mich auch einfach. Kein Plan. Ist auch nicht weiter wichtig.

Drei, vielleicht vier Tage bevor ich meine letzte Dosis Methadon bekam, wurde ein weiterer Gefangener auf unseren Haftraum gelegt. Er war Araber oder Türke, so genau weiß ich das nicht mehr, aber ich erinnere mich noch ganz genau, was für ein Gefühl mit ihm in unsere Zelle einzog. Schon nach wenigen Stunden beschlich uns der Verdacht, dass mit ihm irgendwas nicht stimmte. Dass er anders war als wir. Kein normaler Knacki eben.

Er legte eine extrem ekelhaft freundliche Art an den Tag. Ständig redete er einem nach dem Mund und gab sich die größte Mühe, nirgendwo anzuecken. Obwohl er nur eine Handvoll Klamotten besaß, schloss er als Einziger von uns seinen Spind ab. Sogar wenn er selbst auch in der Zelle war, ließ er ihn keine Sekunde offen stehen. Der Typ war einfach nur merkwürdig.

Nur wenige Tage später kursierten die ersten bösen Gerüchte über ihn auf unserem Haus. Doch noch wusste keiner der Gefangenen was Genaues über unseren Spannmann, also ignorierte ich ihn und das Gelaber auf den Fluren so gut ich konnte. Doch Sergej und Janosch ließ das keine Ruhe. Sie wollten unbedingt herausbekommen, warum er einsaß und ob die Gerüchte über ihn stimmten. Sollten sie sich als wahr herausstellen, musste definitiv etwas passieren. So viel war mal sicher.

Also knackte Janosch, als der Neue in der Freistunde war, das Vorhängeschloss an seinem Spind und er und Sergej lasen seine Akte. Zurück aus der Freistunde sah ich ihnen schon an, dass die Gerüchte nicht nur Gerüchte waren. Unser neuer Spannmann war also wirklich ein Vergewaltiger, ein Sittich, wie man in unseren Kreisen so schön sagte. Laut seiner Akte war er sogar ein noch größeres Dreckschwein, denn sein Opfer war ein Kleinkind gewesen, die knapp vierjährige Tochter seiner Lebensgefährtin.

»Warum legen die so ne Fotze bei uns auf den Haftraum? Ich mach den Wichser kaputt. Der wird nie wieder ein Kind anpacken, das versprech ich euch.« Sergej kochte vor Wut. »Aber lasst euch bloß nichts anmerken. Okay? Soll ne Überraschung für den Hurensohn werden.«

Janosch und ich nickten nur, denn auch uns bedrückte die Situation. Die nächsten paar Tage verhielten wir uns wie immer. Wir spielten Karten, Mühle oder Dame, tranken Tee und unterhielten uns ganz normal. Auch mit dem Sittich, obwohl es jeden von uns, vor allem Sergej, viel Kraft kostete, ihn nicht kaputtzuschlagen, wenn er sich schleimig freundlich in unsere Gespräche einklinkte.

Zusammen mit Janosch hatte er bereits einen Plan ausgearbeitet und wartete nur noch auf eine günstige Gelegenheit. Inzwischen wusste das halbe Haus Bescheid und von Tag zu Tag wuchs der Druck, etwas gegen diese Drecksau zu unternehmen. Nach den ungeschriebenen Gesetzen des Vollzugs wurde das einfach von uns erwartet. Schließlich waren wir drei die Einzigen, die den Typen jederzeit greifen und zur Rechenschaft ziehen konnten. Wir mussten handeln – sonst liefen wir Gefahr, dass die anderen Knackis uns als Sittichfreunde bezeichneten. In solchen Dingen ist das Gefängnis erbarmungslos. Wenn du erst mal diesen Stempel hast, wirst du ihn so schnell nicht mehr los.

»Freistunde!« Als der Beamte an diesem Vormittag den Hofgang für die Nichtarbeiter ausrief, hatte ich eigentlich keine große Lust rauszugehen. Immer noch saß mir mein Methadonaffe leicht im Genick und ich war gerade erst aus dem Bett gefallen.

Unser Sittich stand wie immer schon an der Tür und wartete darauf, dass der Beamte unsere Zelle aufschloss. Da pirschte Sergej sich von hinten an ihn heran und verpasste ihm einen gewaltigen Fausthieb auf die rechte Schläfe. Bämms! Das hatte gesessen. Mit einem seltsamen Grunzton sackte er sofort in sich zusammen, verdrehte die Augen und schlug auf dem Betonboden auf. Sergej drehte sich grinsend zu uns um.

»Janosch, hilf mir. Der Beamte is jede Sekunde hier. Und du verpisst dich in die Freistunde, Junge. Das hier is nix für dich.«

Sollte ich wirklich gehen? Nervös fummelte ich meinen Tabak unter dem Kopfkissen hervor, schnappte mir meinen Pulli und stellte mich als Sichtschutz an die Zellentür. Unterdessen schleiften die beiden ihr Opfer hinter den Toilettenvorhang und hieften ihn aufs Bello. Ich sah noch, wie Sergej das Erdungskabel von seinem 1000-Watt-Tauchsieder durchtrennte und ihn triumphierend hochhielt. Er war startklar.

Nur Sekunden später riss der Schließer die Stahltür auf. Ich zuckte zusammen. »Will einer von euch in die Freistunde?«, brüllte er in den Haftraum.

»Nee, nur der Lütte will raus. Der Rest bleibt hier«, antwortete Sergej ihm freundlich und schaute mich eindringlich an. Sie wollten mich ums Verrecken nicht dabeihaben.

Ketterauchend drehte ich meine Runden auf dem Anstaltshof. Was passierte da gerade in meinem Haftraum? Würden sie ihm ein paar seiner Finger brechen? Ihm irgendwas abschneiden? Würde Sergej ihn vielleicht sogar ganz kaputtmachen? Ihn töten? Bei Sergej konnte ich mir so ziemlich alles vorstellen. Sein Strafmaß würde auch bei einem weiteren Mord nicht höher ausfallen. Die anschließende Sicherungsverwahrung stand schon in seiner Akte, ein Toter mehr würde den Kohl auch nicht fetter machen.

Als die Beamten den Hofgang schließlich beendeten, flitzte ich so schnell ich konnte zu unserem Haftraum zurück. Schon als ich die dritte Etage erreichte, stieg mir der Geruch von verbranntem Fleisch in die Nase. Es roch, als hätte man ein ungewürztes Stück Schweinefleisch auf dem Grill vergessen. Ekelhaft. Was zur Hölle war hinter dieser Stahltür passiert?

Aufgeregt beobachtete ich, wie der Beamte von Zelle zu Zelle ging und einen Gefangenen nach dem anderen in seinen Haftraum einschloss. Dann bemerkte auch er den Gestank. Er zog eine angewiderte Fresse und öffnete mir den Haftraum.

»Was brutzeln sich deine Kumpels da schon wieder für'n Schweinefraß zusammen? Is ja ekelhaft. Die sollen mal ordentlich lüften.«

»Kein Problem, Chef, richte ich aus.« Ich drückte mich an ihm vorbei in meine Zelle, und rums, fiel die schwere Stahltür hinter mir zu. Die Beamten hatten jetzt Dienstübergabe und danach Feierabend. In der nächsten Stunde würde sich keiner dafür interessieren, woher der Gestank kam.

Janosch saß am Tisch und drehte sich eine Zigarette, Sergej auf einem Stuhl am Kopfende des Sittichbettes. Leise redete er auf ihn ein. »Wenn du dein scheiß Maul aufmachst und irgendjemandem steckst, was hier heute passiert is, mach ich dich richtig fertig, du Hurensohn. Ich mach dich klein und spül dich anschließend im Scheißhaus weg. Hast du das verstanden, du Fotze?« Als der Sittich nicht sofort antwortete, trat er ihm brutal ins Kreuz. »Ich hab gefragt, ob du mich verstanden hast, du Hurensohn?«

Der Sittich schrie leise auf, presste dann aber ein weinerliches »Ja« heraus. Er zitterte am ganzen Körper und lag komplett in seine Decke eingewickelt mit dem Gesicht zur Wand. Sergej hatte alle Register gezogen und ließ keinen Zweifel daran aufkommen, dass er das Gesagte vollkommen ernst meinte.

Ich hatte ein mulmiges Gefühl im Bauch. Der Geruch blieb mir auf der Zunge kleben und ich riss das Fenster auf. Noch hatte ich nicht gesehen, was sie mit ihm gemacht hatten, aber da kein Teller mit Grillfleisch auf dem Tisch stand, ging ich davon aus, dass es verbranntes Sittichfleisch war, was hier so pervers roch. Ich dachte an Sergej, wie er grinsend in der Zelle stand, den Tauchsieder in der Hand. Er hatte sich ein Brandeisen aus dem Ding gebastelt. Oh mein Gott. Das hatten sie also mit ihm gemacht. Ihm kreisrunde Brandzeichen, Erinnerungsnarben, mit dem glühenden Eisen verpasst. Sein Leben lang sollte er die Konsequenzen für sein Verbrechen sehen und fühlen.

Sergej stand auf, setzte sich völlig entspannt zu Janosch und mir an den Tisch und drehte sich eine Kippe. Ich war hin- und hergerissen. Der Sittich hatte es verdient, aber irgendwie tat er mir trotzdem leid. Das war Folter, verdammt.

Es verging eine knappe Woche und nichts passierte. Kein Beamter sprach uns auf den Vorfall an. Auch nicht, als der Sittich mit schmerzverzerrtem Gesicht zum Arzt gehumpelt und bandagiert zurückgekommen war. Anscheinend interessierte es einfach niemanden, was passiert war und wer ihm die Brandwunden verpasst hatte. Ich war jedenfalls sehr froh darüber, dass die Sache im Sande verlief.

Als dann mein Bewährungswiderruf zusammen mit einer

neuen Anklageschrift eintraf, wurde ich glücklicherweise auf Haus 5 verlegt. Ich war jetzt offiziell Strafhäftling mit offenem Termin und würde länger bleiben. Mindestens für die vier, fünf Monate, die in Vechta zur Bewährung ausgesetzt waren. Laut der neuen Anklageschrift verlängerte sich meine Haftstrafe vielleicht sogar um ein Jahr. Angeblich hatten die Cops genügend Indizien gesammelt und sogar einen Zeugen, um mir meine Brüche in der Galeria Horten nachzuweisen. Na dann prost Mahlzeit.

Voll angeschissen

Haus 5 war eine völlig andere Welt im Verhältnis zum Rest des Baus. Erstens war es viel kleiner als die übrigen Häuser der Anstalt, dadurch wohnten hier viel weniger Mitgefangene, die einem auf den Sack gehen konnten. Und zweitens fühlte es sich komplett anders an.

Überall im Haus standen große Blumenkübel rum, alles war hell und freundlich gestrichen, die Zellen sauber, vor jedem Fenster hingen Gardinen. Selbst die Waschbecken und Toiletten waren erstaunlich gut in Schuss. Aber die absolute Krönung war unser Freistundenhof. Wir teilten ihn uns im wöchentlichen Wechsel mit den Frauen, die im Haus gegenüber wohnten. Mal hatten wir die Vormittage und die Weiber die Nachmittage und dann wieder andersherum. Es war ein richtig netter kleiner Park mit viel Grün, einem Basketballkorb, einem Schach- und Damespiel mit großen Plastikfiguren und zwei oder drei Holzbänken.

Selbst die Beamten hier waren so entspannt wie das Haus aussah. Es war völlig normal, dass die Zellen den ganzen Vormittag oder Nachmittag offen standen und wir bis zum Mittag- oder Abendessen tun und lassen konnten, was wir wollten. Also gemütlich und lange duschen, was zu essen machen oder einfach nur in einer anderen Zelle einen Kaffee trinken gehen. Und weil hier nur Gefangene lagen, die im Normalfall keinen Ärger machten, stand auch die Tür zum Freistundenhof durchgehend offen, wenn Aufschluss war. Stundenlang hingen wir in der Sonne rum. Im Vergleich zu Haus 4 fühlte es sich fast wie Urlaub an.

Die nächsten zwei Monate bis zu meinem Gerichtstermin vergingen wie im Flug. Wie ein Tier stopfte ich alles Essbare in mich hinein, betrieb täglich ein, zwei Stunden Zellensport und durch die vielen Tage in der Sonne sah ich schon nach kurzer Zeit wieder topfit aus. Außerdem kiffte ich nur abends nach dem Einschluss, um so lange wie möglich mit den kleinen Portionen auszukommen, die mir Rockys Freundin vorbeibrachte. Zusätzlich gab es fast jeden Abend ein paar Titten zu sehen. Wie gesagt, die Frauen lagen genau gegenüber, keine 30 Meter von uns entfernt. Regelmäßig lüpften sie ihre Shirts und wackelten mit ihren Eutern. Eine Haftstrafe ganz nach meinem Geschmack.

Am Tag meiner Verhandlung traf ich auf Haus 4 unerwartet auf einen alten Bekannten: Daniel. Wir hatten uns in den sechs Monaten vor meiner Haftstrafe nur selten gesehen und nie mehr als ein paar Stunden miteinander verbracht, aber ich freute mich sehr darüber, ihn zu sehen. Auch wenn er ein cholerisches, besitzergreifendes Arschloch war und ich seit der Aktion mit der abgebrochenen Nadel nur noch wenig Wert auf seine Gesellschaft gelegt hatte. Doch damals und auf dem Weg zu meiner Verhandlung war er mir lieber als die meisten anderen. Schließlich hatten wir tausend Dinger zusammen durchgezogen und ich hatte mich immer auf ihn verlassen können. Ein Freund also. Wir begrüßten uns wie Brüder und schlossen einander kurz in die Arme.

»Hey, was geht, Alter? Seit wann biste hier?«

»Alles gut, Kleiner, ich bin seit Ende Februar hier. Auf Haus 3. Hab nen Bewährungswiderruf und ne neue Anklage. Und bei dir?«

»Genau der gleiche Scheiß. Hab heute meine Verhandlung wegen Galeria. Aber was geht bei dir heute? Haste auch nen Termin, oder was?«

»Zeugentermin. Nix Besonderes.«

Wir setzten uns nebeneinander auf die Treppenstufen und plauderten noch ein bisschen über dies und das. Eine Viertelstunde später stiegen wir in die kleine Minna, verließen das Anstaltsgelände und rollten Richtung Innenstadt. Vor den Arrestzellen im Keller des Landgerichts verabschiedeten wir uns voneinander. Es war schön, ihn wiedergesehen zu haben.

Nur eine Minute später saß ich in einer Zelle. Was mich wohl im Gericht erwartete? Aus meiner Akte wusste ich, dass sie einen Fingerabdruck von mir auf einem leeren Müllsack im Eingangsbereich der Galeria Horten gefunden hatten und mir aus diesem Grund die Brüche zur Last legten. Aber das allein war ja noch kein eindeutiger Beweis für meine Schuld, und ich war recht zuversichtlich, dass mein Pflichtverteidiger mich aus der Nummer rausboxen würde. In dubio pro reo, im Zweifel für den Angeklagten.

Die Verlesung meiner Vorstrafen dauerte beinahe eine Dreiviertelstunde und warf kein sehr gutes Licht auf mich. Die beiden Schöffen und der Richter sahen nur wenig begeistert aus. Immer wieder schüttelten sie den Kopf und sahen mich enttäuscht an. Ein unangenehmes Gefühl machte sich in mir breit und die hektische, unorganisierte Art des Pflichtverteidigers trug nicht gerade zu meiner Beruhigung bei. Irgendwie kam es mir so vor, als wüsste er gar nicht, worum es hier überhaupt ging.

Nach knapp zwei Stunden, die Verhandlung hatte im Grunde noch nicht mal begonnen, unterbrach der Richter die Sitzung für 90 Minuten und ich wurde wieder in den Keller verfrachtet. Die Wichser gingen erst mal schön essen, während ich lustlos und mit Magenschmerzen in einem Plastiknapf mit Resteeintopf herumrührte. Vor Nervosität bekam ich keinen Bissen runter.

Als ich wieder auf der Anklagebank saß, rief der Richter die ersten Zeugen auf. Alles irgendwelche Kriminalbeamte, die damals den Tatort gesichert und an den anschließenden Ermittlungen beteiligt gewesen waren. Mit jeder weiteren Aussage redete sich der Staatsanwalt weiter in Rage. Denn nach meinem dritten Bruch in der Galeria hatte die Kripo den Laden mehrere Wochen Tag und Nacht observiert, um mich zu erwischen. Aber ich ging ihnen einfach nicht ins Netz. In mehreren Etappen hatten sie meinetwegen Unmengen von Steuergeldern verpulvert und überhaupt nichts erreicht. Okay, jetzt wusste ich, warum die alle so grimmig dreinblickten. Sie wollten auf jeden Fall eine Verurteilung erreichen und dem Anschein nach waren sie sich ziemlich sicher, dass mit mir der Täter vor ihnen saß. Verdammte Scheiße. Das fühlte sich überhaupt nicht mehr nach einem Freispruch oder einer Bewährungsstrafe an. Mehr nach einem Tritt in die Eier.

»Hohes Gericht, nach den ausführlichen Schilderungen der ermittelnden Beamten möchte ich nun unseren Hauptbelastungszeugen aufrufen.«

Als die Tippse den Namen des Zeugen in ihr Mikrofon nuschelte, war mir mit einem Schlag klar, dass ich verkackt hatte und mit Sicherheit mit einer bösen Klatsche für meine Serie in der Galeria Horten rechnen musste.

»Der Zeuge Daniel ..., bitte in den Sitzungssaal, der Zeuge Daniel ..., bitte in den Sitzungssaal.« Mir wurde speiübel. Es war wirklich Daniel, der da den Gerichtssaal betrat und sich auf dem Zeugenstuhl niederließ, ohne mich eines Blickes zu würdigen.

Der Richter begann mit der Befragung. Daniel war der beschissene Hauptbelastungszeuge? Das konnte doch nicht sein. Er war mein Freund. Oder etwa nicht? Gut, wir hatten immer wieder mal unsere Differenzen gehabt, vor allem, weil ich ihm nie was von dem erbeuteten Schmuck abgegeben hatte, aber trotzdem.

Für einen kurzen Augenblick gab ich mich der naiven Hoffnung hin, dass er die Aussage verweigern oder lügen würde. Aber schon nach wenigen Minuten wurde mir klar, dass er sich selbst bei der Staatsanwaltschaft gemeldet hatte. Er wollte seine Strafe vermindern, indem er mich reinritt. Eine kleine Welt brach für mich zusammen, und am liebsten wäre ich über den Tisch gesprungen und ihm an die Gurgel gegangen. Was für ein verdammter Hurensohn. Ich hätte die Drecksau damals einfach verbluten lassen und ihm die Bude ausräumen sollen.

Kreidebleich musste ich mir anhören, wie er dem Richter detailliertes Täterwissen schilderte und mich immer tiefer in die Scheiße ritt. Ohne diesen Verrat wäre ich womöglich mit einem blauen Auge davongekommen, aber das konnte ich mir abschminken.

»Halt doch mal dein scheiß Maul, du Fotze! Was soll das, Junge? Du bist so ein dreckiger Wichser, Alter!« Ich schrie ihn an, beleidigte ihn, doch er würdigte mich keines Blickes.

»Halten Sie sich zurück, junger Mann. Der Zeuge hat jetzt das Wort. Sie können sich danach zur Sache äußern.«

Wutentbrannt ballte ich die Fäuste unter dem Tisch, starrte Daniel gebannt an und schluckte meine nächsten Beschimpfungen erst mal herunter.

Doch als er seine Aussage mit emotionsloser Stimme fortsetzte, platzte es wieder aus mir heraus. »Du scheiß Hurensohn! Ich erzähle jedem, dass du ne miese Ratte bist, ein Verräter. Irgendwer fickt dich früher oder später dafür. Wirst schon sehen!«

Bam! Bam! Bam! Der Richter unterbrach die Hasstirade genervt mit seinem Hammer.

»Wenn Sie die Zeugenaussage noch einmal stören, schicke ich Sie für den Rest der Verhandlung in den Keller und brumme Ihnen für Missachtung des Gerichts eine Geldstrafe in Höhe von 200 Mark auf. Haben Sie mich verstanden?«

Natürlich hatte ich verstanden, ich war ja nicht blöd. Aber scheiß mal auf die kleine Geldstrafe, so einen Quatsch bezahlte ich sowieso nicht. Also leck mich doch einfach am Arsch, hohes Gericht. Ich war so enttäuscht und wütend, dass ich ohne mit der Wimper zu zucken die Konsequenzen für mein Fehlverhalten in Kauf genommen hätte. Aber dazu kam es nicht mehr. Das Gericht hatte genug gehört und zwei Justizbeamte führten Daniel zurück in seine Zelle. Nicht mal als er den Saal verließ, hatte er die Eier, mir in die Augen zu schauen. Was für ein Fotzenknecht, Mann. Die Tür fiel hinter ihm zu. Der Staatsanwalt laberte irgendwas von angebrachtem Strafmaß und in meinem Schädel drehte sich alles. Das Blut pumpte so schnell durch meine Adern, dass es laut in meinen Ohren rauschte. Mein Magen verkrampfte sich. Ich riss mich hart zusammen, um keine Hasstränen zu vergießen.

Verraten zu werden war ja nichts Neues mehr für mich. Aber von einem Freund verraten zu werden, war eine ganz andere Hausnummer. Einmal mehr überkam mich das bittere Gefühl, vollkommen allein auf dieser Welt zu sein. Ich konnte niemandem vertrauen. Niemandem! Ich fühlte mich so klein, überflüssig und ausgestoßen. Ein abscheuliches, ekelhaftes Gefühl. Während der restlichen Verhandlung fiel es mir schwer, mich noch zu konzentrieren. Es war die Urteilsverkündung, die mich aus meiner Gedankenspirale herausriss und zurück in die Realität katapultierte.

»Im Namen des Volkes ergeht folgendes Urteil: Der Angeklagte wird wegen schwerem Einbruchsdiebstahl in acht Fällen zu einer Freiheitsstrafe von 20 Monaten ohne Bewährung verurteilt. Da davon auszugehen ist, dass der Beschuldigte aufgrund seiner Drogensucht weitere Straftaten begehen wird, wenn wir ihn in Freiheit entlassen ... Deshalb hält es das Gericht für sinnvoll, dass der Angeklagte sich aus der Haft heraus um einen Therapieplatz nach §35/36 bemüht und dies als Chance für sich nutzt ...«

20 verfickte Monate? Das würde ja bedeuten, dass ich in Verbindung mit dem Widerruf meiner Bewährung die nächsten zwei Jahre hinter Gittern verbringen musste. Verfluchte Scheiße, Mann. Irgendwie hatte ich mir das anders vorgestellt.

Als der Richter die Verhandlung wenige Minuten später für beendet erklärte, rief mich der Staatsanwalt mit ernster Miene zu sich an den Tisch.

»Hören Sie zu, ich möchte Ihnen einen Ratschlag mit auf den Weg geben. Und hören Sie mir gut zu. Wenn Sie irgendwann wieder entlassen werden, aus dem Vollzug oder einer Therapie, dann kommen Sie besser nicht nach Hannover zurück. Suchen Sie sich eine neue Stadt und versuchen Sie dort Ihr Glück. Okay? Denn falls Sie doch zurückkommen und wieder vor diesem Gericht landen, werde ich Ihnen so lange es geht das Licht ausmachen. Ganz egal für welches Delikt Sie dann vor mir stehen. Ich werde für Sie das höchstmögliche Strafmaß fordern. Das ist keine leere Drohung. Haben Sie das verstanden?«

Klar hatte ich das verstanden. Und ich gab einen Fick auf seine Ansage. Ich sah ihn nur verächtlich an, drehte mich um und ließ mich abführen. Scheiß auf euch alle.

Ich brauchte ein paar Tage, um die Niederlage zu verdauen. Zwar hatte ich schon öfter davon gehört, dass Freunde im Vollzug einander verraten hatten, um ihrer Strafe zu entgehen, aber nie damit gerechnet, dass mir das mal passieren würde. Egal. Ich würde schon darüber hinwegkommen und hatte wieder mal eine Lektion fürs Leben gelernt. Vertraue niemandem. Selbst wenn du glaubst, er ist dein Freund. Nur die wenigsten halten es aus, im Knast zu sitzen und ihre Bestrafung wie ein Mann hinzunehmen. Die meisten sind einfach nur miese Muschis und liefern dich ohne zu zögern ans Messer.

Etwa vier Wochen nachdem Lady Di gestorben war und die Medien die ganze Welt wochenlang mit ihrem Ableben genervt hatten, erhielt ich mein endgültiges Strafmaß. 22 Monate ohne Bewährung. Nur lächerliche zwei oder drei Monate waren durch das Zusammenziehen der Strafe weggefallen. Danke. Aber darauf hätte ich auch verzichten können. Was dann aber passierte, nervte noch viel mehr.

Ich wurde auf Haus 1 verfrachtet, die Drehscheibe. Es war ein absolutes Loch, die Zellen total versifft und es herrschte konstante Unruhe auf den Fluren. Keiner der Gefangenen blieb lange hier und der Umgang miteinander verlief dementsprechend rau und asozial. Fast täglich kam es zu irgendwelchen lautstarken Auseinandersetzungen oder Handgreiflichkeiten zwischen den Insassen. Das hier war richtig Knast und ich hasste es. Die Tage zogen sich endlos in die Länge in diesem rotierenden Raubtierkäfig und ich war heilfroh, als mir der diensthabende Beamte nach vier Wochen endlich mitteilte, dass ich am nächsten Morgen nach Meppen verlegt werden würde.

Cool, ich kannte die JVA Meppen bereits aus Erzählungen,

außerdem würde ich dort Rocky, Attila und Frank und seine Brüder wiedersehen. Sehr schön. Auf nach Meppen Beach.

Die üblichen Verdächtigen

Meppen, Anfang Oktober 1997

In Meppen landete ich erst mal auf dem Zugang in einer Sechs-Mann-Zelle und verbrachte dort die ersten vier Wochen. Anfang November zog ich dann auf Haus 3, in Rockys Sechs-Mann-Zelle ein. Perfekt.

Der Haftraum war riesengroß, eingerichtet wie ein Jugendzimmer und nur die Gitter an den Fenstern erinnerten einen noch daran, dass man im Knast und nicht zu Hause saß. Die Jungs hatten die Wände komplett mit Rap-, Auto- und Tittenpostern vollgepflastert und überall standen Pflanzen herum. Jedes Bett war mit privater Bettwäsche und nicht mit diesem braun-weißkarierten Anstaltsdreck bezogen, und selbst an den Fenstern hingen saubere Gardinen. Vor jedem Doppelstockbett lag ein kleiner Teppich, die beiden Tische zierten gewachste Blumendeckchen und aus Rockys Ghettoblaster dröhnte 2Pacs »All Eyez on Me« zur Begrüßung. Es fühlte sich an wie nach Hause kommen. Rocky hatte mich schon erwartet und fiel mir lächelnd in die Arme.

»Hab dir schon Bettwäsche von mir hingelegt, Kleiner. Richte dich eben ein und dann rauchen wir'n Eimer. Also mach hin, Junge.«

Nach den Wochen auf der dreckigen Drehscheibe in Hannover und dem beschissen langweiligen Zugang hier fühlte sich das super an. Was hätte mir auch Besseres passieren können, als mit ihm zusammen in einer Zelle zu sitzen? Ich war vereint mit einem Gleichgesinnten, einem Mittäter, einem Freund, einem Bruder im Geiste. Alles war gut.

Innerhalb weniger Tage war ich vollkommen integriert, hatte alle »guten Jungs« von meinem Flur kennengelernt und bemühte mich wieder darum, einen Therapieplatz zu bekommen.

Schließlich hatte das Gericht mir das nahegelegt. Ich wusste nur eins: Wenn ich mich bewarb, kam ich früher raus. Also schrieb ich erneut einen Lebens- und Suchtverlauf, eine Bewerbung und schickte alles zusammen an die Fachklinik Hohehorst in Bremen. Jetzt hieß es abwarten und Eimer rauchen, bis sich das Tor wieder von selbst öffnete.

Meppen steckte meistens bis unters Dach voll mit Drogen und Rocky brachte fast von jeder Freistunde zwei, drei Haschteile mit, die er irgendeinem anderen Gefangenen mit unterschwelligen Drohungen aus der Tasche gelabert hatte. Denn auch Attila saß bei uns auf dem Haus seine knapp dreijährige Haftstrafe ab und zusammen zogen sie hier den gleichen Film wie in Hannover ab. Schutzgelderpressung. Und auch hier muckte kaum einer gegen die beiden auf und so hatten wir, bis auf ganz wenige Tage, immer genügend zu kiffen und ließen es uns gutgehen.

Von morgens bis abends beschallten wir den Flur mit South Central Cartel, 2Pac, Scarface und anderem Gangsterrap, trieben Zellensport oder pumpten an den Geräten im Kraftraum und fraßen, was das Zeug hielt. Nur die wenigen Stunden, die Rocky beim Fußball verbrachte, waren wir voneinander getrennt. Sonst hingen wir jede Minute des Tages miteinander rum und ich verinnerlichte immer mehr seine unbekümmerte Ich-geb-einen-Fick-auf-alles-und-jeden-Mentalität und feierte unser Outlaw-Dasein mehr denn je. Ich war endlich angekommen, angekommen auf meinem Platz am Rande der Gesellschaft.

Als dann auch noch der lange Jürgen bei uns auf den Flur kam, war alles perfekt. Nun sollte ich endlich die Gelegenheit bekommen, mir all die Tattoos stechen zu lassen, die ich schon jahrelang haben wollte. Tattoos, die der ganzen Welt den Mittelfinger zeigen sollten.

In Vechta hatte ich mir zwar schon zwei Bilder pricken lassen, aber nur die Meerjungfrau auf meiner linken Wade war etwas geworden. Der Drache auf meinem rechten Oberarm glich eher einem Würmchen und ich war heilfroh, als Jürgen Anfang Januar alles Zubehör für seine Tattoomaschine und die Farben zusammenhatte und wir endlich loslegten.

Zuerst coverte er den Drachenunfall auf dem Bizeps mit einem dreckig grinsenden Teufel, der mit einem Dreizack und einem Eightball Billard spielte. Und nur wenige Tage später zimmerte er mir darunter mein Alter Ego. Einer der Jungs am Opernplatz hatte es mal für mich gezeichnet und ich schleppte die Skizze schon seit Jahren mit mir rum. Sein Schädel ist sogar das Logo von *Shore, Stein, Papier*. Beide Bilder zusammen sollten verdeutlichen, dass der Teufel mein ständiger Begleiter war, das Zepter in der Hand hielt und alles in meinem Leben dirigierte. Als krönenden Abschluss zog Jürgen mir dann noch einen Thug-Life-Schriftzug quer über den Bauch, mit maskiertem Totenschädel und Dollarzeichen.

Er hatte sich richtig Mühe gegeben und ich war super stolz auf meine neuen Tattoos. Sie repräsentierten mich und meinen verkorksten Lebensstil haargenau. Jetzt würde sogar der Dümmste auf den ersten Blick erkennen, mit wem er es zu tun hatte.

Im Februar 1998 hielt ich endlich meinen Aufnahmetermin in der Therapieeinrichtung Hohehorst in Händen, sowie die Bescheinigung der Kostenübernahme von der AOK. Ich beantragte beim Amtsgericht in Hannover die Zurückstellung meiner Strafe nach § 35/36. Wenn der Antrag durchging, woran ich keine Zweifel hegte, wäre ich schon Ende März ein freier Mann. Na ja, wenigstens würde ich nicht mehr hinter Gittern sitzen. Frei fühlen würde ich mich sicher nicht mit all den merkwürdigen und unnötigen Regeln und Vorschriften. Aber egal.

Zehn Monate wollte ich durchhalten. Aber selbst wenn ich danach drogenfrei bliebe, zu arbeiten kam nicht infrage. Niemals.

Meine Zukunftsplanung sah vor, mit Cannabis zu handeln, alle sechs Monate einen schönen langen Urlaub irgendwo im Süden einzulegen und ein dickes Auto zu fahren. Auf keinen Fall wollte ich mich buckelig malochen und mir Schwielen an den Händen holen. Scheiß mal drauf. Ich würde das Kind schon schaukeln.

Ich vertraute auf mein Schauspieltalent und war mir ziemlich sicher, dass ich die Therapeuten ganz leicht um den kleinen Finger wickeln und verarschen könnte. Und so verließ ich, frisch tätowiert und top durchtrainiert, mit 75 Kilo Kampfgewicht am Morgen des 25.3.1998 die JVA Meppen und fuhr mit dem Drogenbeauftragten der Anstalt bei strahlendem Sonnenschein Richtung Bremen Hohehorst. Schon bald würde sich herausstellen, ob mein Plan aufging.

Lasst die Spiele beginnen

Die ersten drei, vier Tage in Hohehorst lief ich nur dämlich grinsend über das weitläufige Gelände der Fachklinik und freute mich wie ein kleiner Junge. Es war das erste Mal für mich, dass ich den »Rausch« des Entlassenwerdens nüchtern erlebte. Die frisch wiedererlangte Freiheit fühlte sich unbeschreiblich gut an, ich war beinahe high und sonderbar zufrieden.

Direkt nach meiner Ankunft hatte ich mich in der Gruppe den anderen Klienten und Therapeuten vorgestellt und bezog ein schönes und sauberes Drei-Mann-Zimmer im Torhaus, erst danach erkundete ich meine neue Umgebung.

Es gab zwei Häuser auf dem Gelände. Das kleine, in dem ich mit circa zehn anderen Süchtigen untergebracht war, und eine gewaltige, wunderschöne Gutsherrenvilla, ziemlich mittig auf dem Grundstück. Das Torhaus diente in vergangenen Zeiten dem Pförtner und seiner Familie als Unterkunft und war nur wenige Jahre vor meinem Aufenthalt frisch renoviert und modernisiert worden.

Von hier aus führten eine Zufahrtsstraße und ein schmaler Trampelpfad durch ein kleines Wäldchen zum Haupthaus mit der riesigen Terrasse. Von dort aus hatte man einen super Blick auf den Fußballplatz. Nahe der Villa gab es sogar einen Abenteuerspielplatz und einen Kinderhort für die Kinder, die ihre Mütter oder Väter durch die Therapie begleiteten.

Das Gelände war fast komplett bewaldet und ringsrum durch Natursteinmauern, Hecken oder Maschendrahtzaun abgegrenzt. Man sah deutlich, dass schon Hunderte Klienten über ihn hinweggestiegen sein mussten. Auch ich würde hier heimlich das Gelände verlassen, wenn ich mal einen nicht genehmigten Ausflug unternahm.

Etwas mehr als 40 Klienten lebten in dem beeindruckenden Haupthaus. Allein die Eingangshalle, ausgestattet mit einem monströsen Kronleuchter und einem Kamin mit mannshoher Feuerstelle, war beinahe so groß wie das Fußballfeld vor der Terrasse. Der Boden bestand aus schwarz-weißen Marmorplatten und die bestimmt drei Meter breite geschwungene Treppe, die auf die riesigen Flure im Obergeschoss führte, hatte ein handgeschnitztes, völlig verschnörkeltes Treppengeländer aus dunklem Holz. Im Vergleich zu dem trostlosen Anblick der JVA Hannover und der JVA Meppen kam ich mir vor wie im Paradies. Hier würde ich es sicher eine Zeit lang aushalten können. Zumindest wenn die Therapeuten mir nicht zu heftig auf den Sack gingen und mich mit ihrem Gelaber nicht zu sehr abnervten.

Glücklicherweise waren auch zwei ehemalige Mittäter von mir dort, ein Brüderpaar aus Hannover. Schon an meinem ersten Tag. Ich war mit den beiden bestimmt zwanzig, dreißig Mal in Büroräume, Krankenhäuser und Altenheime eingebrochen und hatte dort die Zahlstellen geplündert. Die beiden waren Profis, was Tresore und Automatenknacken betraf, und sie hatten auch dort in der Umgebung quasi im Vorbeigehen jeden Cola- und Süßigkeitenautomaten aufgebrochen und so manipuliert, dass sie sich immer wieder an deren Kassen bedienen konnten. Perfekt. Mein Taschengeld für die nächste Zeit war gesichert, und ich konnte mir den unangenehmen Bettelbrief an meine Mutter sparen, müsste nicht erklären, warum ich wieder mal in Haft gewesen war und meine vielen Versprechen nicht eingehalten hatte. Erst mal wollte ich mich erfolgreich hier durchmogeln und mich danach mit Cleanschein bei ihr melden. Vielleicht auch nicht, mal sehen. In den ersten 14 Tagen hatte ich sowieso erst mal völlige

Kontaktsperre, sollte mich ohne Ablenkung von außen eingewöhnen und auf die Therapie und die Leute einlassen. Egal. Ich würde mich später darum kümmern.

Ich glaube, es war an dem Samstag vor Ostern, meine Kontaktsperre war gerade aufgehoben worden, als das alljährliche Fußballturnier mit den umliegenden Therapieeinrichtungen auf dem Gelände der Einrichtung ausgetragen wurde. Während des Turniers lernte ich Danny kennen. Sie begleitete ihre Mannschaft von Elrond Bremen, um sie anzufeuern. Als ich sie das erste Mal sah, unterhielt sie sich gerade mit den beiden Brüdern auf der Terrasse des Haupthauses und trank eine Cola. »Hey, ich bin Danny. Und wer bist du?«

Sie gefiel mir auf Anhieb. Sofort stieg mir ihr verführerischer Duft in die Nase. Anscheinend erging es ihr genauso, sie wich mir bis zum Ende der Festlichkeiten keinen Millimeter mehr von der Seite. Schon nach einer Stunde schlichen wir uns Hand in Hand davon und knutschten wild im Schutz der Bäume. Sauber. So hatte ich mir meinen Aufenthalt vorgestellt.

Bevor ich sie kennenlernte, hatte ich schon einige Male mit dem Gedanken gespielt, mich einfach zu verpissen, da mir das Kiffen ganz extrem fehlte, besonders in den Abendstunden. Doch durch ihre Zuneigung motivierte Danny mich, die Therapie nicht vorzeitig abzubrechen. Trotzdem bekam ich jedes Mal einen dicken Hals, wenn ich mitbekam, dass die Therapeuten uns zu Ratten umerziehen wollten. Ständig hielten uns die Affen dazu an, andere zu verraten. Zum Beispiel wenn wir mitbekamen, dass ein anderer trank oder so. So etwas sollten wir sofort melden oder würden selbst rausfliegen. Alter, ist mir doch scheißegal. Schmeißt ihn einfach raus, wenn ihr ihn bei was auch immer erwischt, aber erwartet nicht von mir, dass ich zum Verräter werde. So eine Scheiße lief bei mir nicht. Niemals.

In den ersten sechs Wochen hatte ich noch halbwegs meine Ruhe, auch was meine Beteiligung und Mitarbeit in den Gruppen- oder den Einzelgesprächen anging. Doch schon in dieser

Zeit tauchte immer wieder eine Frage auf, bei der ich regelmäßig an die Decke ging.

»WAS MACHT DAS MIT DIR?«

Ich hatte keine Antwort auf diese Frage. Ich verstand sie nicht mal. Nicht weil ich dumm war, ich fand damals einfach noch keine Worte für meine Emotionen und konnte sie deshalb auch nicht wiedergeben. Was macht das mit dir? Was für eine Frage! Ich konzentrierte mich viel lieber auf meine neue Beziehung mit Danny und unsere heimlichen Treffen. Immer wieder kletterte ich über den kaputten Zaun und fuhr mit dem Fahrrad zu einem nahe gelegenen Feld. Dort legten wir uns in die Sonne und knutschten. Oder ich schleuste sie abends ins Torhaus ein und versteckte sie bis zum nächsten Morgen in meinem Bett.

Meine Mitbewohner waren Gott sei Dank ziemlich coole Jungs und beide schliefen in diesen Nächten freiwillig in einem der anderen Zimmer oder in dem kleinen Aufenthaltsraum auf den Sofas. Eigentlich lief alles super bis zu dem Tag, an dem sich acht Mann vom Haupthaus beim Saufen erwischen ließen und die Therapeuten zur Großgruppe riefen.

Die Brüder und ich stiegen gerade auf unsere Räder, um ins Brauer Zentrum zu fahren, als einer der anderen Klienten uns an der Pforte aufhielt.

»Halt! Ihr dürft das Gelände nicht verlassen! Wir haben eine Sondergruppe wegen nem Alkoholrückfall. Wir sollen alle ins Haupthaus kommen!«

»Mann, halt's Maul und verpiss dich. Wir haben uns gerade die Genehmigung geholt und sind eigentlich schon nicht mehr da. Sag einfach, du hast uns nicht mehr gesehen. Hau rein.«

Damit ließen wir den Vogel stehen und fuhren los. Ich wollte mir auf keinen Fall mein Treffen mit Danny entgehen lassen. Die beiden Brüder brauchten dringend Geld und wollten ihre manipulierten Automaten abklappern. Also scheiß mal auf die Gruppe. Was interessierte es uns schon, wenn irgendwer so blöd gewesen war, sich beim Saufen erwischen zu lassen? Die konnten die Spastis auch ohne uns rausschmeißen.

Aber anscheinend konnten sie das nicht. Als wir kurz vor dem Abendbrot mit einer guten halben Stunde Verspätung wieder auf dem Gelände eintrafen, saßen noch alle im Keller des Haupthauses und warteten total abgenervt auf uns. Die hatten tatsächlich noch nicht mal mit der Gruppe angefangen. Die meisten Klienten sahen schon völlig abgegessen und genervt aus, als wir den »Sitzungssaal« betraten.

»Setzt euch bitte dorthin.« Einer der Sozialarbeiter zeigte auf die drei freien Sitzplätze in der Mitte des Stuhlkreises, genau gegenüber den Therapeuten. Die Brüder und ich sahen einander verständnislos an. Ging es hier nicht um die Säufer? Wieso standen plötzlich wir im Mittelpunkt?

»So, dann verratet uns doch mal, wo ihr wart?«

Natürlich hatten wir uns vorher abgesprochen und ratterten ohne rot zu werden unsere Story runter. Ich war noch nicht lange genug da und hätte Danny deshalb gar nicht alleine treffen dürfen. Und Automatenplündern gehörte ebenfalls nicht zu den genehmigten Freizeitaktivitäten. Uns blieb also gar nichts anderes übrig, als zu lügen. Glücklicherweise glaubten sie uns und es ging eigentlich nur darum, dass wir unerlaubterweise das Gelände verlassen hatten. Die kleine Ratte, die uns zur Gruppe holen sollte, hatte uns natürlich verraten. Aber wie dem auch sei.

Sie drückten jedem von uns einen Zettel und einen Stift in die Hand: Wieso, weshalb, warum war das, was wir getan hatten, nicht in Ordnung? Wo genau lag der Regelverstoß? Und: Was machte das mit uns? WAS MACHT DAS MIT MIR? Ich hätte kotzen können. Als die Therapeuten uns eine Stunde später aus unseren Zimmern zurück in den Stuhlkreis holten, war mein Blatt immer noch leer. Sollte ich mich jetzt entschuldigen oder gestehen, oder was? Was zur Hölle wollten diese Muppets von mir? In mir brodelte es. Als die Therapeuten dann kollektiv über uns herfielen und aufs Übelste mit Therapiescheiße zuquatschten, rastete ich völlig aus.

Ich sprang so heftig auf, dass mein Stuhl nach hinten wegflog, mit angeschwollener Ader und hochrotem Kopf baute ich mich vor den Therapeuten auf und brüllte sie an.

»Seid ihr dumm oder was? Was wollt ihr von uns? Wir haben doch erzählt, was passiert ist! Das Einzige, was euer scheiß Gelaber mit mir macht, ist, dass ich aggressiv werde, Mann!«

Als eine von ihnen, eine selten hässliche Kröte um die 50, mich daraufhin arrogant aufforderte, mich wieder hinzusetzen, musste ich sie und die anderen einfach beleidigen.

»Mensch halt dein Maul, du bucklige Brotspinne! Was denkt ihr überhaupt, wer ihr seid, ihr dreckigen Knechte! Ihr könnt mich mal an meinem kleinen Arsch lecken, ihr Wichser! Immer wieder diese bescheuerte Frage. Was macht das mit dir, was macht das mit dir? Mann, der Scheiß macht mich nur aggressiv, sonst gar nichts, ihr Fotzen ...«

Gefühlte fünf Minuten lang beleidigte und beschimpfte ich sie und kotzte mich so lange aus, bis mir keine Schimpfworte mehr einfielen. Den Therapeuten fiel fast alles aus dem Gesicht und sie starrten mich mit großen Augen an. Die meisten Klienten konnten sich das Grinsen kaum noch verkneifen.

»Möchtest du uns verlassen?«

Ich konnte es kaum glauben. Der Wichser antwortete mir doch tatsächlich mit einer Frage.

»Du Idiot bist hier also der Blitzmerker. Natürlich geh ich, du Affe. Ich hab keinen Bock mehr auf eure Psychokacke, Mann.« Ich verpasste meinem umgekippten Stuhl einen Tritt, drängelte mich durch die Sitzreihe der Klienten und weg war ich. Scheiß mal auf die Konsequenzen. Ich würde das schon mit dem Staatsanwalt regeln. Schließlich hatte ich es gute zwei Monate hier ausgehalten. Sicherlich bekäme ich die Chance, mich um einen neuen Therapieplatz zu bemühen, wenn ich mich bei ihm meldete.

Doch erst mal würde ich Danny anrufen. Vielleicht konnte sie mir helfen und mir bei Elrond Bremen einen Platz verschaffen. Und so kam es dann auch.

Nachdem ich mir am Bahnhof einen Strothmann Wodka und einen halben Liter Beck's reingezogen hatte, telefonierte ich mit ihr und wurde tatsächlich zwei Stunden und noch ein Beck's später bei Elrond aufgenommen. Das einzige Manko an der

Sache war, dass sie mir eine dreimonatige Kontaktsperre zu Danny auferlegten. Aber egal. Die würden wir schon irgendwie umgehen.

Doch auch dort kam ich mit dem System nicht zurecht und äußerte das immer wieder lautstark. Wir wurden genötigt, hart zu arbeiten, um Geld für den Obermacker der Einrichtung ranzuschaffen. Und der stopfte es sich dann in die private Tasche. Jeden Tag fuhren wir Umzüge, entrümpelten Wohnungen, Keller und Dachböden oder wurden bei Garten- und Renovierungsarbeiten eingesetzt. Alles körperlich anstrengende Tätigkeiten, die mir zuwider waren und auf die ich überhaupt keinen Bock hatte. Aber es war nicht die Maloche an sich, die mich so in Rage brachte, sondern dass der Chef von Elrond dadurch angeblich einen 500 Mercedes Coupé fuhr, drei, vier Mal im Jahr nach Thailand flog und voll auf Koks mit den Nutten das Geld verfeierte, das wir, seine Junkiesklaven, für ihn verdienten. Die Ältesten aus den verschiedenen Häusern hielten seinetwegen auf jeden Fall regelmäßig Krisensitzungen ab und die Gerüchte hielten sich hartnäckig. Trotzdem ertrug ich die Scheiße, mogelte mich weiter durch und zog so unauffällig wie möglich meinen Film durch. Doch irgendwie wollte das nicht richtig klappen.

Seit ich in Elrond angekommen war, hing ich mit Uwe, einem Sinto aus der Nähe von Bremen, ab, den ich schon auf dem Fußballturnier in Hohehorst kennengelernt hatte, und die meisten Klienten schoben Paranoia vor uns und gingen uns aus dem Weg. Wir würden Knaststimmung verbreiten. Regelmäßig heulten sie sich beim Vorstand über uns aus. Damals fand ich das nur lächerlich, doch heute weiß ich, dass sie wahrscheinlich recht hatten. Uwe kam wie ich aus dem Knast, hatte ein Maul wie fünf dreckige Bauarbeiter und behandelte die anderen Mitbewohner wie Dullys. Doch ich liebte seine Art. Er erinnerte mich ganz stark an Rocky. Nicht nur weil er genauso klein war, sondern weil er die gleiche Pitbull-Mentalität an den Tag legte wie er. Seit meiner Ankunft in Elrond war er mein einziger und damit bester Kontakt geworden. Mit den restlichen Hausbewohnern redeten wir nur in den

Gruppen oder wenn Uwe gerade mal wieder einen von ihnen verarschte.

Noch bevor sie uns wegen unserer Eskapaden rausschmeißen konnten, sorgten wir Idioten selbst dafür. Ich war ziemlich genau zwei Wochen bei dem Verein, als sie Uwe und mir einen dritten, bis zum Hals zutätowierten Vollblutknacki aufs Zimmer legten. An dem Abend besorgten wir drei es uns ganz böse mit Wodka. Am Ende waren wir so besoffen, dass wir es nicht mal mehr bis zur Toilette schafften und einfach die steile Treppe, die zu unserem Dachzimmer führte, von oben bis unten vollkotzten. Danach legten wir uns schlafen. Als wir am nächsten Morgen total verkatert und mit übelsten Kopfschmerzen aufstanden, hatte irgendwer die ganze Kotze schon weggewischt, gerade noch rechtzeitig, bevor die Führungsriege für die morgendliche Arbeitsbesprechung ins Haus kam. Coole Sache. Überraschenderweise taten alle so, als wäre gar nichts vorgefallen, und so fuhren Uwe, der Knacki, ich und noch ein neuer Junge direkt nach der Besprechung noch zum Amt nach Bremen, um uns offiziell bei der Stadt zu melden. Wir schlossen noch Wetten ab, wann sie uns letztlich doch rausschmeißen würden.

Es kam, wie es kommen musste. Natürlich verpfiff uns einer von den anderen. Nach unserer Rückkehr holten wir uns eine Standpauke von dem achtköpfigen Ältestenrat ab und mussten danach sofort und unter Aufsicht das Gelände verlassen. Scheiß drauf. Dann würde ich eben wieder in den Knast gehen. Immer noch besser, als mich hier zum Trottel zu machen. Fickt euch einfach selbst, Mann.

Und so zog ich erst mal zwei Tage und Nächte mit Uwe in Bremen um die Häuser, rippte mit ihm zuerst einen Shore- und kurz danach einen Koksdealer und knallte mich mit dem erbeuteten Stoff so richtig weg. Als ich dann irgendwann bei Danny anrief, heulte und bettelte sie so lange rum, bis ich mich schließlich von ihr überreden ließ, nach Osnabrück zu fahren und mich dort bei Elrond zu melden. Sie hatte in den vergangenen zwei Tagen schon alles für mich geregelt und die hatten ihr versprochen, mich aufzunehmen, falls ich mich tatsächlich bei ihnen meldete. Sie hatte sich solche Sorgen um mich gemacht, dass sie die Telefonnummer meiner Mutter herausgefunden und bei ihr angerufen hatte. Also blieb mir gar nichts anderes übrig. Ich meldete mich bei ihr, ließ mir 200 Mark per Blitzüberweisung an eine Wechselstube schicken und setzte mich in den Zug nach Osnabrück. Scheiß drauf. Der Knast lief mir ja nicht weg.

Willkommen in Osnabrück

Osnabrück, Juni 1998

Ich hatte den Elrondern in Osnabrück am Telefon beschrieben, welche Klamotten ich trug, und überquerte den Vorplatz des kleinen Bahnhofs. Nur wenig später flitzte ein winziger, hässlicher Typ mit pockenvernarbter Fresse und Mädchenfrisur auf mich zu und begrüßte mich dämlich grinsend. »Hallo, ich bin Franz und ich war dagegen, dass wir dich aufnehmen.«

Ich war noch ziemlich dicht und hätte Franz am liebsten einen derben Spruch dafür gedrückt, doch ich hielt mich erst mal zurück. Hoffentlich waren die anderen im Haus nicht solche Spasten wie dieser Vogel. Wir durchquerten zu Fuß den Schinkel und Franz kaute mir durchgehend ein Ohr ab. Nach einem 30-minütigen Marsch erreichten wir endlich die Tannenburgstraße.

Ich hatte zwei Tage so gut wie gar nicht geschlafen, war einfach nur im Arsch und wollte mich nur noch hinlegen. Doch zuerst musste ich die Aufnahmegruppe und die anschließende Hausbesichtigung über mich ergehen lassen. Als ich das alles hinter mich gebracht hatte, duschte ich ausgiebig, fiel dann völlig fertig in das frisch bezogene Bett und schlief augenblicklich ein.

»Guten Morgen! Aufstehen! Frisch machen! Frühstück steht schon auf dem Tisch!«

Am liebsten hätte ich dieses piepsige, schrille Mädchen zum Teufel gejagt, mich umgedreht und einfach weitergepennt. Die zwölf Stunden Schlaf fühlten sich nach höchstens fünf Minuten an. Doch die Alte ließ nicht locker. Mit knittrigem Gesicht stand ich auf, schob mich an ihr vorbei ins Badezimmer und quälte mich anschließend in die Küche. Außer mir und einem, der im Büro rumturnte, saßen schon alle mampfend am Frühstückstisch und glotzten mich gut gelaunt und neugierig an.

Ich hoffte inständig, dass mich keiner von ihnen volllaberte, bevor ich meinen zweiten Kaffee intus und die dritte Zigarette geraucht hatte. Doch daraus wurde natürlich nichts.

»Naaa, gut geschlafen?«

Noch bevor ich richtig saß, quatschte mich ein Typ mit brutal dicken Brillengläsern und Mondgesicht an. Manfred heiße er.

Ich nickte nur und setzte mich total verpennt auf einen der freien Plätze, schenkte mir einen Kaffee ein und wartete auf die nächste dumme Frage. Unsympathisch war der Kerl mir nicht, aber ich hielt ihn für ein bisschen dämlich.

»Also, ich hab in meiner ersten Nacht hier fast gar nich pennen können. Ach, was laber ich. Die ganze erste Woche hab ich fast kein Auge zugekriegt.«

Oh, Mann. Manni wollte mir anscheinend wirklich schon um diese Zeit ein Gespräch aufzwingen, also antwortete ich so kurz angebunden wie möglich.

»Nee, war ganz okay.« Mein Gesichtsausdruck sprach Bände, im Gegensatz zu mir, und er und der Rest der Truppe ließen mich danach in Frieden Kaffee trinken und wach werden.

Ich hatte mich in Manni getäuscht. Er wurde schnell zu meinem Lieblingsbegleiter, wenn ich das Gelände mal verlassen und mir die Stadt anschauen wollte. Stundenlang radelte er kreuz und quer mit mir durch Osnabrück. Manni konnte schlecht Nein sagen und war ein optimaler Vertragspartner, was nichts anderes hieß, als dass wir mit dem Wissen des anderen gegen die Regeln verstießen und uns gegenseitig vor den Konsequenzen schützten.

Nach und nach schaute ich mir die Belegschaft genauer an. Es gab nur einen im Haus, der noch jünger war als ich. Ich glaube, sein Name war Michael oder so. Er wurde immer nur über die Wintermonate rückfällig, erklärte er mir. Im Frühling spätestens saß er dann in der Entgiftung, um zum Sommer hin wieder clean zu sein. Bis wieder der nächste Winter vor der Tür stand und er dem wohlig warmen Gefühl des Heroins nicht widerstehen konnte. Dem Heroin folgten dann regelmäßig Ecstasy, Koks und Speed in größtmöglichen Mengen, bis er wieder völlig am Ende war.

Seit drei, vier Jahren lief das wohl jetzt schon so. Auch ihm machte der Staatsanwalt Druck, sonst wäre er schon lange nicht mehr hier, wie er immer wieder und bei jeder Gelegenheit lautstark betonte.

Ich mochte ihn eigentlich auf Anhieb, obwohl er mir mit seiner hibbeligen, überdrehten Art manchmal tierisch auf die Nerven ging. Vermutlich mochte ich ihn aber auch deshalb, weil er mit Udo und mir der Einzige im Haus war, der aus dem Knast kam. Etwa vier bis sechs Wochen nach meinem Eintreffen brach er die Therapie sang- und klanglos ab und verpisste sich. Zwar versuchte die Gruppe noch, ihn zum Bleiben zu bewegen, doch er gab nur einen feuchten Furz auf das Gelaber und die bevorstehende Haftstrafe. Er war wie Udo und ich, nur jünger, und musste seine Runde erst noch drehen. Wir Knackis plädierten deshalb dafür, ihn ziehen zu lassen. Keiner von uns konnte ihn davon abhalten, rückfällig zu werden, wenn er das wollte. Udo und ich verabschiedeten uns von ihm mit dem gut gemeinten Ratschlag, sich ein drittes Auge am Hinterkopf wachsen zu lassen. Wir beide waren die Einzigen im Haus, die nachvollziehen konnten, was in seinem Schädel gerade vor sich ging.

Udo war der coolste Typ in der Einrichtung. Ein etwas über 40-jähriger, kräftiger Altknacki, wie er im Buche stand, von oben bis unten mit schlechten Knasttattoos zugebombt und einem ziemlich losen Mundwerk. Man musste den Typen einfach mögen. Er hatte über zwei Jahrzehnte den härtesten Stoff konsumiert, ihn außerdem unter die Leute gebracht und dafür mehr als zehn Jahre im Knast gesessen. Und selbst da hatte er gedealt. Der Mann war einfach köstlich und haute einen Klopper nach dem anderen raus. Außerdem hatte er sich bei der Besprechung, bei der es darum ging, ob sie mich in Osnabrück aufnehmen wollten oder nicht, für mich starkgemacht. Anscheinend gefiel ihm, was er über mich gehört hatte. Leider verschwand auch er schon kurze Zeit später. Er ging lieber wieder feiern. Schade. Ich mochte den Chaoten.

Alle anderen waren tatsächlich freiwillig und aus eigenem Antrieb hier, ungewöhnlich für eine Therapieeinrichtung. Normalerweise schleppten mindestens 60 bis 70 Prozent der Klienten einen Paragraphen mit sich rum. Heißt, sie kamen aus dem Knast oder mussten wieder rein, wenn sie die Therapie verweigerten. Einer dieser Freiwilligen war der hässliche Franz. Der Typ, der mich am Tag zuvor vom Bahnhof abgeholt und den blöden Spruch gerissen hatte. Der Vogel lebte doch tatsächlich schon knapp drei Jahre hier und war der Hausälteste. Zusammen mit der kleinen Griechin, die mich so schrill geweckt hatte, und ihrem Freund Heiner leitete er das Büro.

Franz und Heiner koordinierten die Arbeitseinsätze, entwarfen Kostenvoranschläge und handelten die Preise mit den Kunden aus. Die Kurze war für den Telefondienst und für die Buchführung und so was zuständig. Die Bücher waren hier für jeden offen zugänglich, nicht wie in Bremen. Jeder noch so kleine Arbeitsauftrag wurde von ihnen mit den dazugehörigen Zahlen eingetragen, und wir konnten ganz genau nachvollziehen, wie viel Geld reingekommen und wo es danach hingegangen war. Für mich waren diese Informationen wichtig. Zwar war es immer noch die gleiche anstrengende Arbeit und es herrschten auch die gleichen bescheuerten Hausregeln, aber was das Ranschaffen der Kohle betraf, lief alles ehrlich und transparent ab. Hier zog einen die »Geschäftsführung« nicht übern Tisch. Das war ein absolutes Pro auf meiner Liste: dass ich sah, wofür ich gearbeitet hatte.

Dann gab es da noch Deutschlands jüngsten Schlachtermeister, der egal wo er hinging am liebsten seine Stechschürze und seine Messersammlung mitschleppte, einen blutigen Schlachthauswitz nach dem anderen riss, und mich mit seinem dreckigen Humor ziemlich schnell einfing. Er hatte seinen Meister mit

19 oder 20 Jahren gemacht. Mittlerweile war er allerdings schon Mitte, Ende 30 und fuhr total auf Rohypnol und Koks ab.

Und dann gab es da noch Karl. Karl reichte mir bis knapp über die Schulter, war ein miesepetriger Dauernörgler, der sich fast täglich mit irgendwem wegen irgendeiner Kleinigkeit anlegen musste. Ein richtiger kleiner Giftzwerg. Aber irgendwie war mir der kleine Blechraucher trotzdem sympathisch. Er redete, wie ihm der Schnabel gewachsen war, und wenn er mal falschlag, konnte er sich auch entschuldigen. Trotzdem hatte er irgendwas an sich, ich kann es nicht beschreiben, und so hielt sich unser Kontakt bis zu seinem miesen Abgang im Frühling 1999 in Grenzen.

An den Letzten aus der Gruppe hab ich so gut wie keine Erinnerung mehr, da er bereits an meinem dritten oder vierten Tag einen Adler machte und auf Nimmerwiedersehen verschwand.

Nach wenigen Wochen hatte ich mich bereits ziemlich gut eingelebt und selbst die harte Arbeit machte mir mit dieser Truppe öfter mal Spaß. Nach und nach fand ich meinen Platz in der Elrondgemeinschaft. Ich fühlte mich erstaunlich wohl. Das Bedürfnis, abzuhauen und meinen eigenen Film durchzuziehen flammte nur noch selten auf, und ich fühlte zum ersten Mal so was wie Stolz, wenn ich mich gegen meinen Drang durchsetzte. Clean zu bleiben fiel mir hier relativ leicht, obwohl mir etwas fehlte, seit der junge Hitzkopf und Udo weg waren. Ein Freund. Ein richtiger Verbündeter. Ein Mittäter. Einer, mit dem ich dickere Verträge als mit Manni eingehen konnte, und die weit über ein »illegales« Telefonat mit Danny während meiner anfänglichen Kontaktsperre hinausgingen. Wegen der Umzüge latschte ich beinahe täglich durch fremde Wohnungen und sah eine Menge Dinger, die sich gelohnt hätten.

Also schrieb ich direkt nach Aufhebung der Kontaktsperre einen Brief an Frank, der immer noch in Meppen saß, um ihm Elrond schmackhaft zu machen. Und das mit Erfolg.

Ungefähr drei Monate später stand er bei uns im Büro auf der Matte und grinste wie ein Honigkuchenpferd. Er begrüßte mich genau wie immer. »Na, du Verbrecher. Alles klar? Los, komm her, Junge! Lass dich drücken.«

Ich freute mich wahnsinnig, ihn zu sehen. Vor allem ihn mal in Freiheit zu sehen. Schließlich waren wir seit über zwei Jahren befreundet und uns bisher nur im Knast begegnet.

»Alter, Frank. Ganz ohne Gitter, Junge!«

Es fühlte sich super an, ihn hier an meiner Seite zu haben. Eigentlich hatten wir uns vorgenommen, unsere Freundschaft im Haus erst mal geheim zu halten, doch die Wiedersehensfreude hatte uns übermannt und so war jedem von Anfang an klar, wie Frank und ich zueinander standen. Die kleine Griechin und ihr Freund nahmen es eher kritisch auf. Sie ahnten wohl schon, dass sie unseren Verträgen nur schwer bis gar nicht auf die Schliche kommen würden. Doch Frank hat etwas sehr Sympathisches an sich und zerstreute ihre Befürchtungen mit seinem Arbeitseifer und seiner freundlichen Art innerhalb kürzester Zeit in alle Himmelsrichtungen.

Und nachdem Heiner und seine Freundin in die Nachsorgewohnung umzogen und kurz danach die ersten Neuen eintrafen, achtete sowieso kaum noch einer auf Frank und mich. Länger als wir beide lebten nur noch Karl der Schlachter und Manni im Haus. Und da Manni schon lange nicht mehr aus den vielen Verträgen mit mir herauskam, musste er zwangsläufig auch welche mit Frank schließen. Und da waren wir schon zu dritt.

Aber auch der Schlachter mauserte sich so langsam zu einem guten Vertragspartner, er war einer der wenigen im Haus, die einen Führerschein besaßen. Und wenn er, Frank, Manni und ich allein zu einem Auftrag fuhren und dabei etwas schnappen konnten, behielten wir das einfach für uns. Statt es in Elrond abzugeben, wurde es zum Pfandleiher gebracht und der Erlös untereinander aufgeteilt. Wenn man in einem kompletten Haus vom Keller bis zum Dachboden Sachen einpackt und entsorgt, findet man eigentlich immer was Schönes, das man verkaufen kann. Und wenn es nur angelaufenes Silberbesteck oder scheußlicher Omaschmuck ist. Kleinvieh macht auf Dauer auch Mist.

Aber wir stießen auch auf Bargeld. Frank zauberte beinahe regelmäßig ein paar Scheinchen aus irgendwelchen Kisten und n hervor und freute sich jedes Mal wie ein Schneekönig. rößte Summe fand er, nachdem er bei einer Entrümpelung denlang in Umzugskartons mit Bettwäsche, Handtüchern und Tischdecken gewühlt hatte. 8000 Mark. Nicht schlecht.

Vor allem, wenn man bedachte, dass niemand dieses Geld vermissen würde. Frank drückte mir damals 1000 Mark in die Hand, grinste breit und bezahlte die nächsten Wochen jeden Scheiß für mich. Manni und dem Schlachter erzählten wir natürlich nichts von dem Fund und Frank kaufte sich irgendwann später ein paar schöne Boxen von der restlichen Kohle. Die stehen übrigens auch heute noch in seinem Wohnzimmer. Aber egal.

Durch unsere drei Neuzugänge, Heidi, Walter und Hans, kam nun tatsächlich auch noch so was wie Therapie ins Haus. Denn Walter, ein Tischlermeister Anfang 40, und Hans, ein durchgefeierter Kölner Punk Anfang 30, hatten schon mehrere Anläufe clean zu werden gestartet und brachten beide mehr als ein Jahr Therapieerfahrung mit.

Allein Heidi, ein 24-jähriges Moppelchen, hatte schon drei oder vier Diagnosen: süchtig, Borderline, Depressionen, Bulimie. Schon nach kurzer Zeit kam sie mit Hans zusammen, was sich zu einer ganz fürchterlich anstrengenden Nummer auswuchs. Die beiden zogen sich nicht nur gegenseitig runter, nein, Heidi fraß uns auch immer wieder den Kühlschrank halb bis komplett leer und kotzte die verschlungenen Lebensmittel in Intervallen wieder aus. Irgendwann brachten wir ein Schloss am Kühlschrank an und schlossen den Vorratskeller ab.

Es gab also immer mehr als genug zu bequatschen. Diese stundenlangen Gespräche und Diskussionen nahmen ihren Anfang oft bei Heidi und zogen dann ihre Kreise durch die gesamte Gruppe. Jeder bekam sein Fett weg. Dabei brachten die anderen auch meine negativen Verhaltensweisen zur Sprache. Und hin und wieder nahm ich sie auch selbst wahr. Immer öfter fragte ich mich, ob hier vielleicht noch mehr für mich drin war als der Cleanschein für die Staatsanwaltschaft. Wir würden sehen. Denn erst mal musste ich die 18 Monate durchziehen.

Erfolgreiche Therapie?

Elrond, Februar 1999

Seit letztem Spätsommer stand ich wieder in telefonischem Kontakt zu meiner Mutter. Zuerst war sie noch ein wenig misstrauisch und glaubte nicht so recht daran, dass ich in der Einrichtung bleiben und die Therapie durchziehen würde. Und das zu Recht. Ich hatte noch nie etwas bis zum Ende durchgezogen. Absolut gar nichts. Nada. Nix. Außer Scheißebauen vielleicht.

Also wartete sie erst mal ab, wie lange ich durchhielt. Sie wollte einfach sichergehen, dass ich es diesmal ernst meinte. Wir telefonierten alle zwei, drei Wochen miteinander und zu Weihnachten schickte sie mir sogar ein Päckchen mit ein paar neuen Klamotten und Süßkram. Durch den regelmäßigen Kontakt und durch den Einfluss der Gruppe keimte nach und nach der Wunsch in mir, mich mit ihr auszusprechen. Einen Neuanfang zu starten, wenn man so will. Kurz nach meinem 26. Geburtstag besuchte sie mich endlich und ich nutzte die Gelegenheit.

Zum Glück führte ich im Vorfeld einige lehrreiche Einzelgespräche mit Walter. Es ging mir nicht um »Therapie« oder so. Überhaupt nicht. Trotzdem saßen wir oft zusammen und redeten. Es passierte einfach so. Und erst dadurch lernte ich, wie wichtig es ist, sich anderen mitzuteilen. Seine Emotionen in entscheidenden Momenten zu registrieren und am besten auch genau zu benennen. Damit dein Gegenüber dich überhaupt verstehen kann.

Natürlich lief das bei mir alles noch unterbewusst ab. Ich wusste selbst nicht, warum ich so oft und so gerne mit ihm laberte, aber irgendwie hatte ich bei ihm immer das Gefühl, dass ich was Wichtiges lernen konnte. Natürlich waren das nur erste zaghafte Schritte in die vermutlich richtige Richtung. Aber für ein ehrliches, aufrichtiges Gespräch zwischen meiner Mutter und mir reichte es aus.

Und als es dann so weit war, machten wir Tabula rasa. Angefangen mit dem Umzug von Sindelfingen nach Hannover und Ricks saudummem Spruch »Ich liebe deine Mutter, aber du bist nur ein unerwünschtes Mitbringsel« über meinen Einstieg in die Drogen und all die Lügen und die tausend nicht eingehaltenen Versprechen, die das mit sich gebracht hatte, bis hin zu meinem Rauswurf aus der gemeinsamen Wohnung. Aber auch wieso ich immer wieder straffällig werden musste und im Knast landete, statt es mal mit ehrlicher Arbeit zu versuchen. Und natürlich ganz ausführlich darüber, wie wir uns all die Jahre damit gefühlt hatten. Was das mit uns gemacht hatte. Da war sie wieder, diese beschissene Frage: »WAS MACHT DAS MIT DIR?«

Doch dieses Mal schaffte ich es tatsächlich halbwegs, meine Gefühle in Worte zu fassen und auch laut auszusprechen. Und das, obwohl mir jedes einzelne Wort schwer wie ein Betonklotz auf der Zunge lag und sich das ganze Ding noch seltsam und fremd für mich anfühlte. Den halben Nachmittag lagen wir uns abwechselnd heulend in den Armen, schluchzten um die Wette und suchten Trost beieinander, was meist in einer Entschuldigungsarie meinerseits endete. Oder wir rissen bittere Witze über all die verpatzten Momente und lachten uns gemeinsam darüber kaputt.

Aber so oder so. Es war ein schöner Tag mit großen Emotionen und wir brachten einiges ins Reine. Die Mauer, errichtet aus Erinnerungen an eine schlimme Zeit, war eingestürzt. Es fühlte sich verdammt gut an. Ich wollte von ganzem Herzen, dass sie endlich stolz auf mich sein konnte, ihren einzigen Sohn. Ganz ehrlich.

Doch Anfang April rief mein leiblicher Vater bei der Einrichtung an und wollte mit mir sprechen. Ich weiß noch, dass ich total aufgeregt und ziemlich unsicher nach dem Hörer griff. Was sollte ich ihm sagen? Sein Anruf erwischte mich völlig unvorbereitet und genauso sprachlos verlief dann auch unser erstes Gespräch. Im Grunde sagte ich nur ein paar Mal »ja« und hatte irgendwie mit ihm verabredet, dass er übermorgen Nachmittag zu Besuch kommen würde. Er sei dann sowieso gerade in der Nähe von Osnabrück und es passe ihm so am besten. Nach ein, zwei Minuten verabschiedete er sich schon wieder und ließ mich völlig überfordert am anderen Ende der Leitung zurück. Aber okay. Wieso nicht? Würde ich eben übermorgen meinem Vater zum ersten Mal gegenüberstehen.

Ich kannte ihn bisher nur von alten Fotos und aus den Beschreibungen meiner Mutter und war gespannt darauf, wie er jetzt aussah. Meine Erinnerungen an ihn waren nur schemenhaft, verschwommen. Aber egal. Mir blieb keine Zeit, mich auf den Besuch vorzubereiten, denn eine halbe Stunde später stand der Alte grinsend im Büro. Er hatte sich am Telefon nur versichern wollen, dass ich da war.

»Komm, Junge. Lass mal deine Spielkameraden hier und wir gehen zusammen ein Steak essen, zischen zwei, drei kühle Blonde und reden. Was meinste?«

Heiner und seiner Freundin, die gerade über den Büchern hingen und Aufträge überprüften, fiel das Gesicht herunter, als sie das hörten. Sie glotzten mich und meinen Vater aus weit aufgerissenen Augen an und schüttelten entsetzt den Kopf. So etwas hatten sie in mehr als zwei Jahren bei Elrond noch nicht erlebt. Ein Vater forderte seinen Sohn, ihren süchtigen Mitbewohner, unverblümt und vor versammelter Mannschaft zum Rückfälligwerden auf. Und das offensichtlich, ohne sich auch nur das Geringste dabei zu denken. Hammerhart.

»Entschuldige. Aber ich darf keinen Alkohol trinken... verstößt gegen die Regeln.«

Aber der Alte schüttelte nur amüsiert mit dem Kopf, winkte gelangweilt ab. »So'n Quatsch. Kein Bier trinken? Wo kommen wir denn da hin? Aber dann säufste halt Limo, wenn du so schrecklich Angst hast, dass die anderen Kinder dann nicht mehr mit dir spielen.« Er lachte dreckig.

Ich weiß heute nicht mehr, wieso ich mit diesem riesigen Typen und seiner fetten Wohlstandswampe, dem 80er-Jahre-Zuhälterschnauzer im Gesicht und seinem arroganten Maul überhaupt essen ging. Aber wahrscheinlich wollte ich mir ein eigenes

Bild von ihm machen. Ich wollte wissen, warum er plötzlich den Kontakt zu mir suchte. Und wieso ausgerechnet jetzt? Ich war einfach scheiße neugierig. Also ging ich mit ihm ein Steak essen.

Er kippte sich drei Halbe hinter die Binde und verschlang gierig ein blutiges 500-Gramm-Rindersteak. Währenddessen erzählte er mir, was ich die letzten Jahre so getrieben hatte. Ja, wirklich. Er wusste so gut wie alles über mich. Wann das mit den Drogen angefangen hatte und sogar die Namen meiner Exfreundinnen, Maria und Yvette, selbst weshalb, wann und wo ich im Knast gesessen hatte und vieles, vieles andere.

Woher er das alles wisse, fragte ich ihn.

Er habe mich immer wieder heimlich beobachtet, wenn er geschäftlich in Hannover unterwegs war.

Es fiel mir zwar schwer, das zu glauben, aber er wusste einfach so unglaublich viel über mich und meinen Lebensstil, als wäre er schon immer da, nie weg gewesen.

Als er mich nach seinem vierten Bier und zwei Schnäpsen wieder zurück zu Elrond fuhr und sich mit einem Schulterklopfen von mir verabschiedete, war ich wie geplättet. Wie hypnotisiert starrte ich seinem Wagen nach. Dreimal hupend verschwand er um die nächste Ecke.

Dieser rabiate, ungehobelte, rohe Klotz war also mein Vater. Irgendwie fühlte ich mich zu ihm hingezogen. Vermutlich eben wegen seiner dreckigen, direkten Art.

Natürlich warnte meine Mutter mich eindringlich vor ihm. Doch ich wollte unbedingt mehr über meinen Vater erfahren und ignorierte ihre gut gemeinten Ratschläge. Sie war sich sicher, dass er früher oder später auch mich enttäuschen würde. Aber das wollte ich selbst herausfinden. Womöglich hatte er sich ja geändert. Wer wusste das schon? Ich durchlief doch auch gerade eine gefühlte Veränderung. Wie hätte ich ihm diese Fähigkeit absprechen können? Einen Versuch war es mir auf jeden Fall wert und außerdem hatte ich ihm versprochen, dass ich ihn schon bald im Saarland besuchen würde. Ich wollte unbedingt meinen Halbbruder kennenlernen.

Aber erst mal hatte ich bei Elrond genügend andere Dinge um die Ohren. Um Weihnachten herum hatten wir uns einen neuen Mercedes Lkw mit Laderampe zugelegt und im Januar und Februar einige lukrative Aufträge damit gefahren. Unsere Kasse war mit etwas über 20 000 Mark prall gefüllt und wir wollten einiges fürs Haus anschaffen und unsere Freizeitkasse aufstocken. Jeder von uns hatte sich für die Kohle buckelig gearbeitet und war stolz auf das, was er geleistet hatte. Aber über Nacht löste sich das hart verdiente Geld einfach in Luft auf und wir schauten in die Röhre. In einer Nacht- und Nebelaktion hatte Karl sich die Geldkassette unter den Nagel gerissen, sich anschließend den neuen Lkw vom Hof geschnappt und in den frühen Morgenstunden die Biege gemacht. Der kleine Wichser zog uns echt bis auf die Unterhose aus und ließ uns nackt im Regen stehen. Sogar die Freizeitkasse mit ca. 800 Mark hatte er uns abgezogen und vermutlich nach seiner Flucht eine dicke Party mit der Kohle gefeiert. Was für ein mieser Arsch. Die Enttäuschung war groß, bei jedem von uns. Na ja, bei fast jedem von uns. Ich war gerade frisch verliebt und ließ mich gerne von meiner neuen Freundin und allem, was die Beziehung mit sich brachte, von den Geschehnissen im Haus ablenken.

Im März 99 lernte ich Sanni und ihre eineiige Zwillingsschwester kennen. Wir begegneten uns im Works, einer Disco mit einem kleinen Black-Music- und einem etwas größeren Rock-Floor.

Ich war schon ein paar Mal zuvor dort gewesen und hatte mir voll auf Cola die Trottel auf der Tanzfläche mit ihren Luftinstrumenten reingezogen und mich königlich über diesen verstörend lächerlichen Anblick amüsiert. Bis ich dann irgendwann zwischen den ganzen Vögeln dieses hübsche Mädchen entdeckte und sie auf ein Getränk einlud. Doch sie sah mich nur skeptisch an und ließ mich dann dumm stehen. Sie war schneller verschwunden, als ich gucken konnte. So einfach wollte ich mich natürlich nicht geschlagen geben.

Bei meinem nächsten Besuch in dem Schuppen lief ich ihr wieder über den Weg und versuchte erneut mein Glück. Da ahnte ich natürlich noch nichts von dem Zwillingsding und dachte, ich spreche das gleiche Mädchen noch mal an.

Sanni ließ mich dreist in dem Glauben, dass sie diejenige vom letzten Mal wäre, und machte sich einen Spaß daraus, mich zu verarschen, bevor sie mich aufklärte. Dann stellte sie mir ihre Zwillingsschwester vor. Die beiden glichen einander tatsächlich wie ein Ei dem anderen – und waren auch noch genau gleich angezogen. Niemals hätte ich es bemerkt, wenn sie zwischendurch die Plätze getauscht und beide abwechselnd mit mir gelabert hätten. Und das, obwohl ich vollkommen nüchtern war. Die Nummer war mir im ersten Moment unglaublich peinlich, sorgte aber auch für einen Lacher und wir kamen darüber ins Gespräch. Die Verwechslungsnummer brach damals auf unbeschwerte Art und Weise das Eis zwischen uns und Sanni wurde ein häufiger und gern gesehener Gast im Hause Elrond.

Alles in allem lief in der Zeit alles gut für mich. Ich wurde Hausältester und meine Therapiezeit neigte sich dem Ende zu. Trotzdem hatten wir alle, sogar Frank und Walter, mit Rückfällen zu kämpfen. Und ich weiß nicht wieso, aber eines schönen Tages konnte ich nicht widerstehen und wurde mit Shore rückfällig. Vermutlich gerade weil alles so gut lief und ich mich völlig unbeobachtet fühlte.

Irgendwann kam dann heraus, dass ich von einigen der Rückfälle gewusst hatte, und so musste ich Ende November nach einer hitzigen Diskussion das Haus vorzeitig verlassen. Ich wäre allerdings sowieso vier Wochen später regulär entlassen worden. Heiner und seine Freundin wollten mir keine Steine in den Weg legen, weil ich einen Rückfall gedeckt hatte. Also rechneten sie meine Elrond-Bremen-Zeit mit dazu und teilten dem Staatsanwalt in Hannover mit, ich hätte meine Therapie erfolgreich abgeschlossen, außerdem stellten sie mir einen Cleanschein aus.

Der rettete mich zwar erst mal vor dem Knast, doch wirklich geheilt war ich durch den Wisch noch lange nicht.

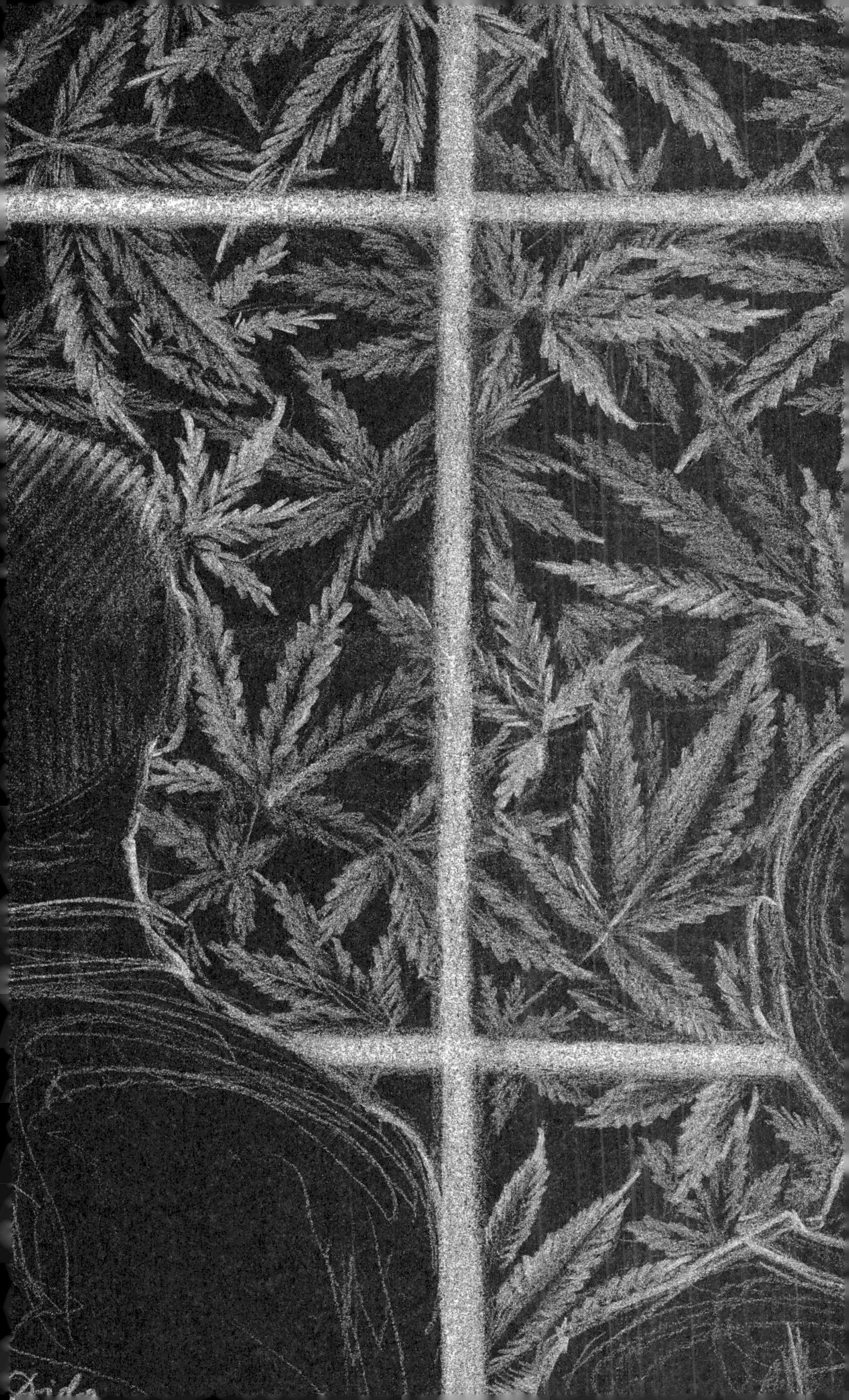

IMMER WIEDER DROGEN, KNAST + THERAPIE

Alte Wege, neue Geschäfte

Osnabrück, Mai 2000

Schon am ersten Tag nach meinem Auszug bei Elrond wurde ich mit Shore und Gras rückfällig – und das auch noch freudestrahlend und schwanzwedelnd. Ich war außerhalb der Reichweite der staatlichen Kontrolle und all ihrer Zwänge. Nach langer Zeit fühlte ich mich wieder frei und unbeobachtet. Zeit für Aktion also.

Ich hatte im Sommer zuvor im Schlossgarten einen Punk kennengelernt, der damals am Methadonprogramm teilnahm und immer wieder kleinere Mengen Dope und Gras unter die Leute brachte, um sich seinen Beikonsum zu finanzieren. Seitdem hatte ich seine Nummer in der Tasche. Und da ich sowieso nie mit dem Kiffen aufhören wollte, meldete ich mich bei ihm und landete ohne große Umwege bei meinem ersten Blech. Ich war sofort infiziert. Dieses wohlig warme Gefühl des Opiatrausches nahm mich augenblicklich wieder in die Arme und hieß mich herzlich willkommen.

Seitdem war ich beinahe durchgehend wieder auf dem braunen Gift unterwegs und knüpfte nach und nach weitere Drogenkontakte. Irgendwann landete ich bei einem älteren Dealer in der Frankfurter Straße. Der Typ hieß Gunner und war ein richtiger Halsabschneider. Niemals gab er einem auch nur 0,1 Gramm mehr mit, von Kommbis – also Herausgabe von Stoff bei späterer Bezahlung – ganz zu schweigen. Egal. Dafür bekam man bei Gunner alles, was das Junkieherz begehrte. Er vertickte die gesamte Palette: Heroin, Kokain, Pillen, Gras, Hasch und das alles in top Qualität. Alle drei, vier Tage saß ich bei ihm auf dem Sofa, kaufte 50 oder 100 Gramm Gras und deckte mich mit Shore für die nächsten Tage ein.

Ich plante, mir einen Kundenkreis aufzubauen und in meiner neuen Stadt vom Einbrecher zum erfolgreichen Cannabisdealer zu mutieren. Es wäre sicher sinnvoll, das Business zu wechseln. Für Einbruchsdelikte hatte ich bereits drei Mal gesessen und ich wollte mir ums Verrecken keine vierte Haftstrafe dafür einfangen, denn die würde bestimmt um einiges höher ausfallen als die vorherigen. Außerdem war Dealen nur halb so anstrengend wie Einbrechen und würde vermutlich noch mehr und vor allem regelmäßig Geld einbringen, wenn ich mich geschickt anstellte.

Nach einiger Zeit zog ich bei Sanni und ihrer Schwester in Lüstringen ein. Keine der beiden ahnte auch nur im Geringsten, wie tief ich schon wieder im Drogensumpf feststeckte und was ich da hinter ihrem Rücken aufbaute. Denn obwohl ich schon seit Monaten wieder rückfällig war, ging ich mehr oder weniger regelmäßig meiner Arbeit als Möbelpacker in einem kleinen Umzugsunternehmen bei einem ehemaligem Elronder nach und war stets darum bemüht, den Schein zu wahren. Eigentlich kotzte mich die schwere Maloche nur noch an, besonders, weil ich mit dem Kleinverkauf von Gras innerhalb einer Woche mehr verdiente als mit dem scheiß Geschleppe von Möbeln im ganzen

Monat. Und ich war nicht wirklich traurig, als Ende Mai die Kündigung im Briefkasten steckte und ich wieder ohne Job dastand. Endlich konnte ich mich voll und ganz meinem neuen Geschäft widmen und das Ding auf das nächste Level heben. Ich wollte weg von den kleinen 50- und 100-Gramm-Tütchen. Ich brauchte Kilos. Denn die Nachfrage überstieg von Anfang an die Mengen, die ich ranschaffen konnte. Außerdem nervte mich, dass Gunner mir nicht einen Zentimeter entgegenkam, obwohl ich Verkaufstalent bewies und einer seiner besten und zuverlässigsten Kunden war. Aber egal. Denn bei ihm lernte ich Hohmann kennen. Er war etwa fünf Jahre älter als ich und deckte sich ebenfalls alle paar Tage bei Gunner mit Shore für seinen Eigenbedarf ein. Und bis er mich eines Tages auf mein Geschäft ansprach, ahnte ich nicht, dass er meine Eintrittskarte für die nächste Ebene sein würde.

»Hauste auch gleich ab?« Gute zwei Stunden hatten wir schon bei Gunner gesessen, gelötet, Stoff begutachtet, Dokus geglotzt und uns nett unterhalten. Er hatte sein Blech bereits aufgeraucht und schaute mich nun erwartungsvoll an.

»Ja, gleich. Ich rauch nur noch schnell auf, dann wollte ich auch los. Wieso?«

Er zuckte mit den Schultern. »Nur so... weil dann warte ich noch kurz auf dich. Is besser, wenn wir zusammen abhauen und nich alle einzeln durchs Treppenhaus turnen.«

Ich inhalierte zügig die letzten Reste von meiner Folie, packte mein Gras ein und fuhr keine fünf Minuten später mit ihm im Fahrstuhl aus der zwölften Etage Richtung Erdgeschoss.

»Warum kaufst du nich bei mir?«

Verdutzt schaute ich ihn an.

»Was meinste damit? Was soll ich bei dir kaufen?«

Ich wusste wirklich nicht, worauf er hinauswollte. Bisher hatte er immer nur Shore gekauft, aber nie etwas verkauft.

»Gras, Junge! Ich rede von lecker Gras, mein Freund«, antwortete er mit einem frechen Grinsen.

»Ich hab dich beobachtet... besser gesagt, wie viel und wie oft du Gras bei Gunner holst. Und du scheinst echt gut zu verticken. Wenn du deine Kohle weiterhin zu dem Geizhals bringst, kommst du nie auf'n grünen Zweig. Der bezahlt nämlich selbst Kundenpreise bei dem grünen Zeug und jetzt frag dich mal, was du bei ihm zahlst.«

Bevor ich etwas erwidern konnte, beantwortete Hohmann die Frage selbst.

»Den Arschlochpreis bezahlste, Junge. Einen viel zu hohen Arschlochpreis. Gunner isn Wichser. Was meinste, warum ich nur Braunes bei ihm hol. Für Gras hab ich ne viel bessere Connection. Und wenn du Bock hast, kommste eben mit zu mir und ich zeig dir, um wie viel besser meine Kontakte sind. Okay?«

Klar war das okay. Ich ärgerte mich ja schon länger über Gunners Geschäftsgebaren.

Wir juckelten zu Hohmann in die Liebigstraße. Unterwegs informierte er mich über die Preise und die Qualität, die er angeblich klarmachen konnte, und noch während der Fahrt rechnete ich im Hinterkopf hin und her. Wenn es wirklich stimmte, was er erzählte, würde sich mein Gewinn mindestens verdoppeln. Und das bei der gleichen verkauften Menge. Er versicherte mir mehrfach, dass es überhaupt kein Problem für ihn war, mich bei jedem Einkauf mit einem zusätzlichen Kommbi von 200 bis 300 Gramm auszustatten. Blieb abzuwarten, ob der Typ wirklich die Wahrheit erzählte oder einfach nur Scheiße laberte. In den letzten Wochen hatte ich auf der Suche nach einer ergiebigen Quelle schon den ein oder anderen Laberkopf getroffen. Deshalb blieb ich erst mal skeptisch, obwohl alles Hand und Fuß zu haben schien. Aber scheiß mal drauf. Sollte es sich bei Hohmanns Gelaber wirklich nur um heiße Luft handeln, würde ich mein Gras einfach wie immer bei Gunner kaufen. Ich hatte also nichts zu verlieren.

»Naaa, was sagste, Alter? Kommen wir ins Geschäft?« Hohmann stand breit grinsend und selbstzufrieden vor mir.

Wir standen in einem etwa zehn Quadratmeter großen Dachbodenzimmer. Der komplette Boden war mit Zeitung ausgelegt und gut 20 Zentimeter hoch mit wunderschönen Grasknollen bedeckt. Schon in der zweiten Etage des Einfamilienhauses war mir der Weedgeruch so heftig in die Nase gestiegen, dass ich dachte, ich beträte einen Coffeeshop.

Ich konnte es kaum glauben. Sprachlos sah ich mich in dem kleinen Raum um. Das hier musste die gottverdammte Himmelspforte sein. Noch nie in meinem Leben hatte ich eine solche Menge Gras auf einem Haufen gesehen.

»Also, was is jetzt? Biste dabei?«

»Ja, Mann! Auf jeden Fall, Alter.«

Völlig geplättet von diesem wunderbaren Anblick setzte ich mich auf einen von zwei Holzhockern, die mitten in dem ausgelegten Gras standen, und streichelte mit den Handflächen zärtlich über die unzähligen Knollen. Das Zeug war so harzig, dass es mir sofort an den Fingern kleben blieb, sobald ich es ein bisschen drückte. Das hier war genau das, was ich mir erträumt hatte. Eine niemals versiegende Dopequelle.

Mit dieser Menge an Gras, die mir offensichtlich ab jetzt zur freien Verfügung stand, konnte ich auch Kommbis an meine Leute verteilen und herausfiltern, wer von ihnen wirklich Menge durchdrückte. In meinem Schädel klingelte durchgehend die Kasse. Das hier war der perfekte Deal.

Keine zwei Stunden später drückte Hohmann mir 300 Gramm für den ersten Probelauf in die Hand und ich fuhr zufrieden und stolz wie Oskar nach Hause, wo ich die komplette Ware in 10-, 20- und 50-Gramm-Tütchen abpackte. So, Jungs, ich bin startklar. Bereit, jedem Kiffer in Osnabrück die Kohle aus der Tasche zu ziehen. Ich würde sie alle an mich binden, ein großer Stamm zufriedener Kunden. Und genau so kam es dann auch.

Nach einer kurzen Anlaufphase kaufte ich alle zwei, drei Tage 300 bis 500 Gramm von Hohmann und bezahlte pünktlich meine Kommbis bei ihm. Alles lief wie am Schnürchen. Schon nach kurzer Zeit gewährte Hohmann mir Einsicht in die Geschäftsstrukturen und schlug mir eine Partnerschaft vor.

Das viele Gras, das ich bei meinem ersten Besuch bei ihm

gesehen und nach und nach verkauft hatte, war nur eine »kleine« Ernte von einem Kumpel gewesen und Hohmanns eigentliche Quelle war ein Großdealer namens Kolle.

Kolle war ein Osnabrücker Urgestein im Grasgeschäft. Er brachte zwischen 30 und 50 Kilo Weed und Hasch pro Woche unter die Leute. Alle sieben Tage konnte man bei ihm bestellen und sich die Ware zwei Tage später in einem seiner bewohnten Bunker abholen. Das Problem war nur, dass man erstens sofort bezahlen und zweitens mindestens ein Kilo abnehmen musste. Und die 6000 Mark, die ich dafür brauchte, hatte ich noch nicht zusammen.

Hier kam Hohmann ins Spiel. Er versprach mir, mit Kolle zu reden. Er würde ihn schon davon überzeugen, dass er in mir einen guten, zuverlässigen Kunden fand. Zum Glück waren die beiden dicke miteinander und so kam ich kurze Zeit später trotz meiner begrenzten Mittel in den Genuss des günstigen Kilopreises. Den unbezahlten Rest gab er Hohmann auf Kommbi mit. Im Notfall müsste der eben dafür geradestehen. Perfekt.

Doch richtigen Aufwind für das Geschäft sollte ich aus einer ganz anderen Richtung bekommen.

Nachdem mein Vater mich im vergangenen Jahr bei Elrond aufgesucht hatte, war ich bereits drei Mal zu ihm nach Zweibrücken in Rheinland-Pfalz gefahren und hatte ihn und seine neue Familie zusammen mit Sanni besucht.

Und obwohl meine Mutter recht behalten sollte und sich mein Alter als tyrannisches Arschloch entpuppte, ließ ich mich von ihm breitschlagen und fuhr ein viertes Mal mit Sanni die 600 Kilometer lange Strecke und besuchte ihn. Es passte mir einfach nicht, wie er seine neue Frau Uschi und meinen Halbbruder behandelte. Der Mann war ein Choleriker vom Allerfeinsten. Er kommandierte die beiden ständig herum und scheuchte sie von morgens bis abends durch die Gegend. Niemals hatte er auch nur ein freundliches Wort für die beiden übrig. Ich fand das echt zum Kotzen und stachelte sie schon bei unserem ersten Ausflug an, sich den Scheiß nicht gefallen zu lassen. Doch sie kamen einfach nicht aus ihrer Opferrolle raus und waren jedes Mal total entsetzt, wenn ich mich ihretwegen mit meinem Vater anlegte. Aber wie dem auch sei.

Dem Alten schien es offenbar wichtig zu sein, mich noch mal zu sehen.

Und so saß ich trotz allem wieder bei ihm im Wohnzimmer und streichelte gerade Tarek, seinen Bullterrier, als er mich mit verschwörerischem Unterton aufforderte, ihm ins Schlafzimmer zu folgen.

»Kannst du dir in etwa vorstellen, was ich dir zeigen will, Junge?«

Ich hatte nicht die geringste Ahnung und zuckte mit den Achseln.

»Mach's nich so spannend, Mann! Zeig einfach her.«

Ganz langsam und mit einem immer breiteren Grinsen zog er zuerst eine und dann die zweite Schwebetür seines riesigen viertürigen Kleiderschrankes zur Seite. Es war, als präsentierte er mir ein Auto, das ich gerade gewonnen hatte.

»Tatarata! Verstehst du jetzt, warum ich dich unbedingt noch mal sehen wollte, Junge?«

Fassungslos wanderte mein Blick zwischen seinem dreckigen Grinsen und dem Inhalt seines Kleiderschrankes hin und her. Ich war so überwältigt, dass ich erst mal mit heruntergeklappter Kinnlade auf sein Ehebett sank. Was zur Hölle ging hier ab, Mann?

Ich wusste ja von Mama, dass ich bei dem Mann mit fast allem rechnen musste, aber das hätte ich mir nicht träumen lassen. Vor mir, in der geöffneten Hälfte des Schrankes, lagen bestimmt 30 Kilo Gras. Alles vakuumierte 500-Gramm-Päckchen in der Form von Nackenrollen. Und dazu noch 100 Kilo Dope, die zum größten Teil als Zehn-Kilo-Päckchen mit Tragegriff zusammengeschnürt waren und beinahe wie Waschmittelpakete aussahen. Und als ob das nicht schon geil genug war, lag überall zwischen den Päckchen und der Wäsche bündelweise Bargeld herum. Doch das war noch nicht alles.

Als ich mich gerade einigermaßen gefangen hatte, schob er die Türen des Kleiderschrankes auf die andere Seite und dahinter lagen noch mal die gleiche Menge Stoff und Bargeld. Unglaublich. Mit einem Schlag ergab plötzlich alles Sinn. Die drei Autos vor seiner Tür, obwohl er nicht arbeitete, seine Uschi nur putzen ging und mein Bruder nur ein mickriges Lehrlingsgehalt mit nach Hause brachte. Die vielen kleinen Andeutungen über die angeblichen Kontakte zu einem belgischen Motorradclub von 1%ern. Der Bullterrier, der locker 600 bis 800 Mark im Monat verfraß. Die teuren Uhren, die beiden Waffenschränke in seinem Büro, das ständige Essengehen, das geheimnisvolle Getuschel, wenn einer seiner »Kumpels« kurz zu Besuch kam und mir nichts, dir nichts wieder verschwand. Seine neugierigen Fragen über meine Kifferei und wie ich das finanzierte. Und, und, und. Plötzlich sah ich alles glasklar vor mir. Mein Alter war ein Dealer, genau wie ich. Nur in ganz anderen Dimensionen.

Es stellte sich heraus, dass er seit über 15 Jahren für die belgischen Motorradjungs als Bunker und Zwischenlieferant arbeitete. An jedem beschissenen Gramm, das bei ihm auf deutsche Kunden wartete, 30 Pfennig verdiente. Und dieser riesige Schrank füllte und leerte sich laut ihm mindestens zweimal im Monat. Und die Ware blieb im Höchstfall vier bis fünf Tage dort liegen, bevor sie von den Verteilern abgeholt und weitergereicht wurde.

Außerdem hatte er sich in den letzten zwei, drei Jahren ein paar eigene Kilokunden in der Umgebung angelacht und bestellte für die Jungs einfach in Belgien mit. Ganz nebenbei verdiente er so noch mal einige Tausender extra im Monat.

Dieser sagenhafte Anblick und die Erkenntnis, dass mein alter Herr ganz genauso war wie ich, trafen mich wie ein Hammerschlag. Der Apfel fällt nicht weit vom Stamm. Die Worte meiner Mutter hallten mir durch den Kopf:

»Du bist genau wie dein Vater«, hatte sie immer geschimpft. Aber erst jetzt wusste ich, was es damit auf sich hatte.

Dieser Moment war wohl der innigste, den ich je mit meinem Vater erlebte. Ein Moment völliger Übereinstimmung. Ein Moment, der uns enger zusammenschweißte, als ich es mir jemals hätte vorstellen können. Dieser Mann war eindeutig mein Fleisch, mein Blut, mein Vater. Und anscheinend auch mein neuer Geschäftspartner.

Wir kosteten diesen Moment gemeinsam aus, dann kramte er eine angebrochene Platte Hasch und 500 Mark aus dem Schrank hervor und drückte mir beides in die Hand.

»Hier, Junge! Und jetzt zeig mal, was du kannst.«

Am Tag darauf heckten wir einen Plan aus: In letzter Zeit hatte mein alter Herr immer öfter darüber nachgedacht, sich von seinen belgischen »Arbeitskollegen« zu trennen und etwas kürzerzutreten. Er hatte schon mehr als genug Bares für die Verwirklichung seines Traumes an die Seite geschafft: nach Namibia auswandern und Bullterrier züchten.

Um diesen Plan durchzuziehen, war er weiterhin auf den Verkauf von 5 bis 15 Kilo Weed und Dope die Woche angewiesen, und von jetzt an sollte ich ihm die gewünschte Menge liefern. Da ich an jedem Gramm, das ich zu ihm karren würde, mindestens 1,50 Mark mehr verdiente als zu Hause, legte ich mich natürlich mächtig ins Zeug.

HipHop Open 2000

Bis zu der tatsächlichen Umsetzung unseres Plans sollte noch etwas Zeit vergehen und so nahm ich mir die Freiheit und fuhr mit Aisi nach Stuttgart, um das HipHop Open Air zu besuchen. Selbstverständlich nutzte ich auch diese Tour, um Gras unter die Leute zu bringen und packte 200 Gramm in Tütchen zu 10, 20 und 50 Mark ein. Eigentlich wollte ich mir nur Afrobs »Rolle mit Hip Hop« live reinziehen und Spaß haben.

Aisi hatte ich im Januar über Nils und unsere gemeinsame Liebe zur Rapmusik kennengelernt und nach und nach war er nicht mehr nur mein Kunde, sondern auch ein guter Freund. Nils hatte uns einander vorgestellt. Er arbeitete zu der Zeit in einer Videothek am Anfang der Meller Straße und legte dort den ganzen Tag die geilsten Hip-Hop-Scheiben auf. Ich hatte Nils wegen der Musik angesprochen, als ich mir vor Langeweile einen Film in der Videothek auslieh, und ihn gefragt, woher er die coolen Tapes hatte, und so war ich schließlich bei Aisi gelandet. Im April hatten Aisi und seine Kollegen seinen 19. Geburtstag bei mir in der Meller Straße gefeiert und seitdem war ich ständig mit ihm unterwegs.

Jetzt standen wir auf dem Pragsattel in Stuttgart und rauchten einen fetten Joint nach dem anderen. Und natürlich zog der Geruch unserer niederländischen Ware bereits die ersten Kunden an. Von denen erfuhren wir, dass viele der Rapper, die am nächsten Tag beim HipHop Open Festival auftraten, im 0711 Club vorfeierten. Also nichts wie hin.

Wir hofften, Afrob zu treffen, in diesem Fall wollten wir ihm ein Fuffi bestes Gras als Dankeschön für sein geiles Album schenken. Und wie durch ein Wunder bekamen wir tatsächlich Gelegenheit dazu. Genauer gesagt, leider nur ich. Denn Aisi war nur wenige Sekunden zuvor mit ein paar Jungs zurück zum Parkplatz gegangen, um ihnen was zu verkaufen, während ich vor dem Club auf ihn wartete. Und genau in dem Moment torkelte Afrob aus dem Club heraus, direkt auf mich zu, und streckte mir die Hand entgegen, als ob wir uns schon ewig kennen würden. Ich war völlig perplex, drückte ihm aber beim Einschlagen wie automatisiert den Fuffi in die Hand, stammelte »Danke für das geile Album …« und ging dann einfach weiter Richtung Eingang. Als ich mich noch mal nach Aisi umschaute, sah ich gerade noch, wie Afrob mit einem fetten Grinsen im Gesicht von dem Gras in seiner Hand zu mir rübersah, es nach einem letzten zufriedenen Blick in der Tasche verschwinden ließ und in der Dunkelheit verschwand.

Und genau in diesem Augenblick kam Aisi zurück und lief ihm fast in die Arme, realisierte es aber leider erst, als sie schon aneinander vorbeigelatscht waren und kam ungläubig auf mich zu.

»Alter! Haste gesehen? Das war doch Afrob, oder nich? Haste ihm den Fuffi gegeben?«

»Ja, Mann. Ich hätt's beinahe nich rechtzeitig gepeilt. Der Typ is jetzt schon voll wie'n Eimer.«

Wir freuten uns zwei, drei Minuten wie kleine Jungs über die Nummer und betraten dann gut gelaunt den berühmt-berüchtigten 0711 Club. Ehrlich gesagt war ich ziemlich enttäuscht von dem Schuppen. Und hätte ich kein Gras verkaufen wollen, wäre ich vermutlich spätestens nach einer Stunde wieder abgehauen. Alles in dem Laden war düster, schwarz und irgendwie total unbequem. Nirgendwo ein gemütliches Plätzchen zum Relaxen. Nur beschissene schwarze Betonklötze als Sitzgelegenheiten. Irgendwann regnete auch noch ganz ekelhaft der kondensierte Schweiß der Besucher von der Decke runter. Also stand ich lieber mit meinem Bier in der Hand etwas abseits der Menge in einer trockenen Ecke und beobachtete von dort aus die Leute, um potenzielle Kunden herauszufiltern. Aisi flitzte total aufgedreht und strahlend kreuz und quer durch den Club und mischte hier und da etwas Gras unters Volk. Allein in dieser Nacht vertickten wir gut und gern 60, 70, vielleicht sogar auch 80 Gramm von den mitgebrachten 200. Ein guter Start. Der Mehrgewinn, den ich hier in Stuttgart erzielte, sollte die komplette Fahrt sowie Eintrittskosten plus Spesen decken. Und ich hatte nicht vor, geizig zu sein.

Erst nach gut zwei Stunden entdeckte ich, dass direkt vor dem Tresen, der seltsamerweise in der Mauer zu verschwinden schien, eine schwarze Schwingtür in die Mauer eingelassen war. Und als ich die beinahe unsichtbare Tür hinter mir gelassen hatte, traute ich meinen Augen kaum. Hier gab es Sofas mit Kissen, Pflanzen, Teppich, und alles war um einiges heller und freundlicher als nebenan. Und der Tresen kam tatsächlich durch die Mauer und es standen hübschere Bedienungen dahinter. Sauber. Ab auf die Couch und ein bisschen entspannen. Hier würde ich bleiben.

Die Fahrt saß mir immer noch in den Knochen und ich war hundemüde. Außerdem hatte ich zwischendurch immer mal wieder Bahnen von meinem Blech gezogen und war dementsprechend dicht. Leider hatte ich den Hals mal wieder nicht voll bekommen, viel zu viel von meiner Tagesration vernichtet und würde morgen bestimmt schon während des Festivals entzügig werden. Aber das war mir in dem Moment scheißegal.

Ganz sicher würde ich auch hier in Stuttgart ein, zwei Päcken Shore auftreiben. Oder irgendwo anders. Auf dem Rückweg. Egal. Würde schon laufen.

Und während ich so über die Shore-Besorgungstour in einer fremden Stadt nachdachte, sah ich mich nebenbei von meinem supergeilen Sofaplatz aus um und realisierte erst gar nicht, wo ich hier gelandet war.

Etwa vier Meter vor mir taumelte ein riesiger Lulatsch mit wirren Haaren und einem rosa Plüschtäschchen hin und her und landete immer wieder mal rücklings auf dem Krökeltisch, der zum Glück direkt hinter ihm stand. Wenn er sich nicht gerade auf dem Ding ausruhte, hielt er sich sturzbesoffen mit einer Hand an einer der Stangen fest und verteilte Arschklatscher an jede Olle, die nahe genug an ihm vorbeiging. Der Typ war einfach zu köstlich. Und sein Blick sagte die ganze Zeit ungefähr so was wie: Fick dich! Fick dich! Fick dich! Hey, du! Warte, du bist cool! Ehyy! Komm her! Hol dir einen Popoklatscher ab, Bitch!

Doch erst nach einigen Minuten dämmerte mir so langsam, über wen ich mich da amüsierte. Und gerade als ich mir sicher war, dass es sich um Harris, einen der Jungs von den Spezializtz, handelte, setzte sich der nächste merkwürdige Kandidat direkt neben mich und brabbelte mich von der Seite voll. Kein Plan, was dieser mit Chemie vollgepumpte Typ von mir wollte. Allein sein Anblick nervte mich schon brutal ab. Seine hochgesteckten und zu einem Knoten gebundenen Zöpfchen sahen aus wie ein verdammtes Vogelnest oder sonst irgendein Tierunterschlupf. Und ich wollte lieber nicht herausfinden, wer oder was alles darin wohnte. Ich ignorierte ihn und konzentrierte mich lieber wieder auf Harris.

Am nächsten Tag stellte sich heraus, dass der nervige Typ mit dem schmutzigen Vogelnest auf dem Kopf ein Rapper namens Immo war. Und da musste ich fast schon wieder über die Nummer schmunzeln. Aber scheiß mal drauf.

Denn als ich das nächste Mal neben mich sah, saß plötzlich und wie aus dem Nichts Afrob an meiner Seite, tippte mir auf die Schulter und schaute mich volldicht an.

»Bist du nich der Typ mit … dem Gras?«

Erst jetzt ging mir auf, dass ich im VIP-Bereich gelandet war.

»Ja, Mann. Genau der bin ich.« Ich grinste ihn breit an. Wie geil war das denn? Obwohl er schon bis zur Oberkante voll war und kaum noch geradeaus gucken konnte, hatte er mich nicht vergessen. Sehr cool.

»Gibt's da noch was von, oder was?«

Ich nickte freudestrahlend. Der Ausflug wurde von Minute zu Minute besser. Ich rollte einen fetten Joint nach dem anderen für uns und er bestellte im 15-Minuten-Rhythmus bei der Bedienung Drinks. »Zwei Whisky Cola. Für mich … und meinen Kumpel hier!«

Dass ich die Plörre aber nicht saufen wollte und mehrfach dankend ablehnte, ignorierte er ganz stumpf und bestellte trotzdem weiter für zwei. Am ersten Glas hatte ich aus Höflichkeit noch ein paar Mal genippt und es dann ganz nebenbei und unauffällig in einen Blumenkübel gekippt. Die nachfolgenden vier, fünf Drinks verschwanden direkt in dem Bottich. Das ekelhafte Zeug bekam ich einfach nicht runter. Er hingegen schraubte sich jeden einzelnen davon genüsslich in die Birne.

Der Typ war so unglaublich hart betrunken, ich bezweifelte stark, dass er es am nächsten Tag rechtzeitig auf die Bühne schaffte, geschweige denn die Meute rockte. Aber scheißegal. Ich hatte in den letzten eineinhalb, vielleicht sogar zwei Stunden meine ganz private Show schon bekommen. Und das war auch gut so, denn am nächsten Tag, so gegen 16 Uhr, wurden Aisi und ich von der Kripo verhaftet und in Handschellen abgeführt, nachdem wir von 10 bis 13 Uhr schwitzend in der Schlange angestanden hatten. Gott sei Dank hatten wir schon alles bis auf zwei

Zwanziger vertickt. In Niedersachen nahmen sie wegen dem bisschen Gras nur die Personalien auf und schickten dir dann deine Strafanzeige und einen Befragungstermin mit der Post zu. Aber die Jungs in Stuttgart brachen mir deswegen fast die Arme. Was für ein scheiß Film, Mann!

Obwohl sie Aisi eine positive Urinkontrolle abgenommen und ihm daraufhin ein 24-stündiges Fahrverbot erteilt hatten, rollten wir etwa vier Stunden später den Pragsattel runter und fuhren Richtung Autobahn. Was, Fahrverbot? Die konnten uns mal am Arsch lecken, denn ich konnte es nicht abwarten. Mein Shorehunger dirigierte mich und sagte ganz klar an: JETZT! Und das hieß auch jetzt. Und nicht erst morgen irgendwann. Nach einem kurzen Blick in die Faltkarte beschloss ich, Dortmund anzusteuern. Da würde ich sicher ein, zwei Päckchen Shore auftreiben. Irgendwas würde ganz sicher gehen.

Und da ging auch was in Dortmund, und wie da was ging. Wir wurden nämlich noch mal verhaftet.

Aisi und ich hatten den kleinen grauen VW Polo direkt vor dem Eingang des Hauptbahnhofes abgestellt und waren danach mehrfach durch die Halle und um den Bahnhof herum gelatscht, bis ich irgendwann einen völlig fertigen Vogel erspähte, der mir mit Shore aushalf.

Gierig hatte ich in einem öffentlichen Behinderten-WC und vor Aisis Augen zwei der drei Päcken wegelötet und meinen Affen getötet. Mein Mittelsmann jagte sich währenddessen einen Druck in die geschundenen Arme. Er fand einfach keine Vene und brauchte ziemlich viele ekelhafte Versuche. Überall lief das Blut aus den Einstichstellen, sammelte sich an den Ellenbogen oder den dreckigen Fingerspitzen und tropfte von dort auf die versifften Klamotten. Der Anblick ging mir am Arsch vorbei, aber Aisi sah zum ersten Mal so deutlich, was Heroin mit einem anstellte, wenn man richtig drauf war. Angewidert drehte er sich weg und konzentrierte sich auf mich. Dass ich Bleche rauchte und voll drauf war, wusste er schon länger. Ich hatte die Abhängigkeit nur kurze Zeit vor ihm verheimlicht, aber jetzt ging ich ganz offen vor ihm damit um und versuchte, ihn irgendwie durch Abschreckung zu beschützen.

Dass ich süchtig war, fand er zwar Kacke und er schaute mich jedes Mal traurig an, wenn er mir beim Löten zusehen musste, aber trotzdem änderte das nie etwas an unserer Freundschaft. Das ist einer der vielen Gründe, warum ich diesen Jungen damals schon so sehr mochte. Und bis heute immer noch mag. Er ist ein wahrer Freund.

Als wir uns schließlich von dem fertigen Typen trennten und zurück zum Auto gingen, wurden wir, noch bevor wir einsteigen konnten, von vier Kripobeamten gestellt, durchsucht und ein zweites Mal innerhalb von acht Stunden eingelocht.

Die hatten uns schon im Visier, als wir mit dem Kaputtnik losgezogen waren, uns dann aber aus den Augen verloren. Und weil sie mein verbliebenes Shorepäckchen nicht weit entfernt von unserem Wagen fanden, mussten wir auch dieses Mal in Handschellen mit aufs Revier kommen.

Die Jungs waren Gott sei Dank mehr an mir interessiert als an Aisi, ich war der bösere Bube, und zogen hier nicht so einen übertriebenen Film ab wie die Pappnasen in Stuttgart. Eine gute Stunde später waren wir wieder auf freiem Fuß. Ich war müde und gereizt und wollte in Osnabrück nur noch schnell zu meinem Shoredealer und dann nach Hause in mein Bett, schlafen.

»Alter! Lass uns bloß schnell nach Hause fahren. Is heut zu gefährlich für uns in der großen weiten Welt. Also lass uns mal ruckzuck verpissen, Junge.«

Aisi nickte nur. Er sah fix und fertig aus. Der Trip mit mir hatte ihn offenbar ganz schön angestrengt. Gegen 23 Uhr trafen wir endlich wieder in Osnabrück ein. Nach einem 45-minütigen Rauchstop bei meinem Dealer setzte Aisi mich zu Hause ab. Ich war komplett im Arsch. Was für ein Tag. Echter Hip-Hop-Scheiß, Mann.

Enschede

Osnabrück, Herbst 2001

In den Wochen nach Stuttgart lief geschäftsmäßig alles perfekt für mich und der Rubel kam so langsam ins Rollen. Die zusätzlichen Kilos, die ich mittlerweile fast jeden Mittwoch zu meinem Vater ins Saarland brachte, füllten meine Kasse beinahe schneller, als ich die Kohle wieder verpulvern konnte. Und so hatte ich trotz meines immer stärker werdenden Shorekonsums inzwischen 30 000 Mark Kapital angehäuft.

Und selbst Hohmann, der den Stoff meistens schon gar nicht mehr selbst anpacken musste und nur noch vermittelte, verdiente zu der Zeit gut und gerne 1500 bis 3000 Mark die Woche. Und obwohl er kein einziges Gramm verkaufte, war der Typ Gold wert und ich bezahlte ihn gerne. Er kannte die Grasliebhaber in unserer Stadt und hatte mir in den letzten Monaten einige als Kunden vermittelt. Aber wie dem auch sei.

Da war bestimmt noch mehr zu holen. Wir waren beide der Meinung, dass es durchaus noch lukrativer laufen könnte, wenn Kolles Lieferanten immer ausreichend Ware für mich und meinen Alten ranschaffen würden. Zu der Zeit hakte es leider öfter mal und immer wieder fehlten hier und da ein paar Kilos. Die Scheiße nervte mich ganz extrem. Also streckten Hohmann und ich unsere Fühler nach einer Connection mit größerem Lieferumfang aus und fuhren dafür auch immer wieder nach Holland ins schöne Enschede. Natürlich beide ohne Führerschein und grundsätzlich voll bis obenhin. Aber scheiß mal drauf. Wenn uns die Cops mit einem Kofferraum voller Gras anhielten, wäre der fehlende Lappen wohl das kleinste Problem.

Aisi musste schon seit August seinen Zivildienst ableisten und hatte nur noch wenig Zeit, um mich und Hohmann durch die Gegend zu kutschieren. Also blieb uns gar nichts anderes übrig, als selbst zu fahren. Dafür war Aisi jetzt als lebender Bunker für mich tätig und hätte sogar noch etwas mehr an meinem Geschäft verdienen können als mit der Fahrerei. Zumindest wenn er das gewollt hätte. Aber nein. Nur mit Mühe und Not konnte ich ihn dazu nötigen, sich 200 Mark die Woche dafür einzustecken. Und auch mein Angebot, sich so viel zu kiffen von meiner Ware zu nehmen, wie er wollte, nutzte er nur selten. Für ihn gehörte das Aushelfen in meinem Business einfach zu unserer Freundschaft dazu. Noch ein Grund, warum ich diesen Jungen so mochte. Aber wie dem auch sei. Die Suche nach einem neuen, größeren Lieferanten gestaltete sich schwieriger, als ich es mir vorgestellt hatte. Und so waren wir immer mal wieder dazu gezwungen gewesen, einen Einmalkauf in Enschede zu tätigen und die Ware dann selbst über die Grenze zu schmuggeln. Doch eine gut funktionierende Geschäftsbeziehung kam dabei leider mit keinem der arabischen oder türkischen Großdealer zustande.

Und so waren wir irgendwann im Sommer bei einem Kuttenträger in Minden gelandet, der uns angeblich einen bomben Kontakt nach Holland vermitteln konnte. Doch als wir ihn gegen 7 Uhr abholen und mit ihm zusammen über die Grenze fahren wollten, wurde der Vogel leider verhaftet. Und Hohmann und ich hatten mehr Glück als Verstand, dass wir nicht gleich mit einwanderten.

Wir hatten bereits eine halbe Stunde wie die Wahnsinnigen bei ihm Sturm geklingelt und etliche Male auf seinem Handy angerufen, als endlich der Türsummer ertönte und sich die beschissene Haustür öffnete. Er musste verschlafen haben, also flitzten wir so schnell wie wir konnten die Treppen hoch, um ihm etwas Dampf zu machen. Die Zeit drängte. Wir mussten pünktlich um 10 Uhr an unserem Treffpunkt in Holland sein. Allerspätestens kurz nach 10. Danach würde sich unser »bomben Kontakt« in Luft auflösen. Es war also Eile geboten.

Doch statt des langbärtigen Rockers mit Zottelmähne öffnete uns ein rothaariger Riese mit Sommersprossen, Waffe am Gürtel und Lederhandschuhen an den Pranken.

»Mann, ihr nervt. Euer Kumpel hat heute keine Zeit für euch.

Und die nächsten zwei, drei Jahre vermutlich auch nicht. Also haut ab.« Und klatsch, schlug er uns die Tür vor der Nase zu.

Hohmann und ich schauten einander erschrocken an und ergriffen sofort die Flucht. Etwa dreimal so schnell wie wir die Stufen hochgerannt waren, stürmten wir sie wieder hinunter. Wir hatten keinen Bock darauf, wie unser zotteliger Freund zu enden. Der hatte nämlich, schön mit Kabelbinder verschnürt, etwa drei Meter hinter dem Bullen auf seinem Flurteppich gechillt und uns ganz merkwürdig angeglotzt. Und ich war mir ziemlich sicher, dass er Schmerzen hatte.

Mich beschäftigte allerdings viel mehr, dass wieder mal kein dauerhafter Deal mit einem neuen Zulieferer zustande kam. Und mein Vater, Hohmann und ich weiterhin auf Kolles Dienste zurückgreifen mussten. So langsam gingen uns die Optionen aus, all unsere Hoffnung ruhte jetzt auf Nils, Aisis Kumpel aus der Videothek. Er kannte jemanden in Grenznähe, der wiederum einen Araber kannte, dessen Onkel in Enschede angeblich einen florierenden Grashandel betrieb. Mit dem wollte er mal über mein Problem sprechen. Ich wartete bereits seit Wochen auf eine Auskunft und schob Nils deswegen immer wieder an. Er sollte ein gutes Wort für mich einlegen und ein wenig Druck machen.

Es stellte sich heraus, dass meine Bestellung den Holländern zu klein war. Die Jungs verkauften erst ab 50 Kilo aufwärts nach Deutschland. Meine 30 000 Mark reichten für eine so umfangreiche Bestellung aber nicht aus.

Es war zum Verzweifeln. Von den einen wollte ich zu viel und für die anderen wollte ich zu wenig und war deshalb uninteressant. Also blieb alles erst mal so, wie es war, und ich nahm Kolle so viel ab, wie ich kriegen konnte.

Doch Ende Oktober hatte Nils seinen Kollegen, ein Typ namens Mello, endlich so weit. Er wollte mit mir gemeinsam nach Enschede fahren, um die Sache endlich doch noch unter Dach und Fach zu bringen.

Ich fand jemanden als Fahrerersatz für Aisi, denn für diese Tour hatte ich definitiv lieber jemanden mit Führerschein hinterm

Lenkrad sitzen. Wolle, den ich ebenfalls über Nils kennengelernt hatte, war zwar voll der Hippie und man sah ihm den Kiffer schon von Weitem an, aber wenn er nüchtern gebraucht wurde, musste ich das nur rechtzeitig ansagen und er verkniff sich die Batzerei so lange, bis wir alles erledigt hatten. Und an diesem Freitagabend war ganz klar Stocknüchternsein angesagt. Ich putzte mich fein raus, rauchte nur so viel Shore wie unbedingt nötig und juckelte mit Hohmann und Wolle in meinem weinroten Opel Astra, ein Geschenk meines Vaters, zu Mello.

Er wohnte tatsächlich nur einen Steinwurf von der holländischen Grenze entfernt.

Nur 30 Minuten nachdem ich ihm die Kohle gezeigt hatte, saß ich neben ihm in einem kleinen Coffeeshop in Enschede und wartete in der oberen Etage auf meinen zukünftigen Lieferanten. Wolle und Hohmann hatten sich unten direkt am Eingang postiert und behielten für mich den Laden und die Straße im Auge. Sicher ist sicher.

Ich hatte nicht die geringste Vorstellung davon, wer mir gleich gegenübersitzen würde. Ich mochte Mello zwar auf Anhieb und hatte auch ein gutes Gefühl bei der Sache, trotzdem war ich tierisch aufgeregt und lieber etwas vorsichtiger als sonst. Das hier war womöglich meine Trittstufe auf die nächste Ebene, meine Eintrittskarte, um mit den großen Jungs spielen zu dürfen und richtig Kohle zu verdienen. Denn ich plante, auf diesem Wege eventuell sogar Kolles Zulieferer zu werden. Doch dafür musste der Typ mich erst mal als Kunden akzeptieren und dann ginge es noch um die Preise.

Nervös rutschte ich auf meinem Stuhl hin und her. Immer wieder tastete ich nach den sechs Ziploctüten, die ich mit jeweils 5000 Mark gefüllt und mir mit Klebeband um die Hüften getapt hatte. Denn wie gesagt, Vorsicht ist die Mutter der scheiß Porzellankiste.

Umso erstaunter war ich, als ein zierliches kleines Männchen mit einem dicken Joint in der Hand vor mir Platz nahm und mich freundlich anlächelte. Der Mann war circa Ende 30 und sah in seinem karierten Hemd, der verwaschenen Jeanshose und der billigen Uhr am Handgelenk mal so gar nicht nach einem schwerreichen Dealer aus. Doch der erste Eindruck täuschte. Der Typ hatte es faustdick hinter den Ohren und schleuste wöchentlich mindestens 250 bis 300 Kilo Gras und Hasch illegal über die Grenze nach Deutschland, zu nur drei oder vier großen Kunden. Er verdiente damit wöchentlich wesentlich mehr Geld, als ich an meiner Wampe kleben hatte. Aber wie dem auch sei. Wir unterhielten uns eine gute halbe Stunde, Mello übersetzte. Danach war alles klar zwischen uns. Wir hatten einen Deal.

Ich würde ab jetzt jeden Freitagabend zwischen 20 und 21 Uhr in diesen Shop kommen und mindestens 30 000 Mark mitbringen, Tendenz steigend. Und im Gegenzug dafür würden mir seine Kuriere fünf Kilo feinstes Gras übergeben, und zwar immer am folgenden Morgen um Punkt 9 Uhr auf einem Platz meiner Wahl in und um Osnabrück herum.

Das hörte sich verdammt gut an. Einzig die Sache mit der Vorauszahlung verunsicherte mich.

Nach unserem Gespräch schloss ich mich auf der Toilette ein, packte die 30 000 Mark aus den Ziplocbeuteln in eine kleine Plastiktüte um und überreichte sie anschließend meinem neuen Freund. Sein Wort in Gottes Ohr.

Beinahe gelangweilt entnahm er der Tüte seinen Gewinn und hielt es nicht mal für nötig, die Scheine zu zählen. Noch nie hatte ich einen so großen Batzen Bares weitergereicht und immer wieder meldete sich mein Misstrauen. Was zur Hölle sollte ich tun, wenn er mich abzog? Mello zur Rechenschaft ziehen? Mir wurde ganz komisch. Der Junge hatte keine 30 000 Mark, um mir meinen Verlust zu ersetzen. Selbst wenn er als Mittelsmann mein Ansprechpartner war und im Notfall für die Kohle geradestehen wollte, ein ungutes Gefühl blieb trotzdem. Verdammte Scheiße, Mann! Ich hatte alles aus der Hand gegeben, was ich besaß. Wenn der Typ mich rippte, wäre ich richtig am Arsch. Zehn Monate Arbeit für die Katz. Puff! Einfach alles weg. Ich müsste noch mal ganz von vorne anfangen.

In dieser Nacht schlief ich ziemlich beschissen und wälzte mich unruhig hin und her. Ich sah mich schon mit ein paar Jungs nach Enschede brettern und den Coffeeshop stürmen. Ich würde mich definitiv nicht abzocken lassen von diesem kleinen Ali Baba und seinen vierzig Räubern. Selbst wenn das Krieg bedeutete. Drauf geschissen!

Pünktlich um 9 Uhr am Samstagmorgen rollte ich mit Wolle und Hohmann auf den vereinbarten Parkplatz und hielt Ausschau nach dem angekündigten dunklen Kastenwagen mit holländischem Nummernschild.

»Wo sind die blöden Wichser, Mann?« Schon zwei Mal waren wir im Schritttempo über den Parkplatz gefahren. Endlich entdeckten wir die Kuriere. Die Jungs waren super. Sie sahen in ihren Arbeitsklamotten und dem Firmenwagen wie echte Handwerker auf Montage aus. Nichts deutete auf einen Drogendeal hin. Perfekte Optik.

Ich stieg aus, begrüßte die beiden per Handschlag. Sie identifizierten mich anhand meiner Tätowierungen als den Empfänger und ich lud die Ware von ihrer Ladefläche in meinen Kofferraum um. Keine fünf Minuten später rollte ich freudestrahlend mit meinen Jungs vom Parkplatz. Der extrem geile Geruch des Weeds erfüllte den Innenraum des Opel Astra und ich war mir absolut sicher, dass ich den richtigen Partner für mein Geschäft gefunden hatte. Endlich. Das große Abkassieren konnte beginnen.

Nicht dass ich die Monate zuvor schlecht verdient hätte oder so. Schließlich hatte ich aus fast nichts in nur 90 Tagen 30 000 Mark gemacht. Aber diese Summe sollte nun locker jeden Monat drin sein, dafür würden Hohmann und ich schon sorgen. Und so kam es dann auch.

Die erste Lieferung war innerhalb von 48 Stunden ausverkauft und bis zu unserem nächsten Termin hätte ich ganz easy auch die doppelte Menge verticken können. Als mein holländischer Freund davon erfuhr, förderte er mich ganz gezielt und ballerte auf jeden meiner Einkäufe dicke Kommbis obendrauf. Manchmal waren es drei bis vier Kilo Gras, manchmal auch fünf Kilo richtig geile Polle zu einem unglaublich guten Kurs. Ich bettelte nicht darum. Er hörte bei unseren wöchentlichen Treffen einfach immer gut zu und rechnete sich daraufhin aus, wie viel Kohle ihm durch die Lappen gehen würde, wenn er es nicht täte. Ein Geschäftsmann eben. Immer den Blick auf die Scheine gerichtet. Aber dabei immer korrekt und fair. Die beste Connection meines Lebens.

Es war eine Zeit des Überflusses. Egal, was ich sah. Wenn ich es haben wollte, kaufte ich es mir. Frei nach dem Motto: Was kostet die verkackte Welt? Scheißegal. Ich bezahl.

Selbstverständlich floss das meiste Geld direkt wieder in meine Sucht. Scheißegal. Meine Bargeldpresse warf jede Woche Plus aus.

Natürlich wunderte sich Kolle darüber, dass wir uns nicht mehr bei ihm meldeten. Doch Hohmann erklärte ihm, was bei uns abging. Wir arbeiteten daran, dass er womöglich schon bald bei uns einkaufen könnte, zu einem besseren Kurs als bei seinem aktuellen Zulieferer. Und so hatte sich das Thema Kolle erst mal erledigt. Für uns war nur wichtig, dass wir ohne Stress auseinandergingen. Man wusste ja nie, vielleicht würden wir einander noch mal brauchen.

Die Wochen vergingen wie im Flug und inzwischen hatte ich auch meinen kleinsten Kunden dazu gebracht, mir mindestens 250 Gramm pro Woche abzunehmen. Wenn jemand nicht mitzog, reichte ich ihn einfach an einen meiner anderen Jungs weiter, die mir diese Menge oder mehr abnahmen. Ganz simpel.

Kackegal wie viel ich am Tag so ausgab, abends hatte ich im Schnitt mindestens 800 Mark Plus in der Tasche, an guten Tagen sogar bis zu 2 000 Mark. Selten zuvor war ich mit meinen Finanzen so zufrieden wie damals.

Und so konnte ich es mir, trotz meines ausufernden Heroinkonsums, ganz locker leisten, Rocky alle 10 bis 14 Tage ein Päckchen mit 50 Gramm Gras zu schicken, als Geschenk. Er saß inzwischen nicht mehr in Meppen, sondern besuchte die Tages-Drogenklinik in Hannover, auf THC kontrollierten sie dort zum Glück nicht. Auch wegen meiner Päcken, die ich als Gegenleistung für seine Unterstützung in Vechta verstand, machte er keine Faxen mit anderen Drogen. Er versprach mir, die Therapie durchzuziehen und mich und Frank danach in Osnabrück zu besuchen. Schließlich wollte er sehen, was sein kleiner »Bruder« sich aufgebaut hatte.

Und außerdem stellte ich ihm einen Job in Aussicht, als so was wie mein Bodyguard. Denn wenn er im Frühling mit der Therapie durch war und bei mir bis dahin noch immer alles so glattlief, konnte ich einen Pitbull mit Waffe an meiner Seite gut gebrauchen. Ich hantierte schon jetzt mit 50 000, 60 000 Mark die Woche herum. Die Kohle von meinem Vater noch nicht eingerechnet. Wenn er noch mitspielte, lagen bei mir manchmal auch 100 000 bis 120 000 Mark rum. Mehr als genug Bares, um Neider und Räuber anzuziehen. Ich ging also vom schlimmsten Szenario aus. Dann trifft es einen nicht ganz so unvorbereitet. Ihr versteht?

Nach meiner dritten, vierten Lieferung aus Holland lernte ich Olli kennen. Er fing im Spätsommer mit 150- bis 250-Gramm-Päckchen bei mir an, die Wolle bis dahin regelmäßig an ihn ausgeliefert hatte. Wolle durfte sich zum Einkaufspreis an meiner Ware bedienen und sich so selbst etwas »dazuverdienen«. Der Typ war ganz genau wie Aisi, ich musste ihn original fast dazu zwingen, Geld von mir zu nehmen.

Als Hardcore-Hippie war Wolle ein eingefleischter Fan von Halluzinogenen und irgendwie gar nicht so richtig an Geld interessiert. Er hatte einfach nur Bock darauf, mit mir rumzuhängen und zu feiern und zu kiffen, bis der Arzt kommt. Der Rest war ihm latte.

Solange er sich keine Gedanken darum machen musste, wo die Mäuse für Essen und Gras herkamen oder wo er pennen konnte, war die Welt schon in Ordnung. Bloß keinen Stress. Und bloß nicht Kopfrechnen, Aldaaa. Geht gar nicht klaaar, Mann.

Ich liebte diesen Typen seit unserer ersten Begegnung. Allein schon dafür, wie er das Ende seiner vorletzten Beziehung rübergebracht hatte.

»Ich geh mal schnell Kippen holen, Schatz!«, flötete er, und fuhr dann trocken fort: »Klatsch! Tür zu. Auf Nimmerwiedersehen. Hau rein, Bitch!«

Ich lag auf dem Boden vor Lachen und ja, hört sich vielleicht im ersten Moment asozial an, keine Frage. Aber unter dem Aspekt, dass sie ihn anscheinend gerne und öfter mal vermöbelte, nachdem sie sich eine ganze Flasche Schnaps in die Birne geschraubt hatte, bekam die Sache einen ganz anderen Charakter. Er hatte sich einfach nur aus einer kranken Beziehung gestohlen. Und mal ganz ehrlich? Wer will schon mit der Bratpfanne geweckt werden?

Siehste? Hab ich mir gedacht. Keiner.

Ich brach immer wieder vor Lachen in Tränen aus, wenn er die Nummer erzählte.

Am Anfang der Story sah man ihm ganz deutlich die Paranoia vor seiner Ex-Ollen an, und am Schluss, in seiner Erzählung hatte er gerade erst die 10 000 Mark von ihrem Konto abgeräumt und war dann Kippen holen gegangen, strahlte er wie ein Glücksschwein in neu gewonnener Freiheit, dabei rieb er sich diebisch die Hände. Die Kohle hatte er damals innerhalb von sechs oder acht Wochen in Jamaika auf den Kopf gehauen. Dabei hatte er den damals noch völlig unbekannten Sänger Gentleman kennengelernt und mit ihm an einer Bustour quer durch den Dschungel teilgenommen. Solche Klopper haute Wolle am laufenden Meter raus.

Da gab es beispielsweise noch die Story über eine voll besoffene Tante, die auf einem massiven Glastisch einen Strip für ihn hinlegte, während er, ebenfalls total abgefüllt, darunter lag und sich genüsslich einen keulte, jedenfalls so lange, bis sie ihren Bierschiss plätschernd und literweise auf der Glasplatte verteilte und Wolle sich übergeben musste.

Oder die Nummer mit der Fernfahrermuschi. Über die bepissen wir uns heute noch.

»Eine Thermoskanne«, meinte er, »gefüllt mit rohem Mett, ist eine sehr gute Alternative zu einer echten Vagina.« Das sagte er ganz trocken und so nebenbei. Ich hab damals Tränen gelacht.

Das Gesicht, das er damals zog, er sprach aus eigener Erfahrung, da war ich sicher. Absolut unterhaltsam und amüsant, der Vogel. Aber so geil die alten Geschichten von Wolle auch waren, ein Geschäftsmann war er definitiv nicht. Er kam sich blöd vor, wenn er Geld von Freunden nehmen musste, selbst wenn er eine Gegenleistung erbrachte. Was für ein Quatsch, dachte ich damals. Aber jedes Mal wenn er von Olli zurückkam und mir das widerwillig kassierte Geld brachte, erzählte er mir, wie schlimm es sich für ihn anfühlte.

Was bitte fühlte sich da doof an? Wir verdienten doch nur gutes Geld zusammen? Und konnten trotzdem Freunde sein? Wo war sein Problem? Ich konnte es zwar nicht verstehen, akzeptierte es aber. Das war einfach Wolle, wie er leibt und lebt.

Also übernahm ich die Belieferung von Olli und setzte dadurch zwei bis drei, manchmal sogar vier oder mehr Kilos die Woche ab und steigerte meinen Umsatz um ein gutes Drittel. Und Wolle war heilfroh, dass er sich nicht mehr mit den Zahlen und dem unguten Gefühl herumschlagen musste. Perfekt.

Olli war damals zwar gerade mal 17 Jahre alt, für sein Alter aber ein absolutes Verkaufstalent. Kein anderer ballerte so schnell so viel Gras in teuren Kleinstmengen durch wie er. Der Junge war unschlagbar. Schon nach unserem ersten kurzen Gespräch wusste ich, dass ich ihn vermutlich jede Woche bis zur Halskrause mit Weed vollstopfen konnte. Er war genau wie ich noch vor einigen Monaten. Was ihm fehlte, waren konstante, nie abreißende Lieferungen. Kunden gab es mehr als genug. Und genau wie ich wusste er sehr genau, wie viel Bares ihm deshalb alle paar Tage durch die Lappen ging. Er machte nämlich genau die gleiche Rechnung wie ich, auch wenn er einen Rechenweg benutzte, den ich vermutlich nie kapieren würde, am Ende kamen wir immer auf das gleiche Ergebnis. Olli, erst 17 Jahre alt, aber er führte sein Geschäft bereits wie ein erwachsener Mann.

In den ertragreichen Monaten nach unserem Kennenlernen erfuhr ich, dass schon sein Vater, der liebe Gott hab ihn selig, ein Tunichtgut war und ihm des Öfteren die Verfolgungsbehörden am Arsch geklebt hatten. Der Apfel fällt nicht weit … ihr wisst, was ich meine. Lange Rede, kurzer Sinn: Der Kurze hatte definitiv die Straße im Blut. Für sein Alter war er außerdem unglaublich fokussiert. Unsere Väter wären sicher ein Herz und eine Seele gewesen, hätten sich die beiden jemals kennengelernt. Es war nicht weiter verwunderlich, dass Olli innerhalb eines halben Jahres zu einem meiner besten Freunde und Komplizen geworden war. Nie gab es irgendwelche Probleme zwischen uns. Er zahlte immer pünktlich und pushte unsere Beziehung, so gut er konnte. Genau wie ich. Wir konzentrierten uns einzig und allein auf unser gemeinsames Ziel. Bargeld. Immer mehr und noch mehr Bargeld.

Die Maul- und Klauenseuche und Fahren ohne Fahrerlaubnis

Osnabrück, März 2001

Die Maschine lief wie geschmiert. Jeden Freitagnachmittag die letzten ausstehenden Kommbis einsammeln, dann ab nach Hause. Auf dem Klo sitzend ein schnelles Blech rauchen, die Dusche läuft als Tarnung. Dann wirklich duschen. Anziehen. Die komplette Graskasse einpacken. Auf nach Enschede! Kiffen. Bezahlen. Noch mehr kiffen. Nach Hause. Blech rauchen. Schlafen. Samstagmorgen. 9 Uhr Treffen mit den holländischen Kurieren. Danach gemütlich Bleche rauchen. Abwiegen. Vorportionieren. Am Samstagabend dann noch was mit Sanni machen. Irgendwo hingehen. Oder auch nicht. Dann Sonntag Ruhetag, heißt: die Ware durchprobieren und Bleche rauchen. Montag und Dienstag die Ware ausliefern. Alle Kunden treffen. Löten. Ein paar Steinchen rauchen. Mittwochs und donnerstags gemütlich mit meinen Jungs rumhängen. Unmengen kiffen. Kokspfeifen und Bleche ziehen. Freitag. Auf ein Neues. Kommbis einsammeln, dann ab nach Hause. Schnelles Blech rauchen … Ein wunderschönes, rundes Ding.

Ein Rädchen griff ganz wunderbar in das nächste. Jede beschissene Woche fuhr ich zwischen 8000 und 12 000 Mark ein. Netto. Steuerfrei.

Nach Abzug von Hohmanns Anteil, meinen enorm hohen Ausgaben und dem, was ich Aisi und Wolle so zustecken konnte, stieg der Pegel in meinem Goldtöpfchen trotzdem alle sieben Tage, wie durch ein Wunder, um mindestens 1500 bis 2000 Mark an. Warum also sollte ich mir Sorgen machen?

Dass schon wieder viel zu viele Hunderter die Woche in meiner Kokspfeife verschwanden, bekam ich gar nicht richtig mit. Auch dass ich mir alle zwei, drei Tage Fünf- oder Zehn-Gramm-Beutel Shore kaufte und nicht mehr nur kleine Päckchen, fiel mir selbst gar nicht auf. Ich bemerkte das fehlende Geld kaum. Ich machte ja kein Minus. Außerdem gefiel mir mein Lebensstil ausgesprochen gut: Meine Stellung in meiner neuen Stadt. Das viele Geld. Immer auf der Straße unterwegs. Eine Handvoll guter Jungs um mich herum. Alles passte. Thug life! Above the law, bitch! Ich liebte dieses schnelle Leben einfach. Dass ich wieder voll drauf war und nur noch knapp 60 Kilo auf die Waage brachte, spielte doch überhaupt keine Rolle. Scheiß mal drauf.

Ich verdiente spitzenmäßig, lag niemandem auf der Tasche oder musste ihn beklauen. Alles ganz locker. Easy. Überhaupt kein Problem.

Bis eines Tages irgendwelche Krawattenträger wegen der grassierenden Maul- und Klauenseuche beschlossen, die deutsch-holländische Grenze dichtzumachen. Und damit meinen wunderschönen Geldstrom mir nichts, dir nichts unterbrachen.

Von einer Lieferung auf die andere waren die Grenzen einfach komplett dicht und nichts ging mehr. Absolut gar nichts. Nicht ein verfluchtes Gramm traute sich zu uns rüber. Was sollte ich denn jetzt machen, verdammt noch mal? Wer wusste schon, wie lange die Scheiße dauerte, und ich von meiner Connection abgeschnitten blieb? Das ging mal gar nicht klar, Junge.

Wir brauchten schnellstmöglich einen Ersatzmann. Und der musste mindestens so viel Ware liefern, dass mich diese Zwangspause finanziell nicht ruinierte und mich anschließend mit Haut und Haaren auffraß. Bei Ausgaben von mindestens 10 Mille im Monat würde ich die Nummer nur etwa 14, 15, vielleicht gerade noch 16 Wochen durchstehen und dann voll affig und am Arsch vor dem Nichts stehen. Das absolute Horrorszenario spielte sich vor meinem inneren Auge ab. Nein. Niemals. So weit würden Hohmann und ich es auf gar keinen Fall kommen lassen.

Und tatsächlich. Erneut stellte er sein Näschen für die richtigen Kontakte unter Beweis. Auf einer seiner Infotouren hatte ihm ein Kollege eine Telefonnummer mit holländischer Vorwahl zugesteckt: »Ruf da mal an. Da könntest du Glück haben.«

Also riefen wir da an und verabredeten uns mit dem Typen. Nach etwa 15 Minuten war alles unter Dach und Fach. Die Ersatzpipeline war startklar. Er würde für uns jeden Krümel Gras einsammeln, den er von den Züchtern auftreiben konnte. Das Gras dann in halben und ganzen Kilopackungen mit dem Fahrrad auf unsere Seite der Grenze liefern. Wo wir ihm die gesamte Ware abnehmen und in bar bezahlen würden.

PS: Wir nehmen dir auch jeden Klotz Dope ab, den du uns bringen kannst. Ganz Osnabrück und das komplette Umland saß auf dem Trockenen. Wenn wir jetzt tatsächlich regelmäßig Kilos ranschafften, konnten wir das Geldtöpfchen beiseitestellen und das Goldfass auspacken.

Über die letzten Tage hatten uns immer häufiger Jungs angerufen, die ihre Kilos eigentlich bei anderen Händlern einkauften, nun aber verzweifelt auf der Suche nach einer verlässlichen Quelle waren. Und alle hatten sie die Taschen voller Bargeld, das nur auf uns Vögel wartete.

Wenn wir alles hochrechneten und unsere eigenen Leute, meinen Vater und Kolle addierten, kamen wir ganz locker auf 20, 25 Kilo die Woche. Auch nicht zu verachten: Der Seuchenzuschlag von einer Mark pro Gramm auf den Normalpreis. Perfekt, Mann. Es würde viele, viele Tausender extra für uns regnen. Wer was haben wollte, musste den Seuchenkurs bezahlen oder sich verpissen und woanders was kaufen. Doch wenn keiner was hat. Wo willst du dann was kaufen? Das alte Spiel von Angebot und Nachfrage.

Nachdem wir unserem Fahrradkurier genau diese Rechnung eingetrichtert hatten, legte der sich richtig ins Zeug und besorgte uns alle zwei, spätestens drei Tage, sechs, sieben, acht manchmal sogar neun Kilo Weed. Zwischen die Säcke stopfte er so viele Haschplatten wie reinpassten. Wir trafen uns regelmäßig mit ihm in einem kleinen Wäldchen, mitten im Grenzgebiet. Der Typ wirkte so unscheinbar. So normal. Selbst der riesen Armeerucksack, der jedes Mal bis zum Anschlag mit wunderschönen Grasblüten und leckerem Hasch gefüllt war, erregte auf seinem Rücken keinen Verdacht. Es war einfach perfekt. Unsere Geldpresse ratterte wie verrückt. Schon nach der fünften, sechsten Runde verbunkerte ich die ersten 20 000 Extrascheine in meinem Raucherzimmer. Und auch Hohmanns Hosentaschen waren prall gefüllt und platzten fast. Und das trotz unserer absurd hohen Ausgaben. Beispielsweise gaben wir etwa 200 Mark am Tag an der Tanke aus: Benzin, Kippen und Feuerzeuge ohne Ende. Dazu noch der Süßkram und die tausend Getränke, um unser chronisches Pappmaul zu bekämpfen. Auch beliebt: runter nach Bonn juckeln und für 2000 oder 3000 Mark Scheiße shoppen. Alles kein Thema. Machen wir. Ist doch nur Papier, Alter. Ich fühlte mich so unglaublich frei in dieser Zeit. So frei wie noch nie zuvor in meinem Leben. Durch das viele Geld öffnete sich praktisch jede Tür für mich. Plötzlich war alles möglich. Außerdem waren wir überall beliebt, obwohl man uns die Shore bereits deutlich ansah. Die Leute feierten uns, wenn wir mit den wunderschönen Grastüten auftauchten. Es war eine richtig gute Zeit, sah man von der Shore und dem Kokain ab, von dem ich immer mehr konsumierte. Diese bescheuerte Huftierseuche, von der ich anfangs noch gedacht hatte, sie würde mich ruinieren, entpuppte sich als wahrer Geldsegen. Jeden verfickten Tag in diesen sechs Wochen der Grenzschließung wanderten riesige Mengen Bargeld durch meine klebrigen Finger und ich freute mich diebisch über jeden einzelnen Schein. Von mir aus hätte das ewig so weiterlaufen können. Genauso hatte ich mir das immer vorgestellt. Jeden scheiß Tag ein Monatsgehalt. Ich liebte meinen Job.

Leider belieferte uns der Holländer ausschließlich während der Seuchenzeit. Er wollte einfach die günstige Gelegenheit nutzen und sich ein finanzielles Polster zulegen. Sonst nichts. Er sei nämlich kein Dealer, wie er immer wieder betonte. Also hoffte ich im Stillen, dass die Viecher die Seuche nie wieder loswürden und die Nummer dadurch noch lange weiterlaufen würde.

Aber am 26.04.2001, ich glaube, es war ganz kurz nach der Grenzöffnung, sahen Hohmann und ich unseren Fahrradfuzzi zum letzten oder vorletzten Mal. Ich hätte heulen können vor Wut. Erstens fiel uns eine astreine Zulieferquelle weg. Und zweitens würden die meisten meiner neuen Kunden nach und nach wieder zu ihren alten Dealern abwandern. Selbst wenn der Seuchenzuschlag wegfiel. Das hieß im Klartext: Zurück auf Normalkurs und mittlere Geschwindigkeit. Wieder sechs bis zwölf Kilo verticken, nicht 20, 25 Kilo die Woche. Und das auch noch zum üblichen Preis. So eine verfluchte Scheiße, Mann!

Ich hatte mich gerade an den Cashflow gewöhnt und mittlerweile 40 000 Mark Arbeitskapital angehäuft. Gut 55 000 lagerten in zerknitterten 10er, 20er und 50er Scheinen verteilt auf drei Plastiktüten in meinem Sofakasten. Ich war mir ziemlich sicher, dass da noch viel mehr Tüten reinpassen würden. Aber der Junge wollte ums Verrecken nicht mitspielen. Und wenn ich ehrlich sein soll, tat er als Einziger von uns das Richtige. Man sollte aufhören, wenn es am schönsten ist, so sagt man doch. Er hatte jedenfalls genug. Ende. Aus. Vorbei.

Ich war total abgegessen, als wir unseren Treffpunkt im Grenzwäldchen verließen und in Richtung Osnabrück zurückrollten.

Doch in dieser Nacht sollte es noch viel dicker für mich kommen. Bereits auf den ersten Metern zurück hatten wir von unserer neuen Ware genascht, weshalb ich fast die komplette Rückfahrt aus dem Grenzgebiet verschlief. Der Stoff war wie immer Bombe gewesen, hatte extrem gut geknallt und mir ganz schnell die Lichter ausgepustet. Aber wie dem auch sei. Hohmann fuhr und weckte mich kurz nach 0 Uhr in der Sutthauser Straße. Er hatte einem Bekannten versprochen, ihm am nächsten Tag bei seinem Umzug zu helfen. Also stieg er in einen Kastenwagen um, er wollte die Kiste nicht erst am nächsten Morgen abholen.

Schlaftrunken und immer noch voll dicht quetschte ich mich hinters Steuer, streichelte noch kurz meine kleine, durchgeknallte Jack-Russell-Terrier-Hündin Fleckie, die sich auf dem angewärmten Beifahrerplatz zusammengerollt hatte, und fuhr los.

Die Vehrter Landstraße lag wie ausgestorben vor mir. Weit und breit kein einziges Auto. Also drückte ich das Gaspedal des Opel Astra bis zum Anschlag durch, um noch vor dem Rotsignal über die Ampel zu kommen. Mit gut 100 Stundenkilometern bretterte ich auf die Kreuzung zu. Aus den Boxen meines Wagens wummerte Krayzie Bone, »Pimpz, Thugz, Hustlaz & Gangstaz«. In Gedanken war ich schon so gut wie zu Hause. Noch ein schnelles Blech. Zwei, drei Bongs und dann ab ins Bett. Schlafen. So stellte ich mir das jedenfalls vor.

Doch bereits auf der Kreuzung sah ich die Blaulichter des Streifenwagens im Rückspiegel aufblitzen und nahm den Fuß vom Gas. Verdammte Scheiße, Mann! Wo kamen die Wichser so plötzlich her? Und vor allem: Was jetzt, Junge? Ich hatte den ganzen beschissenen Kofferraum voll Gras und mit dem lahmen Automatikgetriebe würde ich nicht weit kommen. Ein Fluchtversuch kam nicht infrage.

Ich hatte zwar meinen Ausweis und den Fahrzeugschein dabei, aber mit einer Fahrerlaubnis sah es schlecht aus. Ich musste mir ganz schnell eine überzeugende Geschichte für die Bullen ausdenken. Sonst würde ich die nächsten Monate oder vielleicht sogar Jahre wieder im Bau sitzen, mich grün und blau ärgern und statt den Duft des Geldes Zellenluft schnuppern.

Noch während ich mich sortierte, lenkte ich den Opel auf den schmalen Grünstreifen am Fahrbahnrand und hielt an. Krampfhaft suchte ich nach einer plausiblen Ausrede, warum ich mitten in der Nacht ohne Lappen unterwegs war. Ich schaltete die

Mukke aus und wartete mit klopfendem Herzen auf das Unausweichliche. Bullenaktion.

Das leichte Nieseln hatte sich inzwischen zu einem veritablen Regenschauer ausgewachsen. Dicke Tropfen klatschten lautstark gegen die Fenster, der Scheibenwischer quietschte und die kleine Fleckie gähnte und glotzte mich treudoof aus großen, verpennten Augen an.

Beziehungsstress! Das war's! Deshalb fuhr ich ohne Fahrerlaubnis rum. Ich würde ihnen einfach vorflunkern, dass ich mich nach dem Sport brutal mit meiner Freundin gezofft hatte und mir nach zwei Stunden unerträglicher Schreierei die Autoschlüssel geschnappt hatte und ohne weiter darüber nachzudenken voll gefrustet losgefahren war. Als mir dann nach wenigen Minuten klargeworden war, dass ich damit gegen meine Bewährungsauflagen verstieß und ich womöglich wieder tierischen Ärger mit dem Gesetz bekäme, was ich natürlich auf gar keinen Fall wollte, hatte ich kurz geparkt, mich langsam wieder beruhigt und war gerade wieder auf dem Weg nach Hause. Natürlich in der Hoffnung, nicht angehalten zu werden. Doch jetzt habt ihr zwei Superbullen mich trotzdem erwischt. Sehr ärgerlich, alles mein Fehler. Mit viel Glück käme ich damit durch. Stress mit der Ollen, das kannte doch schließlich jeder Kerl. Die Story brach hoffentlich das Eis und lockerte die Situation etwas auf. Ich wollte sofort mit meiner Bewährungsstrafe rausrücken, ganz nach dem Motto: Angriff ist die beste Verteidigung.

Innerlich zitternd, aber äußerlich vollkommen ruhig, folgte ich ihrer Aufforderung, auszusteigen und ging mit Fleckie auf dem Arm auf den Streifenwagen zu, es regnete immer stärker. Den Wichsern war es draußen anscheinend zu ungemütlich, also blieben sie auf ihren fetten Ärschen sitzen. Sehr gut. Auch das passte perfekt. So würden sie meinen Wagen vielleicht aus reiner Bequemlichkeit nicht durchsuchen.

»Schönen guten Abend. Allgemeine Verkehrskontrolle. Ihren Führerschein und die Fahrzeugpapiere bitte.«

Ich nickte freundlich, überreichte ihnen meinen Ausweis und

den Fahrzeugschein und tat dann erst mal so, als durchsuchte ich mein Portemonnaie nach meinem Führerschein.

»Entschuldigt, meinen Führerschein hab ich heut irgendwie nich dabei.« Der Fahrer winkte ab und forderte mich auf, in meinen Wagen zurückzukehren und zu warten.

»Ich blende dann gleich auf, wenn wir Ihre Personalien überprüft haben. Einen Augenblick Geduld bitte.«

Okay. Ich setzte mich wieder in den Wagen und feilte nervös an meinem Plan. Dass ich keinen Führerschein besaß, würden die beiden unter Garantie herausfinden. Die Anzeige hatte ich also schon mal sicher. Keine Frage. Aber scheiß mal drauf. Die Bewährung würden sie deshalb nicht gleich widerrufen. Aber unter keinen Umständen durften sie die Sporttasche mit den Kilos im Kofferraum finden. Darauf würde nämlich mit Sicherheit eine Hausdurchsuchung folgen und sie fänden die ganze schöne Kohle in meinem Sofakasten. Und dann wäre ich voll am Arsch und würde tausendprozentig wieder einfliegen.

Das Fernlicht blitzte auf und riss mich aus meinen Gedanken. Scheiße, Mann. Jetzt konnte ich nur noch darauf hoffen, dass die beiden so dämlich waren, wie sie aussahen.

»Erzähl doch mal, Junge.« Der Bulle sah mich fast väterlich an.

»Was soll ich erzählen? Dass ich keinen Führerschein hab, wisst ihr ja sicher schon.«

Die beiden grinsten. Derweil weichte ich im Regen richtig schön durch.

»Und wieso biste dann mit dem Auto unterwegs?« Sauber. Jetzt konnte ich mit meiner Streitstory um die Ecke kommen. Mit dem Charme eines getretenen Hundes ratterte ich meine traurige Beziehungsgeschichte runter. Die beiden grinsten immer breiter und nickten verständnisvoll. »Ja, Mann, das kennen wir. Nur wir haben nen Führerschein.« Sie lachten.

Okay. So weit alles klar. Ich hatte die beiden im Sack. Es ging hier nur um das Fahren ohne Fahrerlaubnis. Meine Vorstrafen interessierten die beiden offensichtlich nicht. Sie gaben mir die Papiere zurück und forderten mich auf, den Opel zu verschließen und ihnen die Wagenschlüssel zu übergeben. Der Wagen sollte am nächsten Morgen abgeschleppt und dann so lange auf einem Polizeihof abgestellt werden, bis meine streitsüchtige Freundin mit ihrem Führerschein antanzte.

Scheiße, Mann! Das hatte ich überhaupt nicht bedacht. Wie zur Hölle sollte dann ich an meinen Stoff rankommen? Ich hatte keinen Zweitschlüssel und auch kein Brecheisen am Start. Außerdem war der Akku meines Handys leer und ich konnte niemandem Bescheid sagen und Hilfe anfordern. Verdammt noch mal! Ich musste an diese scheiß Tasche rankommen. Ganz egal wie. Wenn die Affen morgen oder heute Nacht Langeweile schoben, würden sie bestimmt den Wagen durchsuchen und das schöne Gras finden. Das musste ich verhindern.

Wie hypnotisiert eierte ich durch den Regen zu meinem Wagen, zog den Zündschlüssel ab, verriegelte die Türen und übergab ihn den beiden Vögeln. Inzwischen waren Fleckie und ich komplett durchnässt. Wie ein Ochse stand ich mit der kleinen Töle auf dem Arm mitten auf der Straße und sah den Beamten nach, wie sie im Schritttempo vom Grünstreifen rollten.

Scheißegal! Frechheit siegt.

Ich setzte mein unschuldigstes Gesicht auf und rannte winkend und brüllend hinter dem Streifenwagen her. Tatsächlich hielten sie an und warteten auf mich, bis ich den Streifenwagen vor Aufregung und Kälte zitternd erreichte.

»Entschuldigt bitte, ich hab meinen Hausschlüssel auf dem Beifahrersitz liegen lassen. Und ich will echt nicht noch klingeln, wenn ich nach Hause komm … Ihr wisst schon, wegen des Streits und so. Das würde meiner Freundin gut passen, wenn ich ihr jetzt auch noch mit so ner Scheiße komme. Außerdem hab ich meine Sporttasche noch im Kofferraum und da sind feuchte Handtücher und Trainingsklamotten drin. Und ich hab keinen Bock darauf, dass die Sachen schimmeln. Dann gibt's nämlich gleich wieder Stress.«

Also legten sie grinsend den Rückwärtsgang ein, während ich im strömenden Regen zurückstiefelte.

Zurück am Wagen stieg der Fahrer trotz des Regens aus und zückte seine Maglite und leuchtete das Innere meines Wagens ab.

Verdammt!

Was sollte der Scheiß denn jetzt?

Wieso war der Wichser denn auf einmal so neugierig?

Nervös kickte ich mit der linken Hand unser Bambuskawumm unter den Beifahrersitz und griff mit rechts gleichzeitig nach meinen Schlüsselbund und laberte den Arsch währenddessen ununterbrochen voll.

Gott sei Dank war der Typ wirklich so dämlich, wie er aussah. Er hatte mir zwar genau auf die Finger geleuchtet, aber irgendwie trotzdem nichts Verdächtiges gesehen.

Okay. Bis hierhin hatte so weit alles gut geklappt.

Jetzt musste ich nur noch die Tasche aus dem Kofferraum holen.

»Wär echt super von euch, wenn ihr mir ein Taxi rufen könntet. Mein Handyakku ist nämlich leer und ihr seid doch unser Freund & Helfer oder nich? Ich hab wirklich keinen Bock, bei dem Regen bis nach Hause latschen zu müssen.«

Lenkte ich ihn ab, während er neben mir stand und mir dabei zusah, wie ich die riesige Sporttasche neben mir auf die Wiese stellte und so tat, als wenn überhaupt nichts los wäre.

»Nee Junge, wir sind doch keine Taxizentrale.«

Antwortete er mir, knipste dabei seine Stablampe aus und flüchtete vor dem Regen zurück in seinen Streifenwagen.

»Das könnt ihr doch jetzt nicht machen, Mann. Ich bin klitschnass und der Hund is todmüde. Ihr könnt mich doch jetzt hier nicht einfach stehen lassen. Und wenn ihr mir kein Taxi rufen wollt, dann fahrt mich doch einfach nach Hause. Is auch gar nich mehr weit von hier.«

Rief ich ihm noch hinterher, bevor er die Autotür hinter sich zuwarf.

Und tatsächlich.

Noch bevor ich selbst richtig realisierte, worum ich die beiden

Bullen gerade gebeten hatte, öffnete der Beifahrer sein Fenster einen Spalt und forderte mich auf, einzusteigen.

»Okay, aber nur weil's so dolle regnet. Und das is ne absolute Ausnahme. Wir sind nämlich keine Taxifahrer. Also los, spring rein.«

Ohne weiter darüber nachzudenken, öffnete ich die hintere Beifahrertür, warf die Tasche auf die Rückbank, quetschte mich daneben, setzte mir den nassen Köter auf den Schoß und schnallte mich an. Alles klar. Los geht's.

Und erst nachdem wir die Vehrter Landstraße verlassen hatten, wurde mir schlagartig klar, in was für eine Gefahr ich mich gerade begeben hatte.

Denn mal ganz ehrlich. Wie blöd kann man eigentlich sein?

Ich hatte mich tatsächlich in meiner laufenden Bewährung mit einer Tasche voller Drogen freiwillig in einen Streifenwagen gesetzt und ließ mich von den Cops nach Hause kutschieren. Unglaublich.

Das aufsteigende Adrenalin ließ meinen Schädel beinahe explodieren, während ich versuchte, mich zu beruhigen und mir selbst hartnäckig einredete, dass diese Entscheidung die einzig richtige gewesen war. Denn würde ich jetzt im Dunklen, mit der riesen Tasche im Gepäck, durch die Straßen schleichen und wieder einer Streife begegnen, würden die mich ganz sicher richtig kontrollieren und dann natürlich auch das Gras finden und mich einsperren.

Aber die beiden hier hatten von Anfang an kein Interesse daran gehabt, mich zu durchsuchen. Für sie war ich einfach nur ohne Führerschein unterwegs gewesen. Und dabei hatten sie mich ja auch ganz toll erwischt. Das langte den beiden Dummbeuteln schon.

Und während ich so das Für und Wider meiner Situation versuchte abzuwägen, machte sich plötzlich eine liebliche Duftwolke von feinstem Marihuana in dem Streifenwagen breit.

Oh mein Gott! Fleckie war von meinem Schoß auf die Tasche geklettert, hatte sich genüsslich ein paarmal im Kreis gedreht, ihren kleinen Arsch geleckt und sich dann mit einem müden Seufzer mitten auf meiner Ware niedergelassen. So hatte sie eine kleine Duftwolke aus der Tasche herausgepresst. Alter! Fleckie, du kleine Fotze! Willst du unbedingt, dass Herrchen in den Knast geht, oder was?

Mit zitternden Händen und tierischem Herzklopfen hob ich den Hund ganz vorsichtig von der Tasche und nahm ihn auf den Schoß. Im Wagen stank es wie in einem Coffeeshop. Spätestens jetzt mussten die beiden was merken.

»Irgendwie is mir schlecht. Könnt ihr das Fenster hinten einen Spaltbreit für mich öffnen? Der Gedanke, dass der Stress zu Hause gleich wieder losgeht, schlägt mir brutal auf den Magen.«

Und tatsächlich, kichernd ließ mir der Beifahrer die Scheibe gute zehn Zentimeter herunter und lüftete für mich den Wagen durch. Die beiden kamen mir beinahe schon vor wie Kollegen.

Halbwegs erleichtert ließ ich mir die frische Nachtluft um die Nase wehen. Die ganze Nummer kam mir so unwirklich vor. Wie eine Szene aus einem schlechten Film. Polizei bringt Dealer mit knapp zehn Kilo Stoff nach Hause. Ich hätte den beiden am liebsten vor Aufregung in den Fußraum gekotzt. Es war eigentlich nur eine kurze Strecke bis nach Hause, aber sie kam mir vor wie eine verdammte Weltreise.

Wenig später stieg ich am ganzen Körper zitternd und mit staubtrockenem Maul aus der Bullenkutsche. Die beiden Vollidioten wünschten mir noch einen schönen, streitfreien Abend.

Völlig überfordert, aber überglücklich, dieser surrealen Situation entkommen zu sein, taumelte ich in den Hauseingang und fingerte mit Mühe und Not den Schlüssel ins Schloss. Im Hausflur blieb ich einen Augenblick wie angewurzelt stehen, atmete ein paarmal tief durch und beobachtete durch die Milchglasscheibe, wie sich die Rücklichter des Streifenwagens langsam entfernten. Die hauten tatsächlich ab.

Ich traute der Sache noch nicht. Auch wenn ich die beiden nicht mehr sah, hieß das noch lange nicht, dass ich in Sicherheit war. Bestimmt kamen die Affen gleich in Begleitung von ein paar

Kollegen zurück und nahmen richtig Maß. Zumindest malte ich mir das in der Nacht so aus.

Also sprintete ich die Treppe runter, griff mir eine Handvoll meiner neuen Ware, verbunkerte den Rest in einem der Kellerräume von Sannis Eltern und flitzte in unsere Wohnung hinauf.

Ich hing bestimmt zwei, drei Stunden lang wie gelähmt am Dachfenster meines Raucherzimmers, glotzte auf die Straße hinaus und rauchte eine Bong nach der anderen.

Doch alles blieb ruhig. Keine Cops. Keine Drogenspürhunde. Nichts.

Kidnapping und Neugierde

Osnabrück, Mitte Mai 2001.

Seit meiner freiwilligen Fahrt im Polizeiwagen waren inzwischen gut drei Wochen vergangen und alles lief wieder in geregelten Bahnen. Freitags fuhr ich mit einem meiner Jungs nach Enschede und bezahlte die Ware. Und am nächsten Morgen holte ich sie in Osnabrück auf dem Parkplatz ab. Dann abpacken und verteilen. Am Ende der Woche die anstehenden Kommbis einsammeln und dann wieder die gleiche Nummer von vorne. Das Uhrwerk tickte wieder so zuverlässig wie zuvor. Bis ich eines schönen Abends einen Anruf von Mello erhielt.

Und er mir ganz enttäuscht mitteilte, dass ich erst mal nicht mehr nach Enschede fahren bräuchte, da mein arabischer Freund ein paar interne Schwierigkeiten hätte und bis auf Weiteres nicht mehr liefern könnte. Er würde sich aber rechtzeitig bei mir melden und Bescheid sagen, wann es wieder losgehen würde. Auch das jetzt noch. Konnte nicht einfach mal alles sauber und reibungslos laufen? Ich hätte kotzen können. Wenigstens konnten wir noch auf andere Quellen zurückgreifen. Zähneknirschend meldeten wir uns bei Kolle, schließlich hatten wir ihm über die Maul- und Klauenseuche hinweggeholfen. Zwar nur mit einem Bruchteil der Menge, die er sonst vertickte, aber er hatte dadurch seinen Lebensstandard halten können. Er war uns also etwas schuldig.

Wir hatten bereits ein oder zwei Runden mit Kolle gedreht. Es lief alles mehr oder weniger rund. Ich kümmerte mich um den Einkauf in Enschede und Hohmann um die Sache mit Kolle. Und so hatten wir trotz des Engpasses immer genügend Ware am Start, um alle Beteiligten zufriedenzustellen und die Maschine am Laufen zu halten.

Bis wir wieder einen beunruhigenden Anruf erhielten. Diesmal von Kolle. Es sei ihm leider etwas Beschissenes passiert, wir sollten sofort vorbeikommen. Er brauche ganz dringend unsere Hilfe.

Alter!? Was zur Hölle war denn jetzt schon wieder los? Mein Vater und ich hatten zusammen 45 000 Mark in dieser Runde stecken. Er 30 000 und ich 15 000. Das war zwar nur etwa ein Viertel von meiner gesamten Kohle und höchstens ein Zehntel von dem, was mein Alter besaß. Trotzdem war es mehr als genug, falls sich bestätigte, was Hohmann und ich vermuteten. Nämlich einen Abzug.

Und so war es dann auch. Einer von Kolles Kurieren, mit dem er schon seit Jahren problemlos zusammengearbeitet hatte, war abgehauen – mit der gesamten Lieferung, den 120 000 Mark für die Ware, plus dem Kommbi, den seine Holländer jedes Mal standardmäßig mit obendrauf packten. Der Wichser hatte sich mit Ware im Wert von gut und gerne 160 000 Mark und 120 000 in bar vom Acker gemacht.

»Ich bring die scheiß Fotze um! Wenn ich den verfickten Hurensohn erwische … dem dreh ich eigenhändig den Hals um!« Kolle war auf hundertachtzig, als wir ihn in seiner Bunkerwohnung in der Natruper Straße trafen. Auch alle anderen Geldgeber außer meinem Vater waren vor Ort. Kolle platzte vor Wut fast die Halsschlagader und sein Kopf schwoll dunkelrot an. Ich dachte noch, *jetzt fällt er gleich tot um*. Herzinfarkt. Ende. Aus. Kein Wunder, bei dem Druck, dem er ausgesetzt war. Ihm musste klar sein, was die Geldgeber von ihm erwarteten.

Er erzählte, dass zuerst alles wie immer gelaufen war. Morgens um 9 Uhr war sein Kurier, wie verabredet, mit dem kleinen Kastenwagen aus Münster bei ihm aufgetaucht. Dann hatten sie die Route abgesprochen, noch in Ruhe gefrühstückt und waren anschließend Richtung Übergabeort aufgebrochen. Der Kurier vorneweg und Kolle mit zwei, drei Autolängen Abstand hinterher.

Okay. So weit, so gut. Gegen 12 Uhr hatte er dann aus sicherer Entfernung die Übergabe der Ware und des Geldes beobachtet. Und folgte seinem Kurier anschließend wieder mit zwei, drei Autolängen Abstand zurück Richtung Osnabrück. Auch zu diesem Zeitpunkt sei noch alles nach Plan gelaufen. Überhaupt nichts Verdächtiges oder Außergewöhnliches, meinte Kolle.

Alles lief ganz genau so, wie schon in den Monaten zuvor.

Erst als ihn sein Kurier an einer roten Ampel stehen ließ, auf der anderen Seite der Kreuzung nicht auf ihn wartete, sondern Gas gab und dann auch noch falsch abbog, läuteten bei Kolle die Alarmglocken. Denn das war komplett gegen die Absprache.

Trotzdem wollte er erst noch daran glauben, dass der Kurier nur einen alternativen Weg eingeschlagen hatte und er ihn gleich am verabredeten Ort treffen würde. Aber Arschlecken.

Denn kaum war Kolle in der Bunkerwohnung eingetroffen, als sich die Holländer bei ihm meldeten und fragten, ob er sie verarschen wolle. Es sei nur eine Tasche mit beschissenen Zeitungsschnipseln bei ihnen angekommen.

Danach gab es nicht mehr den geringsten Zweifel. Der Typ hatte uns abgezogen! So richtig gefickt, Mann!

Nach der Geschichte herrschte großes Schweigen. Nur Kolle, der flitzte wutentbrannt durch die Wohnung und fluchte halblaut vor sich hin.

»Was genau wollen wir jetzt machen?«, fragte Hohmann in die Runde.

»Was wohl, Mann! Wir fahren jetzt sofort alle nach Münster und suchen diese kleine Fotze! Und wenn wir ihn haben, fick ich ihn! Das machen wir jetzt! Oder was hast du dir vorgestellt? Dass ich die Sache einfach auf sich beruhen lasse und hinnehme, dass mich dieser Stricher abzieht? Niemals, Mann! Ich will den Typ haben! Und zwar noch heute Nachmittag!« Das beantwortete zwar nicht ganz Hohmanns Frage, aber nun ja.

Mir blieb natürlich nichts anderes übrig, als meinem Alten die Neuigkeiten mitzuteilen. Ich rief ihn von einer Telefonzelle aus an.

Kurz und knapp erzählte ich meinem Alten, was passiert war, natürlich durch die Blume. Er erteilte mir die Anweisung, die Sache im Auge zu behalten und auf jeden Fall mit nach Münster zu fahren. Ich sollte ihn auf dem Laufenden halten. Das war sowieso mein Plan. Denn schließlich wollte ich, genau wie er, die verlorene Kohle wiederhaben.

Keine halbe Stunde später fuhren wir in einem Konvoi von fünf oder sechs Autos nach Münster und legten uns auf die Lauer. Hoffentlich ging uns der Fisch ins Netz.

Direkt nach unserer Ankunft hatten Hohmann und ich die Reifen von zwei der drei Kurierautos zerstochen, die Kolle in Münster stehen hatte. Einfach nur, um sicherzugehen, dass der Vogel die Kisten nicht auf seiner Flucht nutzen konnte. Mit Sicherheit hielt er sich noch in der kleinen Stadt auf.

Nach der Aktion bezogen Hohmann und ich mit meinem weinroten Opel Astra Posten. Wir standen etwa 50 Meter von der Haustür eines Mehrfamilienhauses entfernt und beobachteten gebannt den Eingang.

Wir waren ziemlich angespannt. Denn ganz ohne Zweifel würde diese Nummer mit einer Gewalttat enden und darauf hatten wir eigentlich überhaupt keinen Bock. Schließlich waren wir nur Cannabisdealer und keine Schläger oder so was. Andererseits wollte ich auch meine Kohle wiederhaben. Und da Hohmann nur verdiente, wenn ich Umsatz machte, war ihm die Sache genauso wichtig wie mir.

Stundenlang glotzten wir auf diese beschissene Tür und saßen uns die Ärsche platt. Ab und zu verließen der ein oder andere Rentner oder Mütter mit ihren Kindern das Haus, aber sonst tat sich absolut nichts. Weit und breit kein Abzieher in Sicht.

Irgendwann hielten wir die Langeweile nicht mehr aus und machten uns über das mitgebrachte Gras her. Dabei stierten wir wie zwei Ochsen auf den Hauseingang. Und auch die Shore ging von Stunde zu Stunde zur Neige, während wir immer dichter wurden. Trotzdem beobachteten wir weiter den Hauseingang. Doch wie gesagt, es tat sich überhaupt nichts. Alles blieb ruhig.

Hin und wieder kam Kolle in seinem Wagen vorbei und teilte uns den aktuellen Stand mit. Auch die anderen Jungs hatten bisher nichts gesehen. Die Dunkelheit brach herein und Hohmann und ich hielten abwechselnd Wache. Während der eine schlief oder die Augen entspannte, konzentrierte sich der andere auf das Haus und die nähere Umgebung.

Die Nacht fühlte sich schier endlos an. Und auch am nächsten Morgen, als Kolle gegen halb zehn mit zwei riesigen Pötten Kaffee für uns vorbeikam, hatte sich noch nichts geregt. So langsam nervte mich die Sache gewaltig. Uns tat so langsam jeder Knochen weh und schon bald würde uns die Shore ausgehen. Besagte nicht ein ungeschriebenes Gesetz in der Szene: Wer die Kohle verliert, steht auch dafür gerade? Das hier war also ein Freundschaftsdienst. Ein Zeichen unserer Loyalität. Und genau aus diesem Grund wollten Hohmann und ich bleiben, bis wir den Typen gefunden hatten. Oder uns der nahende Turkey keine andere Wahl ließ, als abzuhauen. Scheiß mal drauf. Was Besseres hatten wir auch nicht zu tun. Stunde um Stunde glotzten wir auf diese verkackte Eingangstür und hofften, dass sich die Nummer bald erledigte und wir wieder nach Hause fahren könnten.

Doch gegen 16 Uhr wurde aus dieser Sache eine Nummer, für die ich, im allergünstigsten Fall, zehn Jahre Knast eingefahren hätte.

Kolle brachte uns auf Stand. »So, Jungs. Spätestens in zwei, drei Stunden bekommen wir unsere Kohle und den Stoff zurück.« Doch obwohl seine Worte voller Zuversicht waren, wirkte er nervös und zappelte aufgeregt auf dem Fahrersitz herum. Irgendwas lag in der Luft.

»Das wär ja geil, Mann. Aber wie kommste darauf? Habt ihr ihn gesehen?« Hohmann schaute ihn erwartungsvoll an und auch ich wartete gespannt auf seine Antwort. Das hörte sich an, als wären wir spätestens gegen 20 Uhr wieder zu Hause und die Sache endgültig gegessen.

»Zwei meiner Kollegen haben das Kind von dem Hurensohn vor der Schule abgefangen und jetzt darf der Wichser tauschen. Ware und Geld gegen sein scheiß Blag. Lange kann's also nich mehr dauern, Leute. Ich sag euch sofort Bescheid, wenn ich was Neues weiß.«

Und weg war er.

Alter!? Was war das denn jetzt gewesen? Hatte Kolle eben wirklich was von Kindesentführung gefaselt!? Hohmann und ich schauten uns entgeistert an. Alter!? Kidnapping!? Waren die dumm oder was? Die merkten's ja überhaupt nicht mehr! Mir wurde auf einmal ganz schlecht. Vor meinem inneren Auge sah ich schon die Gerichtsverhandlung. Nein, Mann. Niemals! Da machte ich nicht mit!

Hohmann war der gleichen Meinung. Scheiß mal auf das Geld, Alter. Die Nummer ging überhaupt nicht klar. Keine Sekunde länger würde ich mich daran beteiligen. Wir wollen doch schließlich nur ein bisschen Gras verkaufen.

Wir rasten schnurstracks zur nächsten Telefonzelle, von der aus ich aufgeregt meinen Vater in seiner Stammkneipe anrief und ihm die Vorgänge schilderte.

»Du fährst sofort nach Hause, Junge. Hörst du? Jetzt sofort. Unser Geld kriegen wir trotzdem zurück. Wirst schon sehn. Aber du verschwindest jetzt. Und Kolle kannste ausrichten, er hat drei Tage, dann will ich mein Geld wiederhaben. Mir scheißegal, wie er das anstellt.«

Erleichtert, dass wir einer Meinung waren, kehrte ich zum Auto zurück und erzählte Hohmann, was mein alter Herr gesagt hatte. Danach fuhren wir zu Kolles Standort und übermittelten ihm die Nachricht meines Vaters.

»Wir hauen jetzt ab, Alter. Die Nummer läuft total aus dem Ruder. Ach, und noch was. Mein Vater sagt, du hast drei Tage. Dann wollen wir unser Geld zurück. Hau rein. Und viel Glück.«

Scheibe hoch und weg.

Natürlich war Kolle nicht begeistert, aber er hatte gerade ganz andere Sorgen und Nöte und nahm meine Worte stillschweigend hin. Was blieb ihm auch anderes übrig? Er wusste, dass man mit meinem Vater besser keine Faxen machte. Denn das zog im Normalfall böse Schmerzen nach sich.

Hohmann und ich fuhren so schnell wir konnten zurück nach Osnabrück, deckten uns mit Shore ein und warteten gespannt ab, wie sich die Sache in Münster entwickelte. Wir waren heilfroh, ungeschoren aus dieser miesen Nummer herausgekommen zu sein.

Drei Tage später stand Kolle bei mir auf der Matte und übergab mir 40 000 Mark in bar. Für die 5000 bat er mich noch um eine Woche Aufschub. Klar, Mann. Kein Thema. Den größten Teil hatte er ja schon zurückbezahlt. Also wieso nicht?

Nur mein Vater bekam darauf einen Anfall und wir zofften uns sogar halbwegs deswegen.

»Nee Junge, ich hab ne klare Ansage gemacht. Drei Tage. Komplett. Und keine Diskussion.«

Der Mann war ein totaler Sturkopf. Und auch dass Kolle keinen einzigen Pfennig und kein Gramm von der geklauten Ware zurückbekommen hatte, interessierte ihn gar nicht. Hätte er nicht Besseres zu tun gehabt, er wäre garantiert nach Osnabrück gekommen, nur um klarzustellen, dass man besser auf seine Ansagen hörte.

Kolles Bande hatte das Kind am nächsten Tag wieder laufen lassen. Die Kripo hatte sich den Kurier vor ihnen geschnappt und dazu noch die großen Grastaschen und den Geldrucksack.

Ab dem Zeitpunkt war die Geisel wertlos für die Jungs. Das Gras war weg. Und das Geld war weg. Die Nummer war ein für alle Mal gelaufen.

Nach knapp 14 Tagen Auszeit ging ich wieder an die Arbeit. Kolle war immer noch draußen, ging seinen Geschäften nach und versuchte sich von dem Schlag zu erholen. Ich dachte echt, ich hätte die Sache durchgestanden, wäre noch mal mit einem blauen Auge davongekommen. In Zukunft wollte ich mich ganz auf meine Connection in Enschede konzentrieren.

Es wurde zu einer festen Regel für mich: *Nie woanders einkaufen! Ist zu gefährlich!* Man wusste ja nie, was die anderen Jungs noch für Dinger drehten. Und vielleicht hatten die Fahnder sie schon im Visier.

Jedenfalls lief alles wie gehabt. Auch der scheiß Lieferengpass gehörte der Vergangenheit an. Und trotz des ganzen Mists, der in den letzten Wochen passiert war, gab es eine Sache, über die ich mich freute wie ein kleiner Junge.

Rocky schloss seine Therapie in der Tagesklinik »erfolgreich« ab und zog zu mir nach Osnabrück. Die Wiedersehensfreude war riesig und endete in einem bösen Gras- und Shorekoma.

Ich brachte ihn erst mal in meinem Rauch- und Mukkezimmer auf der Couch unter, hatte aber schon eine eigene Unterkunft für ihn im Auge, ein ziemlich großes Zimmer in Wolles verlotterter Punker-WG im Osnabrücker Stadtteil Schinkel. Das Haus an sich war vollkommen in Ordnung. Und das Viertel war ein perfekter Unterschlupf. Wenn Rocky nicht hinschiss, wo er aß, würde er dort für eine ziemlich lange Zeit unentdeckt bleiben. Er hatte nicht vor, sich in Osnabrück anzumelden, und offiziell war er natürlich in Hannover geblieben. Genau da, wo die Behörden ihn vermuteten. Und was jetzt? Natürlich »Time for some action«, Junge!

Rocky, das Splash Festival und der große Krach danach

Osnabrück, Mitte Juli 2001

Rocky war schon vor Wochen in die WG im Schinkel eingezogen und hatte die Bude in null Komma nichts auf Vordermann gebracht, indem er Wolles schmuddeligen Mitbewohnern gut zugeredet beziehungsweise sie dazu genötigt hatte »gefälligst sauber zu machen«. Es war ein Bild für die Götter, wie Rocky die beiden Punks durch die Räume scheuchte und Putzaufträge verteilte. Wolle folgte ihm auch ohne Druck wie ein hypnotisierter Menschenaffe und führte jeden seiner Aufträge begeistert aus. Er konnte sich selbst nicht erklären, warum er Rocky so euphorisch folgte.

Doch ich wusste ganz genau, was bei ihm abging. Rocky hatte ihn sofort in seinen Bann gezogen. Mein Liebligshippie war ganz schrecklich fasziniert von dem kleinen, bis zum Hals zutätowierten Pitbull und wusste gar nicht mehr, wo ihm der Kopf stand.

Allein wie er Rocky anstarrte, wenn er sich unbeobachtet fühlte, war einfach zu herrlich und ich amüsierte mich köstlich darüber.

Wolle hatte auch überhaupt kein Problem damit, zuzugeben, dass er sich bei Rocky wie ferngesteuert fühlte, es ihm sogar irgendwie gefallen würde und das, obwohl er gleichzeitig unglaubliche Angst vor ihm hatte.

»Voll Schizo, Alter«, murmelte er oft vor sich hin.

Rocky brachte ihn vollkommen durcheinander und nistete sich brachial in seiner heilen, chilligen Kiffergelassenheit ein. So nach dem Motto: »Papa is da, Schnauze halten.«

Rocky kam und übernahm alles, wie er es aus dem Knast gewohnt war. Für ihn ganz normal.

Für Wolle eine völlig neue, beeindruckende und zugleich verstörende Welt.

»Du? Der is gefährlich, ne?«, fragte er mich in den ersten zwei, drei Wochen gefühlte tausend Mal. Ich grinste dann immer dreckig und sagte: »Ja, Wolle, das hast du schön erkannt, mein Freund.«

Auch Hohmann hatte seine Bedenken, was Rocky betraf. Ihm war nicht entgangen, dass mein »Knastkumpel Rocky«, wie er ihn in seiner Abwesenheit nannte, ein ganz brutales Kaliber war.

»Maaann ... der Typ is gefährlich und brandheiß fürs Geschäft, Alter. Wir werden untergehen mit dem, wirst du sehn. Wird bestimmt nich lange dauern. Wir müssen uns von dem trennen, Mann, sonst sind wir schon bald am Arsch, glaub mir.«

Es kam mir fast so vor, als wäre Hohmann eifersüchtig auf ihn.

Doch für mich war Rocky wie ein Bruder. Also gab es für mich auch nichts zu diskutieren.

»Kommt gar nich infrage, Junge. Rocky bleibt. Punkt aus. Wenn's dir nich passt, du weißt ja, wo die Tür is. Aber Rocky bleibt. Allein schon aus Sicherheitsgründen. Hast ja bei der Münsteraktion gesehen, was alles fürn Scheiß passieren kann. Mit ihm an unserer Seite überlegen sich die Leute so was zweimal. Is nämlich zu gefährlich, solang wir Rocky haben. Und genau deswegen bleibt er auch. Außerdem is er einer meiner besten Freunde. Also laber nich. Und überhaupt, wenn du Rocky was zu sagen hast, dann sag's ihm gefälligst selbst.«

Aber das traute er sich dann doch nicht. Er zitterte ja schon halbwegs, wenn Rocky nur in seine Nähe kam. Eine direkte Auseinandersetzung war für Hohmann unvorstellbar. Dafür ging er mir auf den Sack und ließ nicht locker. Natürlich wusste Rocky von mir, was im Schädel meines Partners abging. Schließlich drehte es sich ja um ihn.

Aber er bepisste sich nur darüber, dass Hohmann solche Angst vor ihm hatte und ich so viel Geduld aufbrachte und mir den Scheiß immer wieder anhörte.

»Lass mich ma machen, der wird nie wieder meckern, der Schwachkopp. Das schwör ich dir, Junge.« Das hatte Rocky mir mehrfach angeboten und dabei fies gegrinst.

Ich konnte mir genau vorstellen, wie dieses »Gespräch« aussehen würde. Also lieber nicht. Aber trotzdem danke.

Ich hätte besser auf ihn gehört.

Im Juli stand das Splash Festival in Chemnitz an. Und auch wenn Rockys Anwesenheit ihm nicht passte, kam Hohmann mit, schließlich wollten wir Kohle verdienen und das nicht zu knapp.

Gut und gerne drei Nachmittage hatten wir mit der Vorbereitung für das Festival zugebracht. Wir tüteten drei Kilo Gras in fünf verschiedenen Sorten ein, dazu ein knappes Kilo richtig gutes Dope, ebenfalls drei Sorten zu 18 Mark das Gramm.

30, vielleicht 40 große Knospen packten wir separat ein und

kritzelten mit schwarzem Edding »Angeberknospe« und den errechneten Preis auf die Tütchen. Es waren wunderschöne Blüten von 30 Gramm und mehr dabei. Die sollten unser kleines Highlight auf dem Festival werden, die Dinger verkauften sich bestimmt spitzenmäßig.

Zum Schluss drehten wir 60, 70, 80 Joints zum Verschenken vor, auf deren extrabreiten Filtern wir fein säuberlich die Nummern von drei angeschafften Handys notierten.

Hohmann und ich liebten es, wenn wir alles richtig geplant hatten und es am Ende Scheine für uns regnete. Und auf dem Splash erwartete uns ein wahrer Kohlemonsun. Der Stoff verkaufte sich ratzfatz. Jede Runde, die wir über das Festivalgelände drehten, war ein voller Erfolg. Am Ende hatte ich 20 000 Mark mehr verdient, als ich in Osnabrück mit den vier Kilos gemacht hätte. Ich war stolz wie Oskar. Nur Hohmann machte mir ein wenig Sorgen. Schon auf dem Festival hatte er sich zurückgezogen und sich nur an unseren Aktionen beteiligt, wenn ich ihn dazu aufgefordert hatte. Von alleine hätte er wahrscheinlich überhaupt nichts gemacht. Ich hoffte, er würde sich beruhigen, aber zwei Wochen nach dem Festival eskalierte die Situation. Er forderte mehr Geld, hetzte gegen Rocky und drohte mir zuletzt damit, das Geschäft hochgehen zu lassen. Ich war außer mir vor Wut. Von da an gingen wir getrennte Wege. Mein Geschäft lief auch ohne ihn rund, blieben die 3000 bis 4000 Mark, die er bisher jede Woche bei mir verdient hatte, eben in meiner Tasche hängen, auch nicht schlecht.

Natürlich sprangen mit Hohmann auch ein paar meiner Kunden ab. Aber auch das machte mir nicht wirklich etwas aus, denn ich verkaufte trotzdem jede Woche so viel Ware wie in den Monaten zuvor. Im Grunde hatte sich für mich nichts geändert.

Sonne, Strand und Schmerzen

Osnabrück, August 2001

Trotz des Bruchs mit Hohmann liefen die Geschäfte also genauso gut wie vorher, mit dem schönen Unterschied, dass ich nun wöchentlich 3000, 4000, 5000 Mark mehr in der Tasche hatte. Geile Sache. Aber wohin jetzt mit der ganzen Extrakohle? Zum Glück hatte Rocky bei einem seiner Solostreifzüge durch die Stadt Arthur kennengelernt. Über ihn landete er bei einem Koksdealer namens Georg, bei dem Rocky und ich inzwischen fast täglich auf der Matte standen.

Georg hatte immer bombastischen Stoff, deshalb war er auch selbst sein bester Kunde. Stundenlang versackten wir in seiner versifften Verkaufsbude und schraubten uns ein Pfeifchen nach dem anderen in die Birne.

Er bekam jeden Vormittag von seinem Dealer 100 Gramm von dem edlen Weiß auf Kommbi geliefert und bezahlte im Gegenzug die Ware vom Tag zuvor. Jedes Mal nahm er sich davon 20 Gramm für seinen Eigenbedarf und streckte die restlichen 80 wieder auf 100. Etwa ab 12 Uhr öffnete er sein Geschäft, vertickte die gestreckte Ware und zog sich nebenbei sein Zeug durch die Pfeife weg.

Es war immer die gleiche Prozedur. Tagein, tagaus. Schon am frühen Nachmittag war Georg meist so weggescheppert, dass er wie im Wahn an sich rumpulte und sich selbst überall blutende Wunden verpasste. Immer wieder stocherte er mit dem kleinen Schweizer Messer, das er auch zum Aufbasen und Abpacken benutzte, darin rum und riss sich den Schorf von den Stellen, die sich gerade erst geschlossen hatten. Total ekelhaft. Aber egal. Was soll's.

Arthur war Georgs Spitzenverkäufer und nach ihm selbst sein zweitbester Kunde. Rocky und ich lagen nur ganz knapp hinter Arthur auf Platz drei und stopften Georg zu der Zeit etwa 500 bis 800 Mark am Tag in den Rachen, und das nur für Koks.

Die 300 Mark, die wir täglich für Shore ausgaben, waren sowieso schon lange wieder Standardprogramm für uns, dazu noch das Geld für die Taxifahrten und die Unmengen Gras und für dies und das und jenes. Das schnelle Geld brannte mir förmlich Löcher in die Hosentaschen. Im Schnitt verkloppte ich in diesen Tagen mehr Kohle als reinkam, bemerkte aber erst gar nicht, dass mein Gelddepot jeden verfluchten Tag zusammenschrumpfte. Ich feierte einfach munter weiter mit Rocky. Scheiß drauf. Wir waren beide schon wieder total gefickt im Kopf von dem Koks.

Langsam fiel auch Sanni auf, dass ich immer schlechter aussah, fast nichts mehr aß, immer dünner wurde und so gut wie gar nicht mehr zu Hause war und das gefiel ihr natürlich überhaupt nicht.

Sannis Schwester lebte inzwischen zusammen mit Carlito auf Mallorca. Er war vor etwa einem Jahr abgeschoben worden und sie war ihm einige Monate später gefolgt. Die beiden Schwestern wollten sich schon seit Längerem unbedingt wiedersehen und unserer Beziehung zuliebe beschloss ich, mit Sanni nach Malle zu fliegen, um dort zu entgiften. Es war Klarkommen angesagt, also kaufte ich bei meinem Araber etwas mehr ein, deckte meine Jungs mit ausreichend Ware für 14 Tage ein und flog mit Sanni von Hannover aus nach Malle zu ihrer Zwillingsschwester und Carlito. Hätte ich vorher gewusst, was mich dort erwartete, wäre ich zu Hause geblieben und hätte munter weitergeturnt.

Allein der Hinflug war die absolute Hölle. Ich hatte mir vorher in einem der Flughafenrestaurants Bandnudeln mit Lachs-Sahnesoße reingezogen, danach noch schnell meinen letzten Päcken Shore auf dem Klo weggelötet und war dann voll dicht und mit unruhigem Magen ins Flugzeug gestiegen. Und schon nach zehn Minuten in der Luft hatte ich die letzten vier, fünf Sitzreihen für mich ganz alleine, göbelte eine Kotztüte nach der anderen voll und wäre am liebsten da schon gestorben, obwohl ich noch nicht mal entzügig war. Das kam erst später. Egal.

Jedenfalls stieg ich schon völlig fertig und ausgelaugt auf Malle aus dem Flieger.

Sannis Schwester holte uns wie verabredet vom Flughafen ab und gemütlich juckelten wir in ihrem kleinen Fiat zu ihrem neuen Zuhause. Der kühle Fahrtwind tat mir gut und ich erholte ich mich ein wenig von meiner Kotzerei und genoss die mediterrane Aussicht. Wunderschön. Das Meer, der Geruch und die Vegitation um uns herum. Ich liebte es.

Gegen 17 Uhr stiegen wir auf dem Parkplatz vor dem Wohnkomplex von Sannis Schwester aus und sie zeigte uns voller Stolz ihren Motorroller, den Sanni natürlich gleich ausprobieren musste, und dummerweise ein deutsches Urlauberpärchen im Rentenalter damit über den Haufen fuhr. Nach dem ersten Schrecken konnten wir alle darüber lachen. Vor allem weil keinem der Beteiligten außer ein paar Kratzern ernsthaft etwas passiert war. Die Nummer hatte echt lustig ausgesehen. Doch der Spaß sollte mir schnell vergehen. Nur wenige Minuten später, als ich Sanni zeigte, wie man das Ding richtig fuhr, wurden wir von der Polizei angehalten. Verdammte Scheiße. Was sollte das denn jetzt? Der winzige Bulle und seine junge Kollegin von der ortsansässigen policía gingen mir tierisch auf den Sack. Und nach kurzem Hin und Her fing ich an, den Zwerg übel auf Deutsch zu beleidigen, vor allem weil die Shore so langsam nicht mehr wirkte.

»Du kannst mich mal, du kleiner Fotzenkopp. Ich bezahl einen Scheißdreck, du Idiot. Geh und verpiss dich. Zieh einem anderen Vollpfosten die Kohle aus der Tasche, du Knecht«, waren noch die harmlosesten Sätze, die ich ihm mit einem höhnischen Grinsen an den Kopf warf, während ich mich konsequent weigerte, ihnen meine Personalien zu geben. Ich hielt die 8000 Peseten Bußgeld für »driving the wrong way« und »driving without helmet« für totale Abzocke und weigerte mich energisch, die Scheiße zu bezahlen. »Maaann, verpisst euch, hab ich gesagt. Ihr kriegt kein Geld von mir, ihr Wichser. Verzieht euch einfach.«

Es kam, wie es kommen musste. Die Nummer endete für mich in Handschellen und zusammen mit Sanni verfrachteten sie uns in eine Sammelzelle in Strandnähe.

Wir brachten fast drei Stunden in brütender Hitze in der Zelle zu, bis ich mich schließlich dazu durchrang, den Quatsch zu bezahlen, auch weil Sanni gar nicht mehr aufhören wollte zu weinen. Das war ja mal ein ganz toller Start in den Urlaub: Stundenlang gekotzt und dann verhaftet.

Zum Glück hatte ich meine 30 Gramm Polle noch nicht aus dem Auto geholt, die ich mir als einzige Unterstützung für meinen Entzug mitgebracht hatte. Für den Klumpen Hasch wäre ich garantiert erst mal im Arrest geblieben. Aber wie dem auch sei.

Am gleichen Abend konnten wir uns schon wieder köstlich über diesen kleinen Zwischenfall amüsieren und ich ging gut gelaunt und voller Hoffnung ins Bett.

Doch bereits um 4 Uhr morgens weckte mich mein Affe und ließ mich keine einzige Sekunde mehr in Ruhe. Ich war total zappelig, mein Magen krampfte sich in einer Tour zusammen und ich rannte gefühlt tausend Mal mit Dünnschiss zur Toilette. Zusätzlich schwitzte ich wie ein Schwein, war mein Körper trotzdem mit Gänsehaut überzogen und ständig überkamen mich ekelhafte Schüttelfrostattacken. Selbstverständlich lief mir der Rotz in Sturzbächen aus der Nase. Aber das Schlimmste war diese bleierne Schwere. Mir tat einfach alles weh. Schon am ersten Nachmittag war ich ein totales Wrack. Die Sonne Spaniens, unter der ich mir meine Entgiftung so wunderbar vorgestellt hatte, machte mich fertig. Durch die Hitze wurde mir jede Bewegung zur Tortur und die nächsten drei Tage schleppte ich mich ausgezehrt und kaputt von einem Schattenplatz zum nächsten. Am liebsten wäre ich gestorben. Auch dagegen ankiffen wollte einfach nicht funktionieren. Jedes Mal wenn ich an meiner Purpfeife zog, bekam ich einen perversen Hustenanfall, bei dem mir regelmäßig die Kotze hochkam.

Also verbrachte ich die Tage im Schatten einer Strandbar und zog mir ein Bier nach dem anderen rein. Doch das half natürlich nicht. Im Gegenteil. Der Alkohol machte die Hitze nur noch unerträglicher und zusätzlich drehte sich den halben Tag alles. Ich war am Ende.

Am vierten oder fünften Tag überredete ich Carlito, mit mir

loszufahren und Stoff zu kaufen. Er konnte mich doch nicht so leiden lassen. Außerdem lebte er auf Malle und war selbst süchtig. Er wusste doch ganz genau, wo wir an Heroin kämen.

Am nächsten Morgen fuhren die Mädchen mit dem Roller nach Palma zum Bummeln, um anschließend den Lieblingsstrand von Sannis Schwester zu besuchen. Perfekt. Carlito und ich hatten also genügend Zeit, um Shore für mich zu besorgen. Geld hatte ich auch mehr als genug dabei. Also los. Worauf warteten wir noch? Die 20-minütige Fahrt zog sich schier endlos in die Länge und die Hitze in dem kleinen Fiat brachte mich fast um. Der Schweiß quoll mir in Strömen aus jeder Pore und meine Muskeln schmerzten bestialisch.

»Da. Hinter dem kleinen Berg. Da bekommen wir richtig guten Stoff für dich. Gleich geht's dir wieder besser, Alter.« Sein Wort in Gottes Ohr, dachte ich noch. Denn hinter dem Hügel, in einer Art Bombenkrater, stand nur ein halb zerstörtes Backsteingebäude mit eingeschlagenen Scheiben und einem Wellblechdach. Überall lag Auto- und Motorradschrott herum und weit und breit war keine Menschenseele zu sehen.

»Biste dir sicher, Junge?«, fragte ich ihn ungläubig, als wir den Abhang zu der Dritte-Welt-Hütte herunterfuhren und einen Steinwurf entfernt anhielten. Ein etwa achtjähriger Junge radelte uns auf seinem gammeligen BMX entgegen. Er starrte vor Schmutz und fragte uns auf Spanisch, was wir wollten. Noch bevor ich richtig raffte, dass wir das Heroin diesem kleinen Jungen abkaufen würden, zischte er schon wieder ab und an seiner statt baute sich eine ganze Bande von schmutzigen Zigeunerkindern vor unserem Auto auf und begutachtete uns misstrauisch. Die Kleinste von ihnen war vielleicht 4, der Älteste höchstens 15 Jahre alt und einer dreckiger als der andere.

Von der Hütte aus beobachteten uns argwöhnisch zwei oder drei Erwachsene. Ich kam mir vor wie im Ghetto und fühlte mich nicht wohl bei der Sache. Es war das pure Elend und hatte mit dem idyllischen Malle, das ich bisher gesehen hatte, absolut gar nichts mehr zu tun.

Der Junge auf dem BMX-Rad kehrte zurück, drückte Carlito eine Alukugel in die Hand und verlangte mit fester Stimme, bezahlt zu werden. Unglaublich. Wie tough dieser Bengel war. Noch an Ort und Stelle öffnete ich die Kugel.

»Alter, was soll ich mit dem scheiß Koks, Mann? Ich bin schon zappelig genug, Junge. Ich brauch Shore.«

Doch Carlito fuhr lächelnd los. »Die verticken hier weißes Gift. Wirst du gleich sehen, die Shore von denen is Bombe.«

Das konnte ich kaum glauben, hielt deshalb ohne Umschweife mein Feuerzeug unter die Folie und musste von dem beißenden Heroingeruch fast kotzen. Tatsächlich. Schneeweißes Gift. Noch auf dem Kiesweg hielt Carlito an und ich tötete in Ruhe meinen Affen. Zu Hause hätte ich bestimmt drei 0,2-Gramm-Päcken gebraucht, um ihn loszuwerden, aber von dem Zeug langten mir drei Bahnen auf der Folie und die herrlich berauschende Wirkung des Opiates floss durch meine Adern. Zwei Atemzüge später war ich wieder kerngesund.

Ich konnte beinahe fühlen, wie sich meine Pupillen, die eben noch tellergroß gewesen waren, zu stecknadelkleinen Punkten zusammenzogen und meine Augen nicht mehr tränten. Meine Muskeln entspannten sich schlagartig. Keine ziehenden Schmerzen in den Knien und Ellenbogen. Die Nase war wieder trocken. Keine perversen Schweißschübe und Schüttelfrostattacken oder Magenschmerzen mehr. Nichts. Einzig die wohlige Wärme des Opiates durchströmte meinen ausgemergelten Körper. Alles war gut.

Bis wir wieder bei Carlito zu Hause ankamen. Die Mädchen rochen den Braten natürlich sofort und veranstalteten einen Heidenterz. Klar, das musste ihnen ja auffallen. Als sie abgehauen waren, hing ich noch wie ein Schluck Wasser in der Kurve und war super ätzend drauf, und jetzt stand ich vor ihnen wie das blühende Leben. Dass da etwas nicht stimmte, bemerkten sogar die beiden. Aber wie dem auch sei.

Keine 30 Stunden später war ich natürlich genauso affig wie zuvor und ging wieder am Stock. Dieses Mal konnte ich Carlito nicht überreden, mit mir loszufahren. Erstens hatte er ein schlechtes Gewissen, weil er mir zu einem Rückfall verholfen hatte. Und zweitens ließen uns die Schwestern keine Sekunde mehr aus den Augen. Wir landeten in einer Apotheke und Carlito kaufte, nach einer ewig langen Diskussion mit der Apothekerin, das stärkste nicht verschreibungspflichtige Schmerz- und Beruhigungsmittel für mich, das es auf der Insel gab.

Maximal drei Stück sollte ich davon am Tag nehmen. Mehr könnten in meinem Zustand gefährlich werden, ermahnte sie Carlito. Ich hatte natürlich kein Wort verstanden und zog mir direkt vor ihr einen ganzen Riegel Tabletten rein und würgte sie mit einem Schluck Wasser herunter. Die Apothekerin drehte fast durch, als sie das sah, und warf uns beide laut schimpfend raus.

Von diesem Tag weiß ich nur noch, dass ich mich etwa eine halbe Stunde nach Einnahme der Pillen an die Strandbar setzte und mir ein Bier bestellte. Und dann noch eins und noch eins. Danach fehlt mir jegliche Erinnerung. Absoluter Filmriss. Totaler Blackout.

Am nächsten Morgen erwachte ich, zwar noch vollkommen weich in Kopf und Körper, aber halbwegs ausgeruht und irgendwie fit, auf dem Boden von Carlitos Wohnzimmer und wunderte mich, dass Sanni im Sitzen und in Klamotten auf dem Sofa schlief. Außerdem war die ganze Bude übersät mit schwarzen, rußigen Fingerabdrücken. An den Möbeln, an den Wänden, auf dem Teppich. Es gab kaum eine Stelle, die nicht mit Ruß verschmiert war. Was zum Teufel war denn hier passiert?

Als ich mich vom Boden hochquälte, erwachte Sanni und sah mich mit großen Augen an.

»Wie geht's dir? Weißt du denn noch, was du gestern alles gemacht hast?«

Ich schüttelte den Kopf. »Kein Plan, aber im Moment geht's mir ganz gut. Mir is nur ein bisschen kalt. Und meine Oberarme und Fingerkuppen schmerzen, aber sonst ... Wieso? Was war denn los?«

Hin- und hergerissen zwischen Weinen und Lachen schilderte sie mir in allen Einzelheiten von meinen Eskapaden.

Vollkommen breit von Alkohol und Pillen hatte ich auf dem Weg nach Hause torkelnd und grölend jede mediterrane Hauswand mitgenommen und mir daran beide Oberarme aufgeschubbert.

Okay? Das erklärte die Schmerzen und die tausend Kratzer an meinen Schultern und Bizeps, aber noch nicht, wieso die Bude aussah, als ob ein Schornsteinfeger in Arbeitskleidung hier drin unterwegs gewesen war und auch nicht die riesigen Brandblasen an den Fingerspitzen meiner rechten Hand.

»Als wir endlich hier waren, hast du sofort deine Pfeife und dein blödes Hasch ausgepackt und versucht, den Scheiß zu rauchen. Das klappte aber nicht so gut. Du hast dir nur immer wieder die Finger verbrannt und bist fluchend durch die Bude gestolpert und hast überall deine Rußabdrücke hinterlassen.«

Alles klar. Daher kamen also die Flecken.

»Aber das Schlimmste kam erst abends. Du hast noch mal so nen ganzen Riegel von den Pillen geschluckt und bist dann völlig abgedreht. Hast mit dem Standventilator gekämpft und dabei geschrien: Nimm den Kollegen hier weg! Nimm den verdammten Kollegen hier weg! Du hast so lange Randale gemacht, bis die Nachbarn die Polizei gerufen haben. Ich musste die ganz schön belabern, damit die dich nicht mitnehmen. Vor allem weil du die ganze Zeit voll frech warst. Zwischendurch haste mir so ne Angst gemacht, dass ich mich auf dem Balkon verschanzt und Rocky angerufen hab, weil ich mir nicht anders zu helfen wusste. Voll schlimm war das. Mach das bloß nie wieder.«

Nach der Nummer fielen natürlich auch die Besuche in der Apotheke flach. Aber egal. Die letzten vier Tage auf dieser scheiß Insel würde ich auch so durchhalten. Und das tat ich auch.

Natürlich mit viel Bier und noch mehr Hasch, das ich mir unter üblen Hustenanfällen in die Lungen presste. Wie ferngesteuert und vollkommen kraftlos schleppte ich mich von einem Sitzplatz zum nächsten, immer auf der Suche nach Schatten. Diese verfickte Hitze machte mich völlig fertig. Ich wollte nur noch zurück nach Osnabrück. Mir tat einfach alles weh und mein Körper fühlte sich an wie eine offene Wunde, mal wieder. Jeder beschissene Nerv lag frei und quälte mich. Doch der Trip war noch nicht vorbei und wir noch lange nicht zu Hause.

Auf dem Rückflug hatten Sanni und ich einen Riesenkrach. Es war völlig klar, dass ich sofort rückfällig werden würde. Zu Hause im Raucherzimmer wartete bereits Rocky mit einem dicken Blech auf mich. Er wusste ja, dass ich voll affig wiederkommen würde, weil ich den Entzug nicht durchgezogen hatte. Also los. Mach hin. Ich will nach Hause. Löten. Den ganzen Flug über sprachen wir kein Wort miteinander. Aber egal. Denn es sollte noch schlimmer kommen.

Als ich in Hannover aus dem Flieger steigen und über die Gangway ins Terminal gehen wollte, standen zwei Zollfahnder mit Drogenspürhund in dem schmalen Gang und beobachteten die aussteigenden Passagiere. Verdammte Scheiße! Im ersten Moment rutschte mir echt das Herz in die Hose, hatte ich doch in Palma auf dem Flughafen noch einen fetten Joint geraucht. Ich stank bestimmt derbe nach Hasch. Zum Glück hatte ich Carlito den Rest dagelassen, außer dem Geruch in meinen Klamotten trug ich nichts Illegales bei mir. Also einfach dran vorbei. Wird schon nichts passieren.

Aber Arschlecken. Der Hund drehte schon durch, als ich noch gute drei Meter von ihm entfernt war, zerrte an seiner Leine, ging auf die Hinterpfoten und riss mich fast von den Beinen, als ich mich an ihm vorbeidrängeln wollte.

»Zollkontrolle. Würden Sie bitte mitkommen? Wir möchten überprüfen, warum der Hund so extrem auf Sie reagiert.«

Sanni war schon wieder den Tränen nahe, als wir begleitet von vier Zollbeamten, ihrem Hund und zwei weiteren Beamten in Zivil durch das Terminal abgeführt wurden. Ich war nur genervt und saß in Gedanken schon auf meinem Sofa und zog mir ein Blech rein. Zu tausend Prozent war ich mir sicher, dass ich absolut nichts Verbotenes dabeihatte und ärgerte mich über die völlig unnötige Zeitverzögerung.

Auf dem Weg ins Zollbüro nahm ich aus dem Augenwinkel wahr, dass meine Mutter uns kopfschüttelnd auf der anderen Seite des durch Glasscheiben getrennten Flures folgte. Sie sah überhaupt nicht glücklich aus. Typisch ihr Sohn. Immer Ärger mit der Polizei.

Nachdem ich dem Beamten, der mich sofort von Kopf bis Fuß durchsuchte, klargemacht hatte, dass ich zum Entgiften auf Malle gewesen war und mit Sicherheit keinen Stoff bei mir hatte, fand der Wichser in meinem Portemonnaie tatsächlich ein Briefchen mit circa 0,3 Gramm Heroin, verpackt in eine Busfahrkarte aus Osnabrück.

Oh Mann, der Trip entwickelte sich noch beschissener, als er bisher schon gewesen war. Ich Ochse hatte Stoff mit nach Malle genommen, ohne etwas davon zu merken. Da es nur eine geringe Menge war, ließen sie mich trotzdem eine gute Stunde später wieder laufen und schickten mir die Anzeige mit der Post zu. Und dann ab nach Hause. Rocky und mein Blech warteten nämlich schon auf mich.

Shore, Koks & Bullen: #esistmalwiedersoweit

Keine Ahnung wieso, aber irgendwie war mein Totalabsturz nach Malle schon vorprogrammiert.

Kaum zu Hause angekommen, hatte ich das Blech schon wieder am Hals und am nächsten Morgen ging es sofort und ohne Umwege zu Arthur und Georg zum Kokskaufen. Alles wie gehabt. Durch meinen Entgiftungsversuch hatte sich nichts verändert. Überhaupt gar nichts: Morgens den Affen töten, danach basen, bis der Arzt kommt und abends mit dem Heroin runterrauchen. Jeden Tag der gleiche Scheiß. Nur dass die Nadel wieder mit ins

Spiel kam und ich wie damals in Hannover immer mehr die Kontrolle verlor.

Eine Woche nach Spanien rammte ich mir zum ersten Mal wieder den Stahl ins Fleisch und ballerte mit Rocky innerhalb einer Nacht gute fünf Gramm Koks weg. Doch das war nur der Anfang. Erst lagen noch ein paar Tage Basen zwischen den Ballereinheiten, doch schon nach zwei, drei Wochen knallte ich mir mit Rocky täglich das weiße Gift in die Blutbahn und bekam es gerade so noch gebacken, an den Freitagen »nüchtern« zu bleiben, also auf das Ballern zu verzichten. Unter gar keinen Umständen wollte ich meine Grasconnection verlieren, nicht dass mein arabischer Freund noch mitbekam, was mit mir los war.

Irgendwann in dieser Zeit machte Rocky sich mit zwei Kilo Gras auf den Weg nach Hannover, um einen meiner Kunden zu beliefern und seine Schwester zu besuchen. Es war abgemacht, dass er zwei Tage später mit der Kohle dafür zurückkommen sollte und wir in der Zwischenzeit kein Koks anfassten.

Aber er kam nicht zurück. Und sein scheiß Telefon war auch tot. Was ging da ab, verdammt? Hatte er mich etwa abgezogen? Und wenn ja, warum? Irgendwie ergab das für mich alles keinen Sinn. Hier war doch noch viel mehr für ihn drin als diese lächerlichen zwei Kilo Gras. Also warum zum Teufel sollte er mich hängen lassen?

Es vergingen noch knapp zwei Wochen, bevor ich die Antworten auf meine Fragen erhielt. An diesem Tag, irgendwann am späten Nachmittag, klingelte mein Telefon und Rocky war dran.

»Bitte hol mich hier ab, Alter. Ich geh sonst kaputt. Ich hab voll Scheiße gebaut, Bruder. Bitte hol mich einfach nur ab. Ich warte bei meiner Schwester auf dich. Bitte, Bruder.« Er heulte Rotz und Wasser während des Telefonats. Und ich hatte ihn noch nie zuvor weinen gehört. Da musste was ganz Übles passiert sein.

Also schnappte ich mir Aisi, der mich schnurstracks nach Hannover fuhr. Keine drei Stunden nach dem Telefonat sammelte ich Rocky an der angegebenen Adresse auf. Er sah zum Kotzen aus, wie der wandelnde Tod auf Latschen. Vollkommen ausgezehrt, mit blassgrauer Haut, eingefallenem Gesicht und dicken schwarzen Rändern unter den Augen.

Von dem toughen, unbesiegbaren Rocky war nichts mehr übrig. Er war nur noch ein Schatten seiner selbst und zitterte am ganzen Körper, als er auf der Rücksitzbank in sich zusammenfiel.

Und dann beichtete er. »Ich hab's voll verkackt, Alter. Tut mir leid, Bruder. Aber ich hab alles verkokst. Die ganzen zwei Kilo. Einfach alles.«

Wieder wurde er von einem Heulkrampf geschüttelt und er schluchzte wie ein misshandelter Straßenköter. Er tat mir einfach nur leid und ich konnte ihm gar nicht böse sein. Ich war heilfroh, ihn wieder an meiner Seite zu haben. Warum auch immer.

»Mach dir keinen Kopp, das kriegen wir schon wieder hin. Das Geld is egal. Jetzt erholst du dich erst mal von deinem Trip.«

Doch daraus wurde natürlich nichts. Rocky hatte noch knapp fünf Gramm von dem weißen Gift und genügend frische Pumpen in der Tasche. An einer Autobahnraststätte kauften wir zwei Idioten zwei Flaschen stilles Wasser, fuhren die nächste Ausfahrt raus, stellten uns auf einen Feldweg und ab ging die Post. Aisi musste uns dabei zusehen.

Heute schäme ich mich sehr dafür, dass ich ihm das angetan habe. Das viele Blut, den Wahnsinn in unseren Augen und überhaupt den ganzen ekelhaften Anblick, den er in diesen zwei, drei Stunden ertragen musste. Damals dachte ich doch tatsächlich, dass ich ihn so am besten abschrecken könnte und er dadurch niemals harte Drogen anfassen würde. Glücklicherweise kann ich heute schreiben, dass Aisi beim Kiffen geblieben ist, wenn man mal von ein paar Geburtstagsnasen absieht. Aber das hätte auch ganz böse nach hinten losgehen können.

Die nächsten Wochen lief jedenfalls alles wieder wie vor Rockys Soloabsturz und wir verballerten gemeinsam die schöne Kohle, die ja immer noch jede Woche und pünktlich wie ein Uhrwerk reinkam. Wir drehten völlig ab. Ohne Rücksicht auf Verluste.

Morgens Bleche löten, ab mittags Koks knallen und abends wieder runterrauchen.

Natürlich bekam Sanni das alles mit, wenn ich denn mal zu Hause war. Aber wir sprachen kein einziges Wort darüber. Sie ertrug es einfach stillschweigend und litt gewaltig unter der Situation. Doch was sollte es? Schließlich musste sie den Scheiß ja nicht finanzieren. Also war es doch ganz allein mein Problem. Was ich ihr damit antat, realisierte ich damals nicht.

Irgendwann meldete sich Kolle wieder bei mir und bat mich um Hilfe, zum ersten Mal nach der Sache in Münster. Da er immer noch auf freiem Fuß und den Cops offenbar nicht in die Lappen gegangen war, traf ich mich Anfang Oktober mit ihm, vertickte ihm beim ersten Mal zwei Kilo Gras und beim zweiten Mal zwei Kilo Hasch.

Dass er und seine Jungs seit Ende Mai unter Beobachtung standen und observiert wurden, hatte er noch gar nicht bemerkt. Wie es dazu gekommen war? Ihr erinnert euch doch noch an den Kurier, der Kolle bestohlen hatte. Dieser Kurier hatte, als Kolle seinen Sohn entführte, noch am selben Tag, dem 21. Mai 2001, selbst die Bullen gerufen und ein allumfassendes Lebensgeständnis abgelegt. Ab diesem Zeitpunkt hatte die Kripo Kolle und seine Bande auf dem Schirm und wusste ganz genau über seine Geschäfte Bescheid. Der Typ hatte aus Angst um seinen Nachwuchs über einfach alle Namen, alle Übergabeorte, alle Adressen von Bunkerwohnungen und über alle beschissenen scheiß Schnipsel ausgepackt, die er in den Wochen und Monaten zuvor aufgeschnappt hatte.

Mein Vater und ich wurden unter den Spitznamen »der Alte« und »der Junge« geführt. Unsere richtigen Namen kannte der Typ Gott sei Dank nicht, er hatte meinen Vater und mich nie zu Gesicht bekommen. Aber er konnte uns damals einige Kilos zuordnen und wusste auch über den angedachten wöchentlichen Rhythmus Bescheid. Dass »der Junge« tatsächlich der Sohn von »dem Alten« war, wussten damals außer mir nur Kolle und Hohmann, sonst keiner.

Seit der Geschichte in Münster hatten sich die Bullen darüber gewundert, wo ich abgeblieben war, sich aber trotzdem erst mal voll und ganz auf Kolle und seine Leute konzentriert. Nichts ahnend tanzte ich den Bullen bei diesem Deal also vor die Kamera und besiegelte mein Schicksal.

Über die Videoaufnahmen und anhand meiner Telefonate mit Kolle konnten sie mich jetzt identifizieren und nahmen sich »den Jungen« und »den Alten« vor. Als einige Tage nach unserem Deal der Zugriff erfolgte und Kolle, Hohmann und die ganze Bande verhaftet wurden, hängte sich die Soko sofort an meine Fersen. Es war der Anfang vom Ende

Selbstverständlich agierte ich nach den Verhaftungen vorsichtiger als sonst, soweit ich das in meinem benebelten Zustand beurteilen konnte. Wir nahmen mindestens drei bis vier falsche Ausfahrten auf der Autobahn, wendeten unten und gurkten direkt wieder zurück auf die Autobahn. Wenn uns dabei derselbe Wagen zwei Mal entgegengekommen wäre, hätte ich die Fahrt direkt abgebrochen. Außerdem parkten wir mindestens zehn Fußminuten vom Shop entfernt und schauten uns auf dem Weg dorthin gefühlte tausend Mal um. Doch es rührte sich nichts. Keine Bullen weit und breit. Also fuhr ich weiterhin jeden Freitag nach Enschede und belieferte jeden Mittwoch meinen Alten im Saarland mit »Käse-, Streusel- und Schokoladenkuchen«, wie wir die verschiedenen Gras- und Haschsorten nannten. Alles ging seinen gewohnten Gang. Dass die Cops alles mithörten und auch regelmäßig versuchten, mich zu meiner Connection zu verfolgen, das fiel mir überhaupt nicht auf.

Gott sei Dank telefonierten mein arabischer Freund und ich nie miteinander. Mit ihm verabredete ich mich bei jedem unserer Treffen persönlich für das nächste Mal, und jede außerplanmäßige Kommunikation wäre über Mello gelaufen. Doch auch das kam nur einmal bei dem Engpass im Frühjahr vor. Ansonsten verzichteten wir komplett auf Telefonkontakt.

Davon mal abgesehen: Ich konnte und wollte die Maschine nicht stoppen. Bei Rockys und meinem Konsum wäre ich spätestens nach drei Monaten bankrott gewesen. Von den knapp 100 000 Mark auf meinem Depot war nicht mal mehr die Hälfte übrig. Ich konnte jetzt nicht aufhören. Unmöglich.

Anfang November zog ich mit Sanni in eine schöne, etwas kleinere Wohnung am Haster Berg um. Ihre Eltern hatten aufgrund meiner offensichtlichen Drogenabhängigkeit in den letzten Monaten vermehrt versucht, sie zu einer Trennung zu überreden. Doch sie blieb stur.

Wir wohnten erst wenige Tage in der neuen Wohnung, als Wolle eines Abends aufgebracht bei uns reinstürmte.

»Alter! Die Kripo steht bei dir vor der Tür. Haste die noch gar nicht gesehen?« Die Paranoia stand ihm klar ins Gesicht geschrieben und er überschlug sich fast vor Sorge.

»Mann, beruhig dich mal. Is bestimmt gar nichts los und die sind wegen jemand anderem hier.« Aber mir wurde selbst ganz anders bei dem Gedanken.

»Nee Alter, die glotzen die ganze Zeit auf dieses Haus. Die sind ganz sicher hinter uns her«, panisch stolperte er durch die Sätze.

Davon musste ich mich persönlich überzeugen.

Und tatsächlich: Keine fünf Autolängen von meiner Haustür entfernt saßen zwei Flicken von der Kripo in ihrem Kombi und beobachteten meine Hütte. Scheiße, verdammt! Was jetzt? Alle Aktivitäten einstellen, die restliche Kohle verbunkern und die Nummer einfach aussitzen? Unmöglich! Rocky und ich waren so hoch dosiert, dass ich innerhalb weniger Wochen pleite wäre. Aber was dann?

»Scheiß auf die, Wolle. Das Ding läuft weiter wie gehabt. Mach dir keinen Kopp, das klappt schon. Wirst sehen.« Ich grinste dreckig.

Wolle fiel fast vom Glauben ab. »Du bist wahnsinnig, Alter! Die stehen vor deiner Tür, die wollen uns demnächst verhaften und du willst einfach weitermachen? Nee, Mann. Wir müssen sofort damit aufhören, die sperren uns sonst ein, ganz sicher, Alter!« Mein sonst so chilliger Hippie war ein totales Nervenbündel. Bisher hatte ihm das alles Spaß gemacht: Schön mit Weed durch die Gegend fahren und gute Laune verbreiten und so. Das einzig Schlimme an der Sache war für ihn bisher mein Hartdrogenkonsum gewesen, doch diese Nummer ging gar nicht klar.

»Ich will nich in den Bau, Alter. Das halt ich nich aus. Ich bin nich so wie du und Rocky. Mich fressen die da bestimmt. Wir müssen aufhören, Alter. Jetzt sofort.«

Doch ich winkte lächelnd ab. Mir kackegal, ob die zuschauten oder nicht. Ich brauchte das scheiß Geld.

Danach sah ich Wolle nur noch ein oder zwei Mal. Dann verschwand er. Tauchte unter. War plötzlich unsichtbar, einfach weg, wie vom Erdboden verschluckt. Genau wie damals, als er nur mal eben Kippen holen wollte. Mit dem kleinen Unterschied, dass er mir keine Kohle zockte, um sie auf Jamaika zu verfeiern.

Aber scheiß drauf. Das Ding musste auch ohne ihn weiterlaufen, was es mich auch kostete.

Ich musste die Sache einfach neu organisieren, dann würde es selbst mit den Bullen im Nacken laufen, da war ich mir in meinem Kokswahn absolut sicher.

Ab dem Zeitpunkt kümmerte sich Rocky alleine um die Beschaffung von Koks und Shore, Aisi füllte die Lücke, die Wolle hinterlassen hatte, und ich hielt mich im Hintergrund, bewegte mich nur, wenn es unbedingt nötig war, beispielsweise, wenn wir freitags nach Enschede fuhren und neue Ware bestellten. Oder wenn größere Außenstände eingetrieben werden mussten. Ich besaß zu der Zeit drei Autos: den weinroten Astra, den kleinen Fiat, der von innen und außen aussah wie eine schwarz-weiß gefleckte Kuh und einen blauen VW Polo, den wir nur sehr selten nutzten. Ich fuhr jetzt nur noch mit den beiden letzteren Karren und versuchte, die Bullen durch tausendmaliges Umsteigen zu verwirren, in der Hoffnung, dass sie mich so aus den Augen verloren und nicht mehr wussten, in welcher Karre ich eigentlich saß und wo ich hinfuhr.

Doch die Situation setzte mich so unter Druck, dass mein Hartdrogenkonsum regelrecht explodierte und Rocky oft zwei Mal am Tag zu Arthur und Georg fuhr und für Nachschub sorgte.

Anders ertrug ich das alles nicht mehr. Mir war ja auch klar, dass der Knast auf der Matte stand und Sturm klingelte – mal wieder. Allein das viele Koks hielt die Illusion aufrecht, ich könnte dem Unausweichlichen entkommen.

In der letzten Novemberwoche ballerte ich mir so viel von dem weißen Gift in die Blutbahn, dass ich in meinem Kokswahn zur Nagelschere griff und mir damit die eingebildeten eingewachsenen Barthaare aus der Oberlippe schnitt. Stundenlang hing ich vor dem Badezimmerspiegel und brockelte mir mit dem Ding im Fleisch herum. So lange, bis meine komplette rechte Gesichtshälfte anschwoll wie ein Medizinball und ich durch die Entzündung das Auge nicht mehr richtig öffnen konnte. Ich wog höchstens noch 55 Kilo und war wieder mal mehr tot als lebendig. Und trotzdem fuhr ich am letzten Tag im November mit Aisi nach Enschede, um neue Ware zu bestellen und fuhr danach mit Mello, seiner Freundin und seinem Partner sogar noch zu einem Technoclub nach Münster. Er wollte schon länger mal mit mir auf die gute Zusammenarbeit anstoßen, schließlich machten wir seit über einem Jahr gemeinsame Sache.

An jedem Gramm, das ich kaufte und verkaufte, kassierte er 30 Pfennig von unserem arabischen Freund und dafür wollte er sich erkenntlich zeigen und mich auf eine fröhliche Partynacht mit Ecstasy einladen. Er wusste ja nicht, was bei mir los war und dass mir die Bullen seit ein paar Wochen am Arsch hingen. Genauso wenig wie unser Mann in Enschede.

Die Tanztablette, die ich mir an dem Abend im Club einschmiss, war der totale Dreck. Von wegen gute Laune. Stattdessen quälten mich ekelhafte Magenschmerzen. Und Aisi ging es genauso. Er hatte sich ebenfalls eine halbe Pille eingeworfen, seine erste und letzte. Aber auch für mich sollte es die allerletzte Ecstasy in meinem Leben sein. Seitdem hab ich die Dinger nie wieder angerührt. Aber wenigstens verstrichen die Stunden auf dem Zeug wie im Flug und ehe wir uns versahen, war es 8 Uhr morgens. Zeit, zum Übergabeort nach Ibbenbüren zu fahren und die Ware von den Kurieren in Empfang zu nehmen.

Ich ahnte nicht, dass Sanni in dieser Nacht beinahe durchdrehte vor Sorge, weil ich nicht nach Hause kam und ihr auch nichts von meiner Partynacht erzählt hatte. Auch nicht, dass sie deshalb meinen Vater anrief und die Bullen so davon Wind bekamen, dass ich nach Holland gefahren war.

Und so brachen Aisi und ich auf, um rechtzeitig den vereinbarten Übergabeort zu erreichen. Wir waren völlig ahnungslos, dass sich die ermittelnden Kripobeamten etwa zur gleichen Zeit in Bewegung setzten, in Begleitung eines schwer bewaffneten SEKs.

Während wir nach Ibbenbüren fuhren, steuerten die Beamten zusätzlich zwei weitere mögliche Treffpunkte an. Denn wo genau die Übergabe stattfinden sollte, hatten sie durch das abgehörte Telefonat natürlich nicht herausgefunden.

Sie wussten aber definitiv, dass ich aus Holland wiederkam, und gingen davon aus, mich auf frischer Tat festnageln zu können. Sie sollten recht behalten.

Gegen neun trafen Aisi und ich in Ibbenbüren ein und parkten erst mal auf dem Burger-King-Parkplatz direkt neben der McDonald's-Filiale. Ich war mir nicht mehr ganz sicher, auf welchem der Parkplätze der Deal ablaufen sollte. Das viele Koks, die bösartige Entzündung in meinem Gesicht und die anstrengende Nacht im Technoschuppen saßen mir noch brutal in den Knochen. Ich war fix und fertig, mein Schädel war taub und völlig leer. Nach der Übergabe wollte ich nur noch ins Bett und schlafen.

Während wir auf die Holländer warteten, bemerkte ich im Rückspiegel eine Frau, die an einer Tankstelle in ihrem BMW saß und telefonierte, aber da sie alleine war, dachte ich mir nichts dabei und beschloss, auf den McDonald's-Parkplatz zu fahren. Ich war mir sicher, meine Kuriere dort gesehen zu haben. Und tatsächlich.

Wir stiegen aus meinem Astra, legten den Autoschlüssel auf den rechten hinteren Reifen des Wagens und ich ging in das Restaurant. Aisi wartete draußen auf mich und rauchte eine. Keiner von uns beiden war noch in der Lage, die Gefahr, in der wir uns befanden, zu erkennen.

Bis auf meine drei holländischen Kuriere in ihrer Arbeiterkluft, der Bedienung hinter dem Verkaufstresen und zwei Männer im hinteren Teil des Restaurants war der Laden leer. Ich nickte den Jungs kurz zu, ging auf die Toilette und bestellte mir anschließend eine Cola. Währenddessen ging einer der Holländer zu meinem Wagen und packte die Ware in meinen Kofferraum um.

Als er wieder reinkam, marschierte ich ihm entgegen, nahm im Vorbeigehen meinen Autoschlüssel entgegen und schlenderte zu meinem Wagen. Keine zwei Minuten später rollten Aisi und ich aus der Parklücke. Der liebliche Duft von Gras erfüllte den Innenraum meines Astras. Alles klar, auf nach Hause.

Aus dem Augenwinkel sah ich vier, fünf Autos rechts von uns, einen schwarzen VW-Van mit getönten Scheiben, der ebenfalls anfuhr, in die Ausfahrtsstraße bog und im Schneckentempo vor uns her gurkte. Gerade als ich dachte »Was fährt der Arsch so langsam?«, sah ich im Außenspiegel, wie sich das gleiche Fabrikat hinter uns setzte und so dicht auffuhr, dass es fast an unserer Stoßstange klebte. Dann ging alles ganz schnell. Der Van vor uns bremste, die Türen flogen auf und zwei Maskierte sprangen heraus und stürmten mit gezückten Waffen auf uns zu. Aus dem Van hinter uns sprangen ebenfalls ein paar Maskierte mit den Waffen im Anschlag und rannten auf uns zu. Sogar aus Richtung der geparkten Autos stürmten immer mehr Bewaffnete mit Sturmhauben vor dem Gesicht auf uns zu. Alter, was da abging!

Reflexartig betätigte ich die Zentralverriegelung des Astras und sah erschrocken zu Aisi rüber, der im ersten Moment überhaupt nicht zu begreifen schien, was da auf uns zukam.

»Alter, die verhaften uns jetzt. Lass bloß die Hände am Lenkrad, sonst tut's gleich verdammt weh.«

In der Sekunde erreichten die ersten SEK-Jungs unser Auto. »Mach die scheiß Tür auf! Mach die verdammte Tür auf!« Sie ruckelten an dem Wagen, sodass er hin und her schaukelte wie ein Schiff auf hoher See. Die Wichser machten richtig Aktion. Aisi wurde kreidebleich, Tränen schossen ihm in die Augen. Obwohl er seit einigen Wochen wusste, dass die Cops hinter uns her waren, hatte er nicht im Entferntesten mit einem derart brachialen Aufmarsch der Staatsgewalt gerechnet. Das hier übertraf seine Vorstellung um ein Vielfaches. Selbst ich, der schon unzählige Verhaftungen erlebt hatte, erschrak über das harte Vorgehen des SEKs. Ich hatte doch nur ein bisschen Gras verkauft.

»Ich öffne jetzt die Türen, Aisi. Stell dich darauf ein, dass es gleich ungemütlich wird.«

Er nickte zitternd. Zu mehr war er nicht mehr in der Lage.

Wie in Zeitlupe nahm ich die linke Hand vom Armaturenbrett und zog mit zwei Fingern ganz vorsichtig die Zentralverriegelung nach oben. Bam!

Sofort rissen die maskierten Typen die Türen auf und zerrten uns an den Haaren aus dem Wagen heraus, verdrehten uns die Arme schmerzhaft auf den Rücken und fesselten uns mit Kabelbindern die Hände und Füße. Danach zogen sie uns schwarze Säcke über den Kopf. Innerhalb von zwei Sekunden hatten wir je einen Beamten auf dem Rücken, der uns brutal das Knie zwischen die Schulterblätter presste und uns die Waffe an den Hinterkopf drückte. Game over.

JVA Lingen

Noch am selben Abend, stundenlang hatte ich schon auf dem Revier in einer Zelle gesessen und mehrfach die Aussage verweigert, brachten mich zwei Kripobeamte in die JVA Lingen. Es war gegen 22 Uhr, als ich mit Fußketten und Handschellen gefesselt auf dem Hof der Anstalt aus dem Zivilfahrzeug der Bullen stieg und mich streckte.

»Ahhh, endlich zu Hause.« Am liebsten hätte ich geheult, aber diese Genugtuung wollte ich den Kripobeamten auf gar keinen Fall verschaffen, also spielte ich den Harten.

Ich werde nie den entsetzten Gesichtsausdruck der beiden vergessen, als ich diesen Spruch raushaute. Kopfschüttelnd lieferten sie mich bei dem Vollzugsbeamten in der Aufnahmestation ab. So etwas Dreistes, Hirnverbranntes hatten die beiden Wichser wohl noch nie erlebt. Und obwohl ich total am Arsch war, konnte ich mir ein Schmunzeln nicht verkneifen.

Danach lief alles wie immer. In der ersten Woche entgiftete ich unter Aufsicht des Anstaltsarztes mit Methadon und nach und nach löste sich auch der fiese Koksnebel in meinem Kopf wieder auf.

Natürlich war ich ein paar Tage entzügig und litt unter den üblichen Symptomen, die aber bei Weitem nicht so schlimm waren wie bei meiner ersten Inhaftierung in der JVA Hannover. Doch auch davon erholte ich mich erstaunlich schnell. Der Knast war für mich nichts Neues und irgendwie empfand ich die erzwungene Ruhe sogar als Erlösung. Kein Stress, kein Telefon, keine tausend Leute, die irgendwas von mir wollen und mir den ganzen Tag mit irgendeinem Scheiß auf den Sack gingen. Nichts. Einfach nur Ruhe. Auch diese Verhaftung rettete mich vor mir selbst. Von alleine hätte ich nicht aufgehört, hätte nicht aufhören können, nicht mit dem Verticken und schon gar nicht mit dem Koks und der Shore.

Doch das alles war jetzt vorbei und mein Körper und Geist waren unterbewusst sehr dankbar dafür. Endlich konnte ich mich von dem anstrengenden Straßenfilm erholen und wieder zu Kräften kommen.

Als ich zwei, drei Tage vor Weihnachten auf die vierte Etage in die Strafhaft verlegt wurde, ging es mir den Umständen entsprechend schon wieder ziemlich gut und auch mein Kopf funktionierte wieder einwandfrei. Es war an der Zeit, die Sache in die Hand zu nehmen.

Also hörte ich mich bei meinen Mitgefangenen nach einem guten BtM-Anwalt um und landete in der Kanzlei Rüther in Osnabrück, einer der fähigsten Anwaltskanzleien für Drogendelikte. Mitte Januar besuchte mich Herr Rüther das erste Mal in der JVA, ein kleiner Mann mit grauen Haaren und Holzkettchen am Arm. Er machte einen energischen, resoluten Eindruck und irgendwie fühlte ich mich vom ersten Augenblick an gut bei ihm aufgehoben. Und so erzählte ich ihm ohne rumzulügen, was passiert war. In kurzen Sätzen schilderte ich ihm meine Geschichte. Mit sechs Kilo festgenommen, drei abgesessene Haftsrafen, offene Bewährung. Ich erzählte auch von Aisi und dass ich zu gerne wüsste, was bei ihm los war. Sicher würde die Kripo bei ihm den Hebel ansetzten, um mich zu ficken.

Herr Rüther hörte mir aufmerksam zu und nickte hin und wieder.

»Und was erwartest du dir jetzt von mir?«

Ich überlegte kurz.

»Wenn ich fünf Jahre bekomme, kotze ich. Bei vier bin ich enttäuscht, könnte aber damit leben. Und wenn ich nur drei Jahre für den Scheiß bekomme, klatsche ich vor Freude in die Hände.«

Wieder nickte er.

»Gut, du bist Realist, damit kann ich arbeiten. Du hast der Polizei ja nichts erzählt, eine gute Ausgangsposition für uns. Jetzt finden wir heraus, was bei deinem Freund abgeht, und holen ihn und deine ›Verlobte‹, wie wir deine Freundin ab diesem Moment offiziell nennen, auch als Mandantin mit in die Kanzlei. Wenn wir alle in einem Boot haben, kann sich das nur positiv auswirken. Aber als Erstes sorge ich dafür, dass deine Bewährung nicht widerrufen wird, denn bis zu deinem Schuldspruch giltst du als unschuldig, egal ob die sechs Kilo bei dir gefunden haben oder nicht. So, und jetzt mach dir mal keine weiteren Gedanken und erhol dich. Du kannst hier sowieso nichts machen. Ich melde mich bei dir, sobald wir Akteneinsicht haben.«

Okay, das hörte sich doch gut an. Bis auf die Tatsache, dass er nur für die Beantragung der Akteneinsicht und die ersten Schritte 8000 Mark kassierte, war alles cool für mich. Doch auch darüber konnte ich hinwegsehen, da mein Vater mich aus dem Hintergrund finanziell unterstützte. Allein schon, weil er selbst wissen wollte, in welchem Ausmaß er in den Akten auftauchte. Um mich ging es ihm dabei nicht. Aber egal.

Ich hatte einen Bombenanwalt und sah der Verhandlung halbwegs beruhigt entgegen. Herr Rüther hatte vollkommen recht. Ich konnte nichts anderes tun als abwarten. Und genau das tat ich.

Sanni hatte mich inzwischen schon zweimal besucht. Eigentlich hatte ich mir vorgenommen, mich von ihr zu trennen. Ich konnte mir einfach nicht vorstellen, dass sie auf mich warten würde. Das wollte und konnte ich auch nicht von ihr verlangen, schon gar nicht nach all dem Stress, den sie meinetwegen durchmachen musste. Aber Sanni wehrte sich dagegen und blieb an meiner Seite, obwohl auch ihr eine Anklage drohte. Sie litt gewaltig unter alldem und ihre Eltern laberten sie von morgens bis abends damit voll, sich endlich von mir zu trennen. Sanni blieb stur und sie unterstützte mich.

Schon bei den ersten zwei Besuchen hatte sie mir eine Kleinigkeit zu kiffen mitgebracht. Und war auch gewillt, den ein oder anderen meiner Jungs aufzusuchen, um mir alles zu bringen, was ich brauchte. Perfekt. Von Trennung war keine Rede mehr und wir wollten diesen Film gemeinsam durchstehen. Komme, was da wolle. Scheißegal.

Dass Rocky in der Zwischenzeit fast alle meine Außenstände in Höhe von knapp 20 000 Mark eingesammelt und für Koks verbraten hatte, wusste ich da noch nicht. Sanni erzählte er natürlich nichts davon. Und auch mir schmierte er in den kleinen Nachrichten, die sie mir jedes Mal von ihm mit in die Anstalt schmuggelte, immer wieder Honig ums Maul.

Da stand dann immer so was drin wie: Mach dir keine Sorgen, Bruder, ich kümmer mich um alles. Wenn du was brauchst, sag einfach Bescheid, blablabla. Dass er meine letzten Reserven verballerte, erwähnte er selbstverständlich mit keinem Wort.

Als Sanni mir Ende Januar erzählte, dass Rocky sich aus Osnabrück verpisst und mir vorher noch schnell meine guten Klamotten geklaut hatte, war ich übel enttäuscht. Ich hätte heulen können. Wie konnte er mir das nur antun? War er denn nicht einer meiner besten Freunde, mein Bruder? War ich ihm so egal, dass er mich einfach gegen Braun und Weiß eintauschte? Ich konnte es kaum glauben. Aber die Fakten sprachen eine eindeutige Sprache. Auch Olli berichtete mir in einer heimlich übermittelten Botschaft, dass Rocky versucht hatte, auch ihn abzuziehen. Dass er es aber noch rechtzeitig bemerkt hätte. Auf diesem Wege erfuhr ich auch, dass er Rocky schon drei, vier Mal 20, 30 Gramm Hasch und ein bisschen Geld für mich zugesteckt hatte, wovon aber nur zehn Gramm bei mir angekommen waren, von dem Geld ganz zu schweigen. Von unserer jahrelangen Freundschaft war nichts mehr übrig. Aus. Vorbei. Geschichte.

In den ersten Tagen belastete mich dieser Verlust mehr als die Tatsache, dass ich im Bau saß und mir mehrere Jahre Haft drohten. Selten zuvor hatte ich so an jemandem gehangen wie an ihm. Verdammter Bastard.

Glücklicherweise hatte ich ja noch ein paar gute Jungs und Sanni draußen, auf die ich mich verlassen konnte. Ende Februar, Anfang März traf das erste »Dankeschön« von meinem Mann in Enschede über Mello in der JVA Lingen ein. Mittlerweile war sich meine Connection sicher, dass ich keinen von ihnen verraten würde. Um sich erkenntlich zu zeigen, hatte Mello Sanni 50 Gramm Doppel-Caramelum in die Hand gedrückt, eine Polle mit 28 Prozent THC-Gehalt, und sie darum gebeten, mir den Stoff zu übermitteln.

Das Dope war der absolute Hammer und knallte wie Teufel. In den Wochen davor hatte ich nur Standardhasch geraucht, und das nur in winzigen Mengen und mit Unterbrechungen.

Wenige Tage bevor sie mir das erste Mal etwas davon mitbrachte, war ich zu Arthur in die Zelle gezogen. Ja genau, zu dem Arthur, über den Rocky und ich Monate zuvor Georg, den Koksdealer, kennengelernt hatten. Er war bereits zwei, drei Wochen vor mir eingeflogen. Sie hatten ihn auf einer seiner Diebestouren beim Klauen von DVD-Playern erwischt.

Auch er hatte sich inzwischen wieder vollständig von seinem Kokswahn erholt und war wieder topfit. Einmal im Monat besuchte ihn seine Mutter aus Stuttgart, die ihm jedes Mal einen Fünf-Gramm-Beutel Shore mitbrachte. Wenige Tage später schob er meistens einen leichten Affen. Aber egal.

Ich kam jedenfalls vom Besuch zurück auf unsere Zelle, bröselte sofort eine gute Ecke von dem Zeug auf, während Arthur einen Eimer für uns vorbereitete, und rauchte mir einen fetten Kopf von dem Stoff. Sanni hatte mir zwar von Mello ausgerichtet, dass es starkes Zeug war, aber mit so einem heftigen Turn hatte ich nicht gerechnet.

Nachdem ich den Eimer gedrückt hatte, setzte ich mich wieder an den Tisch, befüllte den Kopf für Arthur und schaute ihm beim Rauchen zu. Schon währenddessen begannen meine Arme und Beine ganz merkwürdig zu kribbeln, meine Augen fühlten sich immer schwerer und dicker an. In mir breitete sich ein Gefühl aus, als schwebte ich.

»Mach mal noch nen Kopf fertig, Alter.« Arthur warf den Alukopf vor mir auf den Tisch, pustete den Rauch aus und schaute mich erwartungsvoll an. Ich hatte für mindestens vier Eimer Mischung vorbereitet. Doch nach diesem einen Eimer war ich schon nicht mehr in der Lage dazu.

»Warte mal kurz ... das Zeug is voll heftig. Dreh dir erst ne Kippe ... wenn du dann noch einen rauchen willst ... bedien dich einfach.« Ich stand leicht taumelig von meinem Stuhl auf und kletterte in mein Bett. Ich musste mich ganz dringend langmachen. Einfach nur liegen, die Augen schließen und fliegen. Das Dope war der absolute Knaller.

Keine fünf Minuten später stand Arthur leichenblass, mit blauen Lippen und Augen wie ein Chinese neben mir am Bett und wiederholte lallend immer und immer wieder denselben Satz.

»Was hast du mit mir gemacht, bljad? Hehehe, was hast du mit mir gemacht, bljad?«

Er kam nicht mehr klar nach dem Eimer und war mindestens genauso dicht wie ich. Ja, Mann, so ließ es sich im Knast ertragen. Ich vergaß alle Sorgen und Ängste durch das Zeug. Alles war gut. Und da der Stoff so unglaublich stark war, reichte die Menge, die Sanni mir mitbrachte, auch immer bis zu ihrem nächsten Besuch aus. Mein holländischer Freund schickte mir insgesamt 150 Gramm.

Natürlich gewöhnten wir uns an den Stoff und waren schon

bald nicht mehr so dicht wie die ersten Male, als wir das Zeug rauchten. Trotzdem rauschten die Tage nur so an uns vorüber und ehe ich mich versah, war es Frühsommer und Sanni hatte meinetwegen inzwischen Schlagzeilen gemacht.

»Freundin des Drogendealers verurteilt«, titelte damals die Neue Osnabrücker Zeitung in dicken Lettern. Sanni hatte aufgrund eines Telefonates mit mir ebenfalls eine Anklage am Hals. Damals ging es um einen Geldbetrag, den sie mir als Telefonnummer getarnt durchgegeben hatte. Das Gericht war felsenfest davon überzeugt, dass sie genau gewusst haben musste, was ich tat und wie ich mein Geld verdiente. So blauäugig könne niemand sein.

Zwei Termine à vier Stunden musste sie deswegen über sich ergehen lassen und räumte am Ende ein, dass sie es hätte wissen müssen, es aber aus Liebe ignoriert hatte. Erst danach gab die Staatsanwaltschaft Ruhe. Mit diesem Eingeständnis waren sie berechtigt, ihr Sparbuch zu beschlagnahmen. Die Kripo hatte das Ding bei der Hausdurchsuchung nach meiner Verhaftung zusammen mit unserer Haushaltskasse und ein paar kleineren Geldbeträgen einkassiert. 11 000 Mark hatte Sanni sich über Jahre mühsam von ihrem Gehalt abgespart. Jetzt behielt es die Staatskasse ein. Aber im Gegensatz zu meinen Problemen war das noch harmlos.

Mein Anwalt kam leider nicht rechtzeitig an Aisi heran, um seine Verteidigung zu übernehmen. Die Kripo und der Anwalt von Aisis Familie hatten mit allen Mitteln jede Kontaktaufnahme unterbunden und ihn, um den Druck noch zu erhöhen, in der JVA Vechta untergebracht. Dort packten sie meinen Freund mit drei Shorerussen auf den Haftraum. Man könnte glatt denken, sie hätten das mit Absicht getan. Jedenfalls reichte die Situation in der Zelle, um ihn mürbe zu machen und zu einer Aussage zu bewegen. Täglich vernahmen sie ihn. Früher oder später musste der Junge zusammenbrechen. Er war einfach nicht für den Knast gemacht.

An meinem 29. Geburtstag, dem 21. Januar 2002, packte er

schließlich aus, um dieser Hölle zu entkommen und belastete mich mit weiteren zehn Kilo. Ich war maßlos enttäuscht und wütend. Doch je öfter ich mir seine Aussage durchlas, umso deutlicher erkannte ich, wie schwer ihm die Sache offensichtlich gefallen war, denn er hatte nur Aussagen zu Aktionen gemacht, die sie ohnehin schon nachweisen konnten.

Aisi und ich sind auch heute noch sehr gute Freunde. Wir haben einander verziehen, auch wenn wir uns für das schämen, was wir dem anderen angetan haben. Er dafür, dass er mich verraten und für seine Freiheit verkauft hat. Und ich, dass ich ihn ohne Skrupel überhaupt erst in diese Situation gebracht habe.

Die zehn Kilo machten den Kohl auch nicht wirklich fetter, wie Rüther betonte. Die magische Grenze von vier Kilo, bei der man vom Straftäter zum Verbrecher wird, hatte ich schon mit der beschlagnahmten Ware überschritten. Trotzdem versicherte mir Rüther bereits Ende Mai, dass ich maximal zwei Jahre und neun Monate einsitzen würde und mich nun zügig um einen Therapieplatz bemühen sollte. Meine Verteidigung stützte sich komplett auf meine Drogensucht und eine Therapieplatzzusage war Pflichtprogramm, wenn dieses milde, bereits abgesprochene Urteil zur Anwendung kommen sollte.

Der Chef vom Osnabrücker LKH hatte inzwischen auf Antrag der Staatsanwaltschaft ein Gutachten erstellt, aus dem eindeutig hervorging, dass ich aufgrund meiner Sucht nicht in der Lage gewesen wäre, so ein gut organisiertes Geschäft zu führen. Koksdealer aus Holland, denen ich angeblich 50 000 Mark schuldete, hätten mich zum Verkaufen gezwungen. Mit dem Grashandel hätte ich meine Schulden bei ihnen abgearbeitet. Einzig aus Angst um mein Leben war es mir unmöglich, eine Aussage über besagte Koksdealer zu machen. Meine körperliche Verfassung bei meiner Verhaftung stützte diese Geschichte.

Ich bewarb mich für eine Kurzzeittherapie von vier Monaten in der Fachklinik Nettetal in Osnabrück und etwa einen Monat vor meiner Verhandlung besuchte mich einer von den Kliniktherapeuten.

»Wir nehmen dich gerne auf, sobald dein Termin gelaufen ist, allerdings nur in der Langzeit. Vier Monate sind zu kurz, du brauchst mindestens acht bis zehn Monate. Es geht bei dir ja nicht nur um Sucht, sondern auch um Kriminalität. So wie wir das sehen, gehört bei dir beides zusammen. Du musst hart an beidem arbeiten, wenn du wirklich was verändern möchtest. Wenn das für dich okay ist, kannst du gerne zu uns kommen und eine Therapie anfangen.«

Ich fand das zum Kotzen, aber alles war besser, als die komplette Strafe abzusitzen. Also nahm ich das Angebot an und wenige Tage später erhielt ich die Aufnahmebestätigung von der Fachklinik Nettetal zur Vorlage bei Gericht.

Jetzt stand mir noch der Termin bei Gericht am 8. August 2002 bevor, schon sieben Wochen später, Ende September, könnte ich in Therapie gehen.

Und obwohl mir Herr Rüther noch mal ausdrücklich versicherte, dass alles klappen würde, war ich in den letzten Wochen meiner Haft ziemlich aufgeregt.

Nach einer vierstündigen Verhandlung vor dem Osnabrücker Landgericht, vor der ich von Herrn Rüther zu absolutem Stillschweigen verdonnert worden war, erfolgte der Schuldspruch.

»Im Namen des Volkes ergeht folgendes Urteil: Der Angeklagte wird für den Handel mit Betäubungsmitteln in nicht geringer Menge zu einer Freiheitsstrafe von zwei Jahren und neun Monaten verurteilt. Diese wird allerdings nach §35/36 zum 18. September 2002 vorläufig zur Bewährung ausgesetzt. Sollte der Angeklagte die Therapie nicht antreten oder abbrechen …« Blablabla. Ab da hörte ich schon nicht mehr richtig zu. Strike! Nur zwei Jahre neun Monate für 16 Kilo Dope, genau wie Herr Rüther angekündigt hatte. Ich war mehr als zufrieden nach dieser Urteilsverkündung.

Nur der Staatsanwalt hielt das Urteil für viel zu milde. Er ärgerte sich maßlos, plusterte sich auf wie ein arroganter Pfau und ging in Revision, um gegen das Urteil anzukämpfen. Fünf Jahre und zehn Monate forderte er, plus den Widerruf meiner Bewährung.

Aber der Richter hielt es Gott sei Dank für sinnvoller, dass ich in Therapie ging und mein Leben in den Griff bekam. Und da dem jungen Staatsanwalt schon in den Vorbereitungen des Verfahrens ein Formfehler unterlaufen war, musste er seinen Revisionsantrag bereits wenige Tage, nachdem er ihn gestellt hatte, zurückziehen. Ich sollte zum besagten Datum ins Nettetal entlassen werden.

Herr Rüther hatte es tatsächlich geschafft. Ich kam trotz meiner Vorstrafen und ohne Aussage in der Sache mit einem Traumurteil davon. Dass er dafür ein Heidengeld kassierte, war mir vollkommen egal. Schon bald würde ich ein freier Mann sein. Na ja, wenigstens halbwegs. Erst standen die zehn Monate Therapie an, die ich ohne Wenn und Aber hinter mich bringen musste, um freizukommen. Aber darum machte ich mir wenig Sorgen. Nach diesem Urteil war ich ernsthaft gewillt, die Nummer durchzuziehen. Das war ich Sanni irgendwie schuldig. Schließlich hatte sie all die Monate auf mich gewartet, mich im Knast gut versorgt und sich meinetwegen andauernd mit ihren Eltern angelegt und viele Tage und Nächte nur geweint.

Aber auch die Koksphase mit Rocky hatte mir deutlich gezeigt, dass sich ganz dringend etwas in meinem Leben verändern musste, wenn ich nicht weiterhin regelmäßig abstürzen, im Knast landen oder irgendwann an den Drogen krepieren wollte. Vielleicht würde die Therapie ja sogar etwas in mir verändern und ich würde endlich von den harten Drogen wegkommen. Wer konnte das schon sagen? Einen Versuch war es mir auf jeden Fall wert.

Ende September 2002 wurde ich in die Fachklinik Nettetal entlassen. Zeit für Veränderung. Vom Knast hatte ich endgültig die Schnauze voll.

Fachklinik Nettetal

Als ich auf dem Hof der Klinik aus dem Wagen stieg, kam es mir beinahe so vor, als wäre ich auf einem fremden Planeten gelandet. Das gesamte Gelände mit den beiden schönen, alten Fachwerkhäusern, dem Haupthaus, dem dahinter liegenden Blumen- und Gemüsegarten, den Tierställen und dem kleinen Haus, in dem ich untergebracht wurde, alles war wunderschön und wirkte freundlich und einladend, dazu erstreckte sich ein strahlend blauer Himmel über mir. Fantastisch. Meine frisch wiedergewonnene Freiheit fühlte sich an wie ein Geschenk Gottes.

Die vergangenen zehn Monate zwischen Stahlbeton, Gittern und schweren Eisentüren waren wie weggewischt, nur noch eine schlechte Erinnerung. Hier würde ich es bestimmt aushalten.

Am Empfang erklärten sie mir den Aufnahmeprozess. Zuerst Urinkontrolle, wenn die sauber war Klamottenvisite durch den Zivi, danach Zimmerzuteilung.

Jedem Neuankömmling wird ein Pate an die Seite gestellt, ein Mitklient, der schon länger in der Klinik lebt. Der zeigt einem das Gelände und führt in die Gepflogenheiten und Regeln der Gemeinschaft ein. Alles klar. Dann mal los.

Die Urinkontrolle war kein Problem für mich, denn ich hatte in der JVA Oldenburg rechtzeitig aufgehört zu kiffen. Zu verstecken hatte ich auch nichts, die Therapie konnte also beginnen.

Natürlich wollte ich mich hier nicht komplett auf links ziehen lassen. Kiffen, bis mittags schlafen und ein bisschen Gras verkaufen, das musste schon drin sein. Mein Problem mit den harten Drogen wollte ich in den Griff bekommen und ernsthaft daran arbeiten, aber niemals wollte ich in Freiheit für einen Hungerlohn den ganzen Tag arbeiten gehen und ein ganz »normales« Leben führen. Diese Perspektive lag mir so fern wie immer. Mal ehrlich, welcher Arbeitgeber sollte mich schon einstellen?

Das Therapiespiel konnte erneut beginnen. Irgendwie durchmogeln, den Therapeuten erzählen, was sie hören wollten, keine

Reibungspunkte bieten und nach zehn Monaten raus in die Freiheit. Das war zumindest mein Plan.

Doch ganz so einfach sollte die Nummer in Nettetal nicht werden. In den ersten zwei Wochen war absolute Kontaktsperre angesagt, nicht mal Sanni durfte ich anrufen. Und dann dieser durchgetaktete Tagesablauf, mit dem sie ihre Klienten auf Spur brachten, allein das war schon ein tierischer Kampf.

Halb sieben aufstehen, anschließend Frühsport, besser gesagt: Rumgehampel in der Gruppe. Was sollte der Quatsch? Als ob dieser Bockmist einen besseren Menschen aus mir machen würde.

Und auch mein Job in der Putzkolonne, durch den jeder Neue in den ersten zwei bis sechs Wochen durchmuss, erleichterte die Eingewöhnungsphase nicht. Ständig krochen die Therapeuten hinter mir her und kontrollierten peinlichst genau, ob man geputzt hatte. Kontrolle hier, Kontrolle da. Immer und überall wurde man kontrolliert. Ich hasste es, aber ich gewöhnte mich nach und nach daran und versuchte, die Aufgaben zu ihrer Zufriedenheit zu erledigen. Wie gesagt: keine Reibungspunkte bieten. In der Klinik zu putzen war immer noch um Längen besser, als in Lingen oder Oldenburg im Knast zu verschimmeln.

Außerdem hatte ich in meinem neuen Zimmernachbarn Alex, einem knapp zwei Meter großen Russen, einen super Verbündeten gefunden. Ich kannte ihn bereits aus der JVA Lingen. Mit ihm konnte ich jeden Quatsch machen und musste mir keinen Kopf darüber machen, ob er mich verpfiff.

Und auch Ole, ebenfalls ein Knacki aus Lingen, war nach anfänglichen Schwierigkeiten ein Spitzenvertragspartner für mich geworden. Er hatte schon gute 15 Jahre abgesessen.

Egal ob es nur um heimlich Kaffeetrinken, Rauchen oder um Wodkasaufen ging, wir deckten uns gegenseitig. Alles lief perfekt. Alles lief wie immer.

Dass ich mir genau diese beiden als meine Hauptkontakte auf dem Hof herauspickte, fiel natürlich auch den Therapeuten auf und bestätigte ihnen, dass die Kriminalität einer meiner wichtigsten Bearbeitungspunkte war. Ich verstand das zu der Zeit noch nicht wirklich und sah es dementsprechend völlig anders.

»Du musst dich an die Hausregeln halten, du kannst nicht einfach eigene aufstellen.«

»Ja, ja, schon klar.«

Aber ich verstand es immer noch nicht wirklich. Das war es doch, was mein Leben auszeichnete, dass ich meine eigenen Regeln aufstellte und mir dafür Verbündete suchte. In der Therapie sollte ich dann auf einmal meine Verbündeten verraten? Aussprechen, wenn jemand rückfällig wurde oder darüber redete? Eigentlich unmöglich für einen Knacki, verrät er damit doch alle erlernten Verhaltensweisen. Aber genau darum ging es wohl.

Dann passierte etwas, das mein Leben auch ohne das Therapiegelaber grundlegend verändern sollte. Ich glaube, es war bei Sannis zweiten oder dritten Besuch im Nettetal. Sie hatte eine Puppe mitgebracht und hielt sie mir unter die Nase.

»Was hältst du davon?«

Ich verstand überhaupt nicht, was sie von mir wollte.

»Kein Plan, is nur ne blöde Puppe. Was soll ich damit?«

»Sag doch mal, was hältst du davon?« Sie lächelte amüsiert.

Ich raffte es immer noch nicht und sah sie verständnislos an.

»Mann, du hast ja ne lange Leitung. Ich bin schwanger, wir bekommen ein Kind.«

»Ach was, verarsch mich nich.« Ich dachte, sie erlaubt sich einen Spaß mit mir.

»Doch, ehrlich, ich mach keinen Spaß. Ich bin wirklich schwanger.« Sie strahlte bis über beide Ohren.

Ich dagegen wurde kreidebleich und musste mich erst mal hinsetzen. Damit hatte ich nicht im Entferntesten gerechnet. *Ich* sollte Vater werden? Ausgerechnet ich? Der drogensüchtige Knacki? Der Dealer und Versager? Ich? Ein Vater? Wie sollte das denn gehen? War ich dazu überhaupt in der Lage? In meinem Schädel überschlugen sich tausend Fragen gleichzeitig, während ich Sanni ungläubig und völlig fassungslos anglotzte.

»Freust du dich gar nicht?« Sie strahlte immer noch wie ein Honigkuchenpferd.

»Doch, klar. Natürlich freu ich mich. Ich bin nur total überwältigt. Sorry. Wissen deine Eltern das schon?«

Sie schüttelte den Kopf. »Nee, denen erzähl ich das erst später, wenn ich sicher bin, dass mit dem Baby alles in Ordnung ist. Die kriegen bestimmt den Schock ihres Lebens.«

Davon war ich überzeugt. Schließlich war ich nicht gerade ihr Traum von einem Schwiegersohn. Und dann das. Einen Freudentanz würden die beiden bestimmt nicht aufführen.

Sanni wollte das Kind auf jeden Fall behalten und auch ich gewöhnte mich mit jedem Tag an den Gedanken, Vater zu werden. In den ersten Wochen jagte mir allein die Vorstellung noch eine Heidenangst ein und mir brannten tausend unbeantwortete Fragen unter den Nägeln. Verantwortung für ein Leben. Ein Kind. Mein Kind. Aber es fühlte sich auch sinnvoll an. Etwas, wofür es sich lohnte zu kämpfen, an mir zu arbeiten und mein Leben in den Griff zu bekommen.

Ich hatte natürlich große Zweifel, ob ich diesen riesigen Berg überwinden könnte, immer noch fiel es mir unglaublich schwer, mich ernsthaft auf die Therapie einzulassen. Schon deshalb, weil mich mein Bezugstherapeut ganz stark an einen Kripobeamten erinnerte und ich ein wirkliches Problem damit hatte, mich ihm zu öffnen. Ich konnte einfach nicht über meinen Schatten springen und hatte das Gefühl, es wäre besser, wenn ich ihn anlog. Zumal sich unsere Gespräche immer um Regeln und Gesetze drehten und darum, wie ich in den letzten Jahren damit umgegangen war. Immer wieder hielt er mir vor, dass sich in meinem Leben nichts änderte, wenn ich das nicht in den Griff bekäme. Doch das konnte und wollte ich zu der Zeit noch nicht glauben. Auch den Zusammenhang zwischen meiner kriminellen Ader und meiner Drogensucht stellte ich nicht her.

Ja, ich will mit Heroin und Kokain aufhören. Da ich bald Vater werden würde, noch viel mehr als sonst. Aber wieso zum Teufel sollte ich mich deswegen an jedes scheiß Gesetz halten?

Ich wollte den Typen loswerden, aber sie bestanden darauf, dass ich genau diesen Therapeuten behalten sollte, gerade weil er solche Gefühle in mir auslöste. Klare Ansage. Mir blieb nichts anderes übrig, als mich mit meiner Kriminalität auseinanderzusetzen.

Die ersten drei Monate vergingen zwischen Einzelgesprächen und Gruppentherapien, ohne dass ich grundlegende Veränderungen in mir feststellte oder feststellen wollte. Ich weiß auch nicht. Das einzige Thema, das ich mit ihm besprechen konnte, war die bevorstehende Geburt, Vater zu werden und Vater zu sein und alles, was damit zusammenhing. Doch wenn es um andere Themen ging, war ich wie versteinert und unfähig, mich zu öffnen. Als würde mich das alles nicht betreffen. Ich war noch vollkommen hin- und hergerissen.

In dieser Zeit hatte ich ein einschneidendes Erlebnis mit dem Chef der Arbeitstherapie. Er arbeitete schon über zwanzig Jahre auf dem Hof und hatte die Einrichtung mit aufgebaut. Bisher hatte ich ihn nur am Rande wahrgenommen, wenn er mir einen neuen Arbeitsplatz zuteilte. Vor Kurzem erst hatte er mich zum Küchendienst abgestellt, aber miteinander geredet hatten wir noch nie.

Ich war in der Morgenrunde ausgeflippt und hatte Partei für unsere russischen Mitklienten ergriffen.

»Oh, sieh an, es lebt ja! Du, heute Mittag, Einzelgespräch.« Das war seine Reaktion.

Also trudelte ich gegen 13 Uhr in seinem Büro ein.

»So, setz dich dahin, halt deine Klappe und ich sag dir jetzt, wer du bist und wie du tickst.«

Zuerst grinste ich noch verächtlich, aber schon nach zehn Minuten stand mir der Mund offen. Ich konnte kaum glauben, wie genau mich dieser Mann kannte. Und das, obwohl wir zuvor nicht einmal miteinander geredet hatten. Wir saßen über eine Stunde zusammen in seinem winzigen Kabuff hinter der Hauptküche. Er redete und ich hörte zu. Er wusste alles über mich, zumindest über meine Persönlichkeitsstruktur. Er führte mir vor

Augen, wie unselbstständig ich immer wieder reagierte. Ob es Gelegenheiten waren, schnelles Geld zu machen, ich ergriff sie immer, ohne lange darüber nachzudenken, oder die Drogen, ich nahm auch sie, ohne zu überlegen, und verschwendete keinen Gedanken an die Konsequenzen für mich oder meine Umwelt, alles aus meinen egoistischen Launen heraus.

»Es geht immer um den einfachen Weg. Schlechte Emotionen? Mit Drogen abtöten! Kein Geld? Die nächste Gelegenheit ist meine! Und dabei denkst du auch noch, dass du ein Rebell bist? Andere Menschen sind dir doch scheißegal!«

In diesem Moment begriff ich, dass Therapie doch funktionieren konnte. Dass es Menschen gab, die, ohne selbstsüchtig zu sein, anderen halfen, von ihrer Sucht loszukommen. Scheiße, seine Worte trafen genau ins Schwarze.

Was macht das mit dir? Diese scheiß Therapeutenfrage ... Aber, ja, verdammt, was macht das mit mir? Was fühle ich? Welche Motivation folgt daraus? Und welche Handlung? Ich habe eine Menge Wut, Enttäuschung und Trauer in mir! Und den Anfang nahm es mit der Enttäuschung durch meinen Stiefvater und die fehlende Rückendeckung meiner Mutter. Ich war allein. Auf jeden Fall fühlte ich mich im Stich gelassen. Immer wieder. Zuerst von meiner Mutter, dann von meiner Ex, dem Staat, der Gesellschaft und so weiter ...

Fickt euch! Und dann geht es los: Ich fühl mich kacke, das muss weg, ich nehm Drogen, alles gut. Keine Drogen mehr da? Ich brauch Kohle! Beschaffe sie, kaufe Drogen, nehme Drogen, alles gut.

Sucht und Beschaffung, Baby! Die Hook meines Lebens. Immer und immer wieder die gleiche Hook. Klar, die Parts in den Lebensabschnitten variierten ein wenig, aber außer neuen Gesichtern und neuen Straftaten änderte sich nicht viel. Absolut langweilig! Welcher Rapper würde schon mit einem immer wiederkehrenden Track weiterkommen? Das war meine Interpretation!

Bis heute hab ich dieses Gespräch nicht vergessen und meine

Rückfälle fühlen sich seitdem so gar nicht mehr nach Party an, einzig das erdrückende Gefühl zu versagen ist mir geblieben.

Dieser Mann hinterließ Eindruck bei mir. Vielleicht war es auch die Art und Weise, wie er es mir vermittelte. Er hatte ein Maul wie fünf dreckige Bauarbeiter und sagte mir rundheraus, wie dämlich es war, dass ich mein Verhalten nicht änderte und dass ich unter Garantie weiterhin versagen würde, wenn ich nicht ernsthaft an meinen Knackpunkten arbeitete, an allen meinen Knackpunkten.

Sannis Bauch wurde immer dicker und mir wurde ein neuer Job zugeteilt. Tier-VA. Der VA ist immer der Verantwortliche in seinem Aufgabenbereich und ihm unterstehen alle anderen Mitklienten. Doch der Tier-VA arbeitet allein und ist komplett verantwortlich für das Leben der Tiere. Angesichts der Schwangerschaft befanden die Therapeuten, dass ich mich um die Schafe kümmern sollte. Dass die Viecher Nachwuchs erwarteten, verheimlichten sie mir natürlich.

In der Putzkolonne und der Küche hatte ich bewiesen, dass ich in der Gruppe gut funktionierte und alle Aufgaben zur vollsten Zufriedenheit erledigte. Doch im Stall war ich vollkommen auf mich allein gestellt.

Als dann Ende Januar 2003 in einer bitterkalten Woche die Lämmer zur Welt kamen, veränderte das etwas in mir. Noch nie hatte ich das Wunder der Geburt erlebt. Und niemals hätte ich mir vorstellen können, bei einer Geburt zu helfen. Als es losging, dachte ich noch, dass dem Schaf ein Furunkel aus dem Arsch wuchs, und lief ganz aufgeregt zu einem der Therapeuten und bat um Hilfe.

»Dem Viech wächst was aus dem Arsch!«

»Laber doch keine Scheiße, die kriegen nur ihre Lämmer, du Idiot«, lautete der freundliche Hinweis des Chefs der Arbeitstherapeuten. Er befreite das »Furunkel« aus der Fruchtblase, ein kleiner Kopf kam zum Vorschein und dann war das Lamm auch schon draußen. Alter, wie das stank!

»Jetzt nimm endlich das Stroh und rubbel das Lamm ab!«

»Okay, okay, verstanden!« Ich rubbelte das Lammfell so gut es ging trocken, und wankend richtete sich das Tier auf. Dann stand es tatsächlich blökend vor mir. Wahnsinn!

Nach und nach kamen die anderen Lämmer komplikationslos zur Welt, nur bei einem musste nach zwei Tagen Kampf die Tierärztin nachhelfen, danach war die Zeit der Geburten überstanden.

Zwei der Lämmer wurden von ihrer Mutter verstoßen, und ich sollte Ersatzmama spielen und ihnen mehrmals am Tag die Flasche geben. Es war zwar nervig, aber ich schloss die süßen Dinger ins Herz. Ich gab ihnen sogar Namen, das eine Lamm hieß Pünktchen, weil es gepunktet war, und das andere Stupsi, weil es mich vor dem Füttern ständig anstupste. Unglaublich, wie anhänglich die waren. Gib ihnen einmal die Flasche und du wirst sie nicht wieder los. Wenn ich nach dem Füttern wieder ging, hörte ich sie noch ewig jammern. Es war ein tolles Gefühl, sie zu versorgen, aber als ich sie nach einer Weile an einen anderen Patienten übergab, war ich auch erleichtert, die Verantwortung nicht mehr tragen zu müssen.

Irgendwann forderten die Therapeuten mich in einer Gruppensitzung dazu auf, meine nagelneuen Nikes ins Feuer zu werfen. Symbolisch die schnellen Schuhe verbrennen, um mich vom schnellen Geld zu verabschieden. In den Gruppensitzungen wurden immer wieder Teilnehmer dazu aufgefordert, sich symbolisch von der Vergangenheit zu lösen und beispielsweise Bilder vom Ex zu verbrennen, wenn man noch an ihm oder ihr hing. Wir sollten mit der Vergangenheit abschließen, um frei für Neues zu sein. Okay, versteh ich irgendwie, aber meine nagelneuen Schuhe?! Die waren doch ein Geschenk! Alter, merk's mal! Das sind 130 Euro! Auf keinen Fall! Die alten Schuhe zu verbrennen, damit hätte ich kein Problem gehabt.

Auch heute tue ich mir schwer damit, das Ritual als sinnvolle Maßnahme zu verbuchen. Ich bekam damals Sozialhilfe, was für eine Geldverschwendung das war! Reichte der Prozess der Auseinandersetzung nicht aus? Wie dem auch sei.

Ich würde auch weiterhin draußen Gras verkaufen. Wie sollte ich sonst eine Familie ernähren? Das schnelle Leben völlig aufgeben, das war nicht vorgesehen. Die Info behielt ich natürlich für mich.

Irgendwann kam ich in die sogenannte Außenorientierungsphase. Ich sollte mir überlegen, wo ich gerne ein Praktikum machen wollte.

Therapeutenfrage: »Was interessiert dich denn?«

Antwort: »Na, Drogen, Geld und … hmmhh, Musik! Ja, Musik! Das interessiert mich!«

Ich bewarb ich mich im DJ-Record-Shop um ein Praktikum und sie nahmen mich tatsächlich.

Der Job war okay. Die beiden Chefs waren in Ordnung, aber zwei Dreckspatzen. Ich übernahm häufig die Putzschichten im Laden, dabei drehte ich meine Mucke laut im Laden auf, ansonsten waren die von meiner Musik nicht wirklich angetan. Keine Rap-Fans, immer nur Elektro. So richtig begeisterte ich mich nicht für den Job. Mucke hören fand ich cool, aber verkaufen? Nee, lass mal. Also wieder keine neue Perspektive.

Die Zeit raste und meine Entlassung stand kurz bevor. Ein alter Bekannter hatte sich in der Klinik im Nettetal eingefunden, Hohmann. Er hatte weniger Skrupel, rückfällig zu werden, versteckte seine Sucht aber verdammt gut. Ich bemerkte es trotzdem und sofort sprang mein Suchtgedächtnis an. Eigentlich heißt es immer, die heiße Rückfall-Phase läge am Anfang der Außenorientierung, wenn man sich zum ersten Mal unbeobachtet fühlt. Guckt doch grad keiner, nur einmal kurz naschen. So ein Rückfall ist bei der Rückkehr in die Therapie natürlich kaum zu verbergen, zumal der Urin in Stichproben getestet und beim geringsten Verdacht sowieso eine Untersuchung angeordnet wird. Regelmäßig wurden Klienten in ihrem Status zurückgestuft oder flogen bei groben Verstößen aus der Therapie.

Auf so was hatte ich keinen Bock. Außerdem war ich durch meinen bevorstehenden Umzug mit Sanni und die anfallenden Renovierungsarbeiten vollauf beschäftigt. Unbeobachtet war ich ja auch draußen nicht.

Ich wollte Sanni, unser Kind und meine Mutter nicht enttäuschen und Verantwortung übernehmen, aber mit der baldigen Entlassung und Hohmann vor Augen kribbelte es schon wieder gewaltig.

Er redete zwar nicht über seinen Konsum, wohl auch, um mich nicht zu verführen, aber ich hatte noch immer nicht gelernt, dass man dieses Gefühl des Suchtdrucks aussprechen muss, um es zu bewältigen. Also schleppte ich es durch die letzten Wochen mit mir. Wie immer steigerte das bevorstehende Ende der Therapie meinen Suchtdruck noch und am Tag vor meiner Entlassung hielt ich es nicht mehr aus. Ich hatte Ausgangssperre, weil der Tag vor der Entlassung, wie Silvester, als sogenannter Gefahrentag gilt. Kurz bevor es nach draußen geht, ist es unglaublich schwer, seine Emotionen zu sortieren. Mir erging es nicht anders. Ich war voller Vorfreude, gleichzeitig hatte ich Angst vor der Freiheit und der Verantwortung. Also hieß es turnen, so habe ich mich programmiert.

Am Nachmittag quatschte ich Hohmann so lange zu, bis er sich für den Abend mit mir zum Blech-Rauchen verabredete. Als Hausmeister hatte er die Schlüssel für den Heizungskeller und nach dem Abendbrot machten wir es uns dort gemütlich.

Zuerst hüllte mich wieder der wohlig warme Mantel des Opiats ein. Alle meine Ängste und Sorgen waren für einen Moment verschwunden, aber kurz darauf folgte die Angst. Scheiße, ab jetzt musste ich mich verstecken. Das sah man mir doch an und nach so langer Zeit ohne Opiat hielten die Anzeichen mit Sicherheit bis morgen.

Ich schlich mich in mein Zimmer und konnte die ganze Nacht nicht pennen. Immer wieder kontrollierte ich meine Augen im Spiegel. Das Opiat stand mir förmlich ins Gesicht geschrieben, meine Pupillen waren nur stecknadelkopfgroß. Die Streckmittel hatten wieder diesen Juckreiz verursacht und ich hatte mir die Brust völlig zerkratzt. Der Tag brach an und ich schämte mich.

Wie ferngesteuert hatte ich erneut meinem Suchtdruck nachgegeben, am Tag vor meiner Entlassung, trotz alldem, was ich gelernt hatte. Wie dämlich! Das Wissen um mein dämliches Verhalten reichte noch nicht aus, da war immer noch dieses Gefühl, das befriedigt werden wollte, und dafür hatte ich noch keinen Ersatz.

Ich machte mich voller Scham und mit der Angst ertappt zu werden, für meine Abschiedsgruppe bereit. Alle Therapeuten verabschiedeten sich per Handschlag und guckten mir tief in die Augen. Was für ein scheiß Gefühl! »Therapieversager«, hätte ich mir am liebsten selbst ins Gesicht geschrien, jeden Moment würden auch sie bemerken, was für ein Versager ich war. Aber es passierte nichts! Keine Ahnung, ob sie annahmen, dass ich von der Prozdur peinlich berührt war und deshalb die ganze Zeit auf den Boden starrte, oder ob sie mir die Chance, mich in Freiheit zu beweisen, nicht versauen wollten. Egal.

Ende Juli 2003 wurde ich voll auf Shore, aber mit Cleanschein in der Tasche, aus der Fachklinik Nettetal entlassen.

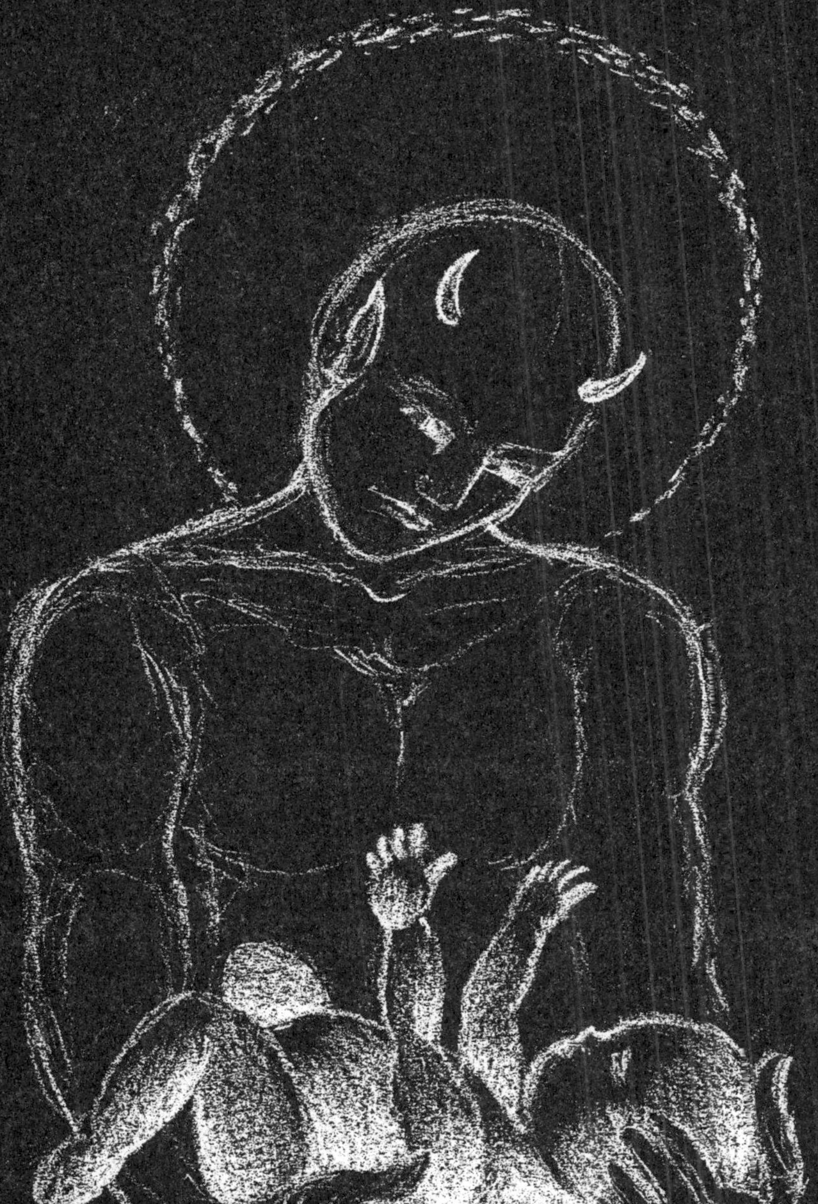

OUTRO

Verantwortung und Schamgefühl

Dodesheide, Sonnenhügel, Ende Juli 2003

Noch am Tag meiner Entlassung fuhr ich als Erstes mit Sanni in die Stadt zum Headshop und kaufte mir ein neues Chillum für meine Bong. Sanni hatte vor wenigen Wochen in einem großen Glas mit getrocknetem Oregano eine Platte Hasch gefunden, die selbst die Cops bei der Hausdurchsuchung übersehen hatten. Seit sie mir das erzählt hatte, freute ich mich schon darauf, das Zeug zu rauchen. Kaum zu Hause angekommen, verkrümelte ich mich in den Keller, zog mir zwei fette Köpfe von der Polle rein, ging kotzen und dann schlafen.

Ich war zwar froh, dass ich die Therapie »erfolgreich« hinter mich gebracht hatte, fühlte mich aber trotzdem wie ein Versager. Schließlich hatte ich meine Entlassungsgruppe voll auf Heroin hinter mich gebracht. In drei Wochen würde meine Tochter das

Licht der Welt erblicken und ich war nicht mal in der Lage, auf mich selbst aufzupassen. Wie zum Teufel sollte ich Verantwortung für dieses kleine Lebewesen übernehmen? Ein guter Vater, ein Vorbild sein?

Die Vorstellung, in wenigen Wochen für ein Kind da sein zu müssen und ihm auch gerecht zu werden, bereitete mir eine Heidenangst und überforderte mich maßlos.

Nüchtern glaubte ich, das alles nicht zu ertragen. Und nur einen Tag nach meiner Entlassung zog ich los und kaufte mir zwei Päcken Shore. Und noch einen Tag später wäre ich dann beinahe verhaftet worden.

Ich hatte für Olli und für mich jeweils 50 Gramm Gras eingekauft und klingelte bei ihm, als ein Kollege von uns mit der Kripo im Schlepptau um die Ecke bog. Sie hatten ihn schon ein paar Minuten beobachtet, als sie aus dem Auto sprangen und unsere Personalien kontrollierten. Verdammte Scheiße. 48 Stunden auf freiem Fuß und schon wieder war alles beim Alten. Voll dicht von Shore, 100 Gramm Gras in der Tasche und die Bullen am Arsch. Als wäre ich nie weg gewesen.

Ich würde niemals aus dieser Nummer herauskommen. Bei dem Gedanken machten sich Angst, Zweifel und eine große Unsicherheit in mir breit und ich wusste mir nicht anders zu helfen, als diese Emotionen mit den altbekannten Mitteln zu bekämpfen: Shore und Gras.

Doch trotz des Konsums gelang es mir nicht, meine Emotionen abzutöten. Ständig hatte ich den Chef der Arbeitstherapeuten aus dem Nettetal im Kopf. *Junkies sind keine guten Väter. Punkt. Aus.*

Als ich am 19. August 2003 meine Tochter in den Armen hielt, wusste ich genau, was er damit gemeint hatte. Voll breit wäre ich im Kreissaal beinahe umgekippt, als die Kleine zur Welt kam. Mein schlechtes Gewissen fraß mich förmlich auf, als ich in ihr wunderschönes Gesicht sah und sie mich gähnend anlächelte.

Wie viel ich auch konsumierte, dieses erstickende Gefühl wollte einfach nicht verschwinden. Jedes Mal wenn ich dieses winzige Lebewesen, für das ich nun die Verantwortung trug, auf den Arm nahm, schossen mir die Tränen in die Augen. Wie sollte ich ihr das Leben bieten, das sie verdiente? Ich fühlte mich erbärmlich. Ich war ein Versager. Und ich war mir ziemlich sicher, dass auch der Rest der Welt nur den Loser in mir sah. Den Knacki, den Junkie. Ich musste dringend etwas ändern. Meinem Kind zuliebe.

Doch Veränderungen brauchen Zeit und ich musste noch viele tausend Male mein schlechtes Gewissen zu spüren bekommen, bevor ich die ersten Schritte in die richtige Richtung machen konnte.

Ich nahm erneut an dem Methadonprogramm teil, um meinen Dämonen zu entkommen, bemerkte aber schnell, dass mir damit nicht geholfen war. Ich fühlte mich auf dem Zeug noch schlechter als auf Heroin und rauchte deshalb immer wieder nebenher Shore, da ich auf diese körperlich wesentlich besser ansprach. Um meinen Konsum zu finanzieren, vertickte ich seit dem Tag meiner Entlassung wieder Gras und Dope. Ich drehte mich im Kreis. Nichts hatte sich geändert, gar nichts. Dieser riesige Berg, der vor mir lag, schien mir so gewaltig, so unüberwindbar, dass ich mich immer wieder meinem Ohnmachtsgefühl ergab und konsumierte, wenn auch viel weniger als in den Jahren zuvor. Aber es war immer noch zu viel, um ein normales Leben zu führen und ein guter Vater zu sein. Im Frühjahr 2005 trennten Sanni und ich uns ohne viele Worte voneinander. Wir erwachten eines Morgens, sahen uns kurz an und waren uns einig. Nur eine Woche später zog sie mit unserer Tochter aus.

Das war's mit unserer Beziehung. Jetzt war ich nur noch ein Wochenendvater.

Ich hatte wieder viel Zeit fürs Geschäft und verschwendete keinen Gedanken daran, mir einen legalen Job zu suchen und kein Gras mehr zu verkaufen. Allein bei der Vorstellung, ich müsste den ganzen Tag im Blaumann in einer Werkstatt rumhängen und die Halle fegen, griff ich schon nach dem Gras. So wollte ich mein Leben auf gar keinen Fall verbringen. Außerdem hatte ich keinerlei Referenzen, große Hoffnungen auf einen Job oberhalb des Bodensatzes machte ich mir deshalb nicht. Ich brauchte trotzdem

Geld, verdammt. An diesem Punkt drehte sich der Hund im Kreis und jagte seinem eigenen Schwanz nach.

Die Sozialleistungen reichten gerade mal für die Haushaltskasse und deckten die Nebenkosten. Aber dann hatte ich immer noch nicht geraucht, gekifft oder sonst was Schönes gemacht. 1000 bis 2000 Euro im Monat mussten auf jeden Fall extra reinkommen. Also blieb mir nur das Gras. Irgendwie resignierte ich an dieser Stelle jedes Mal. Wie sollte ich auch aus dieser Spirale herauskommen? Ich kannte nur Leute, die alle irgendwas mit Drogen zu tun hatten.

Mit »normalen« Menschen hatte ich in meinem Leben eher weniger zu tun gehabt. Ich wusste nicht mal, wie ich mich mit denen unterhalten sollte. Einen neuen, drogenfreien Freundeskreis aufzubauen hatte sich schon bei den Versuchen mit Sannis Arbeitskollegen falsch und beschissen angefühlt. Erstens waren die alle todlangweilig und zweitens fühlte ich mich fehl am Platz bei ihnen. Das waren nicht meine Leute, schon gar nicht meine Jungs.

Außerdem erinnerte mich die Staatsgewalt mit regelmäßigen Hausdurchsuchungen »auf Verdacht« daran, zu welcher Seite ich gehörte. Natürlich fanden sie jedes Mal eine Kleinigkeit Gras in meiner Rauchschale, was wiederum hohe Geldstrafen nach sich zog, woraufhin ich wieder Gras verkaufte, um die Rechnungen zu begleichen. Es drehte sich alles im Kreis: Methadon und Shore konsumieren, Gras verkaufen und am Wochenende Vater. Sogar mit Koks hatte ich vereinzelte heftige Rückfälle, auch schon in der Zeit, bevor Sanni und ich uns trennten. Ich kann mich an einen ganz fiesen Absturz mit dem Teufelszeug erinnern, ich kreuzte nach zwei, drei Tagen Durchballern bei Frank und seiner Familie auf, mitten in der Nacht, und durfte bei ihm zu Hause runterkommen. Wieder von oben bis unten kaputtgestochen, alles grün und blau und überall lief das Blut aus mir heraus. Aber auch dieser brachiale Kokainrausch konnte mein schlechtes Gewissen nicht mehr vertreiben.

Alle paar Tage hielt ich dieses unschuldige, zuckersüße Mädchen in meinen Armen, heulte mir oft stundenlang die Augen aus dem Kopf und badete in Selbstmitleid. Wenn ich mir dann noch vorstellte, wie sich meine ganzen Negativemotionen auf mein Kind übertrugen und ich ihm auch damit noch Schaden zufügte, brach ich fast gänzlich zusammen. Mein Leben fühlte sich nur noch wie ein beschissener Spießrutenlauf an – Drogen nehmen, Drogengeschäfte, schlechtes Gewissen, Drogen nehmen, Drogengeschäfte, schlechtes Gewissen.

Gesundes Umfeld & neue Perspektiven

Osnabrück, Sommer 2005

In der Zeit nach der Trennung traf ich Ramon wieder. Wir hatten uns schon im Sommer 2000 durch mein Grasgeschäft kennengelernt und immer wieder mal ein paar Stunden miteinander verbracht. Zuerst hatte ich noch versucht, ihn als Kunden zu werben, aber er hatte mich regelmäßig abblitzen lassen und am Ende quatschten wir dann jedes Mal stundenlang über Musik und rauchten nebenbei den ein oder anderen Joint. Mehr kam damals nicht zustande, obwohl wir uns sofort super verstanden. Meine Art zu leben war Ramon damals einfach zu gefährlich. Zu viele harte Drogen, zu viel Polizei, zu viel Knast. Damit wollte er nichts zu tun haben, schließlich hatten wir uns aus den Augen verloren.

Aber im Sommer 2005 war das anders. Ramon hatte mich irgendwann gefragt, ob ich rappen könnte.

»Nee, kann ich aber lernen. Kein Problem, wie schwer kann das schon sein?«, antwortete ich spontan. Ich weiß noch, wie wir zusammen im Bürgerpark saßen und aus einer Graslaune heraus unser Raplabel *Sikkboy Entertainment* gründeten.

Heute weiß ich, egal wie verrückt und naiv diese Entscheidung damals war, es war der erste Schritt in ein »normales« Leben. Durch Ramon und die Musik bekam ich plötzlich das Gefühl, dass ich wirklich etwas verändern könnte. Dass es womöglich doch einen Ausweg für mich gab und ich der deprimierenden

Dauerschleife aus Draufsein und Knast irgendwann entkommen könnte. Rap als Therapie. Vielleicht funktionierte das.

Ich bemerkte schnell, solange ich mich mit Musik befasste und versuchte, Texte zu schreiben, hatte ich keine Zeit mehr, irgendwelchen Blödsinn zu machen, und irgendwie auch keine Lust. Es war, als hätte ich endlich meine Bestimmung gefunden. Ich würde Rapper werden.

Keine zwei Wochen später fuhren Ramon, sein bester Freund Hauke und ich an einen kleinen See in der Nähe von Osnabrück und trafen dort auf Stockie Ballboa. Er stand freestylend auf dem Parkplatz und begrüßte uns nach Rapper-Art. Der Typ war zwar total durchgeknallt, ständig auf irgendeinem chemischen Scheiß unterwegs und bis obenhin zugekifft, aber perfekt für unser Rap-Ding.

Ich hatte ihn während meiner Therapiezeit bei Elrond kennengelernt. Auf der Suche nach einer Wohnung besuchte ich damals eine Nachsorgeeinrichtung in der Meller Straße. Die Bude war zum Kotzen, aber an ihn erinnerte ich mich noch genau. Er besaß ein fette Sammlung Hip-Hop-Tapes und erzählte mir damals schon begeistert, dass er rappen würde. Alles klar. Mit ihm holten wir den zweiten Rapper in unsere Sikkboy-Crew. In dieser Hinsicht konnte ich noch viel von Stockie Ballboa lernen.

Wochenlang trafen wir uns in meinem Keller, der wie ein Wohnzimmer eingerichtet war, zerrten eine Bong nach der anderen und ich versuchte mich mit Stockies Hilfe daran, meine ersten holprigen Reime aufs Papier zu bringen.

Natürlich ließen meine Texte noch zu wünschen übrig, aber ich hatte Feuer gefangen und die Jungs meinten immer wieder, dass ich doch was zu erzählen hätte, mit ein bisschen Übung würde das schon werden.

Inzwischen hatte ich ein paar von Ramons und Haukes Freunden kennengelernt, durch die Bank anständige Jungs. Na gut, die meisten kifften, aber keiner von ihnen nahm harte Drogen oder war so kriminell wie ich. Ich mochte sie trotzdem. Und sie mochten mich. Auch wenn wir nur durch den Graskonsum zusammenfanden, sind die meisten für mich immer noch gute Freunde. Wie Arms, Rapper Nummer drei in der Sikkboy-Crew.

Ich weiß noch ganz genau, wie ich mit Stockie losfuhr, um Arms das erste Mal zu treffen.

Am Tag zuvor hatte ich einem Typen eine Ohrfeige verpasst, der mir 450 Euro schuldete, und an dem Nachmittag sollte er mir endlich mein Geld wiedergeben. Also machten wir einen kleinen Umweg, sammelten erst Arms ein und fuhren weiter zu meiner Verabredung.

Stockie und Arms blödelten die gesamte Fahrt über rum und lachten sich über irgendwelchen Scheiß kaputt, während ich in Gedanken schon meine Kohle abkassierte. Doch daraus wurde leider nichts.

Etwa 15 Minuten später kamen wir in dem Kaff an, stellten den Wagen in einer Seitenstraße ab und die beiden folgten mir kichernd und gackernd zu der Eisdiele am Marktplatz, wo ich mich mit dem Vogel zur Geldübergabe treffen wollte.

Aber auf dem Marktplatz bemerkte ich sechs, sieben Mann, die sich uns von allen Seiten näherten, offenbar hatten sie nur auf uns gewartet. Ich wusste sofort, was passieren würde.

»Hey, habt ihr Gras dabei? Oder sonst was Illegales? Wenn ja, schmeißt es weg. Jetzt! Wir werden gleich verhaftet.«

Die beiden sahen mich mit großen Augen an und brachen in schallendes Gelächter aus. Sie glaubten mir nicht. Warum auch? Schließlich hatten sie nichts getan. Und in dem Moment klickten schon die Handschellen.

Der Junge, der mir das Geld schuldete, hatte mich tatsächlich wegen versuchtem Raub und versuchter räuberischer Erpressung angezeigt.

Stockie wusste ja, wer ich war und was ich hier vorhatte, aber Arms lief völlig unvorbereitet in diese Situation und wollte sich deswegen auch nicht verhaften lassen. Er hatte nicht den leisesten Schimmer, worum es überhaupt ging.

Nie im Leben werde ich dieses Bild vergessen. Strahlend blauer Himmel, zwei quer geparkte Streifenwagen, dazu sechs, sieben

Kripobeamte, die einen Freudentanz in der Fußgängerzone aufführten, weil sie mich, den Räuber, erwischt hatten. Ich saß bereits mit Handschellen in einem der Polizeiautos auf der Rückbank und Stockie in dem anderen. Er war so bekifft, dass er sich überhaupt nicht mehr einkriegte und vor lauter Lachen auf der Rückbank lag und wie ein Ertrinkender nach Luft schnappte. Er hat eine sehr ansteckende Lache und jedes Mal, wenn ich zu ihm rübersah, brach ich ebenfalls in schallendes Gelächter aus. Ich konnte einfach nicht anders. Aber auch wenn ich die Situation lächerlich fand, zum Lachen war mir eigentlich nicht zumute. Arms ging es genauso.

Er hatte sich ein paar Minuten erfolgreich gegen die Handschellen gewehrt, lag jetzt aber auf der Motorhaube von dem Streifenwagen, in dem ich saß, starrte mich wutentbrannt durch die Frontscheibe an und brüllte in einer Tour.

»Mann! Was wollt ihr von mir? Ich kenn den Typen gar nicht! Hört ihr nicht? Ich kenn den gar nicht! Scheiße, Mann! Lasst mich los, ihr Wichser! Ich kenn den Typen überhaupt nicht!«

Dann verfrachteten sie ihn zu Stockie in den Streifenwagen, der sich immer noch vor Lachen auf der Rückbank krümmte und vor Vergnügen fast kollabierte, als sie Arms neben ihn setzten. Der fand das alles gar nicht witzig: »Mensch, halt's Maul, Stockie, hör auf zu lachen, du Idiot. Was für Leute stellst du mir vor, du Arsch? Wegen euch werd ich verhaftet, du Vollpfosten! Mann, hör auf zu lachen, verdammt! Idiot!«

Arms musste nach diesem ersten Zusammentreffen erst mal ein paar Tage in sich gehen, ob er überhaupt Bock auf mich hatte und mich in sein Leben lassen wollte. Schließlich sind Handschellen zur Begrüßung und ein paar Stunden mit voll bräsigen Dorfsheriffs kein wirklich guter Start in eine Freundschaft.

Die verhafteten mich also tatsächlich wegen versuchtem Raub und versuchter räuberischer Erpressung, nur weil ich dem Vogel eine gelangt hatte. Und Stockie und Arms stuften die Ermittler erst mal ganz gefährlich als meine »Truppe« ein. Dementsprechend dramatisch war ihr Auftritt gewesen. Zig gezückte Waffen, Handschellen, herbe Ansagen, Zelle, Verhör, das volle Programm.

Hat ganz schön gedauert, bis sie Arms glaubten, dass er mich wirklich nicht kannte.

Damals ging ich davon aus, dass ich ihn nach der Nummer nie wiedersehen würde. Was ich ihm nicht übel genommen hätte. Doch drei, vier Tage später stand er plötzlich mit Stockie in meinem Keller und schloss sich dem Entertainment an.

Ungefähr zu dieser Zeit zogen wir mit Sikkboy in die Kellerwohnung von Ramons Elternhaus und ich legte mir meinen Künstlernamen *$ick* zu – passend zu meiner Geschichte und passend zu dem Labelnamen.

In den ersten zwei, drei Jahren gaben wir richtig Kette und Sikkboy produzierte sieben schlechte Mixtapes. Außerdem drehten wir ein paar Videos und nahmen jeden Auftritt in irgendwelchen Jugendzentren mit. Ramon ermutigte mich, meine Geschichte in einem Blog zu erzählen: Diary Of A Thug!

Jeden Sonntag erzählte ich eine neue Anekdote aus meinem Leben. Die Jungs hatten sich schon über die ein oder andere Geschichte mit mir zusammen kaputtgelacht oder total angewidert und trotzdem fasziniert zugehört.

Ramon war sich sicher: »Was bei uns funktioniert, funktioniert auch bei ganz vielen anderen. Erzähl deine Geschichte.«

Und das tat ich dann auch eineinhalb Jahre lang und die Resonanz war größer und positiver als erwartet. Trotzdem verlief die Sache wieder im Sande. Ich hatte ganz andere Sorgen.

Trotz großer Bedenken nahm ich damals noch mal an einem Methadonprogramm teil, um nicht dauerhaft mit Shore rückfällig zu werden. Ich entwickelte ganz komische Macken durch das Zeug. Ein paar Monate lang konnte ich nur noch helle Brötchen mit Nutella essen. Vor allem anderen wie Fleisch, Wurst, Käse, Obst oder Gemüse ekelte ich mich. Ganz merkwürdige Nummer.

Also setzte ich das Methadon wieder ab und versuchte, nicht zu dolle draufzukommen.

Mein schlechtes Gewissen konnte inzwischen laufen, sich an

mir hochziehen und nannte mich Papa. Immer wieder schämte ich mich in Grund und Boden, wenn ich Zeit mit ihr verbrachte und etwas genommen hatte. Natürlich war ich nie voll stoned, wenn sie bei mir war, aber das machte die Sache nicht besser. Ich war trotzdem gefühlsbetäubt und ich glaube, dass Kinder das fühlen, vielleicht nicht deuten und verstehen, aber fühlen.

Ich weiß sehr genau, dass es falsch war, doch ich wollte auf die gemeinsamen Stunden einfach nicht verzichten. Dafür liebe ich meine Tochter zu sehr.

Trotz der Rückfälle war ich auf einem guten Weg, denn in mir arbeitete es konstant. Jedes Mal wenn ich meinem Kind in die Augen schaute, sah ich, was ich ihr schuldete: ein anständiges, gutes Leben und eine vernünftige Starthilfe. Das war mein Part in diesem Lied. Da würde ich, selbst wenn ich es versuchte, nicht drum herumkommen.

In dieser Zeit brachte Ramon *16bars.de* an den Start und Sikkboy zog in neue Studioräume um. Stockie, Arms und ich mussten immer häufiger auf Ramon verzichten, denn die Seite sollte sich langfristig rentieren und die Aussichten auf Erfolg waren wesentlich größer als die von Sikkboy. Die beste Entscheidung, die Ramon treffen konnte.

Sikkboy arbeitete danach knapp zwei Jahre lang mit einer zusammengewürfelten Band. Schlagzeug, Bass und Gitarre. Echte Musik auf digitale Beats. Ich liebte es und mir war scheißegal, wie gut oder schlecht ich rappte. Ich hatte einfach nur Spaß mit den Jungs.

Und am 31. Oktober 2008 lernte ich auf einem unserer Gigs in einem Jugendzentrum meine Frau Dana kennen. Ich war sofort verliebt, sie hingegen ziemlich skeptisch. Ich sah wohl ziemlich durchgefeiert aus und eigentlich war sie nur als Begleitschutz für ihre Freundin dabei, die ich über Myspace zur Party eingeladen hatte. Sie hatte mein Tagebuch gelesen und wollte mich unbedingt mal kennenlernen. Dana war nur dabei, um mich mit ihrem Skateboard zu verprügeln, falls ich ihrer Freundin komisch wurde. Seit diesem Abend sind wir zusammen. Ich liebe sie noch immer wie am ersten Tag.

Aber wie dem auch sei. Ich muss hier mal langsam zum Ende kommen. Der Verlag sitzt mir im Nacken und ich bin schon weit über den offiziellen Abgabetermin für dieses Buch drüber.

Dana gab mir den nötigen Schwung und ich startete erneut einen Versuch, meinen Konsum in den Griff zu bekommen. Im April 2009 begab ich mich freiwillig ins LKH, entgiftete und nahm danach den Blocker ein, den sie mir schon 1995 in der JVA Vechta verschrieben hatten. Nalorex. Nemexin. Naltrexon. Egal wie das Zeug heißt. Ich fühlte mich wie ein neuer Mensch: kein Suchtdruck mehr und ganz viel Platz für Sonne im Kopf.

Die grauen Wolken meiner Sucht verzogen sich und hinterließen einen klaren, wolkenlosen Himmel. In Vechta hatte ich durch Einnahme der Medikation noch keinen Unterschied festgestellt, ich war ja schon vorher monatelang clean gewesen. Aber direkt nach der Entgiftung im LKH, als jede meiner Fasern nach Stoff schrie, spürte ich die Veränderung meiner Gefühlswelt ganz deutlich.

Ich fühlte mich, als wäre ich niemals süchtig gewesen, als hätte es Heroin für mich nie gegeben, wie erlöst von einer dunklen Macht. Nie zuvor hatte ich mich so unbeschwert gefühlt.

Doch natürlich muss man eine Medikation auch wie verordnet einnehmen, wenn sie etwas bringen soll. Nach einem halben Jahr wurde ich etwas zu siegessicher und setzte die Pillen einfach ab. Ich dachte »Du packst das schon« und wurde natürlich sofort wieder rückfällig. Wieder rauchte ich Bleche und überbrückte hin und wieder mal mit Subutex, einem Blocker auf Opiatbasis, den ich mir durch die Nase zog, um nicht durchgehend Shore konsumieren zu müssen. Ja, müssen. Da war sofort wieder dieser ekelhafte Zwang. Ich fühlte mich oft fremdgesteuert und konsumierte viel zu häufig und viel zu lange.

Trotzdem traten nach und nach noch mehr gute Jungs durch die Rapmusik in mein Leben und R.a.j.O. von der Bigshot Crew wurde zu einem meiner besten Freunde, obwohl er nicht mal kiffte. Ein vollkommen cleaner, guter Freund.

Natürlich trinkt er ab und zu einen, und auch mal einen mehr, wenn er Bock hat, und schubst dann irgendwelche Leute durch die Gegend. Und natürlich hat er auch seine Erfahrungen mit anderen Drogen und dauerhaftem Cannabiskonsum, aber als wir uns kennenlernten, war er vollkommen sauber. Und das »gesunde Umfeld«, von dem die in den Therapien immer gesprochen hatten, wuchs so langsam um mich herum, ohne dass ich es richtig registriert hätte.

Im stillen Kämmerlein war *16bars.de* zu einer angesagten Größe im Netz herangewachsen. Und im Sommer 2012 erhielt Ramon über die Klickzahlen, die 16bars mit seinen selbst produzierten Musikvideos erzielte, den Zuschlag für einen von nur zwölf offiziellen youtube-Fernsehkanälen in Deutschland. Die Geburtsstunde von *zqnce.de*, heute die Plattform von *Shore, Stein, Papier*. Dieser Kanal ist die Basis von allem, was ich gerade tue.

Als Ramon mich im Spätsommer anrief und fragte, ob ich Bock hätte, meine Blog-Geschichten vor der Kamera zu erzählen, sagte ich spontan zu. Erstens hatten wir uns viel zu lange aus den Augen verloren und uns nur hin und wieder kurz gesehen, zweitens hatte ich sowieso nichts Besseres zu tun und drittens vertraute ich ihm. Es fühlte sich nach einer Chance an. Also los.

Als ich zusagte, war ich gerade mit Dana, meiner Mutter, meinem Sonnenschein und unseren Hunden in Bayern. Mir saß noch die letzte Entgiftung übel in den Knochen und die Ablenkung kam genau zur richtigen Zeit. Langeweile ist nämlich tödlich für einen Süchtigen. Ohne dauerhafte Aufgabe wäre ich tausendprozentig wieder in alte Verhaltensmuster zurückgefallen.

Womit wir beim nächsten Therapiespruch angelangt wären: neue Perspektiven schaffen. Genau das war *Shore, Stein, Papier* für mich. Die Serie schaffte mir eine Perspektive. An dieser Stelle ganz lieben Dank an alle meine Zuschauer im Netz. Die großartige Resonanz hat uns getragen. Ohne euch hätten wir das alles nicht erreicht. Wir, das sind die Ideengeber Ramon und Redakteur Paul Lücke, die beide gute Freunde geworden sind, das fleißige Produktions- und Postproduktionsteam und ich.

Durch euch haben wir 2015 sogar den Grimme-Online-Award gewonnen, aus dem dieser Buchvertrag und die ersten Anfragen für Vorträge an Schulen und in FSJ-Seminaren hervorgingen. Eine Arbeit, die wir gerne weiter ausbauen wollen. Vielleicht hätte mir ein Typ wie ich zur richtigen Zeit auch ein anderes Gefühl zu mir selbst und den Drogen vermitteln können. Ein Bewusstsein für die Zusammenhänge in der Persönlichkeitsstruktur, ein Bewusstsein für die Gründe des Konsums und die Folgen für mich und mein Umfeld. Denn ich hab in der Schule nie etwas über Drogen gehört, was ich hätte ernst nehmen können. Von den Erfahrungen anderer kann man am besten lernen und auch ich lerne jedes Mal etwas über mich, wenn ich mit den Kids rede. Eine Win-win-Situation! So etwas sollte der Staat fördern. Auf jeden Fall werden wir demnächst einen Verein gründen und damit unseren Teil zur Präventionsarbeit leisten.

Langsam, aber sicher greift ein legales Zahnrad ins andere und das Gefühl, »nicht dazuzugehören«, wird konstant weniger. Obwohl ich gestehen muss, dass ich bei der Preisübergabe des Grimme-Awards noch schmunzelnd dachte: Ja, ja, jetzt gebt ihr mir nen Preis, und vor Kurzem hättet ihr noch die Bullen gerufen.

Und auch heute komme ich mir in der »normalen« Welt, mit den »normalen« Menschen oft fremd vor, aber nicht mehr ausgeschlossen. Ein ganz entscheidender Unterschied. Denn plötzlich ergibt alles einen Sinn: Die vielen Hundert Stunden, in denen ich mich mit Paul über wirklich jeden Scheiß unterhalten habe, und auch, was diese vielen ehrlichen Gesprächen mit mir »gemacht haben«. Unglaublich. Aus geplanten 60 Folgen und einem halben Jahr Arbeit ist eine 380 Folgen umfassende Selbstreflexion geworden. Eine Therapie, die mich während der Dreharbeiten zwar in eine Depression geführt hat, während der ich aber zum ersten Mal meine Gefühle zulassen konnte und sie nicht mit Shore abtötete. Eine Therapie, die in diesem Buch ihre Fortsetzung gefunden hat und aller Wahrscheinlichkeit nach niemals enden wird.

Sucht ist eine Lebensdiagnose und man wird sie erst los, wenn man in die Kiste springt. Man kann nur lernen, damit umzugehen. Mehr nicht.